国家出版基金项目
NATIONAL PUBLICATION FOUNDATION

“十三五”国家重点出版物出版规划项目
高原医学系列丛书

高原实用妇产科学

HIGH ALTITUDE PRACTICAL OBSTETRICS AND GYNECOLOGY

国家出版基金项目
NATIONAL PUBLICATION FOUNDATION

"十三五"国家重点出版物出版规划项目
高原医学系列丛书

高原实用妇产科学

HIGH ALTITUDE PRACTICAL OBSTETRICS AND GYNECOLOGY

主　编　张建青
副主编　芦　莉　魏春梅

北京大学医学出版社

GAOYUAN SHIYONG FUCHANKEXUE

图书在版编目（CIP）数据

高原实用妇产科学 / 张建青主编．—北京：北京大学医学出版社，2021.6
ISBN 978-7-5659-2408-8

Ⅰ．①高…　Ⅱ．①张…　Ⅲ．①高原医学 - 妇产科学　Ⅳ．① R188 ② R71

中国版本图书馆 CIP 数据核字（2021）第 073915 号

高原实用妇产科学

主　　编： 张建青
出版发行： 北京大学医学出版社
地　　址：（100191）北京市海淀区学院路 38 号　北京大学医学部院内
电　　话： 发行部 010-82802230；图书邮购 010-82802495
网　　址： http：//www.pumpress.com.cn
E-mail： booksale@bjmu.edu.cn
印　　刷： 北京信彩瑞禾印刷厂
经　　销： 新华书店
策划编辑： 许　立　赵　莳　陈　奋　药　蓉
责任编辑： 安　林　**责任校对：** 靳新强　**责任印制：** 李　啸
开　　本： 889 mm × 1194 mm　1/16　**印张：** 21.5　**字数：** 615 千字
版　　次： 2021 年 6 月第 1 版　2021 年 6 月第 1 次印刷
书　　号： ISBN　978-7-5659-2408-8
定　　价： 198.00 元

高原医学系列丛书
编 委 会

分册编委会

主　　编　张建青

副主编　芦　莉　魏春梅

编　　委（按姓名汉语拼音排序）

白莲杰　青海省康乐医院
金秀萍　青海省康乐医院
刘　黎　青海省康乐医院
芦　莉　青海省妇幼保健院
吕　妍　青海省康乐医院
石　瑛　青海省康乐医院
王烈宏　青海红十字医院
魏春梅　青海红十字医院
吴德慧　青海红十字医院
杨爱萍　青海红十字医院
张建青　青海省康乐医院

秘　　书　徐启英　青海大学医学院

主编简介

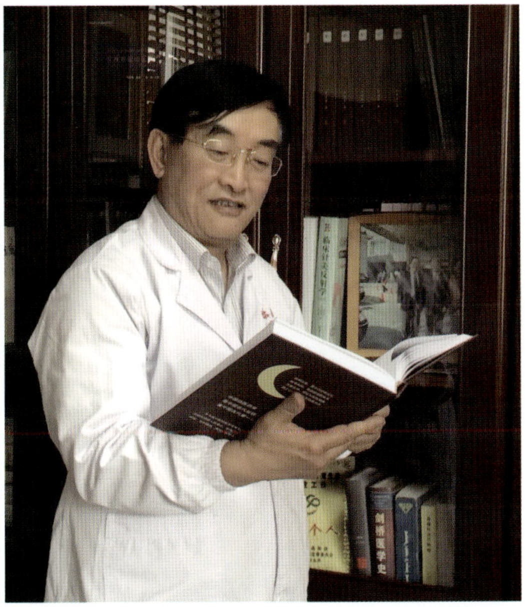

张建青，青海红十字医院荣誉院长，青海大学硕士研究生导师，教授，主任医师。中华医学会妇产科学分会常委，中国医师协会妇产科医师分会常务委员，中国民族医药学会回医药分会副会长，中国民族医药学会医史文化分会副会长，青海回医药研究会会长。

长期在青海高原地区临床一线开展高原妇产科及围产医学临床工作中，担任青海省妇产科及围产医学主任委员15年，开展临床科研15项，获得省部级科技进步奖5项。

在青海高原多民族地区，积极促进现代医学与民族医药相结合，尤其是“张氏回医妇科”“医点刺脉络放血疗法”为西宁市非物质文化遗产项目。编著并出版了《实用中国回医药学》《张氏回医妇科学》《实用高原妇产科学》和《回医药学对新型冠状病毒感染的防治》等15部学术著作，涉及学科广泛，有医学、科普、人文、诗词、历史、文博等多个领域。其中《生死教育学》是我国首部关于死亡教育的专著。

丛书序一

高原医学是一门新兴的交叉学科，与特殊的地域环境密切相关，主要特点是低压低氧、低温、干燥、强紫外线等。生活在高原地区的一切生命体均涉及对低压低氧等特殊环境的自身平衡调节。机体为了适应特殊自然环境，启动自身平衡调节机制，使各系统功能达到新的动态平衡，实现机体的习服与适应。如果调节机制失衡、适应功能不良，出现失代偿，就会发生高原疾病。高原低压低氧环境对呼吸、循环、消化、血液、神经、泌尿、内分泌等多系统及水、电解质和能量代谢等产生诸多效应。我们认为，高原环境对人体的影响是多系统、多方位、急慢性损害并存的复杂的病理生理现象，目前还有许多医学难题有待研究。

近几年来，高海拔地区医学和生理学领域的研究取得了跨越式的快速发展。荣获 2019 年诺贝尔生理学或医学奖的来自美国、英国的三位科学家经过 27 年的潜心研究，揭示了氧气如何在细胞中起作用，以及人体从整体水平上如何适应低氧环境变化，从而进一步精准地解释了有关新陈代谢、免疫调节等影响人体适应高原低氧环境的科学问题。高原低氧给人体所带来的影响是多方面的，如高原劳动力受限、高原衰退、高原生活质量下降，以及各类急、慢性高原疾病。细胞氧感知通路的新发现，为高原适应与损伤机制研究和高原运动训练、高原老年医学、高原野外急救医学，以及肿瘤学等的深入研究带来了新的启示与方向，具有重要的理论价值和巨大的临床应用潜力。

为了进一步促进高原医学教学与科研工作的健康快速发展，更广泛地开展高原医学科普教育，深化医教协同，推进医学教育改革与发展，在提升医学人才培养质量的时代要求与背景下，我们紧紧围绕国家生态文明建设战略及高原人群的健康与卫生保健需求，突出青藏高原地域特色，在北京大学医学出版社的大力支持下，启动了“高原医学系列丛书”的编写工作，并成功申请到了国家出版基金资助。根据医学专业类别的不同，本系列丛书共分为 11 个分册，其内容涉及高原特殊环境有关的基础与临床研究、高原劳动卫生防护、高原动物与人体遗传适应、高原运动生理、藏医药等。本系列丛书包括：

1.《高原适应的生物基础》 青藏高原由于地理环境的特殊性和长期的自然选择，逐步形成了独特的生物多样性。藏族、蒙古族等少数民族是主要世居者，世代的变迁使他们一步步适应了这一特定的自然环境，得以生存繁衍。如藏羚羊、牦牛、藏绵羊、高原鼢鼠、高原鼠兔等高原特有动物经过不断进化，成为该地区的主要动物物种，为维持青藏高原的生态平衡和生物多样性起到了重要作用。为了逐步揭开高原世居人群和土著动物的神秘面纱，本书以适应低氧环境的遗传学机制为切入点，从生理、生化、形态学和分子学等方面来探秘人类和动物适应严酷高寒低氧环境的生物学机制。总结了这些生存于高原的人和动物，特别是藏族人群中所发现的*EGLN1*、*PPARA*、*EPAS1*等基因的生理功能，从而为高原医学研究提供新的研究策略。

2.《高原医学与生理学》（第5版） 该书为英译中文版翻译图书，原著主编者为国际著名高原医学专家约翰·韦斯特（J.B. West）教授，其内容阐述了高原医学和生理学的基本知识及最新研究进展，内容新颖前沿，它将会推动我国高原医学科学的发展。

3. *Hypoxia-Related High Altitude Illness*（《低氧相关高原疾病》） 该书用英文编写，全面地整理和总结了高原低氧环境中各系统疾病的变化特点，探讨了高原地区常见的各种急、慢性疾病的病理生理学变化。立足青藏高原，将我国高原医学研究的新成果推上了国际舞台。

4.《高原低氧神经生理》 本书是专门阐述在低压低氧和常压低氧环境下，神经系统结构和功能变化特点及其规律的一部书籍。该书涉及在低氧环境下脑血流变化、血脑屏障、脑电活动、神经递质合成和释放、突触可塑性、信号传递通路、感觉神经和运动神经活动规律、认知功能、能量代谢以及神经干细胞等方面。它是对当前高原脑科学领域研究状况的一次概括和总结，是致力于三江源地区人居住健康发展的一部著作。相信该书的出版将对高原脑科学研究的发展具有一定的推动作用，也为广大高原医学研究者提供参考。

5.《高原常见疾病》 本书重点对高原地区较常见的急性和慢性高原病的病理生理学变化、诊断标准，以及防治等进行详细整理和总结，特别是简要介绍了调节细胞氧感知通路过程中的关键转录因子——低氧诱导因子（HIF-1），其中的关键分子——脯氨酰羟化酶（PHD2）与高原红细胞增多症患者氧稳态的分子机制，以及低氧性肺动脉高压发生、发展过程中HIF-1的作用机制，包括慢性低氧如何调控肺动脉平滑肌细胞的增殖与收缩，如何寻找有效的基于HIF-1靶向治疗低氧性肺动脉高压的有效药物等进行了叙述。另外，对具有高原区域特色的疾病如结核、包虫病、高原烧伤与冻伤和高原麻醉进行阐述，突出了临床疾病在高原特殊环境下的特点和诊治要点。本书旨在提高临床医师对高原特殊环境下的相关临床疾病的深入认识，在临床实践中不断总结经验，提高高原临床疾病的诊治水平，服务于广大高原人民。

6.《高原实用妇产科学》 本书是高原地区临床使用的综合性妇产科参考书籍，旨在研究高原地区妇女生殖系统各种疾病的发生、发展变化的特点，以及在妊娠、分娩、产褥期等不同时期的孕产妇的生理、病理变化特点，并对高原地区胎儿、新生儿的生理病理特点进行阐述，为广大高原地区妇产科医生提供参考。

7.《高原运动医学基础与应用》 通过总结多年高原训练的实践经验和国内外最新研究成果，以高原运动医学为切入点，力求理论与应用并重，前沿动向和实际相结合，探讨了高原地理环境及高原运动锻炼的低氧生理适应机制，全面总结和分析了高原训练及运动锻炼的基本理论、方法和应用，提出了一系列建设性意见和注意事项，对进一步推进我国高原训练实践及全民健身活动发展具有积极意义。

8.《高原藏医药学》 藏医药与高原医学有着密切关系，本书参考了诸多著名藏医专家的著作，总结了多年藏医研究的精华，浓缩了具有浓郁民族特色的藏医药文化精髓，并与高原地域特色密切结合。民族医药与高原常见病、多发病的诊治密切相关，编写本书旨在更好地治疗高原少数民族人民的疾病。

9.《高原临床病理生理学》 本书的编写遵循病理生理学内容的基本结构，同时紧跟学科发展的前沿，力求介绍最新的研究进展和成果。编写上，一方面突出病理生理学这门“桥梁学科”特点，注重基础与临床的紧密联系；另一方面注重介绍高原低氧环境中相关器官系统，如呼吸系统、心血管系统、血液系统、中枢神经系统、免疫和营养代谢系统等在缺氧条件下的损伤机制及变化。它不仅为临床医生诊疗工作提供了丰富的基础医学理论与知识，而且为广大医学生学习高原医学及相关医学知识提供了教材和参考书籍。

10.《高原医学》（第 2 版） 这是一本适用于医学本科生、研究生使用的教材，是在《高原医学》（第 1 版）教材的基础上编写而成的。编写过程中所有章节都做了认真仔细的更新，对陈旧的内容进行了必要的删减，同时增加了许多新的图片和表格，并对参考文献进行了更新。完善后的教材层次性、逻辑性、结构严谨性、文字简洁流畅性均大幅提升。本书作者在高原缺氧研究领域中的高原医学理论成果获得国际认可，在此基础上，将基础理论与最新研究成果有机结合，同时吸收国际最新成果，突出“高原、民族、地域”等特色，编写了独特的高原医学教材，主要适用于临床医学本科、研究生和全科医学专业学生。

11.《走进高原健康必读》 本书是针对初上高原地区，对高原医学感兴趣的非医学专业人士的科普读物，详细介绍了与高原有关的保健知识，具有较强的实用性，同时向公众提供了高原医学的实用科学知识。本书从高原的地理概况、气候特征、高原民族文化、饮食文化、高原交通枢纽，以及初上高原需要掌握的基本医学和保健知识的角度，做了较为全面、详细的梳理和介绍，尤其对高原上各种交通工具的使用、高原气候的逐步适应、初上高原发生的不良反应的自我评估和出现严重高原不良反应时的重要解决途径做了较为全面的介绍，希望读者在欣赏高原地区美丽自然风光的同时，能对高原的圣洁美景、特殊气候、自然条件、民族风俗、饮食文化，以及高原医学知识的储备有更多的深入了解。

本丛书大部分的编写人员是来自青海、西藏、重庆等地区从事高原医学基础与临床工作的专家，还有一些在其他地区从事高原医学研究的专家学者，其中不乏中青年博士、少数民族学者，他们本着严谨、科学、负责的态度，为编撰好本丛书付出了大量心血。衷心感谢北京大学医学出版社的责任编辑许立、赵莳、陈奋等老师对本丛书出版所付出的努力。在此向他们致以诚挚的谢意和崇高的敬意。

由于高原医学是一门发展中的新兴学科，对高原特殊环境下的临床与基础研究尚不够深入，再加上编者的专业范围较广，对各专业临床及基础理论的论述，虽各有侧重，但仍难免有重复之处。另外，编者学术理论、临床实践水平有限，书中难免存在不足，恳请广大读者批评指正，以利于我们不断改进和进步。

格日力 教授

青海大学高原医学研究中心

2021 年 5 月

丛书序二

青藏高原被称为“世界屋脊”、地球“第三极”和欧亚大陆制高点，是我国的特色地貌之一。青藏高原毗邻多国，民族众多。历史的烽火硝烟至今余烬犹在，青藏高原的地理位置也事关国家战略安全。青藏高原地质成矿条件好，又是“亚洲水塔”，自然资源丰富，是我国经济可持续发展的重要战略资源地区。

新中国成立以来，川藏、青藏、新藏等多条公路的建成，多条航空线路的开通，青藏铁路的运行，西藏电网的覆盖，光纤工程的实施等将青藏高原与内地紧密地联系起来；“十四五”期间，川藏铁路、大型水电工程的建设必将进一步提升青藏高原在我国国防安全、经济建设和社会发展的战略地位。

高原地区经济与国防建设的突飞猛进，使人们对高原低氧等极端环境的防护需求日益加大。平原世居者急进高原而产生的急性高原病，移居人群和世居人群的慢性高原病，还有多种高原低氧的机体损害问题都需要在科学研究的基础上进行科学的医学防护。

我国的高原医学专家多年来扎根高原，悉心耕耘，在急性高原病防治上，创造了青藏铁路建设者急性高原病“零死亡”的奇迹；在慢性高原病的诊断上，提出了“青海标准”；开展了对其他高原低氧引发病症的多层次深入研究。

在这一时代背景和历史机遇下，这套描述高原医学相关问题的丛书应运而生。本套丛书的作者们或是世居高原的藏族、蒙古族儿女，或是父母移居高原的“高二代”，或是其他将大好年华挥洒在高原的奉献者。他们都是高原医学相关领域的精英、翘楚，他们都对高原怀有深深的爱。

本套丛书的出版是我国高原医学发展的需要，也是我国高原医学发展的必然。相信本套丛书的问世，将对高原医学领域的医、教、研发展起到重要的作用，在青藏高原地区的建设中发挥重要作用，而且将会进一步为确立我国在国际高原医学领域的领军地位产生重大影响。

致敬作者，祝福青藏，扎西德勒。

范　明教授
中国人民解放军军事医学科学院
2020 年 12 月

丛书序三

It is a truly amazing feat of human physiology that each of the approximately one hundred trillion cells in the healthy adult human body is supplied with adequate O_2 to meet its metabolic needs or, to put it another way, that O_2 supply and demand are matched on such a massive scale.

The discovery of hypoxia-inducible factors (HIFs) and their regulation by HIF hydroxylases has provided a molecular mechanism for understanding how oxygen homeostasis is maintained despite moment-to-moment changes in O_2 delivery and utilization across those hundred trillion cells.

The HIFs and their hydroxylases are present across metazoan species, the evolution of which is a story of increasingly large and complex body plans, necessitating increasingly extensive and sophisticated physiological systems for O_2 delivery, culminating in the respiratory and circulatory systems of mammals. It is no surprise that this evolutionary process was accompanied by an increasing complexity of the underlying molecular mechanisms. *Caenorhabditis elegans*, a simple nematode that is composed of roughly one thousand cells, makes only one HIF protein and just a single HIF hydroxylase, whereas the genome of Homo sapiens encodes three HIF proteins and four HIF hydroxylases.

Besides the evolution of metazoan species of increasing size and structural complexity, another truly remarkable feature of animal life on earth has been its ability to populate virtually every available ecological niche on land and in the sea. Even within a single species, the drive for environmental adaptation seems to have been relentless. As a result, humans have adapted to life at high altitude, with long-term settlement of regions of the Himalayas, Andes, and Ethiopean plateau at elevations exceeding 3500 meters. The principal challenges of life at high altitude include increased exposure to ultraviolet light and cold temperatures, but the greatest challenge is reduced O_2 availability. Thus, individuals residing at an altitude of 3650 meters in Lhasa, Tibet must maintain O_2 homeostasis despite an ambient O_2 concentration of 14% (a partial pressure of ~ 500 mmHg), which is one third less than is present at sea level (21%, ~ 760 mmHg).

Evolution is the product of mutation and selection. Thus, over many millennia, humans and their hominid progenitors, as well as other metazoan species living at high altitude, have been subject to the process of natural selection, in which individuals with genetic variants that improved the adaptation of their body to chronic hypoxia were more likely to pass their genes along to the next generation. The recent identification of variants in the *EPAS1* and *EGLN1* genes, which encode a HIF protein and HIF prolyl hydroxylase, respectively, as the most highly selected polymorphisms in the genome of high-altitude Tibetans has underscored that O_2 homeostasis provides an organizing principle for understanding human evolution and biology.

Still, given the profound requirement for O_2, there are many unanswered questions about the impact of chronic hypoxia on human development and physiology, as well as the predisposition to, and progression of, various human diseases. The eleven books in this series will focus on many of these issues. For example, while most Tibetans appear well adapted to life at high altitude by virtue of having inherited protective alleles at the *EPAS1* and *EGLN1* genes, individuals who have not inherited these variants are at increased risk for the development of chronic mountain sickness, a life-threatening condition that is often characterized by polycythemia, pulmonary hypertension, and cognitive deficits. The potentially fatal outcome of this disease represents a selection against individuals who do not carry the protective variants. Another major source of selection is during pregnancy, when chronic hypoxia exerts its maximum effect by affecting survival at the earliest stages of life. As we achieve a greater understanding of the pathophysiological effects of chronic hypoxia, we will be in a better position to prevent or treat hypoxia-associated diseases. Conversely, what we learn about the molecular and cellular mechanisms underlying effective adaptation to chronic hypoxia in high altitude populations may provide new strategies for the treatment of disorders that are common in lowland populations, such as ischemic cardiovascular disease due to atherosclerosis and pulmonary hypertension due to chronic lung disease.

Gregg L. Semenza, MD, PhD
Professor of Johns Hopkins University
School of Medicine USA
Member of the National Academy of Sciences of USA
Winner of the 2019 Noble Prize in Physiology or Medicine
January, 2021

丛书序三（译文）

一个健康成年人体内大约有100万亿个细胞。让人惊奇的是，每个细胞都有足够的氧气供应以满足其代谢需要，换言之，这是一种在最大限度上达到了氧气供需平衡的状态。

尽管氧的输送和利用在100万亿个细胞中时刻变化着，但低氧诱导因子（HIF）的发现和HIF羟化酶对其的调控为氧稳态维持提供了一种分子调控机制。

HIF及其羟化酶广泛存在于多细胞动物物种中。多细胞物种的进化需要越来越广泛和复杂的生理系统支持以保证氧气输送，最终使氧气到达哺乳动物的呼吸和循环系统。可以肯定的是，该进化过程的潜在分子机制更为复杂。秀丽线虫（*Caenorhabditis elegans*）是一种由大约1000个细胞组成的简单的线虫，只产生一种HIF蛋白和一种HIF羟化酶，而现代人的基因组编码了3种HIF蛋白和4种HIF羟化酶。

除了多细胞后生动物物种的体型进化得越来越大、结构越来越复杂之外，地球上动物生命的另一个真正显著的特征是它能够在陆地和海洋上几乎占据所有可用的生态区域。即使是在一个物种内部，对环境适应的驱动力似乎也是不间断的。因此，人类已经适应了高海拔地区的生活，并在喜马拉雅山、安第斯山脉和埃塞俄比亚高原地区等海拔超过3500米的地区长期定居。高海拔地区生活的主要挑战包括紫外线、低温，但最大的挑战是低氧。因此，尽管西藏拉萨（海拔3650米）的氧浓度为14%（大气压约500 mmHg），比海平面（氧浓度21%，大气压约760 mmHg）低1/3，但居住在这里的人也必须适应并维持氧稳态。

进化是突变和选择的产物。因此，几千年来，生活在高海拔地区的人类和人类的祖先及其他多细胞动物物种一直受到自然选择的影响。他们不断发生着遗传变异，这种变异使得他们对慢性缺氧的适应能力增加，并且把适应缺氧的基因传递下去，进行着种族繁衍。最近，在编码HIF蛋白和HIF脯氨酰羟化酶的*EPAS1*和*EGLN1*基因中发现了变异。这两个基因是高海拔藏族人基因组中高度选择的遗传多态性，说明氧稳态为人类进化和生物学提供了一个组织原则。

尽管如此，鉴于对氧气的巨大需求，我们仍有许多问题有待研究，包括慢性缺氧对人类发育、生理的影响，对各种疾病的易感性等。本系列丛书的11个分册将集中讨论其中的许多问题。例如，虽然大多数藏族人在*EPAS1*和*EGLN1*基因上遗传了保护性基因，因此似乎很好地适应了高海拔地区的生活，但没有遗传这些变异的个体患慢性高原病的风险增加。该疾病通常以红细胞增多症、肺动脉高压和认知障碍为特征，可危及生命。这种疾病的潜在致命结果代表了对不携带保护性基因的个体的选择。另一个主要的选择来源是在妊娠期间，慢性缺氧通过影响生命早期的存活发挥最大的作用。随着我们对慢性缺氧的病理生理学效应有了更深入的了解，我们将能够更好地预防或治疗缺氧相关疾病。相反，我们对高海拔人群有效适应慢性缺氧的分子和细胞机制的了解可能为平原人群常见疾病的治疗提供新的策略，如动脉粥样硬化引起的缺血性心血管疾病和慢性肺病引起的肺动脉高压。

格雷格·塞门扎 教授
美国约翰斯·霍普金斯大学医学院
美国国家科学院院士
2019 年诺贝尔生理学或医学奖获得者
2021 年 1 月

丛书序四

People and other species adapting to the challenge of high-altitude hypoxia form the substance of this set of volumes overseen by Editor-in-Chief Ge Ri-Li, director of the Research Center for High-Altitude Medicine, Qinghai University. With an average altitude of 4500 m, the vast Qinghai-Tibet Plateau afforded Dr. Ge, national and international colleagues, and students a richly endowed natural laboratory to address classic scientific questions and raise new ones about the biological consequences of hundreds of generations, a lifetime, or a short period of exposure to an unavoidable, severe, and unique stress: hypobaric hypoxia. It results from falling barometric pressure with increasing altitude; the air becomes less dense and has fewer molecules, including oxygen molecules that make up 21% of air. The renowned physician-scientist John B. West has remarked that high-altitude hypoxia affects every system in the body. The topics in this set of volumes support his assertion.

One volume of the series launches the series with an evolutionary approach examining the genetic bases of adaptation by Tibetans, a population with millennia of highland residence, and highland animal species such as the Tibetan antelope (*Pantholops hodgsonii*). Several volumes expand to physiology, pathology, and medicine among highlanders and others. People of many nationalities have migrated to the Qinghai-Tibet Plateau, worked there for a time, or visited as tourists. Volumes in the series deal with their responses. Other volumes address the medical specialties of neurology and obstetrics, and gynecology when practiced at high altitudes. Adaptations to hypoxia may increase vulnerability to certain diseases, a topic covered from both biomedicine and Tibetan medicine viewpoints.

This series aims to serve a diverse audience with basic science and translational science perspectives. For example, one volume addresses new residents themselves, another advises athletes in training, and another teaches medical students. In summary, Editor-in-Chief Ge Ri-Li has organized a series of volumes that will form a reference work about the basic science, its educational, practical and public health applications obtained during decades of research and practice on the Qinghai-Tibet Plateau.

Cynthia M. Beall, PhD

Professor of Case Western Reserve University

Member of the National Academy of Sciences of USA

January, 2021

丛书序四（译文）

这套丛书是在青海大学高原医学研究中心主任格日力教授的指导下完成的，其主要讲述了人类和动物物种对高原低氧环境的适应。青藏高原地域辽阔，平均海拔4500米，为格日力教授及其团队提供了得天独厚的自然实验室，用以解决经典科学问题，并不断提出关于数百代人一生或短时间暴露在不可避免的、严重的、独特的低压低氧环境下的生物学效应的新问题。低压缺氧是指随着海拔升高，气压下降，进而出现空气稀薄，包括占空气21%的氧分子在内的分子减少。著名的医学家约翰·韦斯特（J.B. West）曾指出高原缺氧会影响身体各个系统，这套丛书支持该观点。

丛书分册之一从进化角度研究了藏族人群及高原动物物种（如藏羚羊）适应高原缺氧的遗传基础。许多分册还分别介绍了青藏高原世居者、移居人员、工作和旅游参观人群的生理学、病理学及医药学等相关内容。有些分册还涉及高海拔居住人群的神经病学、妇产科学等。此外，缺氧适应可能会增加人体对某些疾病的易感性，这是生物医学和藏医学所涵盖的一个主题。

本丛书旨在为不同的读者提供基础科学和转化科学的视角。例如，其中一个分册主要是针对住院医师，而另一个分册则是针对训练中的运动员，还有一个分册是针对医学生编写的。总而言之，格日力教授主编的这一系列丛书，是一套在青藏高原几十年研究和实践中获得的有关基础医学、教育、实践和公共卫生应用的参考书。

辛西娅·贝尔 教授
美国凯斯西储大学人类学部
美国国家科学院院士
2021年1月

前　言

本书是供高原地区临床使用的综合性妇产科学参考书。高原妇产科学专门研究在高原地区的低氧、低气压、寒冷、干燥环境下，妇女在妊娠、分娩和产褥期的生理与病理，胎儿及新生儿的生理与病理，以及非妊娠状态下妇女生殖系统可能出现的一切特殊变化，包括高原地区妇女生殖系统相关疾病，因此，它是高原临床医学中重要的一门学科。本书主要供高原地区广大妇产科医师临床参考所用，内容针对临床实际工作需要，在一般妇产科学的基础上，系统地介绍了近年来在高原地区妇产科临床工作中的经验和发展趋势。

本书的内容较为丰富，以高原地区妇产科临床上的问题为主，包括现代妇产科学的新发展和传统医药学的应用。

全书共分三篇，即绪论、高原产科学、高原妇科学，每篇中再分别有各自的章节。

本书在青海大学医学院高原医学研究中心主任格日力教授和北京大学医学出版社的支持和帮助下完成。参加编写本书的作者有青海红十字医院、青海省妇幼保健院、青海省康乐医院的妇产科和高原医学的专家教授。本书在编写中力求能反映出现代妇产科科技新进展与高原医学新进展的先进水平，以及在高原地区妇产科临床的实践经验，希望能为高原妇产科临床医师们在工作实践中提供一臂之助。由于高原妇产科是一门新学科，是目前国内外高原医学与妇产科学的结合，参考文献有限，参加编写者仅只有青海地区三所大医院的医师们，再加上编者学术理论、临床实践水平有限，作为尝试和探索，临床经验和总结难免有疏漏之处，希望学者同道不吝批评指正。

本书在编写过程中，多次得到格日力教授指导以及魏春梅、吕妍、石瑛等同事的协助，包括整理、校对、编制、抄写等工作，在此一并致以谢意。

张建青

2020 年 12 月

目　录

第一篇　绪论

第二篇 高原产科学

第三篇 高原妇科学

第一篇

绪　论

第一章

高原环境对人体生理的影响

地理学上将海拔500 m以上的面积较大、顶面平缓的高地称为高原。全球约有14亿人终生生活在海拔超过2500 m的地区[1]，同时每年可能有同样数量的游客到达这些地区。从医学生理学角度，高原系指海拔3000 m以上地区，并以海拔3000 m作为高原的界限，因为在这个海拔高度以上，大多数人会产生不同程度的生理反应，其中很多人需要医药治疗。

鉴于高原特有的气候环境对人体的影响，都足以导致高原地区孕产妇及妇女的机体出现病理生理改变。所以，要求高原地区从事妇产科专业者根据高原地区特有的气候环境对妇女，尤其是孕产妇机体的影响机制、致病因果、病理改变、发病过程以及高原疾病的发生与发展有充分的理解，以便能够正确有效地进行科学治疗和预防，从而降低孕产妇死亡率，保证高原地区各民族妇女的身体健康、母婴平安。

第一节 我国的高原分布

我国高原总面积约320万平方公里，占国土面积的33%，其中海拔3000 m以上高原占国土面积的1/6，主要有四大高原（表1-1）和新疆帕米尔高原。中国有6000多万人口居住在不同海拔高度的高原地区，是世界上高原海拔最高、居住人口最多的国家。

表1-1 中国的五大高原

排序	名称	海拔高度（米）	面积（万平方公里）	范围
1	青藏高原	4000 ~ 5000	230	青海平均海拔2500 ~ 4000 m，其中> 4000 m的地区占青海省总面积的50%；西藏平均海拔> 4500 m；其中喜马拉雅山的珠穆朗玛峰高8848.13 m，称“世界屋脊”，为世界第一峰
2	云贵高原	1000 ~ 2000	20	贵州全境，云南东部及广西西北部
3	黄土高原	800 ~ 2000	20	长城以南至秦岭以北，乌鞘岭以东至太行山以西
4	内蒙古高原	1000 ~ 2000	40	长城南以至蒙古北部边境，大兴安岭以东至马鬃山以西
	帕米尔高原	3700 ~ 5000	10	新疆西部边境及与西藏相接的部分地区，为天山、昆仑山、喀喇昆仑山汇合的辽阔区域；其中慕士塔格冰峰高7555 m，称“冰山之父”，乔戈里峰高8611 m，为世界第二高峰

第二节 高原气候特点

一、大气压低和氧分压低

地球表面被一层约200 km厚的空气所包绕，并受地球引力的影响，而形成对地面的压力，称为大气压。以海平面及其附近为基准，在温度为0℃时，大气压力为760 mmHg，称为一个大气压。大气压是空气中各种气体压力的总和，而各种气体所具有的压力称为该气体的分压，各种气体的分压是按其在大气中的比例而组成的。在干燥的空气中，氧气含量为20.94%，故氧分压为159 mmHg。由于大气压与海拔高度成反比关系，海拔越高，气压越低，海拔越低，气压越高。研究表明：海拔每升高100 m，大气压降低5 mmHg。虽然空气中氧的比例不受海拔高度变化的影响，但随着海拔高度的上升，大气压下降，氧分压亦相应降低。

高原地区因大气压低而使水的沸点也降低，在海平面附近地区，水的沸点为 100℃，而在海拔 4000 m 处，水的沸点下降至 87℃（表 1-2）。因此，在高原地区制作饭食容易“半生不熟”，食物的味道也相应较差，进食后不易消化并产生腹胀和胃部不适等消化道症状。

二、紫外线及电离辐射强

随着海拔的升高，空气层水蒸气和含有的杂质量减少，大气浓度自然变稀薄，使大气透明度增强，太阳辐射的透射率会大量增加，日光中紫外线的比例也增大。研究表明，海拔每升高 1000 m，辐射强度增加 10%，在海拔 4000 m，紫外线强度比海平面强 1.5 ~ 2.5 倍。如果缺少防护，紫外线照射时间稍长都会引起光照性皮炎、脱皮甚至水疱。如果有高原积雪面能使紫外线反射日光，其中的高紫外线易引起角膜损伤或雪盲等眼病。在穿着衣服的高原人体体表所吸收的太阳热量比海平面人体吸收的太阳热量要高得多，海平面为 962 kJ（230 kcal）/（m^2・h），海拔 5790 m 高原为 1465 kJ（350 kcal）/（m^2・h）。这种自然地理状况致高原昼夜间以及向阳地与向阴地温差极大，如果在高原自身保护不好情况下，就极易诱发感冒和呼吸道的感染性疾病，甚至诱发急性高原病，或发生冻伤等。

在高原由于电离辐射增大，来自外层空间的穿透力较强的宇宙射线量明显增加。在海拔 3000 m 的高原上，宇宙射线年总量比平原高 3 倍左右，人体吸收的辐射会比平原显著增加，而长期室内工作与长期野外工作之间差别也较大。

三、寒冷、风大、干燥

高原大部分地区很少受海洋季风的影响，气温随海拔高度的增加而降低（海拔每升高 100 m，气温下降约 0.6℃）。由于高原呈典型大陆性气候，地面植被少、降雨量相对又小，气候干燥明显，致使大气层保温功能降低，虽然白天太阳辐射强，但夜晚风大气体流动快，散热更快，致使气温的昼夜温差大，尤其是中午温度较高，早晚及夜间温度较低，一日之内的温差可达 15 ~ 40℃，形成午间燥热、夜晚严寒的特点。因气温多变而寒冷，如不注意防寒保暖，加上干燥的空气易损伤呼吸道黏膜，极易诱发上呼吸道感染。

随着海拔高度的升高，气流的速度也加快。在高原地区，每小时 50 km 的阵风（相当于平原沿海风速 12 级）并不少见。高于海拔 5000 m 的地区，多在午后刮大风。由于高原地形复杂、风速、风力与风向常因当地地形条件的变化而不同。一般来讲，高原山区的风向是白天风沿山坡吹向山顶，夜晚则寒风由积雪的山顶吹向山谷，以致夜晚气温更低。风速对人体的影响是：随着风速的加大，皮肤表面的有效温度会随之下降，这是因为风吹散紧贴皮肤的暖空气隔离层，并加速机体表面水分蒸发，从而进一步加重寒冷的程度。

表1-2　不同海拔高度的大气压、氧分压、水沸点

海拔高度（km）	大气压（mmHg）	空气氧分压（mmHg）	肺泡氧分压（mmHg）	动脉血压饱和度（%）	水沸点（℃）
0	760	159	105	95	100
1	674	141	90	94	97
2	596	125	70	92	94
3	526	110	62	90	90
4	462	97	50	85	87
5	405	85	45	75	84
6	354	74	40	70	80
7	308	64	35	60	77
8	270	56	30	50	74

随着海拔高度的升高，气温的降低，海岸线的距离越远，空气中的水汽含量会同步减少，空气的绝对湿度也就会越低。如以海平面大气中水蒸气的绝对含量设为100%，在海拔3000 m处水蒸气的绝对含量则仅有26%。由于寒冷和干燥，使人体表面水分蒸发快。所以，在高原地区易引起皮肤干燥、鼻黏膜出血、口渴和声音嘶哑，以及支气管炎的发生。

第三节 高原环境对人体生理及病理的影响

我国幅员辽阔，海拔3000 m以上高原和山地占全国总面积的1/6。高原地区的自然环境所具有的空气稀薄、缺氧、气温低、风速大、空气干燥和日辐射强等特点，都会对人体的生理和病理产生影响，其中空气稀薄、大气压和氧分压低是高原环境影响人体健康的主要因素。

进入高原地区后，人体受到上述诸因素的影响，全身各系统从器官水平到分子水平，从功能到组织结构，都会发生一系列的不同程度的改变。在高原环境中，机体所发生的一系列改变，按其性质而分有两个方面：

一是代偿适应性的改变，也称功能性改变。在临床表现方面，功能性改变指一般的“高原反应”，即因高原缺氧引起各系统功能发生暂时紊乱，并产生相应的症状。功能性紊乱的程度、相应症状的轻重以及持续时间的长短，与个体差异（适应基因差异）、海拔高度、运动量和强度、季节等有密切关系。在生理病理方面，人体为适应低氧环境使肺动脉压增高，血液中红细胞和血红蛋白量增加，在适度的情况下，有益于氧的交换和运输。对于适应良好的人来说，进入高原后能够很快建立起一系列代偿机制，使机体各系统功能重新达到动态平衡，即机体内环境从不平衡到平衡，最终使机体内环境达到新的统一及平衡。

二是失代偿性的改变，同时也发生了组织结构的变化，如低氧使心室扩大，心肌变性坏死，血红细胞增生到一定程度足以影响到血液循环的正常进行时，机体出现多组织器官的病理损害。

高原低氧、低气压、寒冷及干燥环境对人体的影响几乎涉及每个系统，其中以呼吸、循环、神经、血液等系统的影响较为显著。

一、呼吸系统

（一）通气功能

人到达高原低氧、低气压环境时，早期明显的反应是通气功能的增加，主要表现为潮气量增加，以维持较大的通气量，从而代偿性提高肺泡的氧分压，以达到增加机体摄氧量，提高机体呼吸功能、提高机体氧运输的效率、加速机体对低氧的适应、最大限度地保证机体对氧的基本需求的目的。肺通气量的增加与海拔高度相关，在海拔4000 m以下高度，以肺潮气量增大为主；而在海拔4000 m以上，不仅肺潮气量增加，呼吸频率也明显增加，并在进入高原4 ~ 5天内达到最高峰。经过一定时间的适应后，呼吸频率可有所减少，但仍高于在平原的基础水平。所以，如果在高原进行与平原相同的运动体力负荷，肺通气量的增加会比平原负荷更大。

（二）肺弥散效率

人体两肺共有3亿多个肺泡，总面积达70 ~ 100 m^2，约为人体表面积的50倍。在平原静息状态下，参加气体交换的肺泡弥散面积只占肺泡总面积的60%。当人体进入高原或运动负荷加大，则有相应的代偿能力使肺通气增大，肺的毛细血管开放数量增多，肺气体弥散面积和能力可随之提高。科学研究表明：用一氧化碳弥散法测量肺泡弥散能力，平原正常人肺泡弥散能力为2.05 ml/（mmHg · s），而高原习服了3个月正常人肺泡弥散能力3.12 ml/（mmHg · s），完全习服者则高达3.16 ml/（mmHg · s）。人体肺泡弥散功能的提升，可增加肺泡与肺毛细血管之间的气体交换，有利于人体提高动脉血氧饱和度。但如果肺泡壁破坏，肺毛细血管关闭以及呼吸道阻塞时，均可使肺泡弥散面积减少。

（三）氧离解曲线

人体血液携带气体的能力，不仅影响气体的运输，而且影响气体交换效能。在正常人体血液中，溶解状态和结合状态的氧维持着动态平衡，人体缺氧后，随着肺泡氧分压的下降，溶于血液的氧量减少，与血红蛋白结合的氧也减少，反之血红蛋白的氧则增多。

有些研究表明，由于平原人进驻高原后氧血红蛋白解离曲线后移，氧和血红蛋白亲和力减少，氧容易被释放，使血液流经毛细血管时，血氧分压相对增高，又由于从血液弥散到细胞线粒体的速率取决于两者的分压差，因此，毛细血管内氧分压的相对增高将加速氧向细胞弥散。所以，氧血红蛋白解离曲线右移是机体对高原低氧适应的机制之一。但在高原缺氧超过一定限度，肺摄氧严重不足，氧分压严重下降时，缺氧导致对机体的不利影响将会超过氧血红蛋白解离曲线右移的氧向细胞弥散的有益作用。

平原人初入高原后，氧血红蛋白解离曲线的改变与海拔高度，高原停留时间和本身的身体状态等有密切的关系。氧血红蛋白解离曲线的左移与右移反映了人体在缺氧情况下，对主要矛盾的代偿适应反应，在相应的条件下，氧血红蛋白解离曲线左移和右移对机体均产生有益的作用。

氧血红蛋白解离曲线右移对细胞供氧有利，但在极高高原上，特别是在高原运动情况下，氧解离曲线左移对机体适应高原的氧是有保护作用的。在海拔 3500 m 以上，缺氧程度较重，主要原因是机体提高自外界获取氧的能力，曲线左移对缺氧有适应效应。如果在不同缺氧条件下，机体不能反映出氧血红蛋白解离曲线移位的代偿适应性改变，就有可能表示机体代偿适应功能有障碍。

（四）血气

由于在海拔 2500 m 以上的高度，人体肺通气会随海拔增高而增加，而在极高高原上过度通气可致血 pH 上升，$PaCO_2$ 下降，导致呼吸性碱中毒，肾排出过多 $NaHCO_3$。由于新迁入高原的人常伴有食欲不振，进食少，体重下降等征象，尿酮体增加，可伴有代谢性酸中毒，则很少出现碱中毒现象。

$PaCO_2$ 在高海拔地区，一般大气压每下降 100 mmHg，降低 37 mmHg，$PaCO_2$ 则降低 4.2 mmHg，但人体动脉血氧含量可保持不变。

二、循环系统

进入高原后，机体在代偿性机制建立的过程中，循环系统的变化占有重要地位。严重的高原低氧可以破坏人体心脏的结构、抑制心脏功能，从而严重影响处于高原低氧环境中妇女儿童的身体健康，甚至威胁其生命。

（一）心脏变化

心率增快是机体对缺氧最为敏感的反应指标。从平原进入高原后，当通气量尚未明显增加之前，心率就可明显增加，并随海拔高度的增加而心率加快，即使平静时也是如此。心率增加的程度虽然有明显的个体差异，尤其是对高原习服不良者，心率增加程度较高并恢复较慢。大多数人心率增加的程度与海拔高度和进入高原的速度有关。

在 3600 m 以下的高原地区，经过习服之后，增快的心率可逐渐恢复到或接近平原地区水平，而在海拔 3600 m 以上地区时，则较难恢复到原有的心率水平。例如，在平原地区时平均心率为 68.5 次 / 分，在 3660 m 时为 72.5 次 / 分，4800 m 时为 78.5 次 / 分。军队对非当地青年士兵调查表明，在 5100 m 海拔高度，平均心率在 100 次 / 分以上者占 32.5%。

（二）血压的变化

初入高原的健康者，多数人血压变化不大，一部分人有不同程度血压升高，海拔越高，血压上升越多，系低氧兴奋交感神经系统所致，并同时伴有血、尿的儿茶酚胺水平增高。一般是先收缩压升高，以后再出现舒张压升高。在海拔 5000 m 以内，经过数月时间的适应期后血压可降至正常。但长期居住在海拔 5000 m 以上地区，血压变化则很不规律，部分人血压升高，部分人血压反而降低。血压增高者以舒张压升高为主，其原因可能由于长期缺氧使小动脉血管痉挛，肾素—血管紧张素—醛固酮分泌增加，及血液黏滞度增加致使外周血管阻力增大有关。而血压降低者，则以收缩压降低为主，其原因可能与低氧环境下心输出量下降和肾上腺皮质功能减退有关。血压的变化，一般在脱离高原环境 1 个月后，除少数人外大多数人可基本恢复到原来水平。

（三）心排血量的变化

初入高原者心排血量明显增加，并随海拔的增高而增加，与心率增快相一致，在维持数日至数月后可有下降趋向，随高原反应消失而逐渐恢复正常。高原适应不良者可长期保持高心排血量，导致心脏负荷增加。而世居高原者心排血量无明显变化。

（四）肺循环及心脏的改变

正常肺循环的特点是低压、低阻。人体肺血管具有明显扩张的能力，即使肺血流量增加 2 ~ 3 倍，肺动脉压也不会明显升高。但高原缺氧状态下可使肺小动脉收缩，导致肺动脉压升高，这对高原适应有重要意义。一方面可使灌注不足的肺尖或肺的其他区域获得较多的血液，另一方面使处于关闭的肺毛细血管床得到开放和使肺毛细血管扩张，从而改善肺部血流灌注及扩大肺部气体与血液的交换面积，肺功能代偿性增加，有利于氧的摄取和二氧化碳的排出，从而改善机体氧的供应。

由于久居或世居高原者为适应高原缺氧常伴有不同程度的肺动脉高压，并继发右心室肥厚，以流出道部位较为显著，肺动脉高压除了高原低氧的因素外，尚与血液黏稠度有关。在海拔 4000 ~ 5000 m 久居的绝大多数人，其 X 线片显示肺动脉段突出和心脏增大，大约 95% 的人其心脏增大不超过 20%。

（五）心电图的改变

高原低氧可引起心电图各个波、段的明显改变。初入高原者心电图分析显示：①随海拔的增高 P 波时间延长且电压增高，是由于高原低氧致使心脏负荷增加，心房发生代偿性变化，房内传导阻滞发生的可能性增加；② P-R 间期和 Q-T 间期时间变化无明显规律，是由于高原心率变化快慢不一的原因；③ QRS 波群时间和电压超过正常值的例数随海拔增高而增多，是由于高原低氧肺动脉压力不同程度增加而加重了右心室的后负荷所致；④ S-T 段增高，是随海拔的增高而增高的，与海拔增高使心肌缺氧程度增加相关，心电图中 S-T 段改变的频率也随之增加。

三、中枢神经系统

高原低氧对中枢神经系统的正常生理功能，甚至对机体的生存或存活愈后的生活质量都可导致严重的影响。这是由于中枢神经系统对高原缺氧耐受性最差，缺氧的状况就出现最早。初入海拔 3000 m 以上高原者，因面临低氧，可致高级神经活动障碍，首先表现记忆力减退，海拔 4000 m 平均降低约 8%，海拔 5000 m 平均降低约 14.8%，并导致逆行性遗忘和注意力涣散、嗜睡、工作效率下降等。在 5000 m 以上海拔高度时，对复杂问题的反应和逻辑思维时间显著延长；触觉和痛觉迟钝；随着缺氧的加重，嗅觉可从减退至完全丧失；味觉在高原也有不同程度改变，酸、甜、苦、咸的味敏阈值下降[2]；由于眼视网膜与大脑皮质对缺氧较为敏感，高原地区人群视力普遍下降，在海拔 3000 m 以上地区视力就开始有所减退，海拔 5000 m 以上，人的视觉则有显著障碍；虽然听神经对缺氧有较高的耐受性，但随海拔高度的增加，听力也会有不同程度的下降，一般在海拔 4000 m 以上听力开始下降。

在一些极端情况下，急进海拔在 5000 m 以上高原者以及临床出现的心肺功能骤停等情况下，机体面对的是严重的急性低氧损伤，急性低氧下，大脑极易发生脑水肿、出血，导致晕厥、昏迷的发生，甚至死亡。

随着海拔高度的增加和缺氧的加重，脑电图会发生一系列的变化，慢波指数比平原明显增加，α 波振幅降低、频率加快。慢波的出现，是随海拔升高、停留时间的延长，缺氧程度的加重而变得更加明显和持续。当大量的出现弥漫性高振幅波时，可能会出现明显的意识功能障碍，此时若不及时供氧，可导致脑电活动停止而脑死亡。因此，大量慢波出现是脑功能严重障碍的客观表现。

四、血液系统

不同海拔高度对正常成年人血液细胞的影响，主要表现在红细胞和血红蛋白上，红细胞数量的增加是高原血容量增加的基础，血小板和白细胞也有不同程度的改变。但从平原进入高原后红细胞明显增加，则被认为是高原适应代偿的表现。

（一）红细胞和血红蛋白

随海拔的增高，红细胞和血红蛋白均明显增加，移居者高于世居者，但均为可逆性。红细胞和血红蛋白增加的程度与下列因素相关：①海拔高度。红细胞和血红蛋白随海拔高度的增加，低氧程度越重，增加越明显。②进驻高原时间。平原人进入高原后随时间延长，红细胞和血红蛋白有逐渐增高趋势。③性别。进驻高原男性的红细胞和血红蛋白均高于女性。④环境温度。寒冷可引起红细胞和血红蛋白的增加，但寒冷复合低氧比单纯低氧地区的人血红蛋白量少，此时寒冷可减弱血红蛋白增加的反应。⑤运动。高原运动与平原一样，可增加红细胞和血红蛋白。⑥个体和种族差异性。平原人移居高原后，红细胞和血红蛋白增多有明显的个体差异性。少数人进入高原后红细胞并无明显增加，而有些人则进行性增加并形成红细胞增多症，有些人则适度增加。不同种族的人群移居高原后红细胞和血红蛋白改变则有不同程度的差异。

初入高原者，红细胞生成素（erythropoietin）会很快增加，使铁转换率和小肠铁的吸收率增加。而世居高原者当移居平原后，可出现红细胞生成素抑制因子，使红细胞生成相应降低，这类代偿机制的完整与否决定是否会出现贫血。高原反应重者中红细胞增高极为快速，一般进入高原 2 小时后即可出现，一周后可较平原高 3 倍，持续 1 ~ 6 个月。但海拔若高于 6000 m，这种代偿能力可因氧供不足而减弱，红细胞生成率可见下降，致血红蛋白下降。

一定数量的红细胞和血红蛋白的升高，能增加血液的带氧能力，提高血氧含量和血氧容量，有对高原适应的代偿意义。但并不是血红蛋白增加越多，携氧就越多。虽然红细胞增多能增加带氧能力，但如果红细胞和血红蛋白过度增加，可使血液黏稠度增高，血流变慢，甚至导致血栓形成的危险倍增，阻碍血液循环，右心负荷过重，使心输出量降低，反而使氧运送量减少。

（二）血液量及化学成分的改变

高原地区由于低气压、低氧环境，动脉血氧分压低，动脉氧饱和度下降，继发红细胞及血红蛋白增多，也使机体的血液总量增加，在平原地区每千克体重 80 ml 血液。高原时可增加至 100 ml 左右。此主要是由于红细胞容积增加而血浆容量也相应增加所致，白细胞则无明显变化。

进驻高原地区时间长短对血小板影响也较大，一般进驻高原 2 周后，人体血小板开始减少，但第 3 个月、第 6 个月，减速相对缓慢。高原血小板减少的原因，可能是高原低氧使骨髓巨核细胞质的改变和量的减少，从而造成了血小板减少的原因之一。而世居高原者血小板减少还可能与脾大潴留和破坏过多血小板有关。高原血小板减少还与红细胞继发增多症密切相关，高原缺氧使血黏度增高，从而消耗了大量的血小板及凝血因子，导致血小板减少。

五、消化系统

高原独特的气候环境、地理条件，以及特殊地域风味的饮食结构，也会影响到人体胃肠道的功能。消化系统功能障碍，低氧为主要因素，也与进驻高原的速度和海拔高度、停留时间、机体状况、饮食卫生、交通工具、天气等因素有密切关系。高原低氧可使人体胃肠道黏膜产生类似缺血的改变，使其发生黏膜功能障碍，缺氧严重时可发生应激性溃疡。高原低氧首先可引起胃肠道运动功能紊乱，主要表现为胃排空时间延迟、胃肠活动受限制、张力减弱、蠕动速度和幅度减小，使人感到腹胀有饱感。在到达高原初期，反应重者常伴有恶心、呕吐。反应轻者可有腹胀、腹泻、便秘和食欲不振等表现，一般可在进驻高原 2 周后逐渐减轻或消失。

高原低氧除可以引起消化功能紊乱外，对消化系统某些脏器的病理性损伤也较明显。长期处于高原低氧环境中，在慢性缺氧基础上如果伴有较大量饮酒习惯者，更加重了脂肪肝的形成，根据相关资料提示，高原低氧环境地区脂肪肝的发病率高于平原。由于肝纤维化是多种致病因子长期作用的结果，而高原低氧则是最常见的致病和伴随因素之一，肝星状细胞（hepatic stellate cell，HSC）活化和基质金属蛋白酶 -2（matrix metalloprotemase-2，MMP-2）及胶原是肝纤维化发生的中心环节。研究表明，缺氧即能导致 HSC、MMP-2 和胶原表达升高。若在人体内，缺氧和其他致病因子同时存在的后果是可发生肝纤维化，因而尽早改善肝的缺氧状态，可能会改变 HSC 活化和 MMP-2 表达间互为因果的恶性关系，从而阻滞和缓解肝纤维化的发生。胰腺组织有丰富的血液供应，因此对缺氧较为敏感，如果缺氧程度较重和时间较长，就容易导致胰腺腺泡细胞损伤和死亡，其机制主要是缺氧造成组织氧自由基的大量增加，导致脂质过氧化反应增强，导致腺泡细胞损伤坏死和凋亡。

六、内分泌功能和免疫系统

人体进入高原后，机体各系统器官的功能、代谢和结构均出现明显变化。这些变化在神经 - 体液的总体调节下，机体各系统器官如果对高原环境作出适度的反应，则机体对高原习服较好；如果机体对高原作出的反应是“过度”或“不足”，则会出现习服不良，甚至发生高原性疾病。因此，当人体进入高原后，机体内分泌功能和免疫系统的改变将影响和决定机体在高原的生活质量。

人体进驻高原初期，下丘脑、垂体、甲状腺、肾上腺皮质和髓质等内分泌器官的功能均轻度增强，各类激素分泌量也相应增多。随着居住时间的延长，各类激素分泌量可出现下降趋势，但仍会略高于世居者。

在高原低氧环境下，人的雌、雄激素均增加，尤以雄激素增加较为主，其生理意义可能有：①雄激素具有促红细胞生成作用，雄激素对肾红细胞生成素的作用在缺氧时尤为明显，缺氧能够增加肾对雄激素的敏感性。随着海拔高度的增加，红细胞也随之增加。虽然红细胞增多症以男性为主，但对妊娠妇女来讲，血黏度增高则影响胎盘循环，使高原孕产妇发生胎儿宫内发育迟缓者发生率相应增加。②雌性激素相应的增加，对于女性预防冠心病等心血管疾病有一定作用。③雄激素增加可通过促进机体蛋白质合成，增加三羧酸循环酶的活性，使因低氧引起的儿茶酚胺过多所致的糖类及蛋白质代谢障碍正常化，无氧代谢逆转使组织氧供增加。④雄激素 / 雌激素比值的恒定对调节前列环素（prostacyclin，PGI2）的平衡，以及血液的动态平衡如纤维蛋白质水平、纤溶酶原活性和血小板黏附性有重大关系。因此，高原人机体为适应高原低氧环境，性激素以及前列环素等能直接参与对高原适应性调控。

高原人群的免疫功能有研究结果表明，随着海拔的升高，细胞免疫水平会逐渐下降，免疫球蛋白水平逐渐升高，循环免疫复合物（circulating immunocomplex，CIC）及自身抗体会有上升趋势。高原人群的免疫功能异常主要以移居高原者的免疫调节机制失调相关，研究认为低氧可明显抑制 T 细胞的功能。

七、能量代谢

高原低氧环境包括氧分压低、寒冷、多风、干燥、日光辐射强等因素可直接或间接的影响能量代谢途径的各个环节，对机体能量的生成产生多方面的影响。

（一）高原环境对能量生成的影响

1．对葡萄糖分解代谢的影响　表现为有氧代谢通路受阻，无氧代谢增强，血中乳酸和丙酮酸含量升高，乳酸 / 丙酮酸比值增大。通过同位素标记磁共振和葡萄糖钳制实验都可证明低氧时葡萄糖利用率增强，人体在低氧时周围组织葡萄糖阈值降低是高原人体对糖的利用能力增强的原因之一，是其对低氧的适应性表现之一。

2．糖异生　糖异生是在消耗 ATP 的情况下克服多重能量障碍进行的葡萄糖合成过程，在高原急性缺氧时 ATP 供应不足，由于神经内分泌系统和氧感受系统的作用，使磷酸丙酮酸烯醇化酶等糖异生关键酶的表达量及活性降低，从而抑制肝糖异生的进行。糖异生程度依低氧习服程度和组织器官不同而不同。当高原人机体适应于高原低氧环境后，由于营养摄入充分可通过呼吸、血液循环输送到各个器官组织足够的氧，糖异生就会增强。糖异生增强的意义在于为自身提供葡萄糖，糖异生降低的意义在于节约能量消耗。

3．对脂肪代谢的影响　平原健康人移居高原后，血中脂类含量会增高，因为在低氧时血浆游离脂肪酸、甘油三酯、胆固醇、磷脂等均增高，脂肪合成酶（脂蛋白脂肪酶）活力减弱，而脂肪分解酶（激素敏感脂肪酶）活力增强，所以体内脂肪分解代谢大于合成代谢，由于脂肪储存减少，血浆脂肪成分则会增高。游离脂肪酸可在体内氧化变成能量供机体应用，但氧化不全时，体内产生过多酮体，可出现酮血症和酮尿。

4. 对蛋白质代谢的影响　高原低氧时蛋白质代谢在能量代谢变化中意义重大。对初进高原者，低氧时高原反应造成的热能量摄取不足的程度加重，导致蛋白质分解加速，尿排氮也随之增加。因此，在高原生理性或病理性情况下，发生蛋白尿症状，主要是肾小球毛细血管通透性增加所致。但对久居高原或适应者无蛋白尿症状。由于高原低氧，血红蛋白和肌红蛋白含量均增高[3]，其意义在于加强机体内运氧、贮氧能力，有助于能源物质的氧化，从而维持机体的能量平衡。

（二）高原环境对能量利用的影响

人体进入高原环境之后，基础代谢、休息和运动时的能量消耗要大于平原地区。原因是：①高原气温较低，机体必须随着气温降低而增加能量消耗，才能动态的维持身体的热平衡。因此，气温每降低 10℃，机体需要增加能量消耗 3% ~ 5%；②基础代谢率在高原要高于平原；③由于随海拔的升高，呼吸频率加快，因此失热量也相应增加，例如在海拔 4500 m 高原时，呼吸失热量为 21%，比平原 18.3% 要高。因此，高原上所有活动的热能量消耗要高于平原。

八、女性生殖系统

高原低氧环境对新移居者生殖功能的影响要大于高原世居者的影响。

（一）高原低氧对女性生殖周期的影响

高原低氧环境可使女性月经初潮年龄延后，平均延后 0.8 年左右。高原女性月经初潮年龄为 15.6 ~ 17.4 岁，与平原地区初潮年龄 14.2 ~ 16.2 岁相比有延迟现象，这是因为与高原海拔高、低气压、低氧及寒冷等因素有直接关系。高原低氧对健康妇女月经改变的影响是随海拔增高呈现出初潮时间推迟、周期延长、行经时间缩短、经量明显减少的表现。经期症状也随海拔增高而增加，且程度加重，尤以痛经为多见，其发生率高于平原地区。

高原妇女绝经年龄则有提前趋势，平均较平原地区提前 2 年。绝经年龄的迟早受个体的遗传、内分泌、饮食及健康状况等多种因素的影响，同时也受社会、文化、婚姻、生育次数、气候和海拔等因素的影响。

（二）高原低氧对女性性激素的影响

虽然有关高原低氧对女性性激素影响的研究较少，且报道也不尽一致。初步研究认为高原低氧不引起世居健康妇女血浆中雌激素和孕激素的浓度改变，未发现高原低氧对世居健康妇女卵巢功能有显著影响。

第四节　高原低氧对妊娠、胎盘的影响

高原低氧对妊娠妇女母体 - 胎盘 - 胎儿产生一系列的影响，使妊娠妇女机体为适应高原低氧环境发生适应性改变，包括妊娠妇女低氧通气反应、母体子宫血流、胎盘结构、胎儿宫内发育及胎儿体重等方面的改变。

一、高原低氧环境对妊娠妇女通气量、血红蛋白浓度的影响

高原地区妊娠时母体动脉血氧饱和度的多项监测发现，高原地区妊娠妇女存在高通气量和高血红蛋白值现象，过度通气使动脉血氧饱和度高于非妊娠时。过度通气使高原地区妊娠妇女中易发生呼吸性碱中毒，使氧解离曲线左移，从而促进氧在肺部的装载。因此，通气量和血红蛋白的浓度是高原妇女妊娠时对氧运输作用的两个重要变量。

二、高原低氧环境对子宫动脉和母体子宫血流的影响

充足的子宫血流在正常妊娠中具有很重要的作用。高原地区妊娠为了保证胎儿及母体的血供，母体子宫血管的重塑是必要的[4]。这一重塑过程

包括滋养细胞浸润、增生和增殖、细胞外基质组成的变化，从而保证在妊娠期子宫动脉的血流是增加的[5]。有研究表明，在妊娠20周以前，平原地区和高原地区母体髂外动脉血流和体积流量是一样的，但到妊娠30周以后，高原地区的母体髂外动脉血流和体积流量比平原地区高。无论在高海拔地区还是低海拔地区，妊娠可以明显增加子宫动脉血流。

在高原地区妊娠期由于高原低氧所致的慢性缺氧，对子宫动脉收缩产生明显不利影响。有研究表明[6]，在高原长期慢性缺氧的情况下妇女妊娠期可通过抑制细胞外信号调节激酶1/2（extracellular signal regulated kinases，ERK1/2）的活性和增加蛋白激酶（protein kinases C，PKC）信号通路，增加肌源性的钙离子敏感性，从而明显增加由压力诱导的子宫动脉肌源性紧张度。长期慢性缺氧还可降低ATP敏感性钾离子通道的活性，进一步增加妊娠期子宫动脉肌源性收缩。在海拔3000米以上的地区，慢性缺氧可抑制性甾体激素对ERK1/2和PKC信号通路的调节作用，进而引起妊娠期子宫动脉肌源性紧张度的增加。雌激素α受体是子宫动脉主要的受体，高原低氧导致的慢性缺氧可选择性的下调妊娠期雌激素α受体的表达，因而减少了妊娠期子宫动脉雌激素α受体的表达增加，使高原地区孕产妇子宫动脉对雌激素反应减弱，影响子宫动脉舒张，减少子宫动脉血流。子宫胎盘灌注量的长期减少可引起妊娠期发生子痫前期[7]，包括高血压、蛋白尿、胎儿宫内生长受限等。

与平原地区相比，高原地区孕产妇子宫动脉血流是减少的，而且高原地区妊娠期由髂总动脉分布到子宫动脉的血流比例也会减少。在高原地区居住的妇女，婴儿出生体重的减少及子痫前期发病率的增加都归因于胎盘的缺氧、子宫动脉血流的减少。

但也有研究发现对高原低氧环境适应较好的世居者（当地藏族）孕产妇，其子宫动脉血流速度显著高于同海拔高度（3000 m以上）的移居孕产妇。世居高原孕产妇子宫动脉血流量和髂总动脉血流量的比值也显著高于移居孕产妇。

三、高原低氧环境对胎儿宫内发育的影响

高原地区妊娠时因受高原低氧的影响，胎儿在子宫内也处于相对慢性低氧状态，这对胎儿在子宫内的发育有不良影响[8]。

过去认为，高原新生儿低出生体重是高原低氧和社会经济等多种因素综合作用的结果，而不是单纯高原低氧引起的。但孕龄、社会经济状况、母体的自身状况等这些综合因素并不能解释在高原地区新生儿出生体重较轻这一现象。这强调出在高原低氧环境长期慢性缺氧这一关键因素的重要性。因此，高原新生儿低出生体质量、低胎盘质量与高原低氧环境有关[9]，而不是由营养因素引起的。与平原地区相比，高原地区出生的婴儿体重较轻，与子宫胎盘循环中氧供量减少密切相关，易发生小于孕龄儿（GA）。这是因为高原地区新生儿出生体重较轻与子宫动脉血流减少及相对低的一氧化氮代谢物（NOX）水平相关。

葡萄糖转运体（glucose transporters，GLUT）是一类镶嵌在细胞膜上专为转运葡萄糖的载体蛋白质，广泛分布于机体的各个组织。所有细胞对葡萄糖的摄取都需要借助细胞膜上的GLUT来完成。在海拔3000 m以上的地区，机体细胞基底膜上GLUT的表达有所降低。因此，高原低氧环境所导致的慢性缺氧降低新生儿出生体重不仅是通过减少氧输送，而且还与葡萄糖转运能力下降、低胰岛素血症和乳酸血症相关。

与平原地区相比，高原地区随着海拔的逐渐增高，胎儿和胎盘的体重均趋于减轻[10]。成功的妊娠取决于胎盘良好的生长与发育。滋养细胞浸润和子宫螺旋动脉重塑是胎盘形成过程的重要环节。子宫胎盘循环内的氧分压会随着孕龄的增加而变化，而且依赖于滋养细胞浸润和子宫动脉重塑的程度。高原低氧环境所致的慢性缺氧通过减慢滋养细胞的分化影响子宫螺旋动脉重塑，导致生理性或病理性胎盘缺氧。

在高原低氧环境下，胎盘的低氧诱导因子-1（hypoxia inducible factor 1，HIF-1）是高表达的，而HIF-1活性的明显增强可抑制绒毛膜滋养细胞和合体滋养细胞的产生，从而影响胎盘绒毛膜的分化[11]。胎盘HIF-1蛋白是和母体血液中血管内皮生长因子（vascular endothelial growth factor，VEGF）和EPO成正比，但与新生儿出生/胎盘比成反比。这又从另一角度解释在高原低氧环境下新生儿体重较轻的原因。

在大规模对不同人群的新生儿平均出生体重

进行回归分析可以发现：长期世居在高原低氧环境的人群（中国藏族人、秘鲁南部的安第斯山人）其新生儿体重量减轻并不明显，高于移居高原人群的新生儿体重。虽然新生儿体重都会随着海拔升高而逐渐降低，但中国藏族人或安第斯山人中降低程度明显较中国汉族人和一般欧洲人轻，尤其是同为海拔 4000 m 时，对比藏族人或安第斯山人，汉族和欧洲人其新生儿出生体重分别减少 122 g 和 406 g。这显示出世居高原人群可能从基因水平上有着独特的适应高原低氧环境的机制[12]。

参考文献

[1] Niermeyer S，Zamudio S，Moore LG. The people. In Hornbein TF，Schoene RB（eds）：High Altitude. An Exploration of Human Adaptation.New York，Marcel Dekker，2001：43.

[2] Chang K，Xiao D，Huang X，et al. Chronic hypoxia inhibits sex steroid hormone-mediated attenuation of ovine uterine arterial myogenic tone in pregnancy. Hypertension，2010，56（4）：750-757.

[3] Gonzales GF，Steenland K，Tapia V. Maternal hemoglobin level and fetal outcome at low and high altitudes. Am J Physiol Regul Integr Comp Physiol，2009，297（5）：1477-1485.

[4] Cartwright JE，Keogh RJ，Tissot van Patot MC. Hypoxia and placental remodelling. Adv Exp Med Biol，2007，61（8）：113-126.

[5] Osol G，Mandala M. Maternal uterine vascular remodeling during pregnancy. pHysiology（Bethesda），2009，24：58-71.

[6] Chang K，Xiao D，Huang X，et al. Chronic hypoxia increases pressure-dependent myogenic tone of the uterine artery in pregnant sheep：role of ERK/PKC pathway. Am J Physiol Heart Circ Physiol，2009，296（6）：1840-1849.

[7] Van Patot MC，Valdez M，Becky V，et al. Impact of pregnancy at high altitude on placental morpHology in non-native women with and without preeclampsia［J］. Placenta，2009，30（6）：523-528.

[8] Julian CG，Galan HL，Wilson MJ，et al. Lower uterine artery blood flow and higher endothelin relative to nitric oxide metabolite levels are associated with reductions in birth weight at high altitude［J］. Am J Physiol Regul Integr Comp Physiol，2008，295（3）：906-915.

[9] Moore LG，Charles SM，Julian CG. Humans at high altitude：hypoxia and fetal growth［J］. Respir Physiol Neurobiol，2011，178（1）：181-190.

[10] Bennett A，Sain SR，Vargas E，et al. Evidence that parent of origin affects birth-weight reductions at high altitude［J］. Am J Human Biol，2008，20（5）：592-597.

[11] Patel J，Landers K，Mortimer RH，et al. Regulation of hypoxia inducible factors（HIF）in hypoxia and normoxia during placental development［J］. Placenta，2010，31（11）：951-957.

[12] Morrish DW，Kudo Y，Caniggia I，et al. Growth factors and tropHoblast diferentiation：workshop report［J］. Placenta，2007，suppl A：121-124.

第二章

高原妇产科临床医学研究主要内容

第一节 高原妇产科临床医学的定义及研究范围

一、高原特殊环境对人体的影响

高原医学把海拔 3000 m 以上确定为高原。高原医学以人体对高寒低氧等特殊环境中生理适应（习服）以及病理损伤机制的研究为主。高原地区特殊环境为低氧、低温、低气压、干燥、高温、强紫外线等。因此，高原低氧环境对人体健康的影响是多方面的，主要表现在以下几个方面。

（一）对人体心血管系统的影响

主要是平均肺动脉压的升高和代偿性心率增快，平原地区平均肺动脉压为 15 mmHg，高海拔地区可达 25 ~ 35 mmHg。持续的肺动脉压增高和心率增快，显著地增加心脏的压力负荷，最终导致高原心脏病的发生。

（二）对呼吸系统的影响

主要是在高原低气压低氧环境下，肺总量、功能残气量及残气量容积增高，使肺持续保持在较高的膨胀状态，导致有限的弥散功能过度使用，严重时易发生肺间质水肿，反而使肺弥散功能下降。因此，高原地区人群易发生肺气肿、慢性支气管炎、肺心病等高原多发的呼吸系统疾病。

（三）对神经系统的影响

主要是脑神经功能的紊乱。因为大脑对缺氧极为敏感，导致睡眠结构发生紊乱，睡眠质量差，表现为总睡眠时间减少，觉醒时间增多，使人多处在浅睡眠状态，而易出现疲劳、注意力不集中、记忆力下降、工作效率低，甚至早老、早衰。

（四）对消化系统的影响

主要是高原低氧导致胃肠功能明显减弱，表现为食欲下降、腹胀、腹泻或便秘，上腹疼痛不适的一系列消化系统紊乱症状。

（五）内分泌系统的影响

主要是女性卵巢及甲状腺功能改变，而且以卵巢及甲状腺为主的衰退症，表现为月经失调、卵巢早衰、心功能减退、乏力、食欲减弱、间歇性水肿、体力衰退等。

（六）高原特有疾病

分为急性高原病和慢性高原病，包括急性高原反应、高原肺水肿、高原脑水肿和慢性高原病、高原红细胞增多症、高原心脏病等。

二、高原妇产科临床医学的定义

高原妇产科临床医学是一门研究高原地区妇产科疾病的诊断与治疗的应用性学科，是运用现代医学科学基础理论与高原低氧医学研究成果相结合，补充认识高原地区妇女生殖系统的生理、病理特点，研究高原低氧环境与妇女妇产科疾病的生理、病理、临床表现、诊断和防治方法，以及高原优生优育和高原妇女保健的一门新兴的临床医学学科。

三、高原妇产科临床医学的研究范围

高原妇产科临床医学主要是研究高原地区低氧环境下妇女卵巢的功能及周期性变化和调节，高原低氧环境对月经、妊娠、分娩、产褥生理的影响和对妇产科疾病的影响，以及其病理生理、临床表现、诊断、预防、治疗和处理方法，包括高原妇女保健、高原优生优育等，均属于本学科研究的范围。

实用高原妇产科学，包括产科临床医学和妇科临床医学两部分。高原产科临床医学专门研究高原地区低氧环境下，妇女与妊娠有关的生理和病理，分为高原妊娠、分娩和产褥三个时期，包括两大内容：一是高原低氧对妊娠生理、正常分娩和正常产褥的影响，二是高原地区高危妊娠三个时期相关疾病的诊断、治疗和处理。高原妇科临床医学主要研究高原地区低氧环境下，妇女在非妊娠期与生殖系统有关的生理和病理，包括低氧环境下卵巢功能及性周期的变化和调节，高原地区生殖内分泌功能失调性月经疾病，生殖系统炎症、肿瘤、先天性生殖器官畸形、损伤以及不孕症、计划生育等。

妇产科学是临床医学按治疗对象划分出来的专业学科。妇产科临床医学实际包括妇科临床医学和产科临床医学。妇科临床医学是从外科临床医学中分出的一个分支，所研究的内容一般仅限于与女性生殖系统有关的疾病。产科临床医学出现最早，在很大程度上产科临床医学是一种预防医学，其主要任务不是治疗疾病，而是防止疾病的发生，但现在已习惯上隶属于临床医学。

四、高原妇产科疾病的特殊性

高原地区低氧、寒冷、干燥、紫外线强、气候多变等条件下，使高原妇女易发生呼吸道感染性疾病，有时会病情迁延，反复发作而难以治愈。在高原低氧环境下，高原妊娠并发症较多，如前置胎盘、妊娠高血压、胎盘植入、胎儿宫内发育迟缓和低出生体重儿、胎儿宫内窘迫等；高原妇科疾病常表现为性腺轴内分泌功能失调、疾病病程长、治疗时间长、康复缓慢的特征。同时，内外科疾病也在高原低氧状态下有其特殊性，如易患慢性胃炎、胃及十二指肠溃疡、胆囊炎、胆结石、肺结核、肝棘球蚴病（肝包虫病）、风湿性关节炎等。

第二节　高原妇产科临床医学发展概要

一、现代高原医学概要

现代高原医学是随着世界登山运动的发展、高原旅游事业的兴起而发展起来的，并逐渐延伸到航天医学领域。高原医学的研究不仅能为航空航天等低氧医学提供客观资料，同时也对高原世居和新进入高原人群的各种合并有缺氧症的疾患，包括高原地区的妇产科疾病的诊疗有重要指导意义。

1928 年 Monge 在秘鲁首次报告了慢性高原病的病例，并于 1942 年国际会议上将慢性高原病习称为 Monge 病。慢性高原病（chronic mountain sickness，CMS）是指长期居住在海拔 3000 m 以上的居民，对高原环境丧失习服所致的独特临床综合征。2004 年第六届国际高原医学大会在青海西宁召开，确定了 CMS 的定义，统一了其命名和分型，重新制定了标准，被国际高原医学会命名为“青海标准”，将原来的高原红细胞增多症（Monge 病）、高原心脏病、高原血压异常、高原衰退症等组合为：慢性高原病和高原性肺动脉高压两个类型。并创立了“CMS 症状论分系统”，成为防治慢性高原病的基本原则与规范。

急性高原病一般是指由平原进入高原或由高原进入更高海拔地区时，人体在数小时至数天内对高原低气压低氧环境的不适应，当代偿功能失调后，引起一系列重要脏器功能急性失常的一类高原疾病。1991 年在加拿大第七届班夫国际低氧讨论会上，制定了急性高原病的分型及诊断标准，分为：急性高原病，我国称为急性高原反应（acute mountain sickness，AMS）、高原肺水肿（high altitude pulmonary，HAPE）、高原脑水肿（high altitude cerebral edema，HACE）。

二、西医妇产科临床医学发展概要

（一）早期发展历史

在中国、埃及、希腊、罗马、以色列和印度等国家的古代医学著作中已有妇女生理病理，以及妇女特有疾病的描述，如白带、月经失调、痛经、不孕、妇科肿瘤、生殖器炎性病变等论述，但当时尚未形成妇产科独立专业学科。

在西方文艺复兴时期（公元 13—16 世纪），欧洲开始有了医院和医学堂，开创了人体解剖学科，Leonardo（1452—1519）对子宫结构进行首次科学描述，Garbrie Le Fallopius（1523—1543）对卵巢和输卵管的构造有了解剖学的描述，Casper Barthol（1655—1738）发现了女性外生殖器的外阴前庭大腺，为纪念他的发现，又命名为巴氏腺。

而在1470—1590年已开始各种妇科手术，最早的子宫切除术是经阴道式子宫切除术、子宫颈切除术、修补会阴等，也是在那个时代，创造了阴道窥器和多种妇产科手术器械。但真正手术成功进行，是于18世纪中叶开始产科无菌接生和无菌手术。直到1916—1924年由Hendrick Van Roonhyze所著的《现代妇产科学》问世，妇产科临床医学才从外科分离出来，真正成为一门独立的专业学科。

高原地区与我国其他地区一样，延续几千年的原始传统习惯，是由完全无医学知识的妇女即“接生婆”在家中接生，高原地区部分少数民族妇女在分娩时认为是不洁净的，不能在卧室内分娩而去牛、羊圈舍内分娩，使高原地区的产科直到20世纪中期仍处于十分落后的状态，常将产妇生产称之为“一脚在阳间，一脚在阴间”，产妇常因高危妊娠并发症、大出血、难产、产褥感染而死亡，孕产妇死亡率高达20%～30%，婴儿死亡率更是高达250‰～300‰，旧法接生常常导致新生儿破伤风，死亡率更是高达60%～80%。部分产妇虽幸免一死，却因难产得不到正确处置，而造成软产道损伤，形成膀胱或直肠阴道瘘，成为当时不能医治的严重病症。

在近代，随着基督教传入中国，西方医学也随之传入中国。1835年美国传教医生伯驾于1835年创办了眼科医局，后更名为广州博济医院作为中山医科大学的前身，成为我国第一所西医医院。1901年，英国医生MC Poulter在福州开展了西医产科工作，并开办了产科培训班，于1911年建立了我国最早的产科病房。我国现代妇幼卫生事业创办人杨崇瑞（1891—1983）于1929年筹建北京国立第一助产学校和附属医院。1932年北京协和医院开展外阴癌广泛手术及腹股沟淋巴清扫术。王逸慧（1899—1958）教授于1935年开展宫颈癌手术和放射治疗成为我国妇科泰斗之一。林巧稚（1901—1983）教授是被称为“万婴之母”的我国现代妇产科主要奠基人之一，于1937年提出妊娠晚期出血最常见的原因为前置胎盘和胎盘早剥，并介绍了治疗方法。王淑贞（1899—1991）曾于1932—1942年任上海女子医学院院长，1951—1984年任上海医科大学妇产科医院院长，于1942年提出了镭疗加X线治疗宫颈癌的方法。在中华民国期间，西医也随天主教和基督教传入青藏高原，1865年由法国传教士邓德亮神父，在西藏芝康县上盐井的根拉村建造了教堂，为当地藏族民众带来了西医。1896年，荷兰人哈林特和其美国籍妻子苏茜博士，在青海湟源丹噶尔建立基督教堂并行医，西宁教场街基督教堂是英国牧师胡立礼夫妇于1891年来西宁传教时建造的，曾先后有美国、英国、加拿大、瑞士等国牧师相继传教并开设医院，医人治病。但在青藏高原的西医传入规模明显小于沿海地区，并未广泛惠及高原各民族患者。因此，高原地区现代医学的广泛进入与发展是在新中国成立之后。

（二）高原地区医学进步

新中国成立后，医疗工作与妇幼卫生和妇产科临床取得突飞猛进的发展，全国孕产妇死亡人数由1949年前的1500/10万下降至1996年的61.9/10万，婴儿死亡率由250‰～300‰下降至1996年的17.5‰。在政府主导下，1958—1965年在第一次全国普查普治子宫脱垂活动中被查出524万人，对242万人进行了免费手术治疗。1977年第二次对百余万名子宫脱垂和数万名尿瘘患者免费手术治疗。

20世纪70年代末，现代围产医学概念进入中国，青藏高原开始推广围产保健的高危妊娠管理方法，70年代已开始对宫颈癌患者进行放射治疗。80年代开始，已知子宫颈癌为高原地区妇女恶性肿瘤第一位，青海省西宁市各大医院都能够进行宫颈癌根治手术。

（三）高原地区现代妇产科临床新进展

1．产科理论体系的转变　即由以往的母亲安全为中心，代之以新的母婴安全健康为理念的现代围产医学、胎儿医学、新生儿医学等分支学科的出现，为高原各族孕产妇提供更优质的服务。

2．围产医学在高原地区的兴起，以及政府相关政策的提出，促进并提高了边远农牧区孕产妇住院分娩率，而围产监护技术和围产期知识的普及，使妊娠满28周至产后7天的母婴安全与健康提供了保障。

3．在高原地区新生儿学科的发展与进步，使高原低体重儿和早产儿成活率明显提高，西宁地区最低成活的早产儿可在600 g左右。

4．科技资金对高原产后大出血救治项目的支持，尤其产后宫腔水囊治疗产后大出血技术的广泛推广，显著降低了产后大出血致产妇死亡的发生率。

5．在高原地区产前诊断技术的发展和遗传咨询门诊的建立，能早期于宫内发现和诊断胎儿某些先天性遗传性疾病和先天缺陷，降低高原各民族不良人口的出生，对整体提高高原民族身体素质有重要意义。

6．青海西藏高原地区辅助生殖技术和试管婴儿技术的应用，为高原地区不育者带来希望，也为肿瘤患者的卵巢、卵子保护和期待生育提供了可能。

7．高原地区妇科肿瘤的防治取得成就，在政府相关政策指导下，青海、西藏地区广泛进行宫颈癌、乳腺癌筛查，惠及各族妇女。同时以民族医药治疗宫颈高危 HPV 取得高转阴率的效果。

8．高原地区妇科内分泌学的进展与新技术的应用，以及现代高科技诊疗设备等广泛应用于临床，对高原地区月经病、围绝经期相关疾病、多囊卵巢综合征、不孕症、生殖功能失调性疾病、子宫内膜异位症等疾病的诊疗水平有了显著提高。

9．妇科手术新技术、新方法引入高原地区，尤其是妇科内镜，如腹腔镜和宫腔镜技术的应用，以及阴式手术的应用，在妇科微创手术治疗高原地区妇科常见病，能减轻患者痛苦，创伤小、康复快，与国内大城市妇科手术别无两样。

10．女性盆底学和妇科泌尿学在高原地区的应用，以新理念和新技术，使高原地区女性盆底功能障碍性疾病，如盆腔器官脱垂和压力性尿失禁得到有效的治疗及康复。

11．高原妇科保健学和保健体系的建立，对高原妇女健康知识普及教育，对高原女性一生各年龄阶段和特殊生理时期的失衡，对影响高原妇女健康的卫生状态、社会环境、经济文化方面的各种高危因素，以及对危害高原妇女健康的常见病和多发病进行研究及防治，显著提高了高原地区妇女生殖健康水平。

第三节 高原地区女性罹患高原病的特点

高原环境具有空气稀薄、缺氧、寒冷、风速大、空气干燥和紫外辐射强等特点，其中空气稀薄、大气压和氧分压低是影响高原环境女性健康的主要因素。

一、女性与急性高原病

急性高原病（acute mountain sickness，AMS）是急速进入高原，机体因急性缺氧而发生的一系列病理变化，但随周围环境、年龄、性别以及个体对高原缺氧耐受程度等因素的不同而病情轻重有所不同，尤其是女性在急性缺氧环境下，由于其生理和内分泌代谢状况不同，而受到程度不同的影响。

急性高原病包括急性高原反应、急性高原肺水肿、急性高原脑水肿、急性高原病混合型（即有可能同时发生高原肺水肿和高原脑水肿，或以高原肺水肿、高原脑水肿为主同时伴有两个以上脏器功能损害或衰竭的临床分型）、包括在进入高原后发生的急性高原病特殊型（例如急性出血性胃炎、急性视网膜病变、急性肾衰竭等少见临床分型）。在大多数女性患者中，高原脑水肿和高原肺水肿的发病率远低于急性高原反应，其发病率为 0.1% ~ 4.0%，女性进入高原后在急性高原病中以急性高原反应最为常见[1]。

高原地区女性肺水肿及脑水肿发病率较男性低，因其本身急速进入高原者以男性为多，但是女性发生急性高原反应的危险性明显高于男性，即女性更容易发生急性高原反应，这可能与女性机体内分泌代谢水平及肺通气水平与男性不同有关。相关研究发现，急性高原病的发生率与男性的体重指数呈正相关，而与女性的体重指数无关[2]。

高原低氧可导致急进高原的女性月经周期、月经量及色泽发生改变，甚至发生痛经及月经失调。在高原地区，女性出现月经失调和痛经现象以平原移居者为多见。经期女性内分泌发生改变，全身抵抗力及体力低下，加之低压低氧的影响会导致急性高原反应的发生率增多。因此，平原女性经期急进高原是急性高原病的危险因素之一，而且在高原地区女性经期急性高原反应的症状将会加重，以头痛、呕吐、睡眠差等为主，尤其是经期第 5 天较为显著。所以，女性进入高原前在排除心、脑、肺、肾等重要脏器疾病外，其月经即将来潮者应加强经期保健等卫生防护，提前口服抗缺氧药物，尽量降低或减轻急性高原反应的发生率及反应程度，促进机体尽快适应高原低氧环境。

二、女性与慢性高原病

慢性高原病或称 Monge 病，是长期生活在高海拔地区（海拔 3000 m 以上）的世居者或移居者对高原低氧环境逐渐失去习服而导致的高原地区特有的临床综合征，主要表现为血红细胞增多，高原女性的血红蛋白（Hb）≥ 19 g/dl。当女性患者移居低海拔地区后，其临床综合征的症状可逐渐消失，如果再返高原则病情复发。

慢性高原病主要发生于移居高原的人群，而世居的土著民族很少发病。其发病率亦随年龄的增加而增加，在高原地区，女性慢性高原病的发病率低于男性，但女性绝经后发病率会显著增加，有以下方面的影响。

（一）性激素、血氧饱和度对人体的影响

女性卵巢分泌的雌激素可抑制红细胞增多，而男性雄激素可促进红细胞生成；生育期女性卵巢分泌的孕激素黄体酮可刺激自身的呼吸中枢，提高肺通气能力和呼吸能力，从而可在高原缺氧环境中获取更多的氧气；同时，生育期女性每月一次的月经，可以自然丢失一部分红细胞，减少了低氧环境下红细胞的代偿性增多，内在地控制了红细胞的数量，使血液黏稠度较高原地区男性低，机体微循环得以改善，组织缺氧相应降低。

研究发现海拔 4000 m 以下的高原，慢性高原病患病率男性显著高于女性，但在海拔 4000 m 以上，由于缺氧程度显著，男女之间的患病率无明显差异，这可能是包括重度缺氧等其他因素的影响（如劳动强度等）超过了性激素的影响。因海拔 4000 m 以上的高原多为牧区，在这些地区生活的人群中，妇女的体力劳动强度通常都超过男性。

平原地区 20 ~ 40 岁的女性血氧饱和度几乎没有变化，高原地区 40 ~ 59 岁以上的女性其血氧饱和度则会出现下降的趋势，在高原地区女性血氧饱和度的降低与睾酮 / 雌二醇比值的增高有关，平原地区血氧饱和度与绝经状况无相关性，而高原地区血氧饱和度的降低与绝经状况有关。高原地区女性 46 岁左右绝经，血氧饱和度降低也大约出现于此年龄段，绝经后女性血氧饱和度、血清睾酮、血清雌二醇水平均明显降低，而血细胞比容、血清卵泡刺激素（尿促卵泡素）水平、血清睾酮 / 雌二醇比值明显增高。

对比高原地区绝经期前后女性呼吸末氧分压与血氧饱和度的比值显示，绝经后女性两者均降低，而呼吸末二氧化碳分压和血红蛋白浓度增高，高原女性血清黄体酮水平与呼气末氧分压和血氧饱和度呈正相关，高原地区绝经前妇女较高的血氧饱和度和较低的血红蛋白浓度与生育期较高水平的孕激素黄体酮有关。

绝经前女性发生慢性高原病的危险性较低可能与女性激素对通气功能和红细胞生成调节有关，但随着年龄增长，卵巢女性激素水平逐渐降低可抑制肺泡通气量并促进红细胞的生成，从而增加血液黏度，加重组织缺氧。因此，高原地区绝经女性患慢性高原病的危险性显著增加，提示卵巢功能的衰竭和女性激素水平的低下可能是促使高原地区女性发生慢性高原病的原因之一。

已知雌激素用于治疗高原红细胞增多症已有多年的历史，其与扩血管治疗方案联合应用可提高治疗效果。高原地区绝经后女性采用雌激素替代治疗可增加低氧通气反应，推迟红细胞增多及血氧饱和度降低，预防和治疗慢性高原病的发生。

（二）环核苷酸、超氧化物歧化酶对人体的影响

环核苷酸及其衍生物共有几十种，其中在生物学反应中起重要作用的是环磷酸腺苷（cAMP）和环磷酸鸟苷（cGMP），cAMP 可抑制组织细胞增殖，cGMP 可加速组织细胞增殖。随着海拔高度的升高，机体缺氧会逐渐加重，血液中 cAMP 含量和 cAMP/cGMP 比值也会随之下降，且男性 cAMP/cGMP 比值下降较女性明显，女性抑制组织细胞增殖的能力强于男性，这也是慢性高原病男性发病率远高于女性的原因之一。

（三）其他因素对人体的影响

低氧程度与女性血红蛋白和血细胞比容呈高

度正相关，与促黄体生成素呈负相关，与卵泡刺激素（folliclar stimulating hormone，FSH）呈低度正相关。群体差异是指世居高原的土著民族与移居高原的其他民族之间存在的差异，移居高原女性血红蛋白浓度明显高于世居土著民族，其慢性高原病的发病率增高[3]。

高原低氧可使骨髓巨核细胞的细胞质发生改变，数量减少，血红蛋白、红细胞增多后又导致脾破坏血小板增多，血液黏稠度增高从而消耗大量的血小板及凝血因子，导致久居高原的移居人群在习服过程中血小板均值减少男性较女性更为突出。平原人血小板均值多在（170 ~ 200）$\times 10^9$/L，而在海拔 2800 m 时血小板均值已明显小于 170×10^9/L 高原低氧慢性习服的血液学特征为血小板减少，血红蛋白增多。因高原地区男性比女性耗氧最多，使得这种差异更加显著。

第四节　高原妇产科学现代研究概述

高原妇产科学属于高原医学的亚学科，是随着高原医学基础研究的起步与发展而诞生的。尤其是在国家改革开放以后，青藏高原的高原医学开始蓬勃发展，高原妇产科临床学科也取得了较大成就。

一、产科理论体系及分娩习惯的转变

由于“以母体为中心”向“母子统一管理”的母胎医学转变，并导致围产医学、胎儿医学、新生儿学等分支学科的出现。围产医学在高原妇产科的引入，使围产监护技术和新设备仪器引进高原产科临床，大大改善了围产医学的进步，使高原地区围产期概念即妊娠满 28 周至产后 28 天内母儿的各方面问题，对高原地区母婴安全和健康极为重要。

随着高原围产医学的发展，疾病起源理论的研究发现：胎儿宫内环境和出生后早期发育特点，对成年后疾病的发生起着决定性作用。而在高原地区围产医学筛查和预防方面，主要涉及胎儿出生缺陷，早发型先兆子痫、妊娠期糖尿病、早产、低出生体重儿等，但真正在临床上做到预防作用的内容在高原地区尚缺乏研究[4]。

国内胎儿医学起步较晚，尤其在高原地区更是专业人才缺乏。胎儿医学主要是产前诊断，又称为出生前诊断，却又不等于产前诊断，因为胎儿医学同时包括所有胎儿疾病的诊断、随访和治疗（胎儿宫内治疗及胎儿手术）。目前已有越来越多的手段可以进行宫内干预和治疗。

高原产科学科亚专业金字塔建设，应建立在产科平衡发展和产科质量不断提高的前提下，普通产科是基础，中间是母体医学，塔尖是胎儿医学。高原地区胎儿医学的金字塔建设，应把胎儿疾病的筛查、影像学检查放在主要和最基本任务上，是金字塔的塔底，中间层是问题胎儿的随访和观察，塔尖是胎儿的干预和手术治疗。

新生儿是指出生后 28 天内的婴儿，从宫内环境到外界，尤其是高原低氧环境，需要适应过程，容易发生各种不同的问题。

高原地区新生儿专业学科的建设与发展要明显晚于国内沿海地区。新生儿学科发展 40 年来，已取得了显著成就，青海省作为我国乃至世界高原人口最多的省份，新生儿死亡率已从 41.04 ‰下降为 2016 年的 9.7‰[5]。许多新生儿临床疾病救治成功率也显著提高。目前高原地区早产儿成活率明显提高，青海红十字医院新生儿科最低成活的早产儿可在 500 g 左右。2011 年版新生儿缺氧缺铁性脑病循证治疗指南，对高原地区新生儿学科具有良好的指导意义。

二、高原地区分娩理论与习惯的转变

30 多年前，即 1978 到 1990 年，高原地区也随着医学的进步，医疗水平的不断提高，孕产妇难产死亡率大幅度下降，但分娩方式仍以阴道分娩的自然方式为主，只是在遇到难产时才会选择剖宫产。

根据医学界历年的统计数据，在 20 世纪 90 年代以后，高原地区与全国一样剖宫产率明显上升，甚至达 50% 以上，但围产儿死亡率并没有明

显降低，甚至人为造成的医源性围产儿死亡增加。剖宫产增多的原因是多样的，其中孕妇怕痛求舒适而非产科因素的剖宫产占比较大，并错误地认为剖宫产是分娩时二选一的选择，然后更偏重于剖宫产。高原地区随社会发展高龄孕妇增加，使难产率增加而使剖宫产在高龄孕妇中更加普遍。还有因迷信而择日剖宫产出生者，为了让孩子准确地在挑选中所谓好日子好时辰里生出来，使剖宫产成为唯一的选择。

随着对剖宫产等手术产危害的进一步认识，分娩理论回归自然的理念得到普遍认可，高原地区产科质量的逐步提高，在2010年以后，高原地区各大医院剖宫产率已下降到40%左右，70%以上孕妇选择经阴道自然分娩。原因是分娩理论的科普教育，在孕期保健的孕妇学校中得到更科学的知识，越来越多的孕妇意识到剖宫产可能给孩子带来一定的不良影响，更多的孕妇考虑的是孩子的健康问题，更愿意选择经阴道自然分娩。

随着现代科学技术的高速发展，越来越多的分娩方式可供孕妇自由选择，高原地区孕妇也可以选择最安全舒适的分娩方式。

无痛分娩：无痛分娩在产科医学中称为分娩镇痛或分娩减痛。目前应用最为广泛的方式是由麻醉医师经脊柱外层的硬膜注射适量的麻醉药，使孕妇在骨盆腔肌肉放松，产痛减少至八九成的情况下，头脑清晰、身体活动正常，能够较为轻松地完成分娩过程。中华医学会《无痛分娩中国行》产科麻醉常规及实施细则（2014年版）的实施，已惠及众多高原地区孕产妇。

导乐式分娩：是指一个有爱心、有分娩经历的助产士，在整个产程中给予孕妇以持续的生理、心理及感情上的科学支持和陪伴。

康乐式分娩：是指孕妇身边最亲密关系的人陪伴整个分娩过程，给予其心理及情感上的鼓励与关照，常常是丈夫或者母亲、姐妹的陪伴。

自由式体位分娩：在高原地区农牧区家庭分娩方式中尚常见，是指孕妇可选择自己舒适的自由体位待产和自由体位分娩，包括坐式、蹲位、站位、卧位（仰卧、俯卧、侧卧）、跪位等。采取自由体位，站起来走路，或者四肢着地，可使孕妇的身体回归到最原始、最自然的状态，胎儿和骨盆的关系会变得更加自然和融洽，再加上胎儿垂直的重力作用，分娩会变得更加容易一些，时间也会相应缩短。但这需要产科医生和助产士改变原来的产房管理模式和服务模式，接生技术也需要改进和提升。

水中分娩：有严格的适应证和禁忌证。在分娩池水中分娩过程中，新生儿的头部必须是完全浸没在水中，直到身体全部在水下娩出，断脐后即将新生儿抱出水面。水中分娩只是一种顺产的方式，可供孕妇多一种自然分娩方式的选择。

三、高原地区妇科手术方法的重大改进

自腹腔和宫腔镜引入高原妇产科以来，绝大多数种类的妇科疾病可通过宫腹腔镜微创手术进行手术治疗。腹腔镜手术是通过在腹部穿刺3个3 mm左右的小孔，插入微型摄像系统和手术器械，医生通过监视荧光屏，用特殊器械及电能量器械实施手术、方便快捷。宫腔镜是对子宫腔内疾病进行诊断和治疗的先进设备，能够清晰地观察到宫腔内各种改变，明确做出诊断，也可以应用特殊能量器械治疗宫腔异物、子宫异常出血、内膜息肉、黏膜下肌瘤等。

宫腹腔镜联合治疗多种妇科疾病，其中最主要的是女性不孕，以及妇科肿瘤的治疗。

微创手术是妇科疾病治疗的发展方向，包括了腔镜手术、阴式手术以及机器人手术，是微创手术的治疗途径与方法，针对不同疾病、疾病的不同程度，微创治疗的途径的选择也不同。中西医结合微创治疗妇科疾病史高原地区妇科疾病治疗的方向，具有很强的优势。

四、高原地区中西医结合妇产科的研究内容

高原地区由于民族多元、文化多元、宗教多元的特性，同时也传承着多种传统民族医药学，包括藏医学、汉医学、维医学、回医学、蒙医学等都属于中华民族大中医药学的范畴。各传统民族医学在治疗妇科疾病方面具有各自的优势，各具特色，而采取中西医结合治疗，能取得更好的疗效。

高原中西医结合妇产科学是运用高原传统民族医学、现代西医学基础理论，相互借鉴和补充来认识高原妇女生殖系统的解剖、生理、病理特点，研究高原妇女经、带、胎、产和解剖生理有

关的特殊疾病的病因病理、临床表现、诊断与鉴别、辨证规律和防治方法，以及妇女保健的一门新型的临床医学学科。

高原中西医结合妇产科学的研究范围，包括产科学和妇科学两部分。产科学专门研究高原低氧地区妇女与妊娠有关的生理和病理，分为妊娠、分娩和产褥三个时期，其中有两方面的内容：一是高原妊娠生理，正常分娩和正常产褥期的中西医结合保健；二是与三个时期有关的低氧环境下疾病的诊断、治理及处理。高原妇科学主要研究高原妇女在非妊娠期与生殖系统有关的低氧环境下的生理和病理，包括卵巢功能及性周期的变化用中西医药联合调理，生殖内分泌功能失调性月经疾病，生殖系统炎症、肿瘤，生殖器官损伤，以及不孕症的中西医结合治疗。

Journal of No Pain Labor & Delivery - Global Health Initiative
《无痛分娩中国行杂志》创刊了!

“*No Pain Labor & Delivery-Global Health Initiative*”是美国华人胡灵群医生2006年发起、源于美国西北大学芬堡医学院的全球医疗项目。“无痛分娩中国行”(简称“中国行”)作为其首个项目，2008年到达了中国。“中国行”倡导预见性医疗思维和多学科团队医疗，以循证医学为准绳、以改善母婴结局为最终目标，多年来致力于为国内50余家医院提供以“患者安全和医疗质量”为中心的围产医学教育和临床培训。“中国行”以无痛分娩作为切入点，提倡有效、安全的椎管内分娩镇痛，协助合作医院建立和健全全方位的产科麻醉服务，打造围产医学多学科团队中的最后一块拼图，使现代产房建立和普及成为现实。

你敲门，门为你开!

在实际工作中，面对医院管理、产科/麻醉/新生儿/助产/产科护理等医学实践、医学科普教育、医疗保险政策多方面的挑战；面对转换医学中最薄弱的第三级转换(最新临床指南/教科书-临床结局)的研究；面对实施“中国行”基础产科麻醉三大计划(产科麻醉基本建设计划、产科麻醉扶植计划、民营医院计划)和高级产科麻醉123计划的交流需要，建立一个正式专用交流平台迫在眉睫。

2014年10月，《无痛分娩中国行》微信平台正式建立。随着微信平台的发展，一支多专业、多技能的编辑达人国际团队逐渐成长壮大，使得《无痛分娩中国行杂志》的注册创刊水到渠成，而且成为一个具有现代气息、社交媒体植入、多媒体并举、专业评审和科普教育并重的新型网络杂志。

这一交流平台建立的意义和作用，已经在其试运行版本-《无痛分娩中国行》微信平台突显出来。自开办以来，关注人群已经超过1.2万，单篇文章的最高点击率超过4万，多家专业自媒体、传统报刊媒体、医院媒体转载相关文章；由此辐射出更多的新媒体交流通道，例如：新浪微博“无痛分娩中国行2008”“无痛分娩中国行”官方网站、专业交流微信群“华人围产医学群”“中国行麻醉群”“中国行助产护士群”“院长校长群”以及QQ“现代产房学堂”群等。

欢迎访问“无痛分娩中国行”官方网站：

http：//topic.obgy.cn/fuyou/app/index.html

参考文献

[1] Gustavo F Gonzales，Vilma Tapia. Birth weight charts for gestational age in 63，620 healthy infants born in Peruvian public hospitals at low and at high altitude [J]. Acta Paediatr，2009，98 (3)：454-458.

[2] Wilson MJ，Lopez M，Vargas M，et al. Greater uterine artery blood flow during pregnancy in multigenerational (Andean) than shorter term (European) high altitude residents [J]. Am J Physiol Regul Integr Comp Physiol，2007，293 (3)：1313-1324.

[3] Julian CG，Vargas E，Armaza JF，et al. High altitude ancestry protects against hypoxia ~ associated reductions in fetal growth [J]. Arch Dis Child Fetal Neonatal Ed，2007，92 (5)：372-377.

[4] 王岩飞，次旦群佩，孙红娟，等. 体重指数与急性高原病发病的相关分析 [J]. 中华急诊医学杂志，2006，15 (1)：86.

[5] 刘花年. 2010-2015年青海省大通回族土族自治县5岁以下儿童死亡原因分析 [J]. 青海医药杂志，2016，46 (4)：54-57.

第二篇

高原产科学

产科学是妇产科医学的分支，高原地区的产科医疗是指在高原低氧环境下（海拔 2500 m 以上地区）处理孕产妇分娩时产前、产后的护理和治疗，涉及的范畴是正常和非正常范围之内的怀孕、分娩和产褥期。

全世界产科医务人员对分娩及其产前、产后的目标都是一致的，即母婴平安健康。由于妊娠本身可以引起妇女机体众多器官发生很大的生理改变，加上高原低氧、低气压、寒冷和干燥等累加的外界不良环境的影响，而且任何疾病都会对孕产妇产生不同程度的不良影响或者妊娠对任何疾病都会产生不同程度的影响。妊娠和分娩原本是人类生活中最精髓的正常过程之一，但对某些孕产妇和婴儿而言，是极其危险的时刻。因此，为了母婴的平安及健康，改善妊娠结局，降低发病率及死亡率，产科医务人员必须要能够识别孕产妇存在或潜在的高危因素，给予预防和处理，并能在出现各类并发症或合并症时，为母婴提供熟练的医疗服务，使其转危为安。

第三章

高原地区的产科医疗安全风险

第一节　高原地区母婴安全问题

妊娠与分娩涉及人类的繁衍。因此，也就影响到高原地区每个民族新一代的质量和数量，涉及生理学、病理学、心理学和社会学等方面。多数分娩过程是正常的，很少需要技术上或医学上的干预。然而在高原低氧环境下，母婴死亡率和发病率显著高于平原地区，这种现实难以让人接受。20 世纪末 WHO 估计每年近 60 万妇女死于妊娠相关疾病，其中 99% 发生在包括高原地区在内的发展中国家和地区[1]。

高原地区孕产妇死亡的社会经济及其他诸多因素中，主要有高原人居住分散、交通不便、缺乏产前监护、缺少计划生育服务、健康教育普及不够等。高原地区孕产妇死亡的生理、病理因素中，主要为异位妊娠、自然流产、人工流产和妊娠滋养细胞疾病等，由于高原地区离城市偏远，这些因素使她们面临的风险更高，而且随海拔和年龄的增高，孕产妇妊娠期高血压疾病和产科出血发病率伴随的增高，并且与病死率呈显著正相关[2]。

分析高原地区孕产妇死亡的常见原因，对分娩活婴的孕产妇来说，主要死亡原因是产科出血（以产后出血为主）、妊娠期高血压疾病（以脑血管意外为主）、肺栓塞（以血栓栓塞为主）、妊娠期心脏病和感染性疾病。对死产者，主要死亡原因仍然是产科出血（以前置胎盘和胎盘早剥为主）、妊娠期高血压疾病和肺栓塞（以羊水栓塞为主）[3]，大多数产科医务人员对以上诊断认识不足。高原地区的产褥感染多源于子宫和宫旁感染，如果治疗不及时则蔓延为腹膜炎、血栓性静脉炎、脓毒血症等。虽然随着社会的发展、科技的进步，高原地区孕产妇死亡率在 21 世纪时有显著下降[4]。但不幸的是，由于高原地区文化、经济的相对欠发达，信息统计不准确，孕产妇死亡并未被完全准确地报道，这就对高原地区如何进一步提高产科医疗安全提出了挑战。

第二节　高原地区对孕产妇进行风险评估

在高原地区，预防妊娠及分娩并发症的第一步是早孕期就开展全面的产科检查和咨询，对于那些可能影响妊娠期母婴安全的问题，如内科疾病、生活方式或遗传因素等，在早孕期要充分了解并采取预防措施[5]。事实证明，从早孕期就开始接受产前检查的高原地区的孕产妇，其妊娠过程更为健康，低体重新生儿也较少见。因此，理想的风险评估是：尽可能地识别那些可以通过改进或治疗后就能降低妊娠并发症从而改善妊娠结局的高危因素。方法和步骤有以下九方面：

1．详细询问病史，明确特异的危险因素。

2．全面查体，确定或排除危险因素。必须要能够识别孕前的慢性疾病并要有计划的治疗，如糖尿病、高血压、各种心脏病、肾病等。识别与孕妇年龄、病史及家族史有关的遗传学危险因素。

3．在整个孕期，通过一系列检查进行全面的母婴评价及仔细计算孕周，可以减少某些分娩并发症，包括一些与医源性引产有关的并发症。

4．识别有可能再次复发的前次妊娠的产科并发症，例如早产、中期妊娠流产、妊娠糖尿病、妊娠期高血压疾病、产后出血等。

5．常规实验室检查筛查常见病，必要时进行特殊实验室检查。至少进行一次感染性疾病的筛查，如乙型肝炎、丙型肝炎、梅毒、艾滋病及非淋球菌性泌尿道感染。

6．由于高原多民族地区习俗及现代社会文化的变迁，受性传播疾病的影响，妊娠宫颈癌发生率有所上升，故在妊娠期产科检查时需行宫颈脱落细胞的检查及 HPV 的检测。

7．高危妊娠评分表的应用：目前国内外有多种有价值的产前风险因素评分系统，但仍有预测值较低的现象，需要全面的产前检查记录和组织完善的数据帮助产科医务人员识别某些重要的危险因素。在实际操作中，最好的指南是能够了解并掌握潜在的并发症、潜在的疾病或危险因素之间的关系，并在孕前和妊娠期对可能由此导致的风险进行连续的评估。在门诊产前检查及临产后分别应用高原地区高危妊娠评分表，对孕产妇进行评估。详见表 3-1。

8．产科医疗小组审查：每个孕产妇住进产科时，经以上方法筛查后，医院对那些已被认识到有高危因素的孕产妇则由相应的产科医疗小组（分别由高年资即副主任医师以上、主治医师、住院医师三级人员组成）重新进行认真审核及检查，重新评估继续妊娠或分娩过程孕产妇所需要的医疗方法及措施。如果在待产和分娩过程中产科医疗小组不能得到有关数据和拟定的治疗计划，则孕前和产前对高危因素的识别是没有用处的。

9．由于低风险的妇女也能发生并发症，如胎儿宫内窘迫、早产、肩难产、产后出血等。因此，高原地区产科医务人员必须对妊娠及分娩过程中可能出现的意外事件要有所准备和提高警觉性。

表3-1　高原地区高危妊娠评分标准

异常情况		评分	异常情况		评分
一般情况	孕妇年龄：≤ 16 岁或≥ 35 岁	1	合并症	有甲状腺疾病史	1
	≥ 40 岁	6		本次妊娠有甲状腺疾病	7
	身高：≤ 1.5 m 且> 1.4 m	3		慢性高血压：中度	6
	≤ 1.4 m	6		重度	8
	妊娠前体重：≤ 40 mg 或> 70 mg	3		合并肾炎	6
	胸廓脊柱畸形	7		慢性肾炎	4
	盆骨狭小：临界	4		本次妊娠有性病	5
	狭小	7		宫颈赘生物	3
	婚姻情况：未婚或离婚	2		妊娠合并尿路感染	4
	已婚			妊娠合并重症感染	7
	孕妇受教育少于　6 年	3	本次妊娠异常情况	臀位横位	6
	未做或极晚做产前检查	3		先兆早产：< 34 周	8
	家庭收入低于基本生活水准	5		34 ～ 36 + 6 周	4
	营养状况：欠佳	3		盆腔肿瘤（妊娠合并子宫肌瘤或卵巢肿瘤）	3
	不良	5		羊水过多、过少	6
	过度肥胖	6		妊高征	
				前次妊娠轻度	1
	发育异常：智力低下，明显精神异常	2		本次妊娠轻度	2
	明显的生殖器异常	6		前次妊娠子痫前期	6
异常情况	产次：0 次产			本次妊娠子痫前期	8
	1 ～ 3 次产	0		子痫	12
	4 ～ 7 次产	1		产前阴道出血	6
	8 次产以上	2		胎儿宫内窘迫：	
	过去分娩史：自然流产：1 次	1		（1）胎心< 100 次 / 分或> 180 次 / 分，胎动< 1 次 / 小时	10
	≥ 2 次	2		（2）胎心< 120 次 / 分或> 160 次 / 分，胎动< 3 次 / 小时	7
	人工流产≥ 2 次（两次间隔不足 1 年）	2		（3）胎动< 5 次 / 小时	3
	早产史 1 次	1		多胎（双胎、三胎）	7
	死胎，死产史：1 次	2		胎膜早破	6

续表

异常情况		评分	异常情况		评分
	≥ 2 次	4		估计胎儿过大（> 4000 g）	3
	新生儿死亡史：1 次	2		妊娠　41 ~ 41^{+6} 周	3
	≥ 2 次	4		≥ 42 周	6
	先天异常儿史：1 次	2		母儿血型不合：ABO	3
	≥ 2 次	4		Rh	8
	≥ 3000 m	5	致畸因素	孕妇本人及一级亲属有遗传病史	3
	≥ 3500 m	6		妊娠早期接触可疑致畸药物	3
	≥ 4000 m	7		物理化学因素及病毒感染	3
严重内科	贫血：血红蛋白≥ 8 g			轻度高危≥ 6	< 6 分为正常
	5 ~ 7 g	6		中度高危≥ 8	
	≤ 5 g	8		重度高危≥ 10	
	活动性肺结核	6		第一次评分　　年　月　日	
	活动性病毒性肝炎	6			
	心脏病或心功能：Ⅰ ~ Ⅱ级	6		签名：	
	心功能Ⅲ级	8		第二次评分　　年　月　日	
	心功能Ⅳ级	10			
	过去有心衰史	10		签名：	
	本次有心衰史	12		第三次评分　　年　月　日	
	妊娠合并糖尿病	3			
	确诊糖尿病饮食疗法不能控制	8		签名：	
	肺心病	8			

第三节　高原地区分娩环境和医疗服务系统

目前我国高原地区地广人稀，尤其是广大农牧区孕产妇分娩婴儿的环境各不相同，从家里有（或无）医疗卫生人员陪伴下分娩，到一级乡卫生院分娩或到二级县级医院分娩，再到城市三级医院分娩，三级医疗机构所提供的产科技术质量有很大区别，虽然多数正常妊娠和正常分娩大多在乡镇卫生院完成，由乡级医疗卫生人员提供相应的帮助，但对有高危因素的孕产妇来讲则是有很大风险的。这就需要加强对基层医疗机构助产士和产科医师的培训，提高对所有孕妇提供持续的孕期保健和医疗服务，及时筛查出妊娠高危因素，并正确处置或及时转上级医院，可能会显著改善母婴有关的医疗结局。

目前国家卫生政策对基层医疗机构的重点扶持，并出台一系列相关的孕产妇关爱项目，促使围产服务区域化，使乡、县两级拥有良好的可利用的地方性医疗条件，并与区域性上级医疗机构和城市级别医疗机构有密切的联系，以便在分娩前发生可能危险时，能恰当地协调孕产妇的医疗需求。

未来应该科学地设置一个强有力的孕产妇医疗保健系统，这种系统应整合村、乡、县医疗机构的救护车、氧供、血供以及区域性医疗机构和城市三级医疗机构的产科医疗服务。要在高原地区降低整体孕产妇及分娩的风险，仅依靠单个临床医疗机构和临床医师是不够的。只有构建良好的孕产妇医疗系统才能降低预期的医疗安全隐患和风险，并减少孕产妇意外事件的不良反应。每一位产科医务人员都有义务对在孕产妇保健服务的医疗系统中发生的问题提出建议，从而主动减少母婴的各种风险。

第四节 高原地区关注孕产妇及其家庭的意见

在高原地区由于存在多种民族、多种宗教信仰、多种民族语言或方言、多种生活习惯的多样性，要求产科医务人员对民族、宗教、民俗、语言等文化要了解更广泛，才能充分与孕产妇及其家庭进行深度沟通。其主要目标是：①确定孕产妇与胎儿的健康状况；②确定孕周；③在妊娠期确定后续产科保健计划，范围从相对不变的常规随诊，到及时发现母婴有严重高危因素时及时住院治疗；④分娩时的分娩计划及有高危因素时采取相应措施。关注孕产妇及其家庭的具体措施如下。

1．倾听孕产妇或（和）家属的述说，这是一种极为重要的技巧，可以帮助增加医患之间的相互信任，尤其是在分娩前后，孕产妇及其家属常常感到茫然无助，此时进行坦率的交谈能够增强孕产妇的信心，消除恐惧心理。孕产妇关于分娩可能有根深蒂固的观念（包括要求剖宫产术或拒绝剖宫产术），而这些观念可能与胎儿的需求有冲突，例如需紧急的手术分娩。医务人员应耐心听取全部的情况，而不是匆忙下结论，这对搞清楚哪些方法能起作用是十分重要的。这样有利于化解矛盾并达成共识。

2．鼓励孕产妇的配偶参与孕期保健的管理和分娩准备计划的拟订，并交代可能发生的高危因素，通过引导和知情谈话与其配偶建立适当的关系，可能减少分娩过程中发生矛盾和冲突的潜在风险，而且在分娩过程中邀请丈夫陪伴，能更好地理解分娩中可能要发生的情况。当然，由于高原地区孕产妇及配偶不同文化背景和不同民族及宗教的差异，产科医务人员事先应了解其人文方面的期望，在妊娠及产程中采取尽量满足其需求，也有助于减少误解和冲突的发生。

3．当制订的医疗计划或分娩计划与孕产妇及其家属的意愿有冲突时，应考虑采取以下方法：①及时请上级医师或上级医院医师会诊，或及时转诊其他产科医务人员，而不与其发生正面冲突；②记录冲突的详细内容，注明孕产妇及其家属已经理解而拒绝接受推荐医疗计划的含义和可能发生的后果；③仔细记录由于孕产妇及家属拒绝接受推荐的医疗计划而强加给产科医务人员的限制。在采取以上办法的同时，要鼓励孕产妇本人参与医疗决策，确认其担心也是我们产科医务人员共同的担心，常常能与孕产妇达成共识，从而劝其服从正确的医疗措施。

4．让亲朋好友提供帮助，可以增进交流和改善孕产妇的结局。当面对孕产妇或家属有怨言时，在其家人的同意下，通过邀请其亲朋好友在孕产妇的医疗过程中作为合作伙伴提供帮助，可以缓解紧张气氛。

5．对有宗教信仰的家庭，如果有条件可以让有威望的宗教人士参与，并从精神上对孕产妇进行安慰和劝导帮助，有时可达到双方满意的效果。

第五节 高原地区医疗队伍的保障

由于产科是由多学科知识体系共同组成的综合性学科。因此，提倡产科医务人员应该进行多学科的综合培训。但无论是在西方还是在中国，由于产科的高风险、高工作强度、高精神关注度，使很多医生不愿从事产科工作，造成产科工作压力更大，有些医院产科医务人员长期超负荷工作，致使医疗风险增大。尤其是高原地区的基层产科医务人员他们的学历、理论水平和技术水准普遍偏低，也成为产科医疗不安全的重要因素之一。

对于产科医务人员来说，妊娠分娩是一件很

紧张的事情。每一个所谓“正常”的孕产妇，直到胎儿娩出以前，结局都是不确定的。有的产妇分娩过程有可能很长，强度也很大，而且随时还有可能出现责任风险。因此，一个有协作精神的产科团队能提高孕产妇的满意度和改善妊娠结局。这个团队提供的医疗服务是任何其他人员无法替代的。高效率高质量的围产医学团队应具有以下特征。

1．团队成员应该接受过良好的职业教育和专业培训，具有较高的临床技能和丰富的临床经验。包括在医院就医条件和环境方面、医疗制度和规范方面，均接受类似美国医疗机构评审国际委员会（JCI）认证方面的患者安全培训。

2．值班时，产房需一位高年资产科主治医师对临产后的孕产妇给予检查并确定处理方案。住院医师或助产士应一对一地陪伴并监测产妇心率、血压、体温及胎动、胎心等相关指标，并将产妇宫缩、抬头方位及下降趋势、宫颈扩张等动态信息绘制在产程图上。称职的产科医务人员应该能够及时发现高危因素和出现的问题，并承认自身能力的局限性，及时向上级医师汇报或请求相关专业医师会诊，同时仔细而及时的填写书面记录、病程及医疗计划。

下列情况应考虑会诊：①孕产妇或家属有某种担心而要求会诊，或对现有医疗方法似乎不满意；②孕产妇病情危重或者不能如期望那样恢复；③在数次诊视后诊断仍不能确定；④经常规医疗处置患者症状不能解决，效果仍然不满意；⑤需要更多的知识、专长或技能。

3．上级医师或会诊医师能及时应邀到孕产妇床边，经自己亲自检查、询问孕产妇，查看记录等相关信息后，与请求会诊医师讨论最佳双方满意的医疗计划，并提供相应的帮助及时做出会诊意见及有价值的书面会诊意见。

4．产科医疗团队成员之间对一个较为复杂的医疗处置计划的讨论，最好远离孕产妇床边的其他地方进行，可以使成员之间充分地交换不同观点。拟订计划和讨论的前提是将孕产妇母婴安全永远放在第一位，尊重孕产妇及家人的意见，也尊重每一个团队成员的劳动。应该鼓励和期望整个医疗团队成员提出有关孕产妇医疗安全性方面的建议。

5．高水平的围产医学中心应与城市三级医院相似，其性质最好是能提供综合性多专业学科的医疗资源，以便在孕产妇出现高危病情或各种并发症时能够及时得到各专业学科的帮助，发挥多学科的优势资源抢救孕产妇生命。

第六节 高原地区产科医疗风险处理原则

在高原地区的产科医务人员同样面临着医疗纠纷的威胁，产科学是一门涉及人类受孕、妊娠、分娩以及在妊娠期患各种疾病的综合学科，因此，在执业过程中难免会有母婴损伤、手术并发症的出现。但对医疗责任的担心不应该减损医务人员从产科工作中获得的快乐和满足，因为成功接生一位新生命或成功挽救孕产妇生命，都会给产科医务人员增强职业的自豪感和使命的成就感。了解产科医疗风险处理原则及常见的产科指南规范，能对产科医务人员给予更好的理解，目的是更大程度上提高和改善孕产妇的安全感。

一、了解孕产妇及其家庭的要求

对产科医务人员的责任要求，相对于其他科室医务人员更高，因为孕产妇在很多方面的特殊性：①涉及母婴两人的平安和健康；②孕产妇并非患者：在接受医疗措施之前，孕产妇通常都是健康的；③孕产妇及其家庭都期望出生婴儿非常健康，分娩过程极其顺利；④孕产妇及其家庭也期望在医院获得良好的照顾和舒适的环境，有的还要求医疗费用更低一些。

二、了解高原地区产科常见的投诉

产科风险处理是一种策略，着重于进行根本原因的分析以防止将来的不良结局，目的是试图预防或最大限度地减少孕产妇的损伤，尽可能保证母婴安全，或已经发生了损伤时如何降低医疗纠纷的可能性[6]。

1．产前检查和保健过程中的疏忽，例如未诊断出妊娠期糖尿病，或多胎妊娠，或妊娠宫颈癌等。

2．孕期遗传指导不够或疏忽，例如产前筛查时没有确诊的遗传性疾病，或者对年龄超过 35 岁的孕妇没有提供相应的检查和咨询。

3．在诊疗妊娠期相关并发症时有不到位的地方，如妊娠期高血压疾病、妊娠期心脏病等。

4．在产程中忽略了对胎儿的监护，例如没有记录胎儿的健康状况，没有按照规范听取胎心或进行胎儿电子监护。

5．使用催产素时的不恰当，包括催产、引产时催产素的剂量不合适，造成医源性胎儿宫内窘迫、医源性子宫破裂、医源性早产等。

6．对异常分娩的识别和诊疗计划不恰当，例如对产程进展异常的产妇没有及时给予适当的医疗干预，或者未及时识别和诊断新出现的高危因素及并发症，包括子宫破裂。

7．对分娩并发症的处理过程中包括胎方位异常、产钳、肩难产处理等手术产处理有不恰当的现象。

8．在剖宫产时机的选择上不恰当，有急诊行剖宫产指征时没有进行剖宫产，或者决定行急症手术后在 20 ~ 30 分钟内还未进行手术而延误手术时机等。

9．产后有胎盘残留，可能导致的出血、感染等。

三、预防产科医疗纠纷时的 5 个原则

（一）首先要以同情的态度接待投诉

由于所有的投诉都是孕产妇或家属不满意引起的，产科医护人员应在工作的各个流程中尽早关注患者的满意度，尽量满足孕产妇和家属的医疗需求，并让孕产妇及家属参与医疗选择，允许他们表达自己的担心，让他们参与孕产妇的医疗安全，可以使其满意度提高，绝大多数孕产妇不会投诉她们喜欢的或关心她们的医务人员。

（二）与孕产妇及家属深度交流与沟通

在高原地区各民族就医群体中实践证明，产科医务人员在孕产妇身上花费的时间越多，被投诉的可能性越小。医务人员如果耐心细致地将病情和检查结果充分地向孕产妇或家属解释清楚，能够使孕产妇更为满意，所有孕产妇都不希望感到医务人员接待她们时匆匆忙忙，更不希望产科医务人员忽视她们的担心。所以，入院后正式的病情谈话和 72 小时深度沟通有重要价值，可以帮助孕产妇及家属理解并分担妊娠固有的不确定性和高风险。谈话交流一定要注意是双向的，即必须倾听孕产妇及家属的意见，然后进行详细的解释和采取相应的措施。

（三）保证产科医务人员有足够的技能和服务能力

在岗的产科医务人员必须清楚自己在任何特定情况下的医疗技能是称职的，称职的重要特征是诚实、实事求是和保证每项医疗干预措施都有明确的指征，而且措施和方法是符合国家规范的。如果满足不了这些要求时，应当及时向上级医师请示汇报并要求会诊或咨询，并及时而恰当地书写病情记录。

（四）完整而准确地书写病历并及时客观地记录

产科医务人员一定要具备及时清晰完成医疗文书记录的素养，医疗记录和病历质量是一个医生的基本功和介绍信，无论有无医疗纠纷，都应完整、准确、客观、及时地书写记录，详细而准确记录在处理医疗纠纷时可获得主动。

（五）坦诚地与患者家属讨论医疗差错

因为孕产妇投诉的一个重要原因是怀疑医务人员掩盖了错误。所以，坦诚地承认在诊疗中的不足和缺陷，并承担相应的责任，是让孕产妇满意的另一方面的重要因素。

以上是预防和降低医疗风险和医疗纠纷的策略，更重要的是产科医务人员的防范策略，以确保为孕产妇及其家属提供满意而安全的医疗服务。

产科学的工作是迎接新生命的事业，这是在分享人类生活中最快乐和最激动人心的事情，但同时产科医务人员必须要持续不断地提高产科质量，让母婴更加安全[7]。因此，提高自身素质，终身不断学习，持续进步，以更高的水准为各族孕产妇服务。

参考文献

[1] 李金容，莫彤．高危妊娠产妇的相关高危因素及其治疗

措施［J］. 深圳中西医结合杂志，2019，29（08）：164-165.
[2] 曾容. 高原地区与平原地区的孕产妇进行产前保健的状况及妊娠结局的对比研究［J］. 当代医药论丛，2018，16（16）：25-27.
[3] 赵雅琴. 西宁市孕产妇死亡的相关因素及其预防［J］. 高原医学杂志，2006（04）：56-58.
[4] 孙媛媛. 中西部地区进一步降低孕产妇死亡率的策略研究［D］. 上海：复旦大学，2013.
[5] 沈守迎，吴邦华，张涵韬. 浅谈孕产妇妊娠风险评估与高危个案追踪实施方案［J］. 科技风，2019（20）：249.
[6] 杨蓉，刘文武，涂小寒. 产科医疗风险预防及应对策略［J］. 中国医药指南，2012，10（09）：329-331.
[7] 连冬梅. 产科医疗纠纷处理及防范［J］. 中国医学创新，2012，9（33）：143-144.

第四章

高原地区妊娠生理

第一节 高原地区妊娠生理机制

一、高原地区女性生殖功能概论

高原产科的基础和临床涉及高原地区原住人群和移居人群女性生殖的所有阶段：性成熟、性腺功能、配子释放和输送、卵子受精、合子分裂、胚囊输送及种植、受精卵发育、胚胎/胎儿的性分化、妊娠适应、胎儿发育、分娩、产褥期适应，以及哺乳和性腺衰退，任何异常均能够影响其中每一步。因此，高原临床产科必须考虑到在高原低氧、低气压环境下涉及妇女及其胎儿健康的各个方面。

高原医务工作者，应深刻体会人类生殖过程可能关系到妊娠妇女生理和精神幸福两个方面。妇女是人类生殖的根源，但这种为确保种族延续而在不知不觉中必须付出的生理代价是巨大的。高原妇女从月经初潮至绝经要比平原地区平均少两年，大约为 36 年，自发的排卵周期为 25 ~ 35 天。如果不进行避孕，大约有 470 次妊娠机会可能发生于 1500 天中任何一次性生活（排卵当天和前两天）。因此，无论前来就诊的生育期妇女的主诉是什么，医者必须高度警惕：生育年龄妇女有妊娠的可能。

（一）高原人群生殖现状

当今社会的问题之一是未婚先孕，即十几岁的女孩中不必要的妊娠在增加，而人工流产过多显著影响了其生殖健康。国家卫生计生委在 2013 年的一组发布数据显示，我国每年人工流产多达 1300 万人次，25 岁以下的女性占一半以上，低龄化人群增多。同时尤其是获得性免疫缺陷综合征（AIDS）等致命的性传播性疾病也在高原人群中开始流行。因此，高原人群生殖现状与平原地区一样，需要更实用、更方便、更有效的避孕措施，以及有效地抵御性传播疾病的措施。

另一方面，高原地区大约有 25% 夫妇患有不育。而高原地区应用辅助生殖的方法使夫妇获得具有成活新生命的妊娠成功率小于 25%。由于胚胎或胎儿问题引起妊娠失败可能发生在高原人群生殖的每一个环节，因高原低氧因素引起卵子受精失败，合子分裂和囊胚种植整个过程的失败，自然流产引起的胚胎流失，胎儿畸形和早产等。

（二）回顾高原人群生殖历史

对于高原医务工作者来说，或对生物生殖学科感兴趣并致力于妇女健康的人来说，人的生殖的定义如果从理论上标准化，而不被社会、宗教和医药的介入而混淆是很有意义的。为达到这一目标，有必要回顾高原人类生殖形式的历史。

按照生殖平衡的理论，引起生殖平衡的生殖变量包括：一是青春发育的年龄，二是胚胎和胎儿的病死率，三是新生儿（围产期）病死率，四是哺乳期闭经的时间，即由哺乳引起不排卵或不育的时间。而随着社会的进步，食物加工的不断改进，高原人群的自然生殖史已经逐渐在改变。但无论如何，按照遗传学说，2000 多年以来，高原世居人群仍然处在原始狩猎者群居时代的遗传基因，至今未发生任何改变。

高原人群生殖最大的改变是社会进步的参与，导致哺乳期的显著改变，在现代社会到来之前，高原人群哺乳期的长短是由婴儿能否进食软食品所决定的。而现代高原妇女已接受产后不久就发生排卵和月经，以及对婴儿过早实施人工喂养而取代过分相对长期哺乳和连续妊娠。

（三）西藏藏族高原适应说

西藏藏族的族源说曾有三种，“土著”说认为，藏人自古以来就休养生息在西藏高原，既不是“发美”，也非源于印度。藏族先民早在旧石器时代就繁衍生息在青藏高原这一“世界屋脊”之上。

据 2014 年《自然》期刊报道，现代西藏人从远古所继承的一种基因，可以让他们适应高原的生活。这种叫 EPAS-1 的基因变种可以影响人类血液中的氧气，使西藏人常年生活在海拔 4000 m 的高原。研究报告说，这种叫 EPAS-A 的 DNA 的序列与一种早已消失了的远古人类丹尼索瓦人（Denisovans）的 DNA 相符合。研究人员通过研究血红蛋白找到了 EPAS-1 基因与丹尼索瓦人之间的联系。而这种 EPAS-1 基因的变体在西藏人群中十分普遍，这可能和他们在数千年的移居到高原生活时所发生的一种自然的基因选择有关。美国加州大学的尼尔森教授说，他们找到了明确的证据，这种基因来自丹尼索瓦人。尼尔森教授的研究小组在2010年就发现西藏人群身体中的这种EPAS-1基因变体，并与其他现代的DNA序列不一样。尼尔森教授认为，人类祖先与丹尼索瓦人的染色体变异发生在很久以前，而当西藏人群的祖先移居到高原之后，丹尼索瓦人的DNA在他们身体中产生了基因变体，并喜欢这种环境转变，之后，这种基因变体就存在于现今的大多数西藏人群身上。

（四）现代高原妇女的生殖

近现代以来，高原人群随着社会的发展与进步，定居的现代生活方式逐步改变了高原妇女的身体成分和体重，初潮时候和体重关系密切，活动量较少的妇女月经初潮较早，是因为脂肪增加，导致月经初潮和较早的排卵，使高原妇女初潮年龄由过去的17.5岁提前到现在13.5岁。尽管刚刚初潮后的排卵不如育龄期妇女常见，但很多女孩初潮后都有排卵，因而有可能生育。由于高原地区有了各种饮食和婴儿专用食品，替代了母乳喂养婴儿，使高原地区母乳哺乳期缩短，由此引起的哺乳期闭经间隔缩短。因此，高原地区人群随着现代社会或城镇化社会的到来，高原人群生殖也会发生相应的改变。

随着高原地区人群营养的改善和社会文化的进步，已经允许部分妇女选择其少生育和不生育。人工喂养的文化发展导致：一是月经初潮（和排卵）较早，与营养和体重密切相关；二是人工喂养新生儿使伴随哺乳的不排卵和闭经的时间缩短，导致卵巢卵泡储备过早消耗；在无药物干预的情况下，需经历大约470多个排卵周期，每一个周期都伴有大量孕激素分泌/撤退并月经来潮；三是由于营养和医疗条件的逐步改善，存活率会有明显提高。

二、生育能力的生理消耗

女性卵巢的周期性变化，性激素的周期性分泌，以及女性生殖道由于卵巢性激素作用而产生的形态学改变，主要的生理功能是维持生育能力，即排卵、受精和种植—即目的是妊娠。但如果卵子受精失败，或囊胚种植失败，一个失败拯救系统将会发生作用，即月经来潮。因此，如果月经来潮就是未能受孕的证据。生育期妇女为了维持生育能力或保证再次妊娠的机会，在生理、内分泌、结构解剖等方面要被动地付出不可思议的代价。概括地说，“妇女将其生命中的大部分时间用于非妊娠期的生理病态适应”。

卵巢的主要功能是排卵，卵巢周期中的内分泌环境适合未受孕周期月经的子宫内膜再增生，为下次可能会妊娠（受精卵种植）做准备。垂体的卵泡刺激素（促卵巢颗粒细胞合成）周期性的产生，调节下丘脑-垂体功能-卵巢和促进卵泡成熟，最终排卵。由于反复的排卵和月经，在现代社会又选择不生育，这种选择导致了妇女的生理性消耗和生殖内分泌疾病。若有一种更合理、安全、有效的控制生育的方法，这种方法将提供最适度的雌激素的益处，而不需要反复的孕激素的分泌或医源性补充，使月经来潮。

有研究报道，在高原低氧、低气压环境下，低氧对高原妇女生殖卵巢轴产生不同程度的影响，易产生月经后期等月经不调现象。

三、妊娠生理中的胎儿动力学作用

随着科技的进步，妊娠生理的研究也不断有新的认识。以往认为胎儿在妊娠中是妊娠单位中被动的乘客。其实，胚胎–胎儿在母体内也有自己命运乐章的动力。如对于种植过程的化学刺激是滋养细胞和囊胚共同产生而完成；对母体子宫内膜和血管的侵入，是由滋养细胞合成的生物活性物质直接作用下发生的；母体对妊娠的识别是通过滋养细胞产生的信号作用于卵巢实现的；母体对半异体的妊娠组织的免疫耐受，是通过调节滋养细胞表达的人淋巴细胞抗原（HLA）而实现的；母体维持妊娠，是胎儿对滋养细胞内形成的甾体激素调节的结果；母亲妊娠的生理变化是胎盘形成和分泌产物所促进的结果；分娩的启动中，胎儿从维护妊娠作用中撤出起到诱发作用。这些因素的相互作用，是胎儿及其附属物与母体在分子生物学水平上的交通，尤其是特殊信号的输送和胎儿动能与母体组织间的相互反应。

有研究报道，在高原低氧、低气压环境下，缺氧可促进妊娠早期细胞滋养细胞凋亡。其机制可能与以下因素有关：

1．同时抗凋亡蛋白 BCL-2 表达减少和促凋亡蛋白 Bax 表达增加。由于妊娠早期的胎盘形成处于相对缺氧环境，妊娠 8 ～ 10 周时绒毛间隙和子宫内膜氧分压（17.9±6.9）mmHg 和（39.6±12.3）mmHg。

2．平原地区妊娠 10 ～ 12 周绒毛间隙对母血开放时胎盘氧分压增加到 90 ～ 100 mmHg，而高原地区低氧环境时，氧分压随海拔升高而相应降低，因此，滋养细胞凋亡较平原富氧地区相应增加。

四、妊娠生理相关问题回顾

（一）受精卵

精子使母卵受精发生在排卵后的短时间内（可能几分钟至几个小时），受精过程是在输卵管内完成。在受精后 6 天内胚囊开始种植于子宫内膜，妊娠从此开始。

（二）种植

胚囊可以种植在许多组织内，除了子宫内膜外，胚囊有时会种植在输卵管、卵巢、腹腔、甚至脾，胚囊的滋养细胞是决定种植的主要因素。因此，高原低氧环境使滋养细胞缺氧也会给种植带来不良影响。胚囊种植过程中也包括一些新生组织和炎性反应的过程或产生刺激前列腺素、血小板激活因子和纤溶酶原激活物的形成。胚囊种植后子宫内膜发生完全脱膜化。选择性滋养细胞层是直接与母体血或脱膜接触，与胚胎、胎儿进行物质交换。

（三）母体对胎儿的容受

妊娠生理研究认为，母体对妊娠的容受并适应，是由胎儿的信号引起的，这是由胎儿 - 母体交流系统提供的早期妊娠生理调节之一。母亲对妊娠的认识包括一系列生理过程，其中最重要的是：

1．持续分泌孕激素，延长卵巢黄体期的时间。

2．滋养细胞表达主要组织相容性抗原的修饰，促进母体组织对胎儿种植的容受。

3．由滋养层生成的人绒毛膜促性腺激素（human chorionic gonadotropin，HCG）有补救和替代黄体的作用，也同时促进卵巢持续分泌孕激素，直至胎盘能合成足够的孕激素以维持妊娠。

4．胚囊和胚胎可产生某些因子，可直接影响蜕膜的稳定，促使其维持妊娠。

（四）黄体与妊娠

1．在未受孕的卵巢周期中，黄体产生大量的黄体酮仅仅维持大约 1 周时间，并发挥功能。此后，由黄体产生的孕激素分泌减少，在排卵后 12 ～ 14 天到达最低点。

2．胚囊种植时，月经周期的黄体由 HCG 所“补救”，使孕激素能够继续分泌，尤其在妊娠最早的 8 周内产生的孕激素对于维持妊娠非常重要。在妊娠 6 ～ 8 周之后，黄体分泌的孕激素开始大幅度减少，此时则由胚胎合体滋养细胞替代黄体而产生的孕激素占优势。

（五）胚胎对母体接受异体种植物的影响

胚囊种植时，主要的组织相容性抗原（major histocompatibility antigen）的表达在直接与母体子宫内膜组织接触的胚胎外胎儿组织（滋养层）中被抑制。而滋养层形成一个不中断的外壳围绕着胚胎，在这样的正常情况下，母体子宫内膜组织则从来直接接触胚胎 - 胎儿组织或胎儿血液。

（六）胎儿对妊娠期母体内分泌的影响

1．妊娠期母体内分泌改变是巨大的，而且是由胚胎 - 胎儿 - 胎盘的功能直接或间接所致，从而使孕体本身对母体内分泌环境发挥作用。妊娠期雌激素的形成是通过 C19- 类固醇在胎盘的芳香化而生产的，而孕激素则胎盘合体细胞利用母体血浆的低密度脂蛋白胆固醇（low-density lipoprotein cholesterol，LDL-C）而大量产生的。

2．由胎盘合体细胞分泌的孕激素，在母体和胎儿的肾上腺皮质转化为一种活性较强的盐皮质激素（醛固醇和去氧皮质酮），盐皮质激素合成增加对正常的容量扩张是十分重要的（比非妊娠妇女高 20 多倍）。

（七）胎盘对营养的接收

在妊娠期的前两个月内，胚胎主要由水构成，胚胎从早期阶段发育成长就需要母体营养供给。在孕卵种植后的最初几天内，胚泡的营养来自子宫内膜及其周围母体组织的间质液体。之后一周内，原始绒毛膜间隙形成，为只含母体血的简单腔隙。在受精的第三个周内绒毛膜绒毛中出现胚胎血管，在第四周内胚胎形成原始心血管系统，继而在胚胎内以及胚胎和绒毛膜绒毛间形成真正的循环系统。虽然胎儿主要依靠母体提供营养，但胎儿并不是被动的寄生体，胎儿也积极参与为自己供养。如在妊娠中期，胎儿葡萄糖浓度独立并可能超过母体水平。在缺铁性贫血的妊娠妇女中，胎儿铁的储存是正常的。有妊娠妇女患有因叶酸缺乏引起的严重贫血，胎儿血色素则可以是正常的。因此，胎儿是需要母体付出代价的，更是非常成功而有效的主动寄生者。

（八）胎儿在分娩中的作用

引发分娩的真正动因尚不明确，最新的研究显示，分娩的启动是通过胎儿从持续维持妊娠子宫的安静状态中主动撤退而实现的。因此，分娩动因可能源自胎儿。子宫作为一个肌性器官，在未妊娠时存在一定的静息张力。在妊娠子宫增大时，则处于抑制状态，即保持子宫肌层稳定状态，这种状态是源自多种非独立的、协同的分子生物学过程。正常情况下，只有在接近足月时，这种稳定性的静息状态由胎儿发出的某些信息和联系反应而使之停止，而子宫被唤醒，此时子宫肌细胞质内钙离子增加，肌细胞反应性恢复，收缩敏感性增高，细胞间联系建立。子宫肌层缩宫素受体大量增加，子宫应激性增强，对宫缩素的反应增强，宫颈软化成熟及子宫下段形成良好，为分娩发动做好了准备。研究表明，妊娠末期孕妇体内接受大量来自胎儿的雌激素合成前体，使孕妇体内雌激素水平大幅增高，使缩宫素受体合成增加而促进子宫功能转变，同时激活蜕膜产生大量细胞因子刺激蜕膜及羊膜合成与释放前列腺素，继而诱发宫缩，对分娩发动产生作用。

第二节　高原地区妊娠诊断

虽然妊娠是一个生理过程，妊娠诊断是妊娠妇女一生中极其重要的诊断，几乎没有任何生活经历能唤起妇女如此完全的喜悦，或者是极大的震惊或失望的痛苦。对于高原地区妇产科医生而言，掌握在高原地区（低氧、低气压、寒冷环境）有关妊娠的知识和对高原妊娠相关疾病过程的诊断和适当治疗，正确地处置十分重要。因此，高原妇产科医生面对生育期妇女就诊时，必须时常提醒自己，她是否妊娠？是否有与妊娠相关性疾病？她的妊娠是否适应高原低氧环境？

伴随妊娠而产生的妇女内分泌、生理和解剖的改变，为妊娠的存在能够提供更多的证据。根据妊娠时间，可分为早期妊娠的诊断、中晚期妊娠的诊断。

一、早期妊娠诊断

（一）临床表现

以妊娠的推定证据为主，包括：

1．常见症状　一是厌油腻、恶心伴有或无呕吐、偏食挑食，一般在本次月经后（月经第一天开始计算）大约6周，持续在6～12周后自然消失。消化道功能紊乱是妊娠常见的特征，尤其是恶心呕吐，通常在早晨开始出现，数小时后消失，也有少数在其他时间并维持时间较长。引起这些紊乱的原因不明，可能与血浆内高HCG水平有关。二是尿频现象，一般在妊娠第1个三个月期，由于子宫增大而压迫膀胱，可发生尿频表现，后随妊娠进展，子宫从盆腔升高至腹腔，尿频现象会逐渐减少。三是头晕乏力，早期妊娠由于机体内分泌的改变较为突出，致使孕妇容易疲乏、头晕、嗜睡等不适，也是早期妊娠常见的特征。

2．常见体征　一是乳房的改变，妊娠相关的乳房改变一般情况下，在初产妇极具特征性，如乳房胀大，乳头乳晕色素加深，乳头周围有深褐色小结节等。在经产妇这种改变则不明显。二是皮肤改变，皮肤出现黄褐斑，尤其是面部黄褐斑或称妊娠面容，多发生在在孕16周以后。高原地区由于紫外线强，遇晒后面部黄褐斑更加严重。皮肤黑线加深，尤其是肚脐至耻骨联合的腹中线皮肤颜色变重。有时还会在皮肤（腹胸部）出现蜘蛛痣。三是妇科检查妊娠的可能症状：常见阴道黏膜和宫颈充血变软呈深蓝色或紫红色。子宫颈峡部变得很软，双合诊时可感觉到宫体与宫颈有分离感，这也是孕早期的典型体征。子宫增大、变软、与停经周期相符，闭经12周时子宫底部超出骨盆，可于耻骨联合上方触及。

（二）妊娠激素试验

1．妊娠阳性征　采用母体血或尿，以生物或免疫反应测定血或尿中的绒毛膜促性腺素（HCG），阳性者表示已妊娠。绒毛膜促性腺激素是由合体滋养细胞分泌的胎儿诱导母体对妊娠容受系统中的滋养细胞分泌的一种糖蛋白激素产物。由于胎盘促性腺激素的作用是挽救在妊娠前6周主要形成黄体酮的黄体，这对母亲对妊娠的容受非常重要，HCG防止黄体退化。HCG是一种类似黄体生成素（luteinizing hormone，LH）样物质，卵巢黄体是HCG通过血浆LH膜受体起作用。

2．妊娠非常早期时　几乎是在种植第一天，滋养层即将开始生产HCG。这种妊娠激素能够在排卵后8～9天母亲的血浆和尿中测出，血浆和尿中HCG从种植之日出现，在妊娠60～70天达到高峰。此后，母体血浆和尿中HCG浓度缓慢跌落，大约在妊娠100～130天达到最低点。妊娠早期，血清中的HCG水平每两天大约增加一倍，或在48小时内至少增长66%，而异位妊娠则低于此值。如果能证实这种成倍增长，90%的病例能够预示妊娠成功。

（三）超声波检查为妊娠的阳性征

正常妊娠可在妇女停经4～5周由腹部超声扫描证实，一般情况下，在高原地区怀孕6～7周或最后一次正常月经开始后7周经超声会看到胚芽（妊娠囊内的卵黄囊）及胎心管搏动。早孕期超声检查：孕5～7周时妊娠囊平均内径生长速度约1 mm/d，胚胎头臀长度生长速度也是约1 mm/d。

胚胎卵黄囊检查；

1．卵黄囊是妊娠囊内妊娠结构的有力证据。

2．经阴道超声检查，停经35～37天常能显示卵黄囊；经腹部超声检查，停经42～45天常能显示卵黄囊。

3．卵黄囊直径正常值为3～8 mm，平均为5 mm。

4．卵黄囊直径＞10 mm时，或卵黄囊不显示，或小于3 mm、变形、内部出现强回声等改变时，均提示预后不良。

5．胚胎停育超声判断法：经腹部超声检查显示，①胚胎长度≤9 mm，无胎心管搏动，7～10天后复查仍无胎心管搏动可确诊为胚胎停育。②胚胎长度＞9 mm，无胎心管搏动，或妊娠囊平均内径＞25 mm，无卵黄囊可诊断为胚胎停育。③妊娠囊平均径线≤25 mm，无卵黄囊及胎心管搏动，1～2周后复查仍无卵黄囊及胎心管搏动可确诊为胚胎停育。

6．血HCG值与B超对照诊断：①血HCG 1500～1800 U/L，阴道B超即可见孕囊。②血HCG 6000～6500 U/L，腹部B超可见孕囊。③多胎妊娠时血HCG≥3000 U/L，阴道B超才能分辨孕囊。④血HCG≥2000 U/L时，若阴道超声未见宫内孕囊时，异位妊娠诊断基本成立。

二、中期及晚期妊娠的诊断

（一）临床表现

1．为妊娠的阳性征　①孕妇自觉腹部逐渐膨胀，生育期妇女出现任何腹部增大应怀疑妊娠。②检查时子宫增大，腹部可触及子宫大小符合妊娠月份。③妊娠中期胎儿的体积较羊水相对比为小（羊水相对多），因此，检查手指可在孕妇腹部感到浮球感，即医者用手在腹部子宫上突然使用压力，可引起胎儿在羊水中下沉后再弹回其原来的位置。④妊娠后半期，可通过母亲腹部扪及胎儿身体轮廓。⑤胎儿心脏活动的证实，是妊娠阳性征的重要依据之一。几乎所有非肥胖妊娠妇女在孕17～19周时可用听诊器听到胎儿心跳。⑥胎动感：在妊娠20周后，由检查者将手放在妇女腹部就能够感觉到间歇不等的胎动。28～32周时胎动数达到高峰，32周以后逐渐减少，过期妊娠（孕42周以上）胎动次数更为减少。胎动变化规律具有生物钟现象，上午8～12时胎动均匀，以后减少，下午2～3时减至最少，晚上8～11时又增加至最多。当宫内缺氧或应用镇静剂药物后，胎动减少甚至消失。

2．胎动计数方法　孕妇自行胎动计数是最简单、最直接、最真实、最准确的自我监护方法，高原地区低氧、低气压环境下对监护胎儿适应情况或有无胎儿宫内缺氧情况最为实用有效。具体方法是：孕妇在每天早中晚相对固定的时间内，各自测1小时胎动，将3次胎动数相加乘以4，即得出12小时的胎动数。一般情况下，高原地区孕妇胎动计数每小时为3～5次，12小时为大于30次左右。如果胎动次数每小时小于3次，可推动孕妇子宫刺激胎儿再重新计数，若仍为每小时小于3次，或12小时胎动小于20次，或胎动总数较以往减少50%，则提示胎儿宫内缺氧，应立即到医院就诊。有时胎儿慢性缺氧，由胎动减少至胎动消失往往经历数日至1周左右，胎动完全消失至胎儿音消失可有24～48小时的时间（表4-1）。具体而言，若高原地区孕妇一日内感受到胎动超过50次或达百次之多；或每小时胎动不足3次，或者12小时不足15次，都是反映胎儿有低氧的异常情况，是胎儿发出的求救讯号。因此，胎动次数明显减少是高原地区胎儿宫内死亡的最准确预警，应及时到医院诊治。

表4-1　孕妇自我监护胎动计数参考表

胎儿正常	每小时胎动3次以上或12小时内胎动大于30次
胎儿情况可疑	胎动12小时不足20次
胎儿已存在宫内缺氧	胎动12小时不足10次
胎儿宫内缺氧严重	12小时内胎动次数比以往增加或减少30%～50%

（二）超声诊断

在诊断妊娠及妊娠监测方面，超声检查是最好的方法之一。因中晚期妊娠，超声主要监测胎儿发育情况。

妊娠18～24周进行妊娠中期超声检查，除了确定妊娠诊断外，主要是临床中要对胎儿生长发育进行评估，检查出严重的出生缺陷指标，同时还要发现一些明确的胎儿结构异常和超声软指标，即是一些介于正常和绝对病理之间的结构变异性超声指标，称为超声软指标。超声软指导参数在高原地区胎儿群体中发生率较高，约为6%。按行业规范要求，常规超声检查开始于妊娠中期，即18～24周，以检查胎儿肢体和重要脏器的畸形排查。随着胎儿医学的发展，目前在11～13周（+6）做早期的染色体异常筛查，如胎儿颈后透明带（NT）和静脉导管。目前研究较充分的超声软指标包括：脉络丛囊肿、心内强回声、颈后透明带（NT）或称颈后皮肤增厚、肠管强回声、肾盂扩张、长骨短、鼻骨缺损或发育不良、轻度侧脑室增宽和单脐动脉等，虽然非病理性指标，但可用于评估染色体异常的风险。

中晚期妊娠超声检查分级，参照中国医师协会超声医师分会（2018年版）制定。

1．Ⅰ级产前超声检查　适用于所有孕妇；检查主要对胎儿大小进行评估，不对胎儿结构畸形进行筛查。

2．Ⅱ级产前超声检查　适用于所有孕妇及阴道出血，下腹痛的孕妇等；检查主要评估胎儿大小，羊水量、胎盘以及筛查国家规定的六种严重结构畸形：无脑儿、严重脑膨出、严重开放性脊柱裂、严重胸腹壁缺损内脏外翻、单腔心、致死性软骨发育不良。

3．Ⅲ级产前超声检查　适用于所有孕妇及有以下适应证的孕妇；一般产前超声检查（Ⅰ级）或常规产前超声检查（Ⅱ级）发现或疑有胎儿畸形、有胎儿畸形高危因素者；检查除对胎儿大小以及国家规定的六大类致死性畸形进行筛查之外，对胎儿主要解剖结构进行系统观察以及对严重结构畸形进行系统筛查。

（1）神经系统：主要筛查的畸形包括无脑儿、露脑畸形、脑膨出、无叶全前脑、重度脑积水、开放性脊柱裂。

（2）颜面部：主要筛查的畸形包括Ⅱ度以上左（右）侧唇裂、双侧唇裂。

（3）胸部：主要筛查的畸形包括伴随腹腔脏器（胃、肝）上移至胸腔的膈疝、伴随心脏移位的肺内占位、严重先天性心脏病（单心房、单心室、左心发育不良综合征、右心发育不良综合征、完全型心内膜垫缺损、单一动脉干）。

（4）腹部：主要筛查的畸形包括脐膨出、腹裂、双侧肾缺如、双侧多发性囊性发育不良肾、双侧婴儿型多囊肾。

（5）肢体：主要筛查的畸形包括致死性短肢畸形、肱骨、尺骨、桡骨、股骨、胫骨、腓骨的完全生缺失。

4．Ⅳ级产前超声检查　应有具体产前诊断资格的医疗机构、由具有产前超声诊断资质的医师开展项目。主要对产前超声筛查发现或怀疑的胎儿异常以及具有胎儿异常高危因素的孕妇进行诊断。

由于高原地区低氧低气压、寒冷等环境因素，可能会对胎儿产生不同程度的不良影响。因此，在妊娠 16 ~ 24 周，应对孕妇进行常规产前超声检查（Ⅱ级产前超声检查），对致命畸形包括无脑儿、脑膨出，开放性脊柱裂、胸腹生长缺损内脏外翻，单心腔、致命性软骨发育不全等做出诊断。24 周以后可根据需要进行超声检查。

三、假性妊娠的判断

假性妊娠，又称想象妊娠，简称假孕。常见于近绝经期的妇女，或强烈希望妊娠的妇女。这些妇女可以存在所有与妊娠有关的主要症状，由脂肪堆积，小肠胀气，甚至是腹水聚积，引起可能得腹部膨大。有时发生乳房增大，泌乳，和乳晕着色增加等，大多数假性妊娠妇女由精神因素引起的，晨起时有恶心等早孕反应。

现在医学研究发现，假性妊娠妇女体内泌乳素和孕激素增高到一定的水平，抑制了排卵，故而出现闭经，以后又由心理问题转换成躯体症状，表现出恶心、呕吐等早孕反应，继而腹部膨隆、“胎动”等症状，医学心理学上又称为“转换型癔症”。

患有假性妊娠的妇女自己感觉到胎动，通常为小肠的蠕动或腹部肌肉的收缩性跳动，超声及检验检查排除妊娠更明确。但对这些妇女诊治最大的困难是他们对妊娠的幻觉很难排除，有情绪抑郁的妇女可使假性妊娠存在数年之久。

四、孕期安全及预产期计算

确诊妊娠后，需确认妊娠时间长短和预产期（EDC）。

（一）孕龄的计算

1．正常妊娠　自末次月经至分娩需持续 280 天或 40 周（阳历 9 个月，阴历 10 个月）；若月经周期为 28 天，自末次排卵至分娩时间为 266 天，或满 38 周，可用日历方法推演出预产期。高原地区部分农牧区妇女往往记不得自己的末次月经，需用其他方法计算预产期。

2．计算孕龄参考指标

（1）用子宫大小估量：在早孕期，妇科检查可准确地估计出孕龄。例如：孕 8 周妊娠时，耻骨联合上可触及子宫，12 周妊娠时，增大子宫超出盆腔；15 周妊娠时，宫底正位于脐耻之间的中点，20 周妊娠时，宫底位于平脐；26 ~ 34 周妊娠时，宫底高度（耻骨联合至宫底的高度，可用厘米数表示）与估算出的孕龄基本相符，36 周妊娠后由于胎头下降入盆，宫底高度可下降。

（2）初感胎动：在高原地区一般情况下，经产妇于妊娠 17 周时可以初感胎动，初产妇在妊娠 18 周时可感有胎动。

（3）听取胎心：在妊娠 20 周时，可用听诊器听到胎心音，若用多普勒听诊，可早在妊娠 10 周时即可听到胎心音。

（4）超声检查：目前超声检查是最广泛应用估计孕龄的方法，妊娠 5 ~ 12 周，用超声测量胎儿头臂长度是最准确的估计孕龄的方法。妊娠 20 ~ 30 周时，通过用超声测定胎儿双顶径可准确计算出胎龄，而此阶段是胎儿生长最快的阶段。30 周以后，则用超声测量胎儿腹围及股骨长度与胎儿双顶径相互对照，作为重要参考指标。

3．计算预产期　常用的方法为：末次月经月份减 3，天数加 7。如：末次经期为 6 月 15 日，预产期为 3 月 22 日，此法适用于月经周期为 28 天的妇女，对于月经周期长的妇女，则需要将其周期超过 28 天的余数也加入天数计算。

第三节　高原地区正常妊娠

作为高原地区生育期妇女，从确定妊娠到最终分娩，是其一生中所要经历的身心发生巨大转变的一个时期，妊娠为高原地区生育期妇女体内孕育发育成长胎儿的母亲状态。高原地区生育期妇女妊娠率与平原地区大致相同，但由于高原地区未育前妇女生育系统性疾病发病率高，导致不孕者高于平原地区，而高原地区少数民族妇女平均孕产次高于平原地区。自受精至孕八周妊娠的妊娠物为胚胎，自八周妊娠至分娩前成为胎儿。

妊娠在高原地区俗称怀孕，而孕数是指全部妊娠次数，包括正常和异常妊娠。产次为既往曾分娩一个或一个以上的婴儿体重大于等于 500 g 的活婴或死婴的次数。如果无法得知出生婴儿的体重，以末次月经推算（自末次月经第一天开始计算），凡已经满 20 周妊娠者，都为分娩一次。

一、活产

活产是指妊娠时间在 20 周以上，胎儿体重大于 500 g，由母体内全部排出或取出，胎儿自母体分离，无论此时脐带是否已经切断和胎盘是否已经剥离，表现有呼吸或其他生命征象（如心跳、脐带搏动、不随意肌明确运动）。婴儿是指自分娩至分娩后满一年中的活产儿。

未成熟儿是指妊娠 20 ～ 28 周体重 500 ～ 1000 g 的婴儿。早产儿为妊娠 28 ～ 37 周体重 1000 ～ 2500 g 的婴儿。成熟儿是指 37 周以后出生的活产婴儿体重通常超过 2500 g。过熟儿是指妊娠超过 42 周分娩的婴儿。巨大儿是指胎儿体重大于 4000 g，超巨大婴儿是指胎儿体重超过其孕龄或出生体重大于 4500 g。因胎儿巨大难产率相对增加，超巨大婴儿患病率和死亡率明显上升。

过期妊娠为妊娠时间超过平均时间两个标准差和妊娠超过 42.5 周甚至更长者。妊娠 43 周者，其围产儿死亡率为 39 ～ 42 周妊娠的二倍，主要是由于胎盘老化，宫内缺氧发生率高，易使死胎发生率上升。

在高原地区，海拔 3000 米以上，妊娠中发生早产、低体重儿、过熟儿、超巨大儿的概率与平原地区相同，但由于高原低氧，寒冷，低气压的特殊环境会加重产妇及新生儿缺氧，使其患病率显著增加。

二、围产期及围产期保健

（一）围产期定义

围产期是指胎儿期和新生儿期的一段时期，由于这段时期内有许多有害因素会对胎儿和新生儿直接或间接地产生不良影响。因此，围产期是一个很重要的时期。围产期可分为两个时期：

围产期Ⅰ期：自妊娠 28 周至产后七天。

围产期Ⅱ期：自妊娠 20 周至产后 27 天，高原地区常采用二期分法。

在高原地区围产期Ⅱ期内，生命受到不良因素的威胁较其他时候明显增大。证明高原地区自妊娠 20 周到产后 27 天的这段时间内，无论是孕产妇还是围产儿的死亡，70% 的病例发生在此时，可以看出此期间是生命受到威胁最大的时间。

（二）社会进步对围产期医学的挑战。

进入 21 世纪以来高原地区社会、经济、文化、医疗卫生水平有了飞跃的发展，围产医学已经成为妇产科、儿科领域中发展最快的学科。但在高原地区，由于地理环境及经济发展水平等问题，发展仍然较为缓慢，围产医学面临挑战。

1．随着高原地区经济文化发展，人们对健康的需求提高，WHO 提出的健康定义：生理、心理、社会适应全方位的良好状态，这一概念已被高原人接受。因此，人们不仅要求与平原人一样长寿，而且也要求高生命质量的长寿。对围产医学的要求不仅要母子平安，而要长远完美。

2．医学模式改变，医学向人本位医学的更高的人文关怀层次发展，从生物医学模式到社会、心理、生理医学模式，再向人文关怀的人本位和顺精准医学模式发展。

3．医学目标的变化，从降低死亡率，提高疾病治愈率到提高生存质量和健康长寿的转变。

4．医疗内容的变化，从单纯医疗行为向医疗保健与康复相结合转变。

5．医疗安全观念的转变，从医务人员（医生、护士）为主体到医务人员更科学、更规范的指南，同时让患者和家属参与患者安全的模式；在围产医学中建立了以医护、孕产妇及家属共同参与的诊疗模式。

6．医疗服务理念的变化，从以病患个体为对象，以治愈为本，到以群体为对象、预防为本。围产医学以个体同群体相结合，以人为本，以理为准。

7．医学服务模式的变化，从经验医学向循证医学转变。

在发达地区，已经开始并形成新的理念及服务模式。高原地区也在社会进步的同时，人们的寿命明显延长，医学服务需求正在不断提高。

（三）高原地区围产医学的现状

1．围产医学的指标尚有较大差距 我国沿海地区及大城市的围产医学指标，已接近世界发达国家水平，但我国高原地区的围产医学指标仍处于较低水平。以孕产妇死亡为例，我国“母亲安全”目标在2015年达到22.23%，而青海高原地区2016年孕产妇死亡率为31.53/10万，高原地区与沿海大城市相比仍有很大差距。国际上将母亲安全的落实称为“促使妊娠分娩安全”，具体来说：除孕妇死亡率外，还包括产前保健覆盖率和受过培训、有经验的人员处理的分娩率，以及婴儿死亡率、5岁以下儿童死亡率等指标。少数发达国家还包括低出生体重、极低出生体重率，出生29天以后婴儿死亡率，以及剖宫产率、母乳喂养率、孕产妇、围产儿发病率、人类免疫缺陷病毒（HIV）感染率等相关指标。而高原地区的医疗资源贫乏，要落实这些指标尚需要多层次的努力。

2．临床研究结合不够 围产医学包括了临床、科研及保健多个层面。而围产医学、妇产科学在高原医学当中，存在多项空白。高原低氧、低气压和干寒环境，对产科病理生理、发病机制和基础研究不够，水平也较低。多中心、设计严密的随机临床对照试验研究较少，临床研究质量也不高。因此，高原地区的临床技术大多是平原地区医疗技术的引进，与高原病理生理相脱离，且常以个人的临床经验为指导，许多造成不良母婴结局的疾病，如产科出血、妊娠高血压疾病、妊娠糖尿病、早产、新生儿窒息等，与国内沿海大城市相同，大部分引自国际学术团体的指南，缺乏适合高原地区区情的切实可行的指南及规范。

3．医务人员服务理念及模式有待转变 随着社会的进步，高原人群医疗需求不断提高。因此，服务理念及服务模式必须适应社会发展及高原人群的需求，不断调整和改进。在高原地区，机械的生物医学模式不能够满足人民的卫生保健需求，而应倡导民族多元、文化多元、宗教多元的，以人为本、以理为准的人文医学理念，形成高原特色的医疗健康模式。民族医药与现代医学科技、高原医学相结合的理念，才能面对新的挑战，不断提高可持续发展和与时俱进的服务能力，为高原各族就医群体提供以人为本的高质量、全方位的健康保健服务。

4．加强学科建设 21世纪是高原地区围产医学进步与发展的好时机，由于围产医学涉及至少两代人的近、远期健康，该学科在高原地区刚建立时要解决的问题很多，特别是高原地区整体医学水平的限制，学科建设重点主要放在孕产妇及新生儿安全相关的围产产科和新生儿科方面。随着医学科技的进步与发展，高原低氧、低气压对母胎的影响，对出生缺陷和人口素质的影响已经逐渐引起医学界的关注。尤其是发达地区的围产医学发展，医学家已经将胎源性成人病对人类健康与疾病起源问题的关注，转移到胎儿时期的研究重点。因此认为，高原低氧、低气压的不良影响始于到胎儿期，以及对高原成人病的发病率产生影响。因此，高原围产医学已成为高原生命科学中的热点。随着新的诊断技术及治疗手法、手段的不断出现，伴以母胎医学中心的学科不断涌现，围产医学中的亚学科也会不断发展。

高原围产医学在围产母体医学（围产产科学）及围产新生儿医学基础上，应努力建设胎儿医学。胎儿医学的着眼点是从受精卵到出生，及出生后到新生儿平安过渡到胎儿。在高原地区开展胎儿医学的任务是对胎儿宫内生长发育的保护和监测，监测胎儿在宫内的安全以及先天缺陷的诊断（包括结构异常、染色体异常等），产前诊断及三级预防，同时包括胎儿疾病的诊断和治疗，也同时组成了母胎医学。

5．允许高原地区围产医学目标的不同步发展 由于高原地区地域广阔，人群分散，自然条件不同，经济文化及医疗水平发展不平衡，中心城市与县城和乡镇差距较大，围产医学的发展不同步。为推动高原地区的围产医学发展，城市应在完成初期目标的同时，向中期及高标准目标努力，即发展较快的地区不能等待，而是向发达地区和国家的水平追赶。从而总结高原地区的经验，并带动发展较慢的地区。

三、孕产妇死亡、儿童死亡的相关定义

衡量一个国家和地区的社会发展相关人口健康状况的指标：婴儿死亡率、孕产妇死亡率和人均期望寿命。孕产妇和婴儿死亡率是该地区妇幼卫生服务的关键指标。这三项指标也同样适用于高原地区。

（一）孕产妇死亡相关定义

1. 孕产妇死亡（maternal death）　是指女性在孕期内或在产后42天以内，因任何与孕期、怀孕管理相关因素导致的死亡。但不包括有意外或偶然原因导致的死亡。

2. 孕产妇死亡率（maternal mortality rate）应指某地区某一定时期内的每10万个妊娠妇女中发生的死亡。目前计算孕产妇死亡率，一般都用同期的活产数代替妊娠数。因此，实际使用的孕产妇死亡率这个术语应是孕产妇死亡比（maternal mortality ratio），是指某地区某一定时间段内每10万个活产数中发生的孕产妇死亡数，其计算公式如下：

孕产妇死亡率＝孕产妇死亡人数/同期活产数×100 000

3. 晚期孕产妇死亡　是指在妊娠中止42天以后未满到一年之内的妇女，由于直接或间接产科原因导致的死亡。

4. 与妊娠有关的死亡　是指在妊娠或妊娠终止后，42天之内发生的，不管任何原因导致的妇女死亡。

（二）婴儿死亡的相关定义

婴儿死亡率（infant mortality ratio）是指婴儿自出生后到满一岁前死亡概率，人口的平均预期寿命已经部分反映了它的高低。因此，婴儿死亡率的高低分布格局与平均预期寿命是一致的，其计算公式：

婴儿死亡率＝某年内死亡的婴儿数/同期活产数×100%

婴儿死亡人数在同期总的死亡人数中的比重往往是比较高的，尤其在高原地区是婴儿死亡率相对较高的地区，婴儿死亡人数可占到总死亡人数的30%～40%。如青海高原婴儿死亡率2015年至2016年为9.7‰～10.29‰，明显高于全国平均7.5‰～8.1‰的水平。这除了高原低氧、寒冷、低气压等环境因素外，也在一定程度上反映出高原地区的医疗卫生状况，人口健康状况及生活质量与平原地区相比尚有一定差距。

围产儿死亡是指在围产期内发生的胎婴儿死亡。围产期是指围绕孕产妇分娩前后一定时段，也就是新生儿出生前后的一定时期。围产儿死亡率包括围产期内的死胎，死产和新生儿死亡。

围产期死亡率（perinatal mortality ratio）的计算方法是：

$$\text{围产期死亡率‰}=\frac{\text{孕 28 周以上的死胎，死产以 1 周内新生儿死亡数}}{\text{孕 28 周以上出生的活产数}}\times 1000$$

四、高原地区孕产妇死亡及女婴儿死亡流行变化趋势

随着社会进步和经济的发展，人均生活水平不断提高，高原地区医疗条件和围产期保健水平也在不断改善。新中国成立初期，孕产妇死亡率高达1500/10万，到2000年已降至53.4/10万，婴儿死亡率曾高达200‰，到2000年已降至18.4‰。

20世纪70年代末，全国开始逐步提倡住院分娩，广泛开展产前检查，高危因素筛查，护送孕妇住院分娩和产后访视工作，积极加强基层医疗机构基本产科建设和培训医务人员提高孕产妇和婴儿急救能力。但高原地区住院分娩率仍低于其他地区，西藏、青海住院分娩率（2006年）分别为35.8%和78.15%，低于全国平均88.4%的水平。而边远贫困的高原农牧区，住院分娩率仅为10%～20%，其主要因素有贫困、交通不便、家庭及个人文化水平和保健意识薄弱等。因此，必须通过积极综合措施的实施，不断加强高原地区基层医疗机构的孕产妇围产期保健及产科、儿科救治能力，进一步提高住院分娩率。最大程度上保障母婴安全。孕产妇及婴儿死亡率才能快速下降。

（一）青海高原孕产妇死亡的流行趋势

据近年来的卫生统计年鉴数据显示，青海高原孕产妇死亡率由2001年的135.8/10万，降为2016年的31.53/10万，但仍然明显高于全国平均水平：2001年的48.4/10万和2016年的19.9/10万。2001年到2016年16年间青海高原地区孕产妇死亡率总体呈现下降趋势。2016年青海高原地区孕产妇死亡率城市与农牧区分别为是10.16/10万和35.46/10万，与2001年相比，分别下降了63.08%，76.32%。

从数据上可以显示，青海高原城市与农牧区

（海拔更高）孕产妇死亡率总体上呈下降趋势，但农牧区与城市相比差距仍然很大，总体上高原地区与全国平均水平相比存在较大差距。

青海高原孕产妇死亡原因分析：根据青海省妇幼保健院组织的全省孕产妇死亡调研协作组调研结果显示，2001—2016 年的孕产妇死因中，产科出血仍为孕产妇死亡的首位原因，占 40% 以上[10]，其他原因依次为：妊娠期高血压疾病占 19.16%，妊娠合并的心脏病占 8.87%，产褥感染占 7.94%，羊水栓塞占 3.74%，妊娠合并期肝疾病占 2.34%，以上六种因素成为孕产妇主要的致死原因。总之，高原地区孕产妇死亡率仍明显高于东部和中部平原地区。

（二）青海高原婴儿死亡的流行趋势

据近年来的卫生统计年鉴数据显示，青海高原婴儿死亡率由 2001 年的 38.34%，降为 2016 年的 9.7%，婴儿死亡率的大幅度下降。除了国家安全、高原经济发展、各民族生活水平显著提高、营养状况有了明显改善外，政府推进新法接生和住院分娩则有效地降低了婴儿死亡率。但高原地区婴儿死亡率仍然高于全国平均水平：2001 年的 17.0% 和 2016 年的 7.5%。据我国 1982 年第三次人口普查的结果显示，婴儿死亡率最高的是新疆、青海、云南、贵州等高原地区，分别是 119.8%、84.9%、78.4%、71.2%。明显高于北京、上海、广东等平原和沿海地区，分别是 16.0%、18.8%、18.9%、婴儿死亡率的最高值和最低值之间相差了 6 倍。虽然这种差别在逐渐缩小，但由于高原地区的特有低氧、低气压、高寒环境仍是这种差距产生的部分原因。

青海高原婴儿死亡原因分析：高原地区由于高寒低氧的环境特点，与全国婴儿死亡主要疾病以肺炎、腹泻、神经管畸形、败血症、新生儿硬肿症等为主相比，高原地区尤其是农牧区婴儿死亡主要疾病，是低出生体重、早产、出生窒息、先天性心脏病、肺炎、婴儿腹泻等。作者曾对本地区 100 例围产死亡进行尸检发现，在出生缺陷的先天畸形病例中，高原地区以先天性心脏为第一位，与全国出生缺陷监测以神经管畸形位为第一位不同。而先天性心脏病的发病率高，与高原低氧有直接关系。

第四节 高原地区产科相关标准定义

高原产科学是高原地区医学的分支，是指在高原地区处理生产和对孕妇产前和产后的护理与治疗。涉及的范围是在高原地区的正常和非正常环境下的怀孕，分娩和产褥期。最广泛被采用的定义仍是世界卫生组织的定义，是国际疾病分类所建议的。通常使用的定义由以下多个部分组成。

一、围产期的相关定义

（一）围产期

围产期是指妊娠满 22 周（154 天），相当于正常情况下出生体重在 500 g 或以上时，直到出生后满 28 天期间。

（二）围产期病死率

围产期病死率是指每 1000 名婴儿中死亡数加上新生儿死亡数。

（三）足月新生儿

足月新生儿是指在胎龄或孕满（停经）37 周之后到孕 42 周（即孕 260 ~ 294 天以内）出生，新生儿体重 2.5 kg 以上，并小于或等于 4.0 kg 身长 47 cm 以上，无任何畸形和疾病的活产新生儿。

（四）新生儿

新生儿是指胎儿从母体彻底娩出，无论脐带是否被剪断或胎盘是否仍附着宫腔，至出生后满 28 天这一段时间的婴儿。体重小于 500 g 通常不认为是新生儿，被称为流产儿。若在没有测出生体重时（高原地区多见），孕周为 22 周，身长达 25 cm 以上，通常与体重 500 g 同等看待。

（五）活产

活产是指出生时或出生后具有生命现象（心跳、呼吸、脐带搏动、随意肋缩动）之一者，孕满 28 周或出生体重达 1000 g 或超过此孕期和体重的胎儿。

(六)死产(死胎)

死胎的定义是指孕妇在妊娠 20 周以后，胎儿在子宫内的死亡。胎儿在分娩过程中的死亡成为死产（在出生时和出生后没有任何生命体征的存在），也是死胎的一种。

(七)新生儿死亡

新生儿死亡分早期与晚期，早期的新生儿死亡是指活产婴儿在出生后 7 天内死亡。晚期的新生儿死亡是指在 7 ~ 29 天的死亡。

(八)死婴

死婴是指胎儿在娩出并能独立呼吸后死亡的，包括所有从出生到 12 个月之间的活婴死亡。

(九)死产率(死胎率)

死产率（死胎率）是指每 1000 名出生婴儿中（包括活产和死产）的死产数。

(十)新生儿病死率

新生儿病死率是指每 1000 名活产中新生儿死亡数。

(十一)死婴率

死婴率是指每 1000 名活产中死婴数。

(十二)早产儿

早产儿是指在孕满 37 周之前出生的婴儿，即胎龄小于 37 周，也就是 259 天的新生儿，但无论其出生体重，绝大部分的早产儿体重小于 2500 g，身高小于 45 cm，其身体各器官的构建和生理功能呈现出不同程度的不成熟。

(十三)过期儿

过期儿是在在孕满 42 周以后出生的婴儿，即妊娠期超过 42 周（≥ 294 天）出生的新生儿称为过期儿，又称过熟儿。

(十四)低出生体重儿

低出生体重儿是指出生体重小于 2500 g，即出生时体重不足 2500 g 的婴儿，无论胎龄大小，成熟度。

(十五)极低出生体重儿

极低出生体重儿是指出生体重在 1000 ~ 1500 g 的新生儿。

(十六)过低出生体重儿，或称超低出生体重儿

过低（或称超低）出生体重儿是指出生体重小于 1000 g 的新生儿。

二、孕产妇相关定义

(一)孕产妇死亡比率

每 10 万名活产婴中因生育过程导致的孕产妇死亡数。更常用但并不太确切的说法是孕妇病死率。比率更加准确是因为其分子包括任何妊娠结局的死亡数（例如活产、死产、宫外孕），而分母包括活产的数目。

(二)直接孕产妇死亡

包括孕产妇由于妊娠的产科并发症、生产或产褥期，以及由于人为的介入、忽视或错误的治疗、或这些因素导致的系列疾病引起的死亡。例如，子宫破裂导致失血引起的孕妇死亡。

(三)间接孕妇死亡

包括孕妇的死亡不是由产科原因直接导致，而是由既往存在的疾病导致，或在孕期、生产或产褥期发生疾病，因妊娠而加重。例如，孕妇由于风湿性心脏瓣膜病并发症导致的死亡。

(四)非孕妇死亡

由于与妊娠无关事故或意外而导致的孕妇死亡被视为非孕妇死亡。例如，交通事故导致的孕妇死亡。

三、其他相关定义

(一)出生率

出生率是指某年中每 1000 人中分娩出活婴的数量，即某年每 1000 人对应的活产数。一般用千分率表示，计算公式为：

出生率 = 年出生人数 / 年平均人数 ×1000‰。

（二）生育率

生育率是指不同时期、不同地区妇女或育龄妇女的实际生育水平或生育子女的数量。或指每1000名年龄在15～44岁的女性人群中的活产数。

第五节　高原地区胎儿医学与胎盘、胎儿生理

随着胎儿医学这门新兴学科的发展，胎儿医学涉及基础医学及临床医学，包括遗传学、分子生物学、产科、超声影像、儿科、新生儿外科多个领域。胎儿医学所关注的是胎盘、胎儿生理，真正了解母体-胎盘-胎儿系统的生理、病理、代谢情况，以及有可能影响胎儿健康的疾病，和对这些疾病的诊断与治疗。

围产医学产科的关注重点是母亲安全为主，考虑的是降低孕产妇死亡率，但也开始关注胎儿和新生儿，降低围产儿死亡率。胎儿医学阶段的标志是不再把胎儿作为母亲的一个附属物，而是将胎儿和母亲放在同样的地位来考虑，即“胎儿也是患者”，在考虑母亲权利时，同样也考虑胎儿的权利。随着产前诊断广泛进入临床，对胎儿疾病的宫内治疗为标志，并从出生缺陷扩大到所有影响胎儿宫内安危的疾病，包括胎儿宫内生长受限，羊水过多或过少、双胎和多胎等。使产科演变为三个亚专科：一是普通产科，关注的是正常妊娠的监护与分娩安全，为以前产科的内容；二是母体医学科，关注的是妊娠合并症与并发症，对高危妊娠的诊断与处理；三是胎儿医学科，关注的是胎盘、胎儿生理及胎儿相关性疾病。在高原妊娠生理领域中，胎盘、胎儿生理的研究成果尚少。

一、胎盘生理及解剖

胎盘系以生理交换为目的的胎儿组织与母体组织进行密切融合的器官，其主要是滋养层，当滋养层被胎儿中胚层穿透并变成一层膜时，称为绒毛膜。胎盘是由底蜕膜、叶状绒毛膜及羊膜组成。人类母血与胎儿滋养细胞直接接触，因而人类胎盘可描述为盘状，有蜕膜及绒毛膜受血的绒毛膜尿囊胎盘。

（一）胎盘的发育

正常生理状态下，排卵后在黄体分泌足够的孕激素的作用下，子宫内膜立即发育为典型的分泌期子宫内膜，在排卵后1周左右发育至高峰，与预期的受精卵着床时期相对应。在排卵后大约24小时内，足够数量的健康精子穿透孕激素作用下的适宜的宫颈黏液，以6 mm/min的速度通过正常的子宫腔、输卵管并在此短暂的期间，优势精子发生一系列酶的变化而获得与卵受精的能力，此过程称为精子获能。当优势精子与卵子相遇，精子头部顶体外膜破裂，释放出顶体酶，溶解卵子外围的放射冠和透明带，称顶体反应。精子借助酶的作用，穿过卵子的放射冠和透明带，与次级卵母细胞融合，精子进入卵子内，细胞融合后，称为配子粿合。携有全部父亲遗传物质的精子头部进入卵细胞质时，即发生“透明带反应”，阻止其他精子进入透明带。约36 h后出现第一次卵裂，卵原核与精原核融合，核膜消失，染色体相互混合，形成二倍体的受精卵。经过一系列的分裂，成为了多孔球状的囊胚，分裂发育同时，由子宫输卵管蠕动将其输送至宫腔，这个过程需要4天左右的时间，然后在受精6～8 h内植入营养丰富的子宫内膜。囊胚壁的多数细胞为滋养细胞，只有少数定向发育为胚胎的一部分。植入后数小时滋养细胞侵蚀子宫内膜，开始产生人绒毛膜促性腺激素（HCG）。HCG在促使普通黄体转化为妊娠黄体具有重要作用。

胎盘的形成最先是在受精卵后第10天，侵蚀性胎儿组织（滋养细胞）发育形成合体滋养细胞，合体滋养层成为侵蚀性胎儿组织的前线细胞，并侵入母体毛细血管和小静脉，使具有丰富营养的母体血液外渗进入细胞间隙，形成绒毛间隙前身，母体血液从被侵蚀的静脉流入并充满这些间隙，偶尔母体动脉会开放一会儿，形成一个流动十分

缓慢的循环，胚胎通过绒毛细胞膜直接获得营养，交换废物。

合体滋养层发育成芽状或柱状分支样突起，形成腔隙系统中的间充质的核心。增殖的滋养细胞再分支形成初级和次级绒毛。由原始滋养层形成的中胚层或中央基质，侵入这些小柱状结构，形成支持毛细血管在期内生成。逐步发育成包含富含胎儿血管和绒毛滋养层组织的复杂树状结构。来源于滋养外胚层的高增殖、未划分的原始细胞滋养细胞通过两条路径发生分化；一是单核的细胞滋养层细胞融合形成多核的合体滋养层细胞，并覆盖于漂浮绒毛（与母血接触）的表面。合体滋养细胞主要负责妊娠相关激素的分泌、母胎间营养物质与代谢废物的交换。二是细胞滋养层细胞通过增殖形成锚定与子宫壁上的锚定绒毛。锚定绒毛在滋养层细胞胞柱中的细胞滋养层细胞，可以分化为绒毛外滋养层细胞，并向子宫蜕膜迁移。一部分绒毛外滋养层细胞可浸润至子宫内膜深层，甚至于到达子宫肌层的三分之一处，把胚胎（胎儿）锚定于子宫内，这些绒毛外滋养层细胞称之为间质滋养层细胞。另一部分绒毛外滋养层细胞可侵入母体血管，并获得血管内皮细胞样的特征，侵入子宫螺旋动脉并取代母体的血管内皮细胞，是子宫螺旋动脉改建成低阻抗、高通量的子宫 - 胎盘动脉血管系统，这些绒毛外滋养外层细胞称之为血管内滋养层细胞。

当植入 11 天左右，合体滋养细胞层完全覆盖于已植入的囊胚表面，初级合体化不可逆地停止，并形成次级合体化。合体滋养层通过次级合体化过程实现合体滋养层细胞参与母体界面的营养物质，代谢产物气体的交换，并逐步实现其后续的扩张维持更新。合体滋养层细胞不具有增殖能力，需要其下层的细胞滋养层细胞再妊娠过程中不断地融合以形成新的合体滋养层，同时老化的合体滋养层会不断脱落以实现自我更新。

（二）氧分压与滋养层细胞分化

氧分压被认为是滋养层细胞增殖与分化平衡中的一个关键因素。Genbacev 等人[1]利用从妊娠 5 ~ 8 周绒毛分离得到的细胞滋养层细胞与锚定绒毛外植体，证明较低的氧浓度（2% 氧气或 14 mmHg）可以刺激细胞滋养层细胞进入细胞周期。开始活跃增殖，从而阻止其向浸润途径分化。而另一些结果表明，低氧压可能抑制滋养层细胞的增殖。间质滋养细胞（iEVTS）最终分化为滋养层巨细胞。与合体滋养层细胞相似，胎盘床巨细胞可以分泌 HCG，胎盘床巨细胞在正常妊娠维持中发挥了重要作用，同时巨细胞还产生蛋白酶抑制剂，可以抑制绒毛外滋养层细胞（EVT）过度浸润至子宫肌层的深部。

正常胎盘发育期间，母体子宫螺旋动脉经历广泛的改建，是母体对妊娠的重要适应过程。主要生理变化为血管内转换或称假性血管发生，有侵入的滋养层细胞的黏附因子表达发生改变，使细胞上皮特性转化为血管内皮特性。螺旋动脉改进过程的形态学特征则包括血管平滑肌细胞脱离、内皮细胞肿胀、血管扩张、绒毛膜外滋养层细胞浸润、血管平滑肌细胞丢失、内皮细胞丢失、纤维蛋白沉积、血管内部出现绒毛膜外滋养层细胞内皮更新等。

滋养层细胞的分化是胎盘维持其正常功能的重要基础。向合体化方向的分化保证了胎盘的物质交换和内分泌；向浸润方向的分化保证了胎儿和胎盘的锚定；对子宫血管的改建则保证了母体界面充足的血流灌注，确保胎儿的正常发育。胎盘是联系胎儿与母体的核心器官，若发育不良则会导致多种妊娠期疾病的诱发。高原低氧对不同妊娠妇女（世居或移居）滋养层细胞的分化产生不同影响，使妊娠疾病的诱发也出现不同，滋养层细胞合体化、浸润以及改造血管能力因缺氧而不足，则广泛地表现于子痫前期、胎盘植入、妊娠糖尿病以及胎儿生长受限等重大妊娠疾病中，这也是上述疾病的重要病理特征。因此，对于胎盘滋养层细胞分化的研究对保障母胎健康具有积极意义。

（三）胎盘的内分泌功能

胎盘是母儿的共同体，没有自主神经支配，能产生绒毛膜促性腺激素、雌激素、孕激素和胎盘催乳素等多种胎盘固有激素；还有种类繁多的脑肠肽、心血管相关肽、物质代谢相关肽等。因此，胎盘作为能分泌多种激素的分泌器官之一，对维持妊娠和胎儿正常发育有重要作用。

1．胎盘的内分泌　在妊娠第 2 周人绒毛膜促性腺素（HCG）开始分泌，HCG 有胎盘合体滋养层细胞产生，HCG 浓度呈指数上升，每 1.3 ~ 2

天倍增一次，直到9～10孕周。孕期倍增预示妊娠结局良好，若倍增时间异常缓慢则预示不良，可能即将流产，甚至是异常妊娠。HCG与黄体生成素共同促进母体黄体的生长与维持，以保护妊娠。两个月时达高峰，以后逐渐下降，到妊娠第8周时，胎盘催乳素（HPL）开始分泌，替代HCG，HPL又称人绒毛膜生长素（HCS），是一种蛋白激素，其生物学和免疫学特点与垂体生长素相似，由胎盘的合体滋养层合成。HPL或称HCS是妊娠的“生长激素”。在体内的作用主要是生长激素样效应和抗胰岛素特点，干扰糖的摄入并刺激游离脂肪酸的释放，而使胰岛素轻度降低。母体的代谢似乎直接朝向能量动员，为胎儿提供物质基础。HPL第8个月达高峰，并维持妊娠至分娩，具有促进胎儿生长发育的同时，促进母体乳腺的发育和母乳的储备。

2．胎儿、胎盘、母体的内分泌　由于胎盘不是一个完整的甾体激素分泌器官，必须依赖于来自胎儿和母体循环中共同组成的母体、胎盘、胎儿单位的前体物质。胎盘产生的雌激素，是来自胎儿和母体的前体物质，胎盘产生的黄体酮则是大部分来源于循环中的母体胆固醇合成。

妊娠期产生的雌激素主要是雌三醇，随着妊娠进展，其排泄率增加。孕期雌三醇的合成是一个独特的生物合成过程，体现了胎儿、胎盘、母体三者之间的相互依赖关系。雄激素前体物质是硫酸脱氢表雄酮（DHEA-S），DHEA-S由胎儿肾上腺产生，来自胎儿和母体的DHEA-S在胎盘硫酸酯酶作用下，转变成游离的半结合DHEA，再转化成雄烯三酮、睾酮、雌酮和雌二醇，但胎盘几乎不将其转变为雌三醇，而是在胎儿肝内完成16α-羟化，成为硫酸16-羟化脱氧表雄酮，再进入胎盘去硫酸侧链，经芳香化而成为雌三醇。

母体循环中的黄体酮和雌三醇量很大，黄体酮可使子宫肌在妊娠期大部分时间保持相对安静的状态，在子宫内局部高浓度黄体酮可阻断对外来抗原的细胞免疫反应，有助于子宫特有的免疫容受。雌三醇则有利于增加子宫胎盘血流量，促进子宫平滑肌的增生，而对其他器官系统仅产生较弱的雌激素效应。

（四）胎盘的转运功能

胎儿在宫腔内通过胎盘由母体提供胎儿所需的营养物质。并通过胎盘消化吸收和完成胎儿的气体交换，因此，胎盘的代谢率很高，耗氧和耗能（耗糖）率高于胎儿。胎盘的主要功能是由母体向胎儿运输氧气和营养物质，并将二氧化碳、尿酸以及其他代谢产物送回母体。

1．胎盘以五种机制进行转运　单纯的弥散、易化扩散、主动转运、胞饮作用与渗漏。

（1）单纯弥散：气体和其他小分子物质，以单纯弥散的方式通过胎盘，其转运率的大小，由化学梯度。转运物质的弥散能力、用于转运的胎盘的总面积所决定。而化学梯度即胎儿与母体的血浆中的浓度差又受子宫胎盘和脐带血流速率的影响。高原低氧和高原红细胞增多症，可使孕妇血流黏稠度增高，从而不同程度的影响胎盘弥散功能。

（2）易化扩散：糖作为胎儿的主要能量来源，是通过胎盘易化扩散转化的主要物质，与逆浓度差的主动转运相反，糖是通过转运系统顺化学梯度进行运转的，并被高浓度的糖饱和。正常稳定情况下，胎儿血浆中的糖浓度大约是母体血浆浓度的2/3。其他还有小分子量物质，小的电解质及高脂溶性物质，也是通过胎盘易化扩散转运的。

（3）主动转运：胎盘通过主动转运系统运输必需氨基酸和水溶维生素等异构体物质，使胎儿血中这些营养物质高于母体血。胎儿的特殊化需营养物质的选择性主动转运，是通过酶机制完成的。

（4）胞饮作用：复杂的蛋白质、小分子脂肪、免疫性物质、甚至是病毒的转运，是通过合体滋养层细胞伸出伪足形成，高度选择后通过胎盘转运。

（5）渗漏：胎盘膜可出现较大的间隙允许完整的细胞通过，尤其在产时、胎盘损伤时（如胎盘早剥、前置胎盘或创伤时）、剖宫产及胎儿宫内死亡时、更容易出现这种间隙。此时在母体循环中常可找到胎儿细胞，使母体对胎儿红细胞抗原致敏。

2．药物在胎盘的转运　大多数药物可通过单纯的弥散方式由母体转运至胎儿血循环，转运率由药物不同梯度决定。因此，几乎所有的药物均可不同程度地通过胎盘转运至胎儿循环。由于胎盘是水溶性外源有机化学药品转运的疏脂因子，易溶于脂肪的化学药品和药物比水溶性药物或分子更容易通过胎盘屏障。

3．胎盘对热的转运　人类胎儿的中心温度要比母体结肠温度（中心温度）高0.5℃，胎儿又比羊水温度高0.2℃，羊水又比子宫壁温度高0.1℃。这种胎儿-母体温度梯度差，都是由流经胎盘的脐带血流转运热度而散热的，胎盘绒毛表面的散热能力要明显高于胎儿体表。

(五)缺氧对妊娠早期滋养细胞的影响

有研究表明[2]：缺氧对妊娠早期滋养细胞凋亡增加，提示子痫前期孕妇在临床症状出现前可能已存在胎盘滋养细胞凋亡。因此，高原缺氧在某种程度上会导致孕妇孕早期胎盘滋养细胞凋亡，从而增加子痫前期发病中的作用。同时子宫螺旋动脉内皮细胞也受高原缺氧的影响，使得子宫螺旋动脉重铸受阻，加重胎盘软着床[3]，导致子痫前期或其他疾病的发生[4]。

二、胎儿生理与解剖

大多数的人类胎儿都将在末次月经（LMP）第一天后约40周出生，即孕40周出生，但真正能准确地在预产期出生的婴儿只有5%。虽然受精是发生在末次月经周期开始的两周后，孕期仍从末次月经第一天开始计算，每4周为一个妊娠月，整个妊娠周期280天，40周。以月经周期28天为例，通常是第14天排卵后精子和卵子在输卵管腹部受精。之后，受精卵进行细胞分裂，形成胚囊，并从输卵管往子宫缓缓移动，受精7天后，胚囊会达到子宫，开始着床。因此，受精卵着床是末次月经的第3周，第4周可以在超声波下看到胚囊。接近第5周末，小小的心脏开始发育，6周左右出现心脏搏动，心脏分裂成心房，心室，并开始输出血液到已形成的血管中。此时脸部已有大致的雏形，类似鱼眼的双眼是黑黑的凸点，两眼之间距离较远，耳鼻孔此时已可见。第7周内脏与生殖器官的雏形已逐渐产生。身体皮肤呈半透明状，能清楚地看到血管、汗腺和皮肤表层的细汗毛。这时大脑急速发育，神经细胞可连结，已能将讯息从脑部传递到身体各部。妊娠的前8周，常用胚胎这个术语说明发育中的生物体，因为在此阶段初期的生命会形成所有的器官。8周以后的妊娠则用胎儿这个名称，因为是生命进一步生长，器官逐渐成熟的时期。妊娠第8周，胚胎已具备可辨别的人形，身体开始伸直，四肢已经发育，但较头部慢。头部已有具体形状，头大，可占整个胎体的一半左右，仍蜷曲在胸前。

(一)孕8周

胚胎长2.1～2.5 cm，重约1 g，胎头几乎占一半的体积，肺叶可见，卵黄囊和肝生成含有血红蛋白的红细胞，肾开始形成。

(二)孕12周

胎儿身长6.5～9 cm，体重12～32 g，胎儿额头向前突出，头部变长，并形成下颚，眼睛从两侧移至脸部，呈紧闭状态，耳朵清晰可见。胎儿脸部肌肉形成，能做皱眉及张合嘴巴的动作及表情。四肢肌肉发达，能在羊水中自由活动。手脚、手指和脚趾分化完成并长出指甲和指纹。胎儿性器官开始发育，外生殖器可分辨男女，男胎形成睾丸，女胎形成卵巢。肠道开始蠕动，且能吸收糖。至12周时，胎盘已完全发展形成，并有脐带连接着胎儿，成为胎儿的生命支撑系统。此时羊水体积约30 ml，胎儿可在羊水中改变身体方向。胎心率是成人的两倍。

(三)孕16周时

身长14～17 cm，体重100～130 g。胎儿舌头上开始出现味蕾并产生味觉，五官发育得更明显，双眼虽紧闭，但已对光线有敏感。嘴巴已有吸吮能力，有时会吸吮手指，脑部神经通道逐渐发育，胎儿已能感觉到身体其他部位及子宫内的环境，消化系统开始运作，胎儿会喝羊水，有吞咽、喝、排尿动作。四肢发育完全，有运动动作产生，双脚明显比手臂长。胎儿已具备听力，可以开始胎教，母腹能听到胎心音，一般为120～160次/分。

(四)孕20周

身长20～25 cm，体重300～500 g。宫底平脐，母亲能感到胎动2～3周，用听诊器可听到胎儿心音，胎儿皮肤表层开始产生白色脂肪，利于保护皮肤与顺利分娩，一层细胞的胎毛覆盖胎儿全身。胎儿神经系统已完成统合，肌肉与神经系统已发育的更完全，大多数脏器开始运作，胎儿能更流畅地做出踢腿，吸吮等动作。胎儿听觉发育十分成熟，可听到宫腔以外的声音。性器官已发育成熟，男胎的阴茎与阴囊逐渐变大。胎儿已经长得比胎盘大，但与过去快速成长相比，速度开始变慢，使肺及消化与免疫系统有足够的时间成熟。

（五）孕 24 周

身长 28 ~ 30 cm，体重 600 ~ 750 g。胎儿皮肤仍皱皱的，皮肤皱褶下开始出现脂肪，但皮肤仍然很薄且呈粉红色。胎儿的眼睑已经形成，能自行做出睁开眼的动作，头与身体其他部位的比例相当，已建立起一套睡眠与清醒规律周期，其控制意识思想的细胞还在发育，对声音、光线、动作更为敏感，骨骼完全形成，可清晰见到脊髓、肋骨、手脚的骨骼等。女胎的卵巢已开始制造卵细胞，其他器官都已运作，只有肺脏尚在发育中，肺脏是最晚成熟的器官。此期胎儿已有很低的生存能力。

（六）孕 28 周

身长 35 ~ 40 cm，体重 1000 ~ 1200 g。胎儿大脑发展相当成熟，其思考、记忆、各种情感的发展开始萌芽，味蕾日趋成熟，舌头可分辨不同味道。能依自己意志改变身体的方向和位置，并有伸展、收缩、抓握等肢体动作。胎儿眼球生成，可以睁开双眼看前方，其有调整焦距的功能。胎儿皮肤厚度增加，脂肪分泌较为旺盛，全身被胎脂包裹，皮肤红润，不再呈透明状。肺脏支气管与肺泡大致发育完成，但肺脏功能尚不成熟。此期胎儿可部分存活。

（七）孕 32 周

身长 40 ~ 42 cm，体重 1300 ~ 1800 g，胎儿身长和体重都有显著增加，胎儿宫内活动受到较多限制，但仍然可以随意改变体位，母亲感受到胎动。胎儿脑部发育较快，胸部的刺激得以传达得更迅速，学习能力大为增加，但反射动作尚不完全，胎儿听觉、视觉、味觉、嗅觉、触觉等，都大致发育完成。皮下脂肪增多，皮肤皱褶也逐渐消失，皮肤呈现淡红色，指甲更长，骨发育大致完成，更加坚硬，但仍然保持柔韧，利于分娩。肺部肺泡细胞开始分泌表面活性物质，促进和帮助肺泡的张力而不萎陷。此期出生，约 5/6 的新生儿可存活。

（八）孕 36 周

身长 45 ~ 50 cm，体重 1900 ~ 2600 g。胎儿四肢与头部的生长发育与新生儿无差异，胎儿头生长快而较大，是由于大脑组织已迅速发育到一定比例，脑容量急剧增加，大脑已有清楚的大脑特有的皱褶和凹沟。胎儿循环、呼吸、消化和性器官等大多数重要的器官均已发育完成，皮下脂肪持续增加，皮肤褶皱消失，胎儿明显变胖，胎儿开始进一步增加体重，覆盖在皮肤上的胎毛开始脱落，为出生做准备。胎儿进一步能感受到外来刺激而反应，除了会睁开双眼外，眼睛也具有转动、对焦的能力。胎儿肺发育已接近成熟。此期胎儿出生，大多都能存活。

（九）孕 40 周

身长 50 ~ 52 cm，体重 2700 ~ 3500 g。头双顶径为 9.5 cm，颈部固定，额（前囟）至枕骨下方的枕下前囟径同样为 9.5 cm。因此，宫颈口需要扩张至 10 cm 时，胎儿可从阴道分娩。胎儿头发已有 2 ~ 3 cm，指甲已完全覆盖指头。胎儿内脏器官及肺脏已发育完全成熟，胎毛几乎完全脱落。男胎婴的睾丸已降至阴囊内，女胎出现胸部组织，乳头凸起，阴蒂比较明显，肠内有胎便形成，受压时或胎儿宫内缺氧时，胎便会排出。因为胎儿长的更大，子宫几乎已无空间，胎儿活动量减少，大部分胎儿呈纵产式头先露，头盖骨柔软而囟门开放，为分娩做好准备。分娩，虽然是几个小时到 1 天，或者更长时间，但胎儿要经受巨大的考验，要能够忍受缺氧，挤压的考验，顺利分娩。应该注意的是，虽然阴道分娩比剖宫产时间较长，但经阴道分娩的新生儿适应外界的能力要比剖宫产的新生儿强。初产妇一般最后 2 周左右胎头降至骨盆内。

第六节　高原地区胎儿及早期新生儿生理

目前我国将产科分为普通产科、母体医学、胎儿医学。胎儿医学作为产科学一门新兴发展的最前沿的学科，是在母体医学的基础上，将胎儿视为一个完整的人，关注的是所有可能影响胎儿的疾病，以及对这些疾病的治疗。很明显，理解胎儿及早期新生儿的生理，对恰当管理这些胎婴非常必要。

一、胎儿血液学

胎儿的心血管系统所有结构均源于中胚层，且胚外早于胚内。约在胚胎 2 周时，卵黄囊壁的胚外中胚层内的间充质细胞密集成名为血岛的细胞团。血岛中央的游离细胞分化成原始血细胞造血干细胞。内皮管不断向外出芽延伸，与相邻血岛形成内皮管相互融合通连，逐渐形成一丛状分布的内皮管网。在此阶段，体蒂和绒毛膜中的中胚层内也以同样方式形成内皮管网，二者共同构成了胚体外原始血管网。孕 3 周末，胚外和胚内的原始血管网在体蒂处彼此沟通，逐渐形成原始的血管系统并开始血液循环，此时红细胞的主要来源是体蒂的血岛。10 周后，胎儿肝是红细胞生成的主要来源，但脾和骨髓也逐渐产生造血功能。至足月妊娠时，约 90% 的红细胞来自骨髓。孕 32 周时红细胞生成素的产量达到高峰，而出生的第一周红细胞生成素降至为 0。红细胞是胎儿生产的第一种血细胞，寿命为成人 120 天的 2/3，需不断生成红细胞。最早的红细胞是巨幼红细胞，有核。红细胞的平均数值和血红蛋白值，随胎儿的生长而呈增高的变化。

妊娠前半期胎儿红细胞内均以胎儿血红蛋白（血红蛋白 F）为主，至妊娠最后 4 ~ 6 周，胎儿红细胞的成人血红蛋白（血红蛋白 A）开始增多，至临产时胎儿血红蛋白仅占 25%，由于胎儿血红蛋白（血红蛋白 F）亲氧能力较强，同时胎儿血液中的血红蛋白浓度比母体高 50%，因此，氧合能力明显高于母血，从而保证了胎儿的氧供。出生后第一周红细胞浓度开始逐渐下降，呈现新生儿生理性贫血，血红蛋白浓度最低降至 7 ~ 8 g/L，至出生后 6 ~ 12 周停止下降，维持约 10 g/L。妊娠 12 周时，胎儿胸腺，脾产生淋巴细胞，成为胎儿体内抗体的主要来源，妊娠足月时胎儿白细胞计数达（15 ~ 20）$\times 10^9$/L。

二、胎儿免疫

胎儿在生长发育过程中逐渐形成一套可以正常运作的免疫系统——它能识别外源蛋白，但其攻击能力较弱。因为一个正在发育的胎儿通过胎盘从母体传递、并无时无刻地接触外源蛋白和细胞，和许多其他哺乳动物相比，人类胎儿对外界的接触更广泛。因此，孕 9 周的胎儿就有特殊免疫细胞（包括 T 细胞和自然杀伤细胞）。胎儿在妊娠 13 周时便已经有功能完整的树突状细胞，这种细胞能够分解异物并将其碎化传递给 T 细胞，当 T 细胞被激活，靶向摧毁这些异物。妊娠 2 月后胎儿血循环中出现白细胞，胎儿循环白细胞是抵抗病原菌的第一道防线。孕 8 周以后，前胸腺细胞从胎儿肝或骨髓迁移至胎儿胸腺，同时脾原基开始成熟，二者均产生胎儿淋巴细胞，这是抵御外来有害抗原的第二道防线之抗体的主要来源。胎儿抗体介导的免疫和细胞介导的免疫均依赖于骨髓前体的小淋巴细胞的活性。胎儿淋巴细胞在胚胎早期是源于卵黄囊的干细胞，晚期则发生于胎儿肝，成人则来自骨髓。淋巴细胞分化为两组完全不同的细胞簇，一组为胸腺依赖（T 淋巴细胞），另一组为骨髓依赖（B 淋巴细胞）。胎儿在孕 11 周后可在胸腺中找到 T 淋巴细胞，在 16 ~ 18 周可在外周血循环中出现，在 32 ~ 38 周胎儿循环中的 T 淋巴细胞数与成人相似。

胎儿 B 淋巴细胞来源于骨髓，B 细胞分化为浆细胞，合成和分泌各种形式的抗体和全部的循环内的免疫球蛋白。胎儿和新生儿不能像成人有良好的抵御感染的免疫能力，其不足主要为细胞性。胎儿的 T 淋巴细胞对特异性抗原无反应，B 淋巴细胞不发育为浆细胞，使其 IgG 水平直到晚期妊娠仍低于母体水平。胎儿对来自母体的抗原反应依赖于胎儿能达到的免疫活性水平。但早期妊娠对风疹病毒无反应，故胚胎极易受到伤害。产后数周才产生 IgA，由于 IgA 是在对入侵的微生物的抗原产生反应时生成的，所以新生儿特别容易患肠道感染性疾病。

三、胎儿内分泌

内分泌是生命机体生理功能的调控者，并通过分泌激素在生命体内发挥作用。胎儿发育的第一个内分泌腺是甲状腺。在孕 4 周时胚胎就能合成甲状腺素。胰腺是在十二指肠内胚层对外生时发育，孕 12 周胰腺即可分泌胰岛素。生理条件下母体胰岛素不转运给胎儿，胎儿胰岛素是调节胎儿生长率的基本激素。但母体糖尿病可使胎儿产生大量胰岛素，这就是糖尿病母亲的婴儿生长过大及产后即出现胰岛素分泌过多现象的原因。

据研究表明胎儿具有所有的腺垂体合成激素，胎儿肾上腺皮质激素（ACTH）在刺激肾上腺皮质的生长中起关键作用。胎儿肾上腺皮质主要由胎儿带组成，胎儿带大约在产后 6 个月消失。胎儿肾上腺是产生大量甾体激素的活性内分泌器官。胎儿带活性持续增加是触发一系列分娩动因的过程，原因不明分娩的早产儿肾上腺皮质较大，而无脑儿则肾上腺萎缩而导致妊娠期明显延长。

四、胎儿－新生儿过渡期的生理功能调整

胎儿向新生儿过渡的时间非常短，但却伴随着显著的病理生理变化，要求循环系统必须有良好的适应性，其中包括肺血流的分流、动脉导管和卵圆孔关闭及静脉导管和脐血管消失。胎儿向新生儿的过渡标志着生物进化学上水生生物到陆生生物的完美转化。胎儿向新生儿过渡，主要包括呼吸、血液循环及内分泌基础代谢三方面的变化。这些变化也是其他器官，如大脑、肾、胃肠道等保持正常功能的基础。

（一）呼吸、循环及内分泌基础代谢的转变过程

1．呼吸系统的过渡　可分为三个不同的生理阶段，即肺内液体出入肺间质组织、液体由肺间质进入淋巴组织或血液循环以及肺泡气体交换与组织能量代谢。这些生理功能的转变能使得胎儿能够在离开母体宫内液体环境生存，适应并利用空气来促进机体的能量代谢，实现从胎儿向新生儿的过渡。

胎儿在母体内有微弱呼吸运动，是由胎儿本身低氧血症、高碳酸血症等内源性刺激源刺激呼吸中枢，再通过膈神经控制膈升降而完成。分娩后呼吸运动的驱动力转变为脐带血流阻断导致的缺氧，以及远低于体温的室温等外源性刺激原，刺激呼吸中枢而诱发呼吸运动。由于高原低氧环境，胎儿分娩时容易更早出现低血氧和高碳酸血症，过早地刺激呼吸中枢而引起呼吸运动，可能会导致在产道吸入污染的羊水，而发生新生儿吸入性肺炎。因此，产时及时给母亲供氧以及良好的产程管理、分娩管理，在高原地区减少新生儿呼吸系统疾病，有重要意义。

新生儿机体内存在着多种机制使肺内液体得以清除，一是孕晚期胎儿经历出生这一应激状态时，肾上腺素与抗利尿激素的释放激活了肺泡上皮细胞的钠离子通道，促使肺内液体再吸收。二是胎儿期体内有不同类型的水通道蛋白被表达，在出生后的数天内，肺内的水通道蛋白表达有所改变，使得水分通过这些通道被吸收入肺的间质组织。三是胎儿姿势的改变，肺内液体在分娩时可通过口腔排出，胎儿脊柱弯曲能够增加腹压从而促进肺内液体清除。

出生后新生儿肺功能残气量的产生与维持是充分的气体交换的必要条件，其机制有两种：一是呼气中断，在新生儿呼气中断时，婴儿同时关闭声门、收缩腹部肌群，形成较大的胸廓内压，从而形成并维持一定的肺功能残气量；二是成熟的胎儿肺表面活性物质，对减少肺泡表面张力来阻止液体回流，从而促进肺功能残气量的产生与维持[5]。呼吸过渡是胎儿脱离母体后在空气中进行氧合的必需条件，为新生儿其他系统的顺利过渡奠定坚实的基础。

2．循环系统的过渡　胎儿在宫内是内脐静脉将氧含量相对较高的血从胎盘输送至胎儿。由于胎儿肺循环血流量很少，由低阻力的胎盘组织代替肺组织进行气体交换，氧含量丰富的静脉血流经心脏卵圆孔，动脉导管而到达左心室，左心室将血液射入升主动脉，大量的左心室输出的血进入胎儿头部，而含氧量偏低的右心室血主要进入降主动脉，而向全身输送。随着出生后，呼吸的建立与脐带血管结扎，胎盘功能中止，新生儿血

液循环系统同时发生显著的动力学改变，完成过渡期，并与呼吸过渡一致。

新生儿出生后脐血管结扎，而使静脉回心血量突然减少 30% ~ 50%，是使新生儿肺循环阻力急剧降低的重要原因之一。由于脐血管结扎脐动脉血流阻断，使新生儿体循环阻力急剧增加。呈一过性动脉压升高。出生后新生儿肺扩张，来自右心室的大量血液通过肺动脉进入肺脏，而体循环压力增高，使通过动脉导管的血流发生逆转，由右向左分流变成由左向右分流，新生儿高压的左心室血进入低压的肺动脉，体肺循环阻力的变化改变了出生前后血流分流的方向，促进血管分流解剖结构即动脉导管与卵圆孔的关闭，从而分开肺循环与体循环[6]。

由胎儿宫内的肺循环高阻力、体循环低阻力状态，逐渐过渡到出生后新生儿肺循环低阻力、体循环高阻力状态，是完成胎儿向新生儿正常循环过渡的最关键步骤。此阶段的延迟或不能正常过渡是新生儿持续性肺动脉高压的病理生理基础，是新生儿时期呼吸循环管理的重要难点，尤其是高原地区新生儿缺氧性呼吸衰竭与死亡的主要原因。

3．内分泌及能量基础代谢过渡 内分泌方面主要有皮质醇、儿茶酚胺、甲状腺素。能量代谢方面主要是葡萄糖。

妊娠早期胎儿的皮质醇水平很低，至胎龄 36 周时血循环皮质醇水平逐渐增长到 20 μg/ml，足月分娩时则增长到 45 μg/ml。而在出生后数小时血循环皮质醇可达到 200 μg/ml 的峰值[7]。胎儿向新生儿正常过渡，皮质醇水平至关重要。当新生儿患严重疾病时，有 50% 以上存在皮质醇不足。

儿茶酚胺（去甲肾上腺素、肾上腺素和多巴胺）是新生儿应对出生后各种应激状态的重要激素，足够的肾上骨髓质及其他交感神经组织能够产生和释放儿茶酚胺。有研究报告显示，无剖宫产指征而行择期剖宫产的新生儿脐血儿茶酚胺类激素水平明显低于阴道分娩的新生儿[8]，其应激能力降低，可能会出现异常过渡。

胎儿的甲状腺激素轴成熟于妊娠晚期，表现为促甲状腺激素以及 T3 和 T4 水平和皮质醇水平同期增高。出生后的新生儿促甲状腺激素可迅速升高至峰值后回降，T3 和 T4 则因脐带结扎，出生后环境寒冷刺激以及皮质酮的升高而同期升高。

能量代谢方面以葡萄糖为主，胎儿期葡萄糖主要通过胎盘转运。随着胎儿分娩后脐带结扎，母体能量来源被切断，新生儿的血糖可在出生后数小时内下降，尤其是早产儿或出生低体重儿，其体内糖原和脂肪储备量少，极易发生低血糖，需要保证适量的能量供应以向正常过渡。

五、胎儿 – 新生儿过渡期部分生理指标的改变及临床意义

（一）体温

由于新生儿尤其是低出生体重儿和早产儿，其体温调节中枢发育不完善，出生前后的极大的温度差，同时新生儿体表面积相对较大，皮肤薄、皮下脂肪少、毛细血管丰富等自身特点，使其散热快，出生后一小时内体温迅速降低约 2.5℃，在给予中性保温状态下要 6 ~ 8 h 才能逐渐恢复到正常水平，而且在 2 天内的体温仍不能稳定。高原地区气温低，要特别注重保暖。随着出生后新生儿氧合的增加，肺通气的建立，以及受寒冷刺激促使交感神经兴奋，可诱发一系列生理反应，促使新生儿的棕色脂肪组织分解产热。

高原地区低体重儿和早产儿，由于脂肪组织的存储量少，产热能力较低，耐寒能力不足，其能源来源与足月新生儿相比依赖糖代谢更显著，但其体内的糖量储备不足，低体温时消耗能量增多，故更容易发生低血糖。同时高原地区低氧及寒冷，早产儿肺发育欠成熟，更容易发生低氧和缺氧，使其机体无氧酵解增多和产热能力下降，导致新生儿低体温。由于低氧、低血糖、低体温互为因果，可能会形成恶性循环，非常不利于患儿体温、血氧饱和度和血糖的稳定。故在高原地区出生后新生儿维持适度的环境温度非常重要。

中性温度是指在某环境温度下，机体耗能量、耗氧量、蒸发散热量最少，并能保持正常体温。新生儿的中性温度比成人高，在出生第一天的足月新生儿裸体状态下，相对湿度 50% 左右，周围无风，其中性温度为 32 ~ 35℃。成人的中性温度为 26 ~ 28℃。因此，在高原地区，对正常新生儿及低出生体重儿和早产儿，尤为重要的是给予适当保温在中性温度，以维持机体能量代谢的平衡。

（二）心率

影响新生儿心率的因素主要有两个，一是脐

带结扎与肺通气。因此，在高原地区，对出生时无需复苏的新生儿，包括早产儿，在其出生 30 秒后再进行脐带结扎。这有助于胎儿 - 新生儿心肺功能的正常过渡，提高血压和血容量。二是分娩方式，健康足月新生儿和较成熟的大于 32 周的早产儿，经阴道分娩者其心率好于剖宫产儿。目前，无创性检测新生儿心率的方法主要采用脉搏血氧测定法和心电图。心电图比脉搏血氧测定法更准确，更快地测出新生儿心率。

(三)血压与心排血量

新生儿血压是其循环良好与否的重要指标之一。且目前国际上已有足月新生儿和早产儿过渡期间的正常动脉血压参考值[9]。血压的值是随胎龄的增加而增加的，胎儿向新生儿过渡期间的心排出量差异不大，但这两个阶段心率逐渐变慢，而心脏每搏输出量逐渐增加。新生儿血流动力学监测，可通过测量新生儿血压及心脏彩色超声心动图，测量心排血量。

(四)血氧饱和度

由于胎儿期间循环血液为动静脉混合血，其血氧饱和度较低，同时，在分娩时肺通气建设不完全，而已结扎脐带的新生儿在短时间内血氧饱和度更低，使新生儿呈缺氧状态。这是由于胎儿血红蛋白本身的特点和胎儿血红蛋白氧合解离曲线左移导致的，是胎儿宫内适应性改变之一。新生儿出生后缓慢上升的血氧饱和度正常值是可以接受的。高原地区低氧环境下，胎龄 < 37 周的婴儿以及剖宫产出的新生儿血氧饱和度明显偏低，上升时间要更长，如不及时通气给氧，可能会导致正常过渡的延迟。

以上胎儿 - 新生儿过渡期间生理指标是高原地区新生儿窒息死亡的主要原因，而出生后早期(黄金 1 分钟)有准备地正确实施心肺复苏，可最大限度地降低高原地区新生儿窒息发生率[10]。基于高原低氧低温环境的胎儿—新生儿过渡和胎儿循环特点，在胎儿尚未完全分娩的状态下，在脐带仍可维持胎儿血氧供应时，首先积极建立通畅的呼吸道，待新生儿有自主呼吸功能建立后，再进行脐带结扎，这对高原低氧环境下，紧急救治新生儿上呼吸道梗阻有重要意义。

参考文献

[1] Genbacev O, Zhou Y, Ludlow JW, Fisher SJ, Regulation of human placental development by oxygen tension [J]. Science, 1997, 277 (5332): 1669-1672.

[2] 胡蓉，李笑天，左伋，等. 缺氧促进妊娠早期细胞滋养细胞凋亡机理研究 [J]. 中华围产医学杂志，2006，9 (4): 225-228.

[3] Chen Q, Stone PR, McCowan LM, et al. Activated endothelial cells resist displacement by trophoblast in vitro [J]. Placenta. 2007, 28 (7): 743-747.

[4] 罗建荣，乔福元. 缺氧共培养血管内皮细胞对绒毛外滋养细胞侵袭力的影响 [J]. 华中科技大学学报（医学版)，2010，39 (3): 358-361.

[5] Siew ML, Te Pas AB, Wallace MJ, et al. Surfactant increasees the uniformity of lung aeration at birth in ventilated preterm rabbits [J]. Pediatr Res, 2011, 70 (1): 50-55.

[6] Hines MH. Neonatal cardiovascular Physiology [J]. Semin Pediatr Surg, 2013, 22 (4): 174-178.

[7] Hillman NH, Kallapur SG, Jobe AH. Physiology of transition from intrauterine to extrauterine [J]. Clin Perinatol, 2012, 39 (4): 769-783.

[8] 李敏遐，候燕明，林冬云. 不同分娩方式对新生儿儿茶酚胺水平的影响 [J]. 吉林医学，2010，31 (36): 6674-6676.

[9] Pichler G, Cheung PY, Binder C, et al. Time course study of blood pressure in term and preterm infants immediately after birth [J]. Plos One, 2014, 9 (12): 1450-1454.

[10] 刘兴会，陈锰. 产后出血的过去、现在和未来 [J]. 实用妇产科杂志，2013，29 (8): 561-563.

第五章

高原地区孕前与妊娠期保健和营养

第一节　高原地区孕前与妊娠期保健

孕期保健与产前检查包括对孕妇的定期产前检查、指导妊娠期营养与用药、及时发现和处理孕期异常情况、对胎儿宫内情况进行监护、保证孕妇及胎儿的健康直至安全分娩。目前国内外对孕期或产前保健的定义为：从妊娠开始到分娩前的整个时期，对孕妇及胎儿进行健康检查及对孕妇进行心理上的指导，包括孕早期的早孕诊断，首次产前检查和随后的产前检查及胎儿缺陷的筛查和诊断。

高原地区产前孕期保健强调两个方面的内容。一方面是需要评估孕妇孕期生理及心理上的适应情况，尤其是对高寒低氧的高原特有环境的适应情况。另一方面是为确保胎儿正常生长发育提供相应的指导，包括为高原地区孕妇孕期形成有利于母胎健康安全行为方式提供指导和咨询，通过孕期体格检查与化验对相关指标进行评价。高原地区的病理性妊娠大多数与高原低氧和心理适应不足或过度相关，例如：子痫前期及胎儿宫内生长受限（又称胎儿宫内发育迟缓），妊娠期糖尿病等，大多由于孕期保健指导不得当或孕妇对高寒低氧环境不适应所影响[1]。

在高原低氧环境中妊娠的10个月时间里，女性必须对自我身体有一个新的认识。外表特有的异于青春期或非孕期的变化，而表现出一种全新的女性特质，形成一种母性的自我认知，这种将为人母的心理状态，需要对女性转换为母亲这一种新角色并完成所需完成的任务。这包括：

一是接受一种全新的孕妇的身体外形，即使与社会崇尚并接受的迷人的以瘦为美的外表相冲突。

二是要完全接纳这个在自己体内逐渐成长的新生命。

三是最好与配偶、亲友共同记录自己将要为人母的变化。

四是要为孩子营造一个被接纳的安全温馨的氛围和居所。

提供围产保健的医护人员，保障孕妇及胎儿的生理健康，同时帮助那些有困难完成其转换角色时的孕妇，使其顺利度过转型期。

一、孕前保健

（一）孕期保健的意义

在孕前通过咨询和相关检查发现有关的潜在的家族、个人、产科等方面，可能会影响围产预后的因素，在孕前（备孕期）予以减少，消除这些病理因素的影响，同时也包括减轻和消除在高原低氧环境下的不良影响，以获得相对满意的围产结局，是孕前保健的意义和目的。

目前，产科已从单纯的治疗发展到保健及预防疾病的阶段，孕前保健已成为围产医学中的一部分。备孕时孕前保健的实施为母亲的健康、胎儿及新生儿的健康，奠定了良好的基础。因此，孕前保健是产科的预防医学。只有在孕前做好充分系列检查、预防、保健和卫生宣教，才能在孕前发现影响围产预后的不良因素，及时纠正这些不良因素，才能减少和去除疾病的不良影响，以准备获得最佳的母婴结局[2]。

（二）孕前检查内容

对于许多备孕女性而言，孕期保健属于她们与卫生保健医务人员之间长期、连续关系的一部分。孕前检查是针对计划妊娠及即将妊娠的女性开展的常规检查，其内容包括：完整的病史采集、全身查体、风险评估及干预、相关实验室检查等。根据所检查的结果，进行孕前评估，包括孕期对高原低氧的耐受程度，然后制订保健计划。同时还有针对性地进行孕前、产前咨询及给出相应建议。

在健康的筛查中，要考虑到高原多民族的与动物密切接触的劳动与生活现状，要及时发现备孕妇女是否正值风疹病毒、巨细胞病毒、疱疹病毒、弓形虫的急性感染期；饲养牛羊及狗，并进食风干生肉或鲜生肉，或半生半熟肉的妇女，需要筛查包虫病和弓形虫的感染；急性感染期需要治疗或急性期过后才能妊娠（例如风疹或巨细胞病毒感染），以避免感染胎儿而导致畸形。此外，尚需检查备孕妇女有无性传播疾病、病毒性肝炎、宫颈人乳头瘤病毒感染、宫颈病变、阴道及泌尿道的感染、结核病、糖尿病等；对于肥胖者建议备孕期减轻体重十分必要，可防止孕期发生高血压综合征、血栓栓塞或妊娠糖尿病等并发症。对有异常者，孕前给予积极的治疗后再妊娠。在采集病史时，要注重了解既往妊娠情况，例如≥2次早期流产，1次晚期流产、早产、死胎、畸形等，要认真找出原因，做相应的检验检查，必要时做遗传咨询。

（三）对慢性病备孕患者的指导

1．糖尿病　由于糖尿病患者在妊娠后可导致母婴高血糖，发生围产期胎儿畸形、胎儿宫内缺氧、巨大儿难产致分娩创伤、新生儿窒息、黄疸、低血糖等。必须在孕前保健中告知危险性，并良好地控制血糖，可避免在妊娠期发生多项并发症。

2．心脏病　由于妊娠可明显增加孕妇心脏负担，对母婴均有较大风险。某些心脏病由于其自身的严重性而不能妊娠，妊娠会带来可能死亡的严重后果。例如心功能三级的先天性心脏病、原发性肺动脉高压、缺血性心脏病、主动脉狭窄、马方综合征伴有主动脉受累严重的脊柱侧弯性心脏病等。孕妇的死亡率非常高，应告知不宜妊娠。

3．慢性高血压　由于患有高血压的备孕妇女，妊娠后极易合并妊娠高血压综合征，导致母婴严重的并发症，孕前评估保健极为重要。尤其是严重的高血压（≥180/110 mmHg）者，不应妊娠，待有效控制平稳后再考虑妊娠。

4．慢性肾病变　由于妊娠会加重肾负担，孕前保健了解肾病变的原因及严重程度，伴有的高血压，蛋白尿情况和肾功能情况十分重要。孕前肾功能者已有中度以上损害，尤其同时伴有高血压者则不宜妊娠。

5．其他慢性病　有血液系统疾病，包括各种贫血，需要纠正后再妊娠。有免疫系统疾病者，需要稳定病情半年以上，经检查各项化验指标及肾功能较好，所用的免疫抑制药物减少到最低剂量，方可在医生指导下妊娠。癫痫是常见的神经系统疾病，在孕前需要咨询和评估，防止因抗抽搐药物引起的胎儿畸形和智力低下，以及“苯妥英钠综合征”，要在孕前控制到最小剂量的抗抽搐药后方可妊娠，并同时需服用叶酸。对甲状腺功能亢进者，需要积极治疗使病情稳定后考虑妊娠，对服用甲巯咪唑者要改用丙硫嘧啶，以防胎儿畸形。

（四）预防遗传病的发生

遗传病（genetic disease）是由于遗传物质结构或功能改变所导致的疾病。遗传病常为先天性，也可后天开始发病。现代，遗传性代谢病除在治疗上得到很大的改进外，多数遗传病目前仍缺乏有效的治疗方法，存活患儿常伴有智力低下和体格残疾，疾病的预防极为重要。在高原地区，孕前遗传咨询重点和常见的遗传病如下。

1．需做孕前遗传咨询的适应证　①长期在高海拔（4000 m以上）低氧环境生活与工作，或患有慢性高原性疾病的夫妇；②夫妇本身一方或双方有单发或多发先天性异常；③备孕者曾怀孕过遗传病患儿；④曾有生育过不明原因的智力低下或先天畸形的夫妇；⑤有不育或不良产史，或有反复流产、死胎、死产、新生儿死亡的夫妇；⑥高龄妇女或丈夫年龄过大；⑦近亲结婚者；⑧夫妇一方或双方或家系成员有遗传性疾病，或为隐性遗传携带者；⑨家系多代中有多人患有同一种疾病；⑩夫妇有药物成瘾者。

2．高原常见的遗传病

（1）先天性心脏畸形：是高原地区最常见的脏器结构异常性畸形，与高原低氧致胚胎发育时缺氧有关。

（2）神经管畸形：是高原地区仅次于心脏畸形的最常见的结构异常，与叶酸缺乏导致甲基四氢叶酸还原酶基因的突变有关。孕前3个月至孕后3个月服用叶酸，可预防神经管畸形。

（3）苯丙酮尿症：是由于父母体内的常染色体隐性遗传使胎婴体内缺乏苯丙氨酸羟化酶，苯丙氨酸代谢异常所致。未经饮食控制的苯丙酮尿症母亲生育的后代会出现多种畸形，其中宫内生长发育迟缓、小头畸形、面部畸形、先天性心脏病及癫痫最为常见；功能异常常出生后逐渐出现，包括智力低下、行为和情绪异常，表现为学习困难、焦虑与抑郁、注意力缺陷。因此，在孕前遗传咨询，必须避免近亲结婚，女性在孕期提供足够的蛋白质的同时，要严格限制苯丙氨酸的摄入量，可明显降低胎儿畸形的发生率。

二、高原孕期（产前）保健

高原地区产前（孕期）保健的目的：是在不

损害母亲健康的情况下，尽最大的努力降低高原低氧低气压环境的不良影响，保证每一个想要的妊娠妇女最终分娩出健康的婴儿。同时，要能够及时识别出高危妊娠患者并对其进行特殊治疗[3]。

妊娠虽然为正常生理过程，却伴有某些并发症，尤其在高原地区，高原低氧环境和某些并发症会对母体和胎儿造成危害，发生率占妊娠总数的5%～20%。有证据表明，规范的产前孕期检查保健，可显著降低产妇及其婴儿的并发症，高原地区孕妇未能进行适当孕产期前检查的常见原因有：①高原人数居住分散（地广人稀），交通不便；②妇幼保健医疗机构设置不到位，或受过规范的培训合格的医务人员不足；③家庭经济情况不佳，支付不起产前检查费用；④观念陈旧，认为妊娠是自然现象，不需要检查与治疗；⑤害怕或对医务人员缺乏信任，文化知识欠缺，知道自己已怀孕的时间较晚，或对怀孕有反感，不愿意花费时间和金钱以及宗教因素的禁律等。

三、首次孕期检查（初期全面评价）

一旦有妊娠确诊，就应该开始孕期产前检查，时间不要晚于第二个错过月经周期的几天之内。在初次的门诊中，首诊医务人员要确定以下情况：一是确定是否妊娠（血或尿HCG值）；二是妇女对继续妊娠的意愿；三是现有的健康问题；四是孕妇在高原生活和工作的海拔高度、时间和有无不适应；五是既往有过的主要疾病，包括以往妊娠过程中的重要疾病；六是了解既往妊娠的结局；七是现在有无服用的药物，是什么药物。同时要求该妊娠妇女在下次门诊时携带所有服用的药物。

（一）目标

首次确定孕妇与胎儿的健康状况；确定孕周；确定后续孕期中前期保健计划。

（二）病史

对所有相关孕妇和胎儿保健的资料都应该清楚的记录，使所有保健医务人员能够准确地了解这些资料。

1．本次妊娠史　让孕妇说出自己的不适，将自己怀孕的担心、忧虑、疑问都可以告知医生。

2．既往妊娠史　明确以下问题：以往妊娠时间、妊娠期所处高原的海拔及高原居住时间、婴儿出生体重、分娩时产程长短、胎先露、分娩方式、有无并发症（产前、产时、产后）。若既往有剖宫产史，要了解手术切口类型。

（1）内科病史：由于高原低氧所致的病理基础，患有内科疾病者，妊娠可使许多疾病加重，尤其是要对心血管、内分泌疾病、呼吸系统疾病、肝肾功能障碍及胃肠性疾病对妊娠妇女造成的危害做出充分的估计和认识。有输血史的孕妇，因输血会存在可能次要血型（亚血型）成分不合，从而母体内产生抗体，而这种抗体会进入胎儿而产生胎儿或新生儿溶血性疾病，对药物过敏史也不能不重视。

在病史了解中，要了解妊娠后有无感染史，有感染可能者，给予积极治疗，以防对胎儿造成危害。同时需了解有无其他致畸物质的接触史。

在高原地区孕期产前病史还应包括重要的社会因素，如性伴侣数量，有无性病史及应用毒品或与吸毒者接触史等。对所有孕妇进行HIV检查。

（2）外科病史：有无妇科手术史，尤其是有无子宫手术史，以往的手术方式可能导致本次妊娠以剖宫产方式结束分娩，或高度重视因既往手术史而发生凶险性前置胎盘和胎盘植入的可能性。若有多次人工流产或孕中流产，常提示宫颈功能不全的可能。

（3）家族史：了解家族性疾病史及其规律，对妊娠的处理十分重要，有糖尿病家族史的孕妇，特别是以往有巨大儿、畸形儿、死产分娩史的产妇应引起重视。因双卵双胎具有母系遗传的特点，故双胎史亦十分重要。

（4）月经史：极为重要，由于高海拔地区高寒因素，妇女月经存在不规则现象，以月经后期（超过28天）居多，排卵则有可能在14天后，尤其是很多少数民族（边远地区）妇女可能无法提供准确的月经日期。由于她们难以提供准确的排卵周期中规律的、可预知的、周期性的自发月经日期，造成了准确确定其妊娠时间的困难，这也是高原妊娠的特点之一。

同时需要了解妊娠前是否使用过类固醇避孕药和使用过宫内节育器物，因为停药后排卵可能延迟，在时间上存在个体差异。

3．体格检查　首次孕期产前检查过程中，应对每一位孕妇进行一次全面的体格检查，对高原地区的每一位孕妇来说，这也可能是她第一次接受全面的体格检查，对高原孕妇应特别关注孕妇体重指数、血压、血氧饱和度、甲状腺、皮肤、乳腺及盆腔等情况。

（1）盆腔检查：记录首次盆腔检查情况，对孕妇和产科医生意义重大。

（2）阴道检查：用温水润滑过的阴道窥具，可以暴露宫颈，给予宫颈管内拭子涂片、HPV 检测、鳞柱交界部刮片、细菌培养（淋病奈瑟菌培养、沙眼衣原体培养）等，并立即用乙醚—乙醇喷雾剂固定，防出血、防感染。同时取阴道分泌物给予常规实验室检查，排除滴虫、念珠菌、厌氧菌等各类阴道炎，并及时治疗。

阴道双合诊检查还需查看宫颈的长度及扩张度。宫颈长度平均为 3 ~ 4 cm，初产妇或非经阴道分娩的经产妇宫颈口较紧，经产妇宫颈外口张开 1 cm 左右，可容指尖。

（3）骨盆：仔细检查骨盆，并判断出哪类骨盆在分娩中易发生头盆不称。对骨盆入口，虽然临床上无法测量出骨盆入口横径的大小，但可以测算出其前后径或对角径。骨盆入口对角径的测量方法：由检查者一手经阴道触及骶骨岬中点，示指根部上缘（合谷）紧贴耻骨联合下缘，并将此接触点标记于进行阴道检查的手部位置，测量中指尖与示指根部与耻骨联合接触点的距离，即为骨盆入口对角径，盆骨对角径≥ 12 cm 为足月儿正常体重者可经阴道分娩。内对角径减去 1.5 cm，即为较准确的骨盆入口结合径，或骨盆入口前后径。对中骨盆，因临床上对中骨盆无法进行精确测量，一般是通过对坐骨棘的突起程度及坐骨棘间的距离而估计出中骨盆大小。如果中骨盆壁内聚，骶骨平直且短浅，或坐骨切迹较宽，难容两指，则可初步断定中骨盆大小不适合经阴道分娩。对骨盆出口，一般是通过触摸两侧耻骨降支及测量两侧耻骨支所成角度，即可估计出骨盆出口形态。耻骨弓角度若小于 90°，则提示出口狭窄，不适合经阴道分娩。用产科专用骨盆测量器可准确测出两侧坐骨结节间径（出口平面横径），若两坐骨结节间径大于 8 ~ 8.5 cm，则适合足月胎儿阴道分娩。该径线也可用拳头放置孕妇会阴体的方法测量获知。骨盆明显异常则不能经阴道分娩，如果骨盆测量各径线均小于正常骨盆，医生则警惕有头盆不称而发生难产的可能。在高原地区，通常是经过充分的试产才能最终确定是否存在骨盆狭窄。

4．实验室检查　实验室检查在确定妊娠后尽早进行，并于 24 ~ 26 周妊娠时再重复检查一次。

（1）血液学检查：初诊时即应查血氧饱和度、血常规（包括红细胞比容、红细胞数量、血红蛋白含量、白细胞计数和分类），确定血型，RH 因子及血型抗原抗体。同时查血清学检查，包括 HIV、梅毒、风疹、乙肝、丙肝等，对具有高危因素的患者应进行弓形虫病检，以往有糖尿病史者需进行口服 75 g 葡萄糖后 1 小时糖耐量试验及糖尿病相关的系列检查。

在高原地区，主张所有妊娠 15 ~ 20 周（最好在 16 ~ 18 周）妇女行血中 β-HCG、雌二醇（E2）、甲胎蛋白（AFP）检查，可增加有开放性神经管畸形或染色体异常的检出率。

（2）基因检测：在高原地区，对年龄超过 35 岁或有异常家系谱的妇女应行基因检测。孕早期母血基因筛查，也称为无创产前基因检测（non-invasive prenatal testing，NIPT），是利用国际领先的高通量测序平台，检查胎儿染色体异常的新一代产前检测技术。是目前产前检测中孕期最早、最安全、准确率最高的无创检测技术。无创产前 DNA 检测技术是于 2010 年进入临床的，主要是鉴于胎儿的细胞通过胎盘会渗透到母血中，被母体免疫系统破坏，但胎儿的 DNA 会残留下来，其检测结果准确率高达 99.70% 以上。该检测在孕期满 10 ~ 22 周，抽取孕妇静脉血，可检测 10 对和 22 对染色体等项目多达 20 项，包括常见的唐氏综合征和地中海贫血、帕陶综合征、爱德华综合征等，范围较广。该检测适应人群主要有孕妇年龄达 35 岁或以上的高龄孕妇；孕妇系病毒携带者（包括乙型肝炎病毒携带者），血清学产前筛查（唐氏筛查）高危产妇；多次具有流产史、染色体疾病患儿生育史者；孕妇为 Rh 血型阴性者；孕妇所怀胎儿为试管婴儿或其他珍贵儿；由于心理压力大，而不愿意接受侵入性产前诊断风险的孕妇；由于孕囊低置或前置胎盘，或羊水过少，不宜接受侵入性产前诊断的孕妇。

（3）尿液检查：孕妇尿液分析，或对疑有尿路感染者行尿液培养，如果自排尿中细菌数超过 105 个 /ml（CFU），或经导尿管引流出的尿液查出细菌，则应进行细菌药物敏感试验。

每次尿液检查应行尿液蛋白质、葡萄糖、酮体检查，若尿液中蛋白质量超过 300 mg/24 h，则表示肾功能不全；如同时患者有高血压表现，则有可能发展为妊娠子痫前期或子痫；若尿液中检查出葡萄糖，则表示葡萄糖的滤过量大于重吸收量，若同时血糖也升高，则表示糖耐量异常，需进一步检查确定有无妊娠糖尿病；若尿液中有酮体，并不表示对胎儿有害或孕妇有糖尿病，而是意味着孕妇碳水化合物摄入量不足，这种现象在高原地区农牧区孕妇较为常见，应适当增加碳水化合物的摄入量。

四、孕期产前复诊检查及与妊娠相关问题

孕期产前检查的标准程序：在孕妇及胎儿无异常情况下，孕早期一个月检查一次，孕中期半个月检查一次，孕晚期每周检查一次。每次检查，记录体重、血压、宫高、腹围、胎心、腹部检查结果、复查尿糖及蛋白，以检查的结果综合考虑，并与前一次检查作比较。

在高原地区，所有复诊都是为监测孕妇和胎儿的健康情况，从病史或体检中得到某些信息。

（一）胎儿方面

注重：①胎心率；②胎儿大小即实际大小和变化速度，高原低氧环境对其是否产生了不良影响；③羊水量的多少；④胎先露和胎方位（孕晚期）；⑤胎动。

（二）母亲方面

注重：①血压：实际血压及变化幅度；②体重：实际体重及变化情况；③自觉症状：包括有无胸闷、气短，有无头痛和视力改变，有无腹痛，有无恶心呕吐，有无阴道出血或阴道排液，有无排尿困难等；④子宫底高度；⑤分娩期妊娠仔细行阴道检查。

了解重要信息：包括先露位置（入盆深度）；未做骨盆测量者需补充并确定骨盆形状；宫颈软硬度，宫颈管消失程度，扩张度。但指诊必须小心以避免破膜或造成未诊断的低位胎盘剥离及大出血。

由于妊娠是一个充满期待与不断变化的过程，孕妇可能会在孕期出现高度的焦虑、担忧。因此，以同情、关爱、鼓励的方式为妊娠妇女提供直接、简洁而准确的信息，以深度的沟通与关心，为其日常生活提供指导，可以缓解绝大多数孕妇的忧虑。

高原地区产科医师的主要职责之一：需要准确判断孕妇主诉的症状，以及查体获得的阳性体征属于生理性还是病理性。医生要评估孕妇在高原低氧环境下，母胎的适应情况，最先出现主要适应性变化是心肺功能。心肺二脏，即呼吸系统和心血管系统必须保证足够的氧气的吸入，并将足够的营养和氧气运送至胎盘、胎儿，以供给胎儿正常的生长发育，同时不影响母体健康。母体在高原低氧环境下运动时，母体血液会从内脏（包括妊娠子宫）分流至运动着的肌肉，因此，高原孕妇必须有较平原地区孕妇更足够的心血管储备，以保证妊娠子宫的血供和氧供。为避免机体应激状态下妊娠子宫血流分流，孕期血管对儿茶酚胺及其他升压剂的反应性下降，从而导致全身动静脉压降低。自妊娠早期开始，逐渐升高的黄体酮水平使母体静脉容受性增加，血容量相应增加，在妊娠中晚期，血容量可增加至非孕期正常血容量的近 140%。

第二节 高原地区妊娠期营养概述

在高原地区，由于多种民族、多种文化、多种宗教的社会环境，其伦理学因素明显，开展妊娠营养研究受到制约，不能进行严格随机对照的饮食实验。

自妊娠开始，母体营养对胎儿的正常发育及其后代的健康成长起着重要作用[4]。在高原地区，因低氧及寒冷，孕妇能量消耗比平原地区大，应鼓励其在饮食全面注意优质蛋白和含铁、叶酸、钙、锌、多种维生素等食物的摄入。

妊娠早期、中期、晚期胎儿有不同的发育特点。孕早期（孕 8 ~ 12 周），为神经管及晶状体发育期，也是胎儿致畸敏感期；孕中期（孕

13 ~ 28 周），胎儿神经元开始分裂、骨化期，也是器官增殖发育期；孕晚期（孕 29 ~ 37 周），胎儿生长加速，细胞体增加迅速，皮下脂肪堆积，胎儿体重猛增。因此，孕期不同的阶段，对营养的需求存在不同。孕早期营养大致与孕前需求一样，最好体重不要增加，只要补充适量的叶酸、维生素及微量元素即可。孕中期，在高原地区，由于能量消耗大于平原地区，热量的增加为每天 300 大卡，相当于三个鸡蛋的量或两个大牛肉包子的量，两片面包、一个苹果、一个鸡蛋、一杯牛奶的热量为 200 大卡，再加 50 克动物肉，即可达到 300 大卡。同时要补充比较高的钙和铁，注重防止缺铁。孕晚期在增加 300 大卡热量的同时，要增加优质蛋白质、不饱和脂肪酸，以及钙与铁、膳食纤维等，需要少食多餐。大多数的蛋白质应当从动物蛋白中补充，例如：肉、奶、蛋、奶酪、鱼、家禽等，而动物肉中蛋白质的氨基酸比例最佳，若素食将导致营养供给不足。

《中国 0 ~ 6 岁儿童营养发展报告》中，研究者梳理了中国近 30 年来有关 0 ~ 6 岁儿童营养调查和监测数据，提出生命早期 1000 天是决定孩子一生营养与健康状态的最关键时期。

20 世纪 80 年代，英国学者巴克尔提出了健康和疾病的发育起源论，这个学说在 2000 年正式提出，又称之为著名的“多哈理论”，即：宫内发育迟缓、体重偏低、身长偏短、头围偏小等问题的婴儿比正常婴儿成年后更容易患上高血压、冠心病、2 型糖尿病和骨质疏松等疾病。该理论认为：除了遗传和环境因素外，如果生命在发育过程的早期，尤其是胎儿和婴幼儿时期，经历营养或环境不良等不利因素，将会增加其成年后患肥胖、糖尿病、心血管疾病等慢性疾病的概率，这种影响甚至会持续好几代人。多哈理论对高原地区孕期及儿童保健指导意义重大。由于高原低氧和营养不足的影响，在生命早期 1000 天中，包括胎儿在子宫内和出生后 2 年内的营养状况可能会受到不良影响，即使受精卵的基因良好，由于营养不良和其他在发育过程中的不良影响，不但能够改变基因表达，还会导致生长缓慢。因此，慢性非传染性疾病常常和出生时的低体重有关。在高原低氧地区，产科医生和妇幼保健人员需要尽可能的帮助高原地区孕妇，提高孕期营养及氧气的供应，保障婴幼儿期合理营养，为高原地区孩子的健康打下良好的基础，而高原地区的孕妈妈和婴幼儿的营养状况不仅关系着儿童当下的健康成长，也影响着高原儿童未来的健康。

多哈学说显示儿童在成年以后的疾病，包括冠心病，高血压，糖尿病，癌症，骨质疏松，抑郁症等疾病的发生，都与胎儿在宫内的环境、低氧低营养有着密切的关系；除了遗传因素和成人期的环境外，宫内的环境，与生后早期环境，与这些疾病的发生有着一个重要的关联。宫内营养和氧供的环境在胚胎期就已经开始，它可以改变胎儿甲基化代谢，影响 DNA 甲基化模式的形成，从而调节胎儿基因的表达，进而调控胎儿器官的形成，最终通过调节血压、胰岛素应答、胆固醇代谢等，导致其成年后慢性疾病的发生。从怀孕到出生以后的 1000 天，这个阶段是生命的可塑窗口期，这个时期如果营养不良、低氧环境影响或营养过剩，都可以造成组织器官发育不可逆的损害，从而影响其成年后的健康。在 2006 年，联合国营养执行委员会正式提出，从妊娠到出生之后的阶段是开展营养干预降低慢性疾病的窗口期。因此，多哈理论对高原地区孕期及婴幼儿保健更为重要，医务人员责任重大，不仅承担着把一个小生命引导到这个世界上来的使命，还对他的未来健康负有责任。

由于高原地区高寒低氧，孕妇良好营养状态显得更为重要，孕妇孕期增重与新生儿出生体重呈正线性相关。对于各营养状态正常、体重正常的高原女性而言，孕期体重增加不足与胎儿生长受限之间存在较强相关性，但孕妇孕期体重增加过多，也会直接导致围产期不良结局。由于胎儿生长发育的速度不同，不同孕期需要的营养也存在差异，尤其体现在蛋白质和能量的供给，这对高原孕期非常重要，若因民族宗教习俗而长期吃素，则会导致孕期营养不良，发生出生婴儿低体重、智力低下，甚至发生先天畸形，最终，会影响整个民族的身体素质。因此，为了保证胎儿的健康生长，孕期营养均衡非常重要。

一、高原地区孕期能量和微量营养的需求

（一）能量

高原地区因高寒低氧的特点，基础代谢率相对较高，妊娠妇女与非孕期相比，孕期的能量消

耗还包括胎儿器官及母体生殖器官生长发育的消耗，以及母体用于产后泌乳的脂肪储备；同时，妊娠后半期孕妇新陈代谢增加也是能量消耗增加的重要因素。根据高原地区孕期妇女新增加组织成分的分析，孕期活动能量消耗以及对高寒低氧的静止状态下的新陈代谢进行评估计算，提示健康、营养状态良好的高原孕妇整个孕期能量的额外增加推荐在 68 000 kcal，最高可达到 110 000 kcal，表明能量的实际需要可能与民族不同体质、海拔高度、个体差异等不同而变异较大。

WHO 在多次修订孕期营养指南，建议孕期比非孕期增加能量 200 kcal/d。2000 年《中国居民膳食营养素参考摄入量》中，也同样推荐孕中期以后能量在非孕期基础上增加 200 kcal/d。在高原地区，则应根据孕妇体重在此基础上做适当调整，对低体重、限制能量的高原女性，在孕期摄入较高的能量，能够改善新生儿的体重和身长，减少高原死婴和围产儿的死亡率。而对原本有较高体重的个体，则不能按照≥ 200 kcal/d 增加摄入量，若摄入较高的能量可进一步导致母体储存更多的脂肪。

由于高原女性孕期对营养素需求的增加大于对能量需要的增加，若单纯通过食物摄入量的增加而来增加营养素摄入，易导致引起孕妇体重的过多增长。因此，密切监测和控制孕期每周体重的增长是最佳方法，同时，改进膳食质量结合适当的劳作或运动是最好的选择。

（二）蛋白质

由于胎儿早期肝尚未发育成熟，肝缺乏合成氨基酸的酶，所有氨基酸对胎儿来说都是必需氨基酸，均需要母体提供，因此，为了储存更多的氮，从妊娠早期开始，母体氮代谢就开始适应性改变，降低尿素的产生和排泄，降低血浆 α- 氨基酸以及减缓支链氨基酸的转氨基作用。

有美国专家研究认为，孕期蛋白质供给增加的推荐值为 10 g/d，可基本满足健康妇女孕期对蛋白质的需求。在美国，孕期妇女膳食平均提供 70 g/d 的蛋白质，可以满足孕期蛋白质的理论需要量。在高原地区，各民族传统居民膳食习惯不同，牧民以动物类食物为主，而农业区仍以谷类为主，而谷类蛋白质利用率较低，或原本牧区以牛羊肉为主要膳食，有部分民众却因“不杀生”而大幅度减少肉类食物，而又没有农业区食物多样化的条件，造成蛋白质摄入不足的现象。根据 2000 年《中国居民膳食营养素参考摄入量》的建议，孕期膳食蛋白质在原非孕期基础上增加值为：孕早、中、晚分别为 15 g/d、15 g/d、20 g/d。现有营养调查表明，我国城市（含高原地区）孕期妇女蛋白质的摄入量已经超过了 2000 年的参考值。

（三）脂类

脂类是高原地区人群，尤其是牧业人群膳食能量的主要来源，高原妇女孕期最少需要 3 ～ 4 kg 的脂肪积累，以备产后哺乳，同时，脂类中的磷脂及其中的长链多不饱和脂肪酸、胆固醇对胚胎早期脑和胎儿视网膜的发育起到重要作用，这也决定了孕期对脂肪以及特殊脂肪酸的摄入需求。

脂类包括脂肪酸、固醇类及磷脂，其主要作用有：

一是供给能量，人类膳食总能量有 20% ～ 30% 由脂类提供，而高原地区，尤其是牧业人群中这一比例则会更高，为 50% ～ 70%。

二是构成人体组织，脂类中磷脂及胆固醇是所有生物膜的重要组成部分，包括细胞膜、内质网膜、线粒体膜等，其中脑细胞和神经细胞中含量最多。

三是供给必需脂肪酸，人体必需脂肪酸只能由食物脂肪提供，必需脂肪酸更是胎儿生长发育的关键营养物质，尤其是亚油酸和亚麻酸，能促进胎儿脑和视网膜的发育，也是合成前列腺素不可缺乏的物质。

四是增加人的食欲。提供并促进脂溶性维生素（维生素 A、维生素 D、维生素 E、维生素 K）的吸收和利用。

五是调节体温，因为脂肪大部分储备在皮下，用于体温调节，保护温度敏感的组织，防止热能失散，这在高寒低氧的高原环境下十分必要。

（四）矿物质

在人体无机的矿物质中，其含量大于体重的 0.01% 的称为常量元素，又称宏量元素，包括钙、磷、钾、钠、氯、硫、镁 7 种，而含量小于体重的 0.01% 的称为微量元素，包括：

人体必需的微量元素：铁（Fe）、碘（I）、锌（Zn）、硒（Se）、铜（Cu）、钼（Gn）、钴（Co），

8种；

人体可能必需的微量元素：锰（Mn）、硅（Si）、镍（Ni）、硼（B）、钒（V），5种；

具有潜在毒性，但低剂量时，对人体可能具有必需功能的微量元素：氟（F）、镉（Cd）、汞（Hg）、砷（As）、铝（Al）、锂（Li）、锡（Sn）等。其中与人类健康密切相关的又容易缺乏的主要包括钙、铁、锌、碘等。

1．钙 钙是人体内含量最多的无机矿物质，正常人体内含钙；量为1000～1200 g，孕妇体内的钙大多沉积在骨骼里。钙也是维持人体神经肌肉兴奋性，神经冲动的传导以及心脏正常搏动的物质。孕期缺钙，可引起孕妇腰腿疼痛和小腿抽筋。钙离子也作为凝血因子的激活剂，参与凝血过程，尤其对分娩时不过多丢失血液很重要。

妊娠期间，孕妇钙代谢发生适应性变化，孕期雌激素水平升高，可使钙的吸收率增加1倍以上，而胎盘对钙的转运也是主动进行逆浓度差，以保障胎儿获得足够的钙。

有关高原地区孕妇的营养调查表明，高原地区孕期妇女膳食钙的实际摄入量较低，虽然尚未发现对胎儿的体格发育造成明显的不良影响，但却与正常钙摄入量的孕妇相比，母体血压，妊娠期高血压疾病和子痫前期的危险性增高30%～40%。提示孕期钙供给不足，不但增加孕期高血压疾病的风险，还会造成产后母体的骨密度低下，增加未来骨质疏松的危险。

研究表明，高原地区一个成熟胎儿体内钙的积累约30 g，在孕早、中、晚期日均积累量分别为7 mg、110 mg、350 mg，加上孕期母体钙代谢平衡对钙的需要量为300 mg/d左右，再考虑高原妇女食物中奶制品较常见，其吸收率为30%左右，在美国，孕妇钙的推荐剂量为1200 mg/d。高原妇产科研究认为，高原孕妇孕中期钙的推荐值为1000 mg/d，孕晚期为1200 mg/d。钙最好的来源虽然是奶及奶制品，豆类及豆制品，但高原地区食物结构单一，仍需要药物性钙的补充，如钙尔奇D等。过多的钙的摄入可能导致孕妇便秘，而且也会影响其他营养素的吸收，应严格掌握剂量。

2．铁 铁的生理功能至关重要，无论是功能铁还是储铁，体内没有游离的铁离子存在，均与蛋白质结合，这是生物体内铁不同于其他元素的特征。在功能铁中，有60%～70%在体内构成血红蛋白，为氧的转运和细胞呼吸起到重要作用，约30%的功能铁构成肌红蛋白，参与肌肉活动，还有1%的功能铁参与构成人体组织器官的各种血素酶，维持新陈代谢和脑的正常智力活动，还有提高细胞免疫功能等方面都起着非常重要的作用。

高原地区由于饮食结构的单一，孕期女性贫血发病率较高。美国疾病控制中心（CDC）对低收入妇女孕期营养调查资料显示，在孕早、中、晚期，缺铁性贫血患者可高达33%。国内外大量研究证据提示，孕中期的铁缺乏与早产和低出生体重有关，缺铁性贫血与孕期体重增长缓慢，出生低体重儿都有密切关系。高原地区孕妇由于饮食结构单一，缺铁性贫血是造成胎死宫内、胎儿宫内发育迟缓、出生低体重儿、早产等重要原因之一。

高原妇产科临床研究表明，因为铁在体内储存很少，饮食结构单一，高原地区孕妇铁的摄入需求得不到满足，必须额外补充铁。动物肝、动物血、瘦肉是铁的良好来源，含量丰富且易于吸收。防止贫血的最小补铁剂量为：若能从食物膳食中摄入铁15 mg/d，加上30 mg/d的补充，可以满足孕期、哺乳期即产后160天内对铁的需求，也有助于提高婴儿的铁储备，减少6个月内婴儿的贫血。在高原地区，妊娠前四个月孕妇对铁的需求较小，故这段时间不需要补铁，除非孕妇已经存在缺铁性贫血。

在高原地区，母体过高的血红蛋白可使胎儿状况恶化。高原妇产科临床研究发现，高原地区海拔3050 m孕妇在孕13～18周，血红蛋白高于132 g/L时，围产期病死率、低出生体重儿、早产率都高于正常。需要说明的是，高血红蛋白不是源于补铁过多，而是由于长期低氧环境的刺激，正常不缺铁者，即使是积极补铁也不会增加血红蛋白浓度。

3．磷 由于磷的广泛分布使妊娠期摄入量有了保证。经检测发现，高原地区妊娠期血浆无机磷的水平与非孕期无多大差别。

4．锌 高原妇产科临床研究发现，孕期严重的缺锌可导致孕妇食欲不佳，胎儿难以达到最佳的生长，甚至可发生侏儒及生殖器官发育不良，还会增加神经系统的畸形。

血清中的锌是与血中几种血清蛋白和氨基酸结合形式存在的。高原地区妊娠妇女长期食素者，多次妊娠者，伴有缺铁性贫血者也会同时缺锌。孕期锌的参考摄入量以2000年《中国居民膳食营养素参考摄入量》非孕妇女为11.5 mg/d，孕中期后为16.5 mg/d。

5．碘 由于高压地区饮食结构中含碘的海生食品（鱼、虾、海草）很少，孕妇应按推荐服用碘化盐，以适应胎儿生长需要并补偿因妊娠期碘由肾排出增加而造成的碘缺乏。碘对人类发育的每一个过程，包括胎儿、新生儿、儿童和成年人都能产生影响，碘是人类必需微量元素之一，碘作为甲状腺素的原料可发挥对新陈代谢的调节作用，包括调节能量产生，蛋白质的合成，尤其对孕期妇女，碘通过甲状腺素影响胎儿的生长发育和智力，母体缺碘可使后代易患以多种神经缺陷为特征的呆小症。在我国尚未推广碘化盐时代，碘缺乏呆小症曾是高原地区、山区的地方性疾病。

高原地区目前采用食盐强化碘预防高危人群的碘缺乏。我国推荐孕期碘摄入量为200 μg/d，在应用加碘盐基础上，建议孕期每周进食一次海生食品即可。

6．镁 高原地区正常非妊娠妇女未发现明显的镁缺乏者，除非在非孕期，由于长期慢性疾病，不能正常饮食，造成严重低镁血症。高原地区有部分孕妇饮食过于单一，或缺少肉食，缺少蔬菜与水果，则对镁的摄入量不足。一旦孕妇缺镁，会引起母体神经与肌肉的功能失调，出现肌肉震颤、手足抽搐惊厥，情绪不安，容易激励等现象，极少数严重者还可导致昏迷。如果孕早期开始就发生严重缺镁，还极易发生胎儿畸形，过小或胎死宫内。如果孕中后期母体内镁含量下降，可能会诱发妊娠高血压，心肌病及心律失常、水肿、蛋白尿等病症，在临产期，可能会使痛阈降低，宫缩阵痛加剧，导致剖宫产率升高。

镁是人体中仅次于钾的细胞内正离子，它参与体内一系列新陈代谢过程，包括骨及细胞的形成，与神经肌肉和心脏功能有密切关系。高原地区孕妇补镁的最佳途径是以粗粮类谷物和各种新鲜豆类的蔬菜为主，谷物中有玉米、小米、花生、小麦胚等；豆类中黄豆、豌豆、蚕豆；水果类中有葡萄、香蕉、柠檬、橘子等；海产品中有紫菜、海参、墨鱼、沙丁鱼、鲍鱼、贝类等；肉类则牛肉、羊肉等，而且利用率高。孕妇、哺乳期妇女每日镁的摄入量为450 mg/d。

7．硒 硒是人体组织细胞谷胱甘肽过氧化物酶中的重要成分，该酶催化过氧化氢向水的转化，因此，硒在保护机体细胞免受氧自由基伤害过程中起重要作用。高原地区存在硒缺乏。国内外最新研究表明，硒可降低孕妇血压、消除水肿、改善微循环、预防和治疗妊娠高血压疾病，同时还可预防胎儿畸形、流产、早产、死胎等不良妊娠的发生。

国内专家建议每日400 μg/d的膳食硒时摄入量最为安全。因此，妊娠期和哺乳期妇女每日适量补充硒，对胎儿、新生儿和及母亲自身的健康十分有益。

8．钾 高原地区在孕中期以后的血钾离子较正常偏低，但没有低血钾症状，是因为生理状态下，孕中期以后血容量会逐渐升高，血液稀释引起生理性贫血，也会使血液中钾离子浓度相对减低。若存在妊娠合并症，如妊娠期高血压疾病、妊娠期糖尿病、前置胎盘出血及先兆早产或其他相关疾病等，影响孕妇血容量的并发症，以及药物因素（利尿剂、镁剂、激素类）等，都会影响钾离子浓度。

低血钾血症是指由于各种原因影响钾的摄入、吸收、代谢和排泄，使血清钾低于3.5 mmol/L，所致的一系列临床表现的一种综合征，严重的低钾血症可危及孕妇及胎儿生命。钾离子在3.0～3.4 mmol/L为轻度低钾；钾离子在2.4～2.9 mmol/L为中度低钾；钾离子在≤2.4 mmol/L重度低钾。对轻度低钾者，应该密切观察患者病情，做好饮食指导，并及时有效的补钾；对病理性低钾血症应住院治疗，充分认识到妊娠期生理性与病理性的变化，熟悉钾离子的变化与波动，正确判断疾病与孕妇身体健康状况。

9．钠 正常孕妇孕期一般不会发生钠的缺乏，除非是使用了大量利尿剂或相关疾病所致。在高原地区，食物口味咸度偏重，足够钠的供给，孕中期以后血浆钠离子水平一般有轻度的下降，但钠的排出无明显变化。

（五）维生素

由于孕期血浆的稀释，血浆中大多数维生素是随妊娠进展呈持续而缓慢的下降，少数维生素则因妊娠期代谢及生理的改变，呈现随妊娠进展而升高，或持续不变。研究表明，孕期母体维生素缺乏可导致胎儿生长发育迟缓以及先天性畸形。

高原地区，由于食物结构单一，或蔬菜水果摄入不足，可能会发生某些维生素的缺乏。另外，在某些情况下，妊娠期维生素如叶酸的需求量可异常增加，包括妊娠剧吐、多胎妊娠、各种贫血等。

1．维生素A　维生素A可促进胎儿生长发育；促进视觉细胞内感光物质的合成，维持正常视觉，维持皮肤和黏膜细胞的正常分化和功能完整，以增强呼吸系统及消化系统的抗病能力；同时，维生素还参与免疫反应、味觉、视觉、食欲等生理活动。此外，维生素A对生殖机制及生殖器官上皮具有影响。

人类母体维生素A通过简单扩散方式经胎盘转运至胎儿体内，孕期严重的维生素A缺乏可能会导致胎儿死亡和畸形发生。在高原地区维生素A营养状况低下，使其部分早产胎儿宫内发育迟缓、低出生体重儿可能与维生素A缺乏有关。

但孕早期若给予过量的维生素A补充，可导致自发流产和新生儿先天性缺陷，包括中枢神经系统畸形、颅脑部和心血管畸形。补充同等剂量的胡萝卜素有预防维生素缺乏所致的危害，却没有维生素A过量引起毒性危害。

高原地区维生素A的来源主要是动物肝、牛奶和蛋黄，且维生素A是以视黄醇形成存在，因此可以直接发挥生物学效应的活性。而来源于深绿色、黄红色蔬菜和水果中的胡萝卜素，被称之为维生素A原，则需要在肠道转化成视黄醇后才有生物学活性。2000年《中国居民膳食营养参考摄入量》推荐孕中、晚期维生素A参考摄入为900 μg/d。

2．叶酸　妊娠期母体对叶酸的需要量是增加的，在高原地区，由于食物结构单一，尤其是在牧区，豆类和深绿色叶菜摄入少，孕期叶酸缺乏常可发生。孕早期缺乏叶酸或使用抗叶酸药物，如抗癫痫药，可引起死胎、流产、脑和神经管畸形。此外，叶酸摄入不足可产生不良的妊娠结局，如胎盘早剥和低出生体重，或孕期巨幼细胞性贫血。高原妇产科临床研究发现，孕期叶酸缺乏若伴血浆总同型半胱氨酸浓度升高，可能与妊娠高血压疾病有关，血浆总同型半胱氨酸浓度高出正常，1/4的孕妇缺乏叶酸，比正常孕妇子痫前期危险性增加35%，早产的危险性高出40%，而极低体重儿出生的危险性则达100%。因此，在高原地区规范地补充叶酸可以降低早产和低体重儿的发生率。

高原地区妇产科临床研究认为，以往妊娠中有过患脊椎裂、无脑儿畸形、脑膨出等畸形胎儿的孕妇，推荐补充叶酸为0.4 mg/d，从受孕前至少1个月到妊娠的前3个月，可显著降低非基因性的神经管畸形。由于高原地区食物叶酸的生物利用率仅为补充剂的50%。因此，建议高原地区每个备孕的妇女应规律持续地摄入400 μg/d的叶酸，或食用含有400 μg/d叶酸的强化剂食物。

3．维生素D　维生素D是人体钙磷代谢的重要调节剂；同时也与甲状旁腺素、降钙素共同参与血钙水平的维持与稳定；维生素D还是人体免疫调节剂，调节机体对感染的反应，抑制白血病、乳腺癌、前列腺癌、直肠癌等肿瘤的生长和分化。

维生素D是通过简单扩散通过胎盘进入胎儿体内的，可在胎盘和新生儿体内活化。孕期维生素D缺乏可导致母体和出生的新生儿钙代谢紊乱，如新生儿低钙血症。若给维生素D缺乏孕妇维生素D10 mg/d，可降低上述病症的发生率，而给孕妇补充25 μg/d维生素A，则可增加婴儿出生后的身高和体重。

由于人体维生素D主要来源于紫外光照下的皮内合成，高原地区高寒低氧特性，虽然紫外线强，但高原妇女皮肤暴露面积太少，或使用防晒霜等，都会影响维生素D的合成，导致高原孕妇和胎儿血中25羟基维生素D（25-OH-D）浓度降低，所以高原地区出生婴儿中约有30%有不同程度的维生素D缺乏表现。因此，在高原地区维生素D的补充极为重要，由于含维生素D的食物有限，推荐孕期维生素D的摄入参考量为10～20 μg/d。

4．维生素B_{12}　维生素B_{12}人体无法自己合成，其主要功能是参与人体造血，提高叶酸利用率，维持人体神经细胞健康。孕期维生素缺乏可致贫血，严重时导致流产。叶酸和维生素B_{12}缺乏可使同型半胱氨酸代谢受阻，导致同型半胱氨酸水平明显升高，成为引起流产的重要常见原因之一。维生素B_{12}缺乏还可引起孕妇皮肤局部的红肿、蜕皮表现，其他还有食欲不振、消化不良、味觉变差、记忆减退、精神抑郁、多汗和站立不稳等。近年来发现维生素B_{12}缺乏可导致胎儿神经管畸形和神经功能受损。

由于维生素B_{12}仅存在于动物性食物中，若素食时间长，则容易发生孕妇维生素B_{12}缺乏。若同时伴有慢性萎缩性胃炎、慢性腹泻、慢性肠炎或长期嗜酒者，均可使维生素 B_{12} 吸收减少；大剂量维生素 C、二甲双胍、奥美拉唑等药物也会影响维生素 B_{12} 的吸收。

维生素 B_{12} 在动物性食品中含量丰富，如动物肝、肾、牛肉、鸡肉、鱼类、蛤类等，若能正常食用动物性膳食，可保持维生素 B_{12} 的正常供给量。有缺乏时，可适当口服维生素 B_{12}，或肌内注射维生素 B_{12}。口服一般不会引起补充过量而引起健康损害，因为维生素 B_{12} 为水溶性维生素，可通过尿液排出体外。注射过量的维生素 B_{12}，则可出现湿疹、荨麻疹、面部水肿，严重时出现哮喘、寒战等过敏反应，有时也有心前区疼痛、心悸等表现。

5．维生素 E　维生素 E 是人体内重要的抗氧化剂，在保护细胞膜的不饱和脂肪酸、蛋白质巯基和细胞内核酸等大分子免受氧自由基和活性氧的攻击中发挥重要作用，从而维持细胞结构的完整和正常功能。同时，维生素 E 还具有减少氧化型低密度脂蛋白的形成，抑制血小板的聚集，保护血管内皮屏障，有效预防动脉粥样硬化的发生。近年来的研究表明，孕期给足够的维生素 E，可能对新生儿红细胞膜产生保护作用，而减少新生儿溶血和溶血性贫血的发生。据高原地区妇产科临床研究显示，维生素 E 对毛细血管增生有显著的促进作用，因此对胎儿生长发育可产生良好影响。

由于维生素 E 广泛存在于谷物、豆类和果仁中，高原地区食物结构单一，高原孕妇若有偏食，则易发生孕期维生素 E 的缺乏，可适当给予维生素 E 补充。目前国内外临床观察，尚未见维生素 E 过量中毒的报道。

6．维生素 B_6　维生素 B_6 包括吡哆醇、吡哆醛及吡哆胺，属于水溶性维生素，遇光和遇碱容易被破坏，且不耐高温。在人体的活化形式是磷酸吡哆醛和磷酸吡哆胺，80% 以磷酸吡哆醛形式存在于肌肉中。维生素 B_6 参与维生素 B_{12} 和叶酸的代谢，参与同型半胱氨酸的分解。如果维生素 B_6 缺乏，不仅可以造成巨幼红细胞性贫血，还会引起高同型半胱氨酸血症，而在高原寒冷低氧地区，高同型半胱氨酸血症是心脑血管疾病、血栓形成和高血压的危险因素之一。因此，对高原地区发现高同型半胱氨酸血症者，适量补充叶酸、维生素 B_6、维生素 B_{12}，可以有效降低血浆同型半胱氨酸含量，更好地控制血压和保护好血管。维生素 B_6 还参与人体蛋白质的合成与分解代谢，参与所有氨基酸的代谢，主要包括：参与血红素的合成，如果维生素 B_6 缺乏，可引起孕妇低色素小细胞性贫血和血清铁的升高；参与色氨酸的合成烟酸，孕妇如果缺乏，可引起皮肤局部的“癞皮病”改变；参与氨基酸和脂肪的代谢，刺激白细胞的生成，用于治疗白细胞减少症；还有助于修复口腔溃疡等。维生素 B_6 还参与糖原、脂质、神经鞘磷脂和类固醇的代谢。主要包括促进花生四烯酸与胆固醇结合，易于胆固醇的转运代谢和排泄，并能抑制血小板功能和纤维蛋白的形成，在高原地区有助于降低胆固醇和防止血栓形成；参与神经鞘磷脂的代谢，可辅助治疗周围神经的病变；还可以终止类固醇激素的作用，孕妇如果维生素 B_6 缺乏，会增加孕妇对雌激素、雄激素和维生素 D 的敏感性，会影响乳腺癌、前列腺癌、子宫内膜癌等激素依赖性癌症的发展与预后。维生素 B_6 还参与重要神经介质（5- 羟色胺、牛磺酸、多巴胺、γ- 氨基丁酸、去甲肾上腺素）的合成。对妊娠呕吐、胎儿神经系统发育、新生儿惊厥、婴儿哮喘、产后抑郁和焦虑等都有相关影响。另外，可通过影响脑内多巴胺代谢，减少催乳素分泌，抑制乳汁分泌。

由于维生素 B_6 广泛存在于动物肝、鱼类、肉类、全麦、坚果、豆类、蛋黄之中，一般在肉类、小麦、蔬菜和坚果中含量丰富。因此，若能正常饮食，食物均衡，维生素 B_6 缺乏并不多见。高原地区孕妇推荐摄入量为 2.5 mg/d。

美国食品药物管理局（FDA）对维生素 B_6 的妊娠安全性分级为 A 级，如果超过每天推荐剂量则为 C 级。大量服用维生素 B_6，即每日服维生素 B_6 200 mg，持续 30 日以上，可致维生素 B_6 依赖综合征。若每日 2 ~ 6 g，持续数月，可致严重的周围神经炎，出现神经感觉异常、进行性步态不稳、手足麻木等，停药后可缓解。

7．维生素 K　维生素 K 是与凝血有关的维生素，凝血过程中至少有 4 种因子依赖维生素 K 在肝内合成，因此，若孕妇缺乏维生素 K，凝血酶原就会降低，凝血过程则受阻。维生素 K 是脂溶性可贮存的维生素，高原地区孕期维生素 K 的营养状况可能对新生儿和婴儿早期维生素 K 缺乏性出血产生影响。

由于维生素 K 广泛的食物来源及肠道内细菌能够合成，高原地区成人极少发生维生素 K 缺乏引起的出血症。常见的维生素K缺乏有以下原因，即孕期服用阿司匹林、抗癫痫等维生素K抑制药，阻碍了维生素K的吸收。另一方面，维生素K不易通过胎盘，胎儿肝内储存量少，尤其是早产儿和出生低体重儿会更少；母亲初乳中本身维生素K的含量较低，同时新生儿肠道菌群尚未建立，不能有效合成维生素K等以上因素，使得高原地区新生儿易发生维生素K缺乏性出血症，而且多为颅内出血或消化道出血。因此，高原地区孕妇在预产期前一个月，要注意多摄入富含维生素K的食物，如菜花、白菜、菠菜、莴苣、酸菜等，但高原牧区蔬菜较少，专家推荐高原地区孕妇维生素K每天摄入量为2 μg/kg。

8．维生素B_1　维生素B_1又称硫胺素、抗神经炎因子、抗脚气病因子，是能量代谢中脱羧酶和转酮酶的辅酶，与人体组织能量产生和糖代谢有关，在体内以磷酸硫胺素（TPP）形式存在，具有调节神经生理活动作用，与心脏功能、维持食欲、胎儿及儿童的生长发育密切相关。由于维生素B_1为水溶性维生素，不能在体内贮存，孕期需要每天足够量的摄入，以保证孕妇和胎儿生长发育的能量需要。

在高原地区，孕妇维生素B_1缺乏可通过对母胎能量代谢的影响而造成神经系统的损害，如脚气病（多发性神经炎）。在高原地区的牧业地区，由于蔬菜、水果摄入量少，又缺乏豆类食物，若肉食再减少时，孕期缺乏或亚临床缺乏维生素B_1时，可能不出现明显的脚气病，但可能会导致新生儿脚气病。维生素B_1缺乏也会影响孕妇胃肠道功能，尤其是孕早期，由于早孕反应使食物摄入减少，极易引起高原孕妇维生素B_1缺乏，并导致孕妇胃肠道功能进一步下降，消化能力的降低，进一步加重早孕反应，形成恶性循环，引起孕妇营养不良。高原地区婴儿出现脚气病，常发病于2～5月龄的婴儿，主要是维生素B_1缺乏的乳母所喂养的婴儿。表现为发病突然，病情危急，初期表现为食欲不振、吐奶、有激惹性兴奋、心率快、呼吸急促，继而呼吸困难；晚期有发绀、水肿、心脏扩大、心力衰竭和强直性痉挛，常在症状出现后1～2天后突发死亡。

高原地区孕妇要注意在孕早期维生素B_1的摄入，尤其是动物肝、心、肾、瘦肉，以及豆类和粗加工的谷物，都是维生素B_1的良好来源，专家建议孕期维生素B_1摄入量为1.5 mg/d。由于人体对维生素B_1的吸收存在饱和机制，摄入过量的维生素B_1也很容易从肾内排出体外，罕有人体维生素B_1中毒。

9．维生素B_2　维生素B_2又称核黄素，是水溶性维生素，但水溶性较低，在酸性条件下稳定，碱性条件下不稳定，且光照可引起分解。维生素B_2是黄素腺嘌呤二核苷酸、黄素单核苷酸的辅酶，以辅酶形式参与体内三羧酸循环及呼吸链中氧化还原反应及能量生成，与体内的抗氧化防御体系密切相关，在氨基酸、脂肪酸和碳水化合物的代谢中均起重要作用，还参与维生素B_6、烟酸和部分药物的代谢，并与体内铁的吸收、贮存密切相关，因此维生素B_2是高原地区孕妇维持身体健康及胎儿、新生儿生长发育不可缺少的营养素。

在高原地区，维生素B_2缺乏是一种比较常见的营养缺乏病，因维生素B_2缺乏可干扰铁的吸收和利用，可导致铁在人体内总含量下降，孕妇发生缺铁性贫血。其主要表现有三个方面的症状：一是口唇的损害、烂口角、唇及舌头发生炎性表现，可形成“地图舌”；二是脂溢性皮炎，常发生在面部鼻翼两侧、前额和两眉间也常见，男性可出现阴囊湿疹样皮炎，女性则见有阴唇炎；三是眼部症状，表现视物模糊、怕光、有流泪；三者合称为“口腔生殖系综合征”。因这种病症常常合并有其他维生素B族的缺乏，可混淆病情及诊断。维生素B_2广泛存在于动物内脏、蛋类、奶类及豆类中，孕妇在防治维生素B_2缺乏时要纠正偏食习惯。专家推荐孕期维生素B_2的摄入量为1.7 mg/d。

10．维生素C　维生素C又称L-抗坏血酸，是人体内必需的水溶性营养素。缺乏维生素C会造成坏血病，在体内维生素C也是一种辅酶。由于人体不能自己制造人体必需的维生素C，高原地区孕妇因食物结构中水果和蔬菜相对不足，容易发生维生素C的缺乏，而当孕妇体内维生素C供应不足时易发生流产或早产，故每天需要补充维生素C ≥ 200 mg。每天300～500 g的蔬菜和200～350 g水果可以满足孕妇日常维生素C的需要，必要时可口服片剂作为补充。

二、高原地区孕期实用营养管理

虽然国内外营养学专家对孕妇和胎儿最适合

的热量、蛋白、维生素和矿物质元素给予了大量的研究，但对于高原地区普通孕妇来讲，很难实施仔细的营养监测。因此，高原产科医务工作者，最好按以下要求管理和指导孕期营养：

1．在高原地区 建议孕妇依然按自己的饮食习惯，依照自己喜欢的口味和需要量进食，无需刻意改变以往的饮食习惯。

2．确保孕妇有足够的均衡食物 包括主食、动物蛋白、脂肪、蔬菜和水果等。对高海拔的牧区孕妇尤为重要。

3．对所有孕妇进行定期的体重测量 确保她们的体重增长在孕20周、24周、28周、32周、36周、37周、38周、39周、40周共9次产前检查。孕前体重正常的孕妇，孕期体重应增重11.25～15.75 kg。高原地区孕妇到妊娠中期后半期才出现体重的明显增长，即妊娠至20～22周才开始出现体重增加。

4．高原地区孕妇 尤其是牧区孕妇，容易缺铁而造成孕期贫血，孕期铁元素的需求量约1 g。由于妇女每月受月经来潮的影响，大多数孕妇体内铁元素储备不足，因此，推荐高原地区孕妇在孕中后期每日给予含30～60 mg铁的简单铁盐。以满足所需并预防贫血，每日于睡前口服1片硫酸亚铁即可满足这一要求。

5．平衡膳食的孕妇无需常规补充多种维生素 但需要每日补充叶酸，高原地区饮食结构无法满足孕期叶酸的需求量。每日补充叶酸0.4～0.8 mg。

6．补充维生素D 对高原孕妇也是适宜的，因为大多数高原女性体内维生素D均呈低水平状态，尤其是35岁以上的孕妇。

7、孕妇素食者或人为节食者 更容易缺铁和锌，尤其是高原地区素食者缺乏动物蛋白中的必需氨基酸，影响胎儿发育，其胎儿宫内风险增大，应积极补充营养物质，保证补充蛋白、锌、维生素B_{12}叶酸及铁的补充量。

8．高原地区孕妇 应在孕28～32周时复查血细胞比容（HCT）和血红蛋白浓度（Hb）。检测HCT是一种间接反映红细胞数量大小及体积的简单方法，若大于正常值，提示红细胞增多，在高原地区由于低氧可导致红细胞不同程度地增多，血液黏稠度增高；若小于正常值，则提示贫血。HGB是指单位体积血液内所含血红蛋白的量，又称血色素，是一种含色素的结合蛋白质，是红细胞与氧结合，运输氧和二氧化碳的主要载体，若大于正常值，与慢性高原病、慢性肺源性心脏病、先天性心脏病、各种疾病引起的血液浓缩等相关；若小于正常值，常提示贫血。在此期复查HCT和Hb，以及时发现孕妇异常变化。

三、高原地区孕期妇女膳食指南

妊娠期是生命早期1000天机遇窗口期的起始阶段，由于高原低氧、寒冷、低气压等特殊环境，高原孕妇的营养同样是重要的环境因素，都会对胎儿的生长发育产生至关重要的影响。因此，妊娠不同时期的膳食应在非孕妇女的原基础上，根据胎儿生长速率及母体生理和代谢变化进行适当的调整。

妊娠早期，胎儿生长发育速度相对较慢，所需营养与非孕期没有太大的差异。妊娠中期后半段开始，胎儿生长发育加速，对营养的需求明显增大，同时母体生殖器官也随妊娠期增长而发生较大变化，应合理增加食物的摄入量。孕期饮食应是由多样化食物组成的营养均衡膳食，除保证孕妇和胎儿的营养需求外，还会影响婴幼儿日后对辅食习惯的接受和膳食模式的建立，如孕期肉类膳食多，则后代多喜素食。因此，孕期妇女膳示指南是在平时饮食习惯基础上补充以下五点内容：

1．补充叶酸 常吃富含铁的食物，选用碘盐，整个孕期应口服叶酸片400 μg/d，每天摄入绿叶蔬菜200 g。

每天在原饮食习惯基础增加30～50 g动物红肉，每周吃1～2次动物肝或血块、血肠等。

在高原地区海鲜类膳食较少，碘的食物来源不足。每天食物的食盐应以加碘盐为佳。碘是合成甲状腺素的原料，是人体调节新陈代谢和促进蛋白质合成的必需微量元素，孕期碘的摄入量比非孕期增加了110 μg/d，所以，每周还应再摄入1～2次含碘丰富的海产品（如海带、海菜类食物）。

2．妊娠早期孕吐严重者 因少食多餐，保证碳水化合物的摄入量，保证每天不少于130 g的碳水化合物，如米饭、馒头、面包、饼干等。若呕吐严重而完全不能进食者，则要注意由于体内脂肪酸不完全分解产生过量的酮体，导致孕妇酮症酸中毒，需要到医院就诊。

妊娠早期无明显早孕反应者可保持孕前的平

衡膳食。

3．妊娠中期适量增加奶、鱼、肉类的摄入从妊娠中期开始，每天增加 200 g 的奶，可使每天总摄入量达到 500 g。

从妊娠中期开始，每天增加肉类、蛋类食物共计 50 g，孕晚期再增加至 75 g 左右。

有条件者，每周最好食用深海鱼类 2 ～ 3 次，因为深海鱼类含有较多 n-3 多不饱和脂肪酸，其中的二十二六碳烯酸（DHA）对胎儿脑和视网膜功能发育有益。

4．孕期适量运动　维持体重正常增长。孕期体重增长是反映孕妇营养状况的最实用的直观指标，孕妇体重与胎儿宫内发育、出生体重，妊娠期并发症等密切相关。高原地区妇女孕期体重平均增长 12.5 kg，其中胎儿、胎盘、羊水孕期增加的血容量及增大的子宫和乳腺属于必要性的体重增长，为 6 ～ 7.5 kg，孕妇身体脂肪储备蓄积 3 ～ 4 kg。

孕期平衡膳食和进行适宜的规律运动，不但可以增强身体的适应能力，预防体重过度增长，还有利于预防妊娠期糖尿病和孕妇以后发生 2 型糖尿病。只要没有医学禁忌，孕期进行常规运动是安全的，而且对孕妇和胎儿均有益处。

孕早期体重变化不大，可每月测量一次，孕中、晚期应每周测量体重。

体重增长不足者，可适当增加能量较高的食物的摄入。

体重增长过多者，可在保证营养素供应的同时，注意控制食物总量的摄入。

健康的高原地区孕妇每天应进行 30 min 以上的中等强度的身体活动。

5．禁烟酒，保持愉悦心情，适度供氧。

由于高海拔（3500 m）以上地区，低氧、低气压环境对胚胎及胎儿生长发育有不良影响，会使烟草、酒精对胚胎发育的各个阶段的毒性明显增加，容易引起流产、早产和胎儿畸形。因此，有吸烟饮酒习惯的妇女，在孕期必须戒烟禁酒，远离吸烟或烟雾环境，避免二手烟。孕期妇女应以积极的心态面对和适应，由于妊娠期间，身体内分泌及外形的变化，对家庭，社会及工作中的各种事物引起情绪变化进行调整，以愉快的心情享受孕期过程。

孕妇需禁烟酒，同时，避免被动吸烟和吸入不良空气。有烦恼之事或情绪波动时，要多与家人或朋友交流沟通，必要时向心理咨询专业人员求得帮助。孕期适当户外体能活动有助于释放精神压力，愉悦心情。

孕妇在孕中期以后及时更换略为宽松的乳罩，并经常清洗乳头和乳房保健，为产后哺乳做好准备。

四、高原地区孕期环境、营养与出生缺陷

高原地区由于低氧、低气压、干燥、寒冷等环境因素影响下，尤其是低氧对胚胎发育的影响较大，已有文献报道，高原低氧是造成先天性心脏病的主要因素之一。在高原低氧环境基础上，有些营养素的缺乏则使出生缺陷发生率增加。

目前中国出生缺陷发生率在 4% ～ 6%，高原地区常见的出生缺陷有先天性心脏病、唇腭裂、先天性神经管畸形（如脑积水、脊柱裂）等，出生缺陷是导致儿童残疾的重要原因之一[5]。

出生缺陷的发生主要有两大因素，一是遗传因素，二是环境因素。环境因素包括高原低氧环境，还有生物因素、化学因素、物理因素、药物因素等。生物因素主要指病毒、细菌、原虫等微生物病原体通过孕妇胎盘传播感染给胚胎或胎儿，影响胎儿宫内发育过程，导致出生缺陷。化学因素，主要是指有毒的化学物质，如某些药物、化学抑制剂和重金属（铅、铝、汞）等，也会导致新生儿的出生缺陷。物理因素，在高原地区主要是放射线，尤其是 X 射线，孕早期胚胎对 X 射线十分敏感，达到一定量的 X 射线会导致出生缺陷。药物因素，是因为医源性的某些药物的使用，也有致畸作用，如抗肿瘤药物、某些抗生素类药物、如抗结核药、抗精神病药都可能发生出生缺陷。

除了上述因素之外，还有一些特定人群也是出生缺陷的高危人群，如高龄孕妇，就是怀孕时已在 35 岁以上，或者以前有生育过出生缺陷儿者。还有不明原因的死胎、流产或本次妊娠胎儿发育迟缓等等，都有可能发生出生缺陷。在高原地区，孕期营养素的缺乏和不均衡都有可能发生出生缺陷，因为婴儿从受精卵到出生 3 kg 左右的新生儿，所需要的营养物质全都来自母体，所以母体的健康，营养状况会影响到胎儿的发育和出生是否有缺陷。

孕期与出生缺陷密切相关的营养素如下：

1．维生素类

（1）叶酸与维生素 B_{12} 缺乏：神经管畸形（无脑儿、脊柱裂、脑积水、脑膜膨出）、先天性心脏病等。

（2）维生素 A 缺乏：维生素 A 缺乏或过多均可导致智力低下、小头畸形、无眼畸形、肾积水、输尿管畸形等。

（3）维生素 B_1 缺乏：可引起新生儿先天性脚气病。

（4）维生素 B_2 缺乏：可导致未成熟儿及死产率增高。

（5）维生素 C 缺乏：可导致胎儿胶原合成降低，导致胎儿低体重和早产率增高。

（6）维生素 D 缺乏：可导致胎儿骨骼及牙齿发育不良，引起先天性佝偻病，低钙血症等。

（7）维生素 E 缺乏：可导致胎儿无脑，脊柱侧突、脐疝、足趾畸形、唇裂畸形等先天畸形，并可导致低出生体重发病率增高。还有可能影响眼晶状体的发育，导致先天性白内障。

2．矿物质与微量元素类

（1）钙、磷缺乏：严重缺乏者可影响胎心、骨骼及牙齿的发育，导致先天性佝偻病。

（2）锰缺乏：可引起包括胎心骨骼异常，共济失调及脑功能异常在内的先天性缺陷。

（3）锌缺乏：孕妇缺锌会影响胚胎发育，尤其是影响胎儿脑和神经系统的发育，可能会发生无脑、露脑畸形，以及脑积水、脊柱裂，还有四肢畸形、唇腭裂畸形、小眼或无眼畸形，视神经变性导致先天性视力不良、先天性肺叶缺损等。有研究报告认为，孕妇缺锌在生男孩时可使包皮过长或包茎的发生比例增高。由于锌参与肌红蛋白代谢，孕妇缺锌可导致子宫收缩乏力，发生难产或产后大出血。

（4）硒缺乏：严重缺乏时可导致流产、早产、死胎的发生。妊娠期缺硒可能会加重孕期水肿。在高原地区，孕妇摄入富硒食物，可使婴儿出生后呼吸困难和湿疹的概率显著降低。

（5）碘缺乏：高原地区需要加碘盐的使用，若长期不使用加碘盐，会导致高原孕妇缺碘，可引起早产、死产、胎儿先天畸形，甚至发生胎儿脑不可逆的损伤，典型缺碘特征为：双眼间距宽、鼻翼宽、口唇厚、先天聋哑、矮小、呆傻。

（6）铁缺乏：可导致孕妇贫血，也是胎婴贫血的重要原因，而隐性缺铁性营养不良也会加剧血铅对胎婴的毒害。

3．优质脂肪类及蛋白类

（1）磷脂缺乏：孕妇羊水磷脂浓度直接影响胎儿脑细胞及中枢神经系统和组织器官的正常发育，成为影响胎儿存活的重要因素之一，尤其是早产儿发生呼吸窘迫综合征与二软酯酰卵磷脂（肺泡表面活性物质）缺少密切相关。

（2）二十二碳六烯酸（DHA）缺乏：DHA 俗称脑黄金，是一种对人体非常重要的不饱和脂肪酸，是在胎婴大脑皮质和视网膜细胞的重要组成部分，也是胎婴神经系统发育的必需营养物质。孕期 DHA 缺乏导致胎儿脑的发育过程被延迟或受阻，使出生后的婴儿智力发育停留在较低水平。

（3）蛋白质缺乏：孕妇蛋白质缺乏可导致胎儿脑发育，并使脑细胞增殖数量不足，导致脑的重量、脑内胆固醇、脑磷脂等低于正常，严重影响婴儿及以后的智力。

4．能量缺乏　孕期热量摄入与出生体重密切相关，若摄入食物不足，能量代谢不足，可直接导致低出生体重儿的发生增加。

综上，面对现代复杂的社会环境及高原地区低氧、低气压、干寒的自然环境，孕妇应由职业医生评估是否需要吸氧，并谨记远离各种有害环境，保证充足而均衡的丰富的营养，才能使高原各民族的孩子健康成长。

参考文献

[1] 曾容．高原地区与平原地区的孕产妇进行产前保健的状况及妊娠结局的对比研究［J］．当代医药论丛，2018，16（16）：25-27．

[2] 杨风林．孕期保健在高龄产妇中的应用效果及对产妇和新生儿并发症的影响［J］．临床医学研究与实践，2019，4（19）：89-90．

[3] 赵秀英，马莉，赵晓青，等．青海高原孕期保健的特殊性和重要性（附 1577 例临床分析）［J］．青海医药杂志，1990（01）：26-30．

[4] Hoover Elizabeth A，Louis Judette M．Optimizing Health：Weight，Exercise，and Nutrition in Pregnancy and Beyond．［J］．Obstetrics and Gynecology Clinics of North America，2019，46（3）：431-440．

[5] 闫素芹．高原地区孕期干预对初产妇分娩结局的影响［J］．世界最新医学信息文摘，2018，18（66）：36-37．

第六章

高原地区高危妊娠的识别

第一节　高原地区高危妊娠的评估及监护方法

高原地区高危妊娠是指在高原低氧环境下，产前、产时或产后，孕产妇、胎儿或新生儿发生或可能发生疾病或死亡的危险增加。包括多种因素，尤其是高原低氧环境下的妊娠可引起孕妇众多器官很大的生理改变，这些改变可能加重或甚至掩盖原有的内外科合并症及孕妇健康情况、生产史及胎儿疾病。高原地区常使孕产妇和（或）胎儿危险性增加的产科疾病有妊娠高血压、子痫前期－子痫、早产、胎盘早剥、低出生体重儿、前置胎盘及胎儿宫内发育迟缓等等。高原地区孕产妇死亡的主要原因是出血、高血压、感染、栓塞性疾病、异位妊娠。

人类生殖是一个复杂的社会、生化和生理过程。高原地区由于低氧、低气压环境的影响，可能导致有不足 50% 妊娠囊在确认妊娠前就丢失了；另有 15% ～ 40% 在孕早期流产，其中可能有一半以上为核型异常。本节重点讨论高原地区高危妊娠的评估与监测的指征。

一、高原地区与特异妊娠相关的危险因素

1．早产的相关危险因素　①所居住海拔高于 4000 m；②年龄小于 16 岁或大于 35 岁；③母亲体重小于 50 kg；④孕产妇各种原因引起的营养不良；⑤既往曾有早产史；⑥先天或医源性宫颈功能不全；⑦子宫发育异常；⑧多胎妊娠；⑨孕产妇贫血；⑩胎膜早破；⑪阴道炎（滴虫性、念珠菌性、非特异性等）；⑫胎先露异常；⑬生殖泌尿系统或呼吸系统感染；⑭胎盘异常（前置胎盘、胎盘早剥）。

2．胎儿宫内生长受限（intrauterine growth restriction，IUGR）的相关危险因素　①高海拔地区低氧环境（海拔高于 4000 m）；②母体因素：孕妇由于各种原因引起的营养不良，重度子痫前期、妊娠期高血压、糖尿病（严重的 2 型糖尿病）、肾病、心脏病（发绀性心脏病）、抗磷脂综合征等；③胎儿因素：多胎妊娠、胎儿染色体异常、胎儿感染先天发育异常等；④胎儿遗传因素：孕妇染色体异常和基因问题；⑤胎盘因素：小胎盘、胎盘发育不良；⑥感染因素：风疹病毒、巨细胞病毒、弓形虫等。

3．羊水过多相关危险因素　①胎儿先天发育异常；②多胎妊娠；③糖尿病；④同种免疫（RH 或 ABO）；⑤非免疫性水肿。

4．羊水过少相关危险因素　①胎儿宫内发育迟缓；②胎膜早破时间过长；③胎儿肾发育异常（Potter 综合征）；④胎死宫内。

5．过期妊娠相关危险因素　①无脑儿；②胎盘功能不良；③围产期缺氧、酸中毒（高原低氧）；④胎盘硫酸脂酶缺乏；⑤胎儿肾上腺皮质激素分泌不足。

高原地区高危妊娠的发病率涉及多种因素，高原低氧环境是各种高危因素的基础，会加重各种高危因素对孕产妇的损害，而且即便是同一因素对不同患者的影响也不同[1]。高原地区孕产妇死亡的主要原因有大出血、高血性疾病、感染、栓塞性疾病和异位妊娠。

二、孕前或早孕期病史评估

孕前评估是高原地区妇女保健的重要组成部分，通过孕前备孕期间的评估与咨询，以确保受孕后母婴的健康最佳化。对于有可能是影响妊娠的问题，如内外科疾病、生活方式或遗传因素，应在备孕期间充分了解并采取干预措施。是对有潜在胎儿或围生儿危险孕妇的重要评估。

1．孕龄病史　高原地区部分少数民族有早婚早育习俗，而母体年龄无论是过大还是过小，都会增加孕妇及胎儿的发病率和死亡率。在高原地区，小于 18 岁的青春发育期女性，子痫前期，胎儿宫内发育迟缓、母体营养不良等疾病的发生率可显著高于正常育龄期妇女。而 35 岁以上的妇女分娩时更容易发生妊娠高血压、糖尿病、肥胖及其他内科并发疾病。同时高龄妇女分娩的婴儿染色体异常也较为多见。高原低氧环境下，高龄妇女发生子痫前期，前置胎盘，以及剖宫产的风险也会增加。

2．孕妇身高及体重　身高在 150 cm 以下，

体重不足40 kg或体重超过85 kg，或曾患影响骨骼发育性疾病，如佝偻病、结核病等，生殖道畸形都可能发生产道异常，骨盆狭窄则易发生难产。

3．在妊娠方式上 在妊娠方式上，要区分自然妊娠和辅助生殖技术妊娠，因为辅助生殖技术妊娠可能增加多胎妊娠，早产以及妊娠高血压的发生率。

4．在既往病史上 在高原低氧环境下，有些疾病状态可能危害母体或婴儿，妊娠本身也可使某些以往的内科疾病加重（见表6-1）。

表6-1 常见高原妊娠合并症

合并症	病因
慢性高血压疾病	长期使用或滥用某些药物，既往内分泌腺摘除（甲状腺），其他疾病；包括既往骨盆损伤、疾病导致骨盆异常、结缔组织病、精神性疾病、心理性疾病
心脏病（先天性、风湿病）	
糖尿病	
肾病	
肺病（结核、哮喘、支气管炎）	
甲状腺功能异常	
肝病或胃肠性疾病	
血液病（贫血、凝血疾病）	
母体癌症	
癫痫	
腹腔脏器包虫病，如肝包虫	

5．详细的家族史 对明确遗传性疾病的高发危险有明显帮助，或有糖尿病，妊娠期肝内胆汁淤积症，妊娠期高血压疾病等疾病的家族史，都可能在孕期累及母体或危及胎儿。

6．在既往妊娠发病史中 有复发性流产（又称可惯性流产），是指自然连续3次或3次以上在妊娠28周之前的胎儿丢失。由于复发性流产原因复杂，在又一次妊娠前，认真分析其相关因素，包括遗传基因、子宫解剖异常、内分泌失调、生殖道感染、血栓性疾病、免疫紊乱、环境因素、药物因素、男方因素、身体疾患、不良生活习惯、不明原因等。孕妇患者最常见的有子宫因素、遗传因素、血栓前状态、内分泌因素、感染因素、免疫因素六大因素。若患者拟再妊娠，应尽可能完成以下检查：

（1）流产胚胎标本的DNA核型。

（2）患者夫妇的DNA核型。

（3）内分泌检测：甲状腺功能、性激素。

（4）生殖道感染性疾病病原体：病毒（风疹病毒、HIV、肝炎病毒、单纯疱疹病毒、巨细胞病毒、微小病毒B19等），细菌（如B族链球菌、淋病链球菌等），以及其他病原体如弓形虫，梅毒螺旋体、衣原体等。尤其是围产期TORCH感染，包括弓形虫（TOX）、风疹病毒、单纯疱疹病毒、巨细胞病毒（CMV）、微小病毒B19、HPV、肝炎病毒、梅毒螺旋体等引起的感染。

（5）获得性和遗传性血栓病，检测包括：凝血类标志物和非凝血类标志物。凝血类标志物包括纤维蛋白质（Fg）、凝血酶原时间（PT）、活化部分凝血活酶时间（APTT）、D-二聚体（D-dimer）、纤维蛋白单体（FM）、凝血酶-抗凝血酶复合物（TAT）、血管性血友病因子（VWF）因子Ⅷ（FⅧ）等。其中D-二聚体敏感度最高。非凝血类标志物包括P选择素、组织因子（TF）、同型半胱氨酸（THCY）等。

（6）结缔组织病，当全身或局部的结缔组织出现免疫性炎性病变时，如系统性红斑狼疮、类风湿性关节炎、原发性干燥综合征、多发性肌炎、皮肌炎、混合性结缔组织病、强直性脊柱炎、骨性关节炎等。结缔组织病属于风湿性疾病中的一大类，也称风湿性疾病。检测项目：血常规、血沉、γ球蛋白、抗nRNP抗体、LE细胞、类风湿因子、68 KD多肽抗体、补体等。

7．既往死产或新生儿及死亡史者 也可能存在细胞遗传异常，结构畸形综合征，母体胎儿间出血，血栓形成（胎儿或母体），均需进行相关疾病的检查。

8．既往早产次数越多，再次妊娠发生早产的危险性就越大。危险因素包括：既往早产、多胎妊娠、妊娠3个月后发生阴道出血、子宫异常、宫颈功能不全等，早产的筛查项目有：经阴道超声测量宫颈长度、宫颈阴道分泌物的胎儿纤连蛋白和唾液雌三醇。

9．既往有婴儿已知或可疑遗传病或先天畸形，应遗传咨询，进行下列检查：孕妇血样（如α胎儿球蛋白、AFP）、超声检查、羊膜穿刺、绒毛活检及DNA分析。

第二节　高原地区常见妊娠高危因素的筛查与处理

高危妊娠指的是对孕产妇及胎婴儿有较高危险性，可能导致难产或危及母婴性命的妊娠。高原地区产科医务人员对每位前来产前检查的孕妇，严格遵循孕产妇系统保健管理规范实施细则，认真填写孕产妇系统保健卡和产前检查记录单，按高危妊娠评分标准筛查出高危孕妇，并积极治疗、追踪、随访。

1．年龄　小于 18 岁或大于 35 岁。年龄大于 35 岁的孕妇属于高龄产妇，有难产和早产风险，容易发生妊娠期并发症，同时随孕妇年龄增长，胎儿染色体异常的发生概率较高。而且由于骨骼及生理因素，高龄孕妇顺产的机会降低，新生儿遗传性缺陷发生率明显增高。产前坚持定期检查，临产后必须住院分娩。

2．身高和体重　身高在 145 cm 以下者，或体重不足 40 kg 或超过 85 kg 者，或骨盆狭窄，容易发生难产，建议孕期给予仔细的产前监护，临产后住院分娩。

3．有异常孕产史者　如流产、早产、死胎、新生儿死亡、过期妊娠、各种难产；分娩过巨大儿及低体重儿，先天畸形儿或遗传性疾病或有手术产史（产钳、剖宫产），以及有子痫前期症状或子痫病史者等。首诊接诊孕妇时，需详细询问孕妇孕期居住区海拔高度，有无缺氧史、既往孕产史、有异常者针对具体病因给予早预防。

4．妊娠期高血压疾病　在高原低氧干寒的季节，妊娠高血压疾病容易高发。同时妊娠高血压疾病有发生子痫前期、子痫、胎盘早剥、凝血障碍、肾功能不全、产后大出血的风险[7]。因此，应加强产前保健、定期检查，尤其对血压的监测，水肿和蛋白质的监测要更加严密。孕期可适当增加高蛋白食物，补钙，左侧卧位等，必要时住院治疗及分娩。

5．产前阴道出血　常见于前置胎盘、胎盘早剥等，出血多时则发生出血性休克、DIC、胎儿宫内窘迫、胎死宫内的风险加大。前置胎盘、胎盘早剥均根据临床表现结合超声检查确诊，住院仔细观察下治疗，必要时及时手术终止妊娠。同时做好新生儿窒息及预防母体并发症的准备。

6．妊娠合并内外科疾病　高原地区妊娠合并内外科疾病常见有心脏病、重度贫血、肾疾病、肝疾病、病毒感染性疾病（巨细胞病毒、疱疹病毒、风疹病毒等）。孕前应注意相关疾病史的询问及详细体检，实验室结果监测，发现异常及时治疗，必要时及时终止妊娠。

7．胎位异常　可通过对孕妇进行四步诊触法和超声检查确定，胎位异常有造成难产、新生儿窒息的风险，若确定胎位异常，则及时住院分娩，必要时行剖宫产。

8．产道异常　包括骨产道及软产道异常，都可引起难产、子宫破裂、产伤、产后出血的风险。孕妇在产前检查时，应注意检查产道情况，及早诊断并制订分娩计划，住院分娩。

9．早产　高原低氧干寒等地理环境，早产新生儿死亡率风险显著增长。应在产前及时核实孕周，注意先兆早产症状体征的发生发展，异常者及时提前住院保胎，促进胎肺成熟，加强早产儿监护，防治早产儿并发症，在高原低氧寒冷地区，尤其要防止新生儿硬皮病的发生。

10．过期妊娠　对孕妇详细询问病史，核实孕周。因高原地区部分农牧区妇女语言等客观原因，末次月经不清现象多见，发生过期妊娠时往往无法及时确诊，则有发生难产、新生儿窒息的风险。住院监测胎儿宫内情况，应及时给予促进分娩的引产方式，必要时剖宫产结束妊娠。

11．多胎妊娠　由于多胎妊娠有早产、羊膜早破、胎儿宫内窘迫、难产、产后大出血等风险，需提前实时住院分娩，大多行剖宫产，及时预防产后大出血，加强围产儿保健，预防多胎并发症。

12．胎膜早破　胎膜早破又俗称破水，胎膜早破是高原地区妊娠中晚期的常见高危妊娠症，如果被忽略，常常会给孕妇及胎婴造成严重后果。胎膜早破大多会导致孕妇晚期流产、脐带脱垂、羊水栓塞、早产或导致胎儿死亡，即使顺利出生的新生儿早产儿，并发感染及颅内出血者多见，孕产妇产后感染率也会增高。因此，发生后立即住院，防治感染，根据孕周大小及母儿情况保胎或终止妊娠。

13．羊水过多或过少　由于临床上无法直接测量羊水量，常以超声检查判断羊水量，常以单一最大羊水池作为标准，超过 8 cm 就是羊水过多，小于或等于 2 cm 为羊水过少；若以羊水指数（AFI，四个象限的羊水池相加）计算，超过 25 cm 为羊水过多，小于或等于 5 cm 为羊水过少。发现羊水过多或过少时，应严密检查有无合并母婴异常，如妊娠糖尿病、新生儿畸形等，适时住院计划分娩，尤其注意胎儿宫内情况的监测。

14．妊娠期接触有害物质　由于对胎儿有害的药物、放射线、放射性核素、农药、化学毒性物品等对胎儿会造成伤害，在妊娠期尽量避免接触或服用，应加强产前咨询及检查，注意在孕中期进行彩超检查，必要时进一步行产前诊断。

第三节　高原地区胎儿监护

胎儿监护包括胎儿宫内情况的监护、胎盘功能检查、胎儿成熟度检查、胎儿畸形的宫内诊断和胎儿遗传性疾病的宫内诊断。本节介绍的胎儿宫内情况的监护、胎盘功能检查。

一、胎儿宫内情况的监护

包括需要确定是否为高危儿和胎儿宫内情况的监护

1．确定是否为高危儿　高危儿包括：①孕龄＜ 36 周≥ 42 周；②出生体重＜ 2500 g；③小于孕龄胎儿；④大于孕龄胎儿；⑤胎儿宫内缺氧（窘迫）；⑥孕妇宫内感染；⑦母亲为高危者；⑧手术产儿；⑨前次妊娠为不良妊娠史（胎儿或新生儿死亡）。

2．胎儿宫内情况的监护

（1）妊娠早期：妇科检查确定孕妇子宫大小是否与妊娠周数相符；超声检查时，可在妊娠第五周见到妊娠囊，妊娠 6 ～ 7 周妊娠囊内可见胚胎芽，胚胎芽长 4 ～ 5 mm 时，可检出胎心管搏动下孕 8 周时，妊娠囊平均内径为 25 mm，应能确认胎心搏动。

胚胎停育诊断标准：满足以下条件任何一项，可超声诊断为妊娠失败。①头臂长≥ 7 mm 且无心管搏动；②孕囊平均直径≥ 25 mm 且无胚胎可见；③检查出无卵黄囊的孕囊 2 周后仍未见有心管搏动的胚胎；④检查出有卵黄囊的孕囊，11 天后仍未见有心管搏动的胚胎；

胎儿颈项透明层（NT）测量：测量时间：11 ～ 13^{+6} 周（头臂长 45 ～ 84 mm）。异常值：NT ≥ 3 mm，显示胎儿染色体异常显著增加；NT ≥ 4 mm，显示胚胎染色体风险进一步增加，即使染色体正常的胎儿其妊娠结局也差。通过胎儿 NT 可筛查出超过 75% 的唐氏综合征及其他严重染色体异常的胎儿。

胎儿颈后皮肤褶皱（NF）测量：测量时间：14 ～ 20 周。异常值：≥ 6 mm，显示胎儿染色体异常风险较大，如胎儿患 21- 三体综合征、18- 三体综合征、13- 三体综合征等风险。

（2）妊娠中期：手测宫底高度或测耻骨上子宫高度及腹围，判断胎儿大小及是否与妊娠周数相符；超声检查从妊娠 22 周起测量胎头双顶径值，每周增加 0.22 cm；同时进行胎心率监测。孕 20 ～ 24 周需做四维彩超，检查胎儿内脏心、肝、肺、肾、肠管、膀胱及躯体有无较大的畸形。

（3）妊娠晚期：

①定期产前检查：手测宫底高度或尺测耻骨上子宫长度以及腹围，胎心监测、判定胎位、超声检查胎头双顶径、判定胎位、胎盘成熟度、胎盘位置及羊水量。同时在 28 ～ 32 周再做一次四维彩超，以便发现胎儿内脏及躯体的畸形。

②胎动计数：通过自测或超声检查测胎动。胎动计数＞ 30 次 /12 小时为正常，＜ 10 次 /12 小时，提示宫内胎儿缺氧，在高原地区，让孕妇自测胎动监测胎儿宫内情况十分实用和必要，方法是在每天早、中、晚各测 1 小时胎动，总和相加乘以 4，为 12 小时胎动数，并注意是否每天胎动数大体相同，若突然增加或突然减少 50%，即便是胎动数在正常范围，仍是胎儿宫内缺氧表现，应及时到医院进一步检查。

③必要时行胎心生理监测、胎儿电子监测、胎儿心电图监测、羊膜镜检查。

④胎心率（FHR）的监测：见本节二。

二、孕期胎心监护

在高原地区，胎儿处于比母亲有更高发病率及病死率的状态。因此，评估胎儿技术的范围随着科技的进步，已经扩展到妊娠发育的胚胎期。例如，胚胎期的胎心率可以预告早期流产的发生。胚胎的发育，孕 30 ～ 40 天形成孕囊，40 ～ 50 天形成胎芽，50 ～ 60 天形成胎心，所以一般在孕 60 天左右 B 超可显示到胎囊、胎芽、胎心，可追踪到呈马蹄声一样的胎心。

胎心率具有多变的倾向，为评估和判断胎儿是否正常提供了相当可靠的依据。正常情况下，胎心音为每分钟 120 ～ 160 次，在高原低氧环境下，超过 160 次应当警惕胎儿缺氧，而低于 120 次则认为胎儿的生命处在危机中。因为如果胎儿缺氧，先是心跳加快，有时孕妇血氧储备能力好，胎心率会暂时升高后再恢复正常，这是胎儿在神经系统发育过程中的正常反应。但如果胎心率先快而后逐渐变慢，若不能及时纠正缺氧，最终胎心音消失而胎儿死亡。

一般情况下，孕 14 周是孕妇第一次全面检查的时间，在高原地区孕 28 周可每 4 周 1 次，36 周后每周 1 次进行胎心率监测和评估。在高原地区，有条件的孕妇自行买胎心检测仪，在孕 28 周以后，除按规去医院外，可自行测胎心。在高原地区，胎心率的变化在三个时段最为明显：一是孕妇起床后 30 分钟内；二是孕妇中餐后 60 分钟内；三是晚上临睡前 30 分钟内。这是由于孕妇在高原低氧环境时，身体状态的变化、食物消化活动等需要提高供氧量，相对给予胎儿的供氧量变少，容易引起胎心宫内缺氧 [2]。因此，高原地区孕妇在自测胎心率时，应在每早、中、晚的此时段检测胎心率，较能反映胎儿的健康状况。

在高原低氧环境下，对于大多数高危孕妇，孕 32 周开始行胎儿监护。具体监护的时机依据妊娠合并高危因素的不同而不同，对于以往有胎死宫内的孕妇，产前胎心监测时间应早至孕 26 ～ 28 周。

电子胎心监护（electronic fetal monitoring，EFM）的形式，有无应激试验（non-stress test，NST）和宫缩应激试验（contraction stress test，CST）。EFM 作为一种评估胎儿宫内状态的手段，其目的在于及时发现胎儿宫内缺氧，以便及时采取进一步措施。正确解读高原地区胎心监护图形，对减少高原地区新生儿惊厥、脑性瘫痪的发生，降低高原地区分娩期围产儿死亡率，预测新生儿酸中毒及减少不必要的阴道助产和剖宫产等产科干预措施非常重要。

1．无应激试验（non-stress test，NST）　NST 的原理：是在胎儿不存在酸中毒或神经系统发育不完善的情况下，胎动时会出现胎心率的短暂上升，预示着发育正常的自主神经功能。无反应最为常见的情况是处在胎儿睡眠周期时的反应，但可能与胎儿缺氧酸中毒导致对胎儿神经系统的抑制。EFM 图形的完整描述应包括 5 个方面，即基线、基线变异、加速、减速及宫缩。

NST 的方法：孕妇取侧卧位或坐位，一般监测时间为 20 分钟，但若胎儿处理睡眠周期时，可能需要监护 40 分钟左右。在监护时同时应用声震刺激，所诱导的胎心加速可预测胎儿正常的酸碱平衡状态，减少 40% 的 NST 无反应型出现。

NST 相关定义：NST 分为反应型和无反应型。NST 反应型是指监护时间内出现 2 次或以上的胎心加速。在高原低氧环境下，妊娠 32 周之前，胎心加速在基线水平上 ≥ 10 次 / 分钟、持续时间 ≥ 10 s，则证明胎儿在宫内处于正常状态。同时，胎心监测图形基线正常，变异也正常，且不存在减速的情况下，高原地区 NST 监护若达到反应型标准即可停止，无须持续监护至 20 分钟。NST 无反应型，是指胎心监测超过 40 分钟没有足够的胎心加速。对 NST 无反应型孕妇的处理，应该根据监测图形的基线数值、变异情况、有无减速、是否存在应用过某些药物（如硫酸镁）、有无宫缩等状况，并结合孕周、胎动及临床情况，综合分析分辨生理性无反应型和病理性无反应型，再决定复查监测、或采用宫缩应激试验等，对胎儿宫内状态进行进一步评估。据高原地区围产医学研究显示，高原地区妊娠 24 ～ 28 周，约有 50% 的 NST 是生理性无反应型；而妊娠 28 ～ 32 周，约有 15% 的 NST 是生理性无反应型。

对高原地区妊娠 NST 图形中减速的处理，由于在高原地区 50% 的 NST 图形中可以观察到变异减速，而且仍属于生理的，是不需产科干预类型，特点是变异减速为非反复性出现，且减速时间＜ 30 s，则与胎儿并发症无关，系对高原低氧环境的正常反应，无须产科干预。若呈反复性变异减速，每 20 分钟在≥ 3 次时，即使减速时间< 30 s，也提示胎儿宫内窘迫，有一定危险。在高原地区，若 NST 图形中减速持续 1 分钟以上，则胎死宫内的风险会显著增加，应考虑尽快终止妊娠。

2．宫缩应激试验（contraction stress test，CST）　宫缩应激试验的原理，其理论基础是在宫缩的应激下，子宫动脉血流因子宫收缩而减少，可促发胎儿一过性缺氧表现。在高原地区，已经处在亚缺氧状态下的胎儿，对缺氧的耐受力已很差，在宫缩的刺激刺激下缺氧逐渐加重，将诱发晚期减速。同时，宫缩的刺激还可引起脐带的受压，而出现变异减速。

在高原地区，当孕妇的 EFM 反复出现 NST 无反应型，有可疑胎儿宫内缺氧状态时，则应该进行 CST，给予进一步评估胎儿宫内状态。实施 CST 需掌握禁忌证，当 NST 严重异常，或出现正弦波形时，胎儿宫内缺氧状态已十分明确，且胎儿处在重度缺氧的危急中，则是 CST 的禁忌证，否则加重胎儿缺氧状态，并延误抢救胎儿的时机。

高原地区 CST 的方法：需要有足够的宫缩，即每 10 分钟内至少 3 次宫缩，每次持续至少 40 s。可以通过自发宫缩、或用刺激乳头、静脉滴注缩宫素诱导宫缩，都需要达到上述标准。

CST 图形分析主要基于是否出现了晚期减速。阴性结果：无晚期减速或明显的变异减速。阳性结果：50% 以上宫缩出现后出现了晚期减速，即使宫缩频率每 10 分钟小于 3 次。可疑阳性结果：间断出现晚期减速或明显的变异减速。过度刺激的晚期减速结果：宫缩频率每 10 分钟超过 5 次，或每次宫缩时间> 90 s 时出现胎心减速。除以上四种情况外，有时还会有不满意的 CST：当宫缩频率< 3 次 /10 分时，或出现无法解释的图形。

3．产时电子胎心监护（electronic fetal monitoring，EFM）　在高原地区的 EFM 研究表明，产程中持续进行 EFM 和间断 EFM 之间，在改善围产儿预后方面没有差异。对于高危孕妇，根据情况可适当增加听诊频率或持续 EFM。间断听诊时，至少应听诊 60 秒，包括宫缩的前、中、后，若发现异常，应立刻进行 EFM。中华围产医学会推荐使用的产时 EFM 三级评价系统，对高原地区孕妇产前监测有实用价值，尤其对于胎儿正常血氧状态的预测价值很高，一级为正常的 EFM 图形，不需要特殊干预，三级为异常 EFM 图形，对于预测高原地区预测胎儿正在或即将出现宫内窒息，中枢神经系统损伤、胎死宫内有极高的预测价值，一旦出现三级表现，应立即结束妊娠。处在一级和三级之间的图形为二级，是可疑的 EFM 图形，需要进一步评估、监测，必要的临床干预后再评估，直至转为一级。或随产程的进展，可能转变为三级 EFM 图形。因此，EFM 图形的处理还应结合孕妇个体情况，产妇和胎儿是否存在高危因素及产程进展等因素进行综合分析（表 6-2、表 6-3、表 6-4）。

EFM 的优势在于对高原地区预测胎儿正常酸碱平衡有极高的灵敏度，但也有缺陷是对胎儿酸中毒或神经系统损害的预测缺乏特异性。

基线变异：基线变异是指每分钟胎心率自波峰到波谷的振幅改变，是可直观定量的。

变异缺失：指振幅波动消失。

正常变异：指振幅波动 6 ~ 25 次 /min。

微小变异：指振幅波动≤ 5 次 /min。

显著变异：指振幅波动≥ 25 次 /min。

短变异：指每一次胎心搏动至下一次胎心搏动时的胎心率改变，即前一次胎心搏动与下一次胎心搏动数之差。

长变异：指在 1 min 内胎心率基线肉眼可见的上下摆动的波形。正常波形的频率为 3 ~ 5 周期 /min。（此波形由振幅和频率组成。振幅是波形上下摆动的高度，以次 /min 表示。频率是 1 min 内肉眼可见的波动频率，以周期 /min 表示）

加速：指基线胎心率突然显著增加，从开始到波峰时间< 30 s，加速时间是指从胎心率开始加速至恢复到基线胎心率水平的时间。妊娠 32 周前，加速在基线水平上≥ 10 次 /min，持续时间≥ 10 s，但< 2 min，妊娠 32 周及以后，加速在基线水平上≥ 15 次 /min，持续时间≥ 15 s，但< 2 min；

表6-2　电子胎心监护图形的术语和定义

基线
在 10 min 内胎心波动范围在 5 次 /min 内的平均胎心率，正常为 110 ~ 160 次 /min。基线必须是在任何 10 min 内持续 2 min 以上的图形。如果在观察阶段基线不确定，可以参考前 10 分钟内的图形确定基线。其中：胎儿心动过速：是指胎心基线> 160 次 /min，持续≥ 10 min 胎儿心动过缓：是指胎心基线< 110 次 /min，持续≥ 10 min

表6-3 产时EFM三级评价系统及意义

描述	意义
一级包括以下各项 基线：110 ~ 160 次 /min 正常变异 晚期减速或变异减速：无 早期减速：或有或无 加速：或有或无	为正常的胎心监护图形，提示在监护期内，胎儿酸碱平衡状态良好，无须特殊干预。后续的观察可按产科情况对症规范处理
二级包括以下任何一项： 1．基线率：胎儿心动过缓，胎儿心动过速 2．基线变异：变异缺失：不伴反复性减速，有微小变异，或是显著变异 3．加速：刺激胎儿后没有加速 4．周期性或偶发性减速：反复性变异减速伴基线微小变异或正常变异延长减速，反复性晚期减速伴正常变异，变异减速出现：恢复基线缓慢"尖峰"或"又尖峰"	可疑的胎心监护图形。二级胎心监护图形需要持续监护和再评估，充分考虑产程、孕周，必要时实施宫内复苏措施 无胎心加速伴微小变异缺失，应行宫内复苏 如宫内复苏后胎心监护图形仍无改善或发展为三级监护图形，应立即结束妊娠
三级包括以下任何一项： 1．基线变异缺失伴以下任一项： 反复性晚期减速 反复性变异减速 胎儿心动过缓 2．正弦波形	三级表现，提示在监护期内胎儿出现异常的酸碱平衡状态，必须立即宫内复苏，同时终止妊娠

注：变异减速的前后出现一过性胎心率上升，称代偿性加速或称为变异加速。这里脐带受压、胎儿血液急剧变化时，进行代偿而发生的交感神经反应，称为尖峰或双尖峰波形。这种加速的机制与缺血引起的机制有区别，这是暂时性低血压的一种反射，而胎动引起的加速，使交感神经直接受到刺激。若反复发生脐带循环障碍，胎儿缺氧逐渐加重，这些伴随减速的加速或增大或消失，是判断变异减速严重程度的指标之一。

表6-4 宫内复苏措施

目标	相关的胎心率模式	可行的干预措施
提高胎心血氧饱和度和子宫胎盘血供	反复性晚期减速：延长减速、胎儿心动过缓；微小变异、变异缺失	改变体位，吸氧；静脉输液、减慢宫缩频率
抑制宫缩	胎儿心动过速	停止缩宫素或者宫颈成熟药抑制宫缩
减少脐带受压	反性变异减速、延长减速、胎儿心动过缓	抬高先露的同时准备立即分娩

延长加速指胎心率增加持续≥ 2 min，如果持续≥ 10 min，应考虑胎心率基线变化。

减速：早期减速：指伴随宫缩出现的减速，常常对称性、缓慢地下降到最低点再恢复到基线，开始到最低点的时间≥ 30 s，减速的最低点常与宫缩的峰值同时出现。其特点是减速的开始的最低点、恢复和宫缩的起始、峰值和结束同步。

晚期减速：是指伴随宫缩出现的减速，常常是对称性、缓缓地下降到最低点再恢复到基线，开始到最低点的时间≥ 30 s，减速的最低点通常延迟于宫缩峰值。其特点是其减速的开始、最低点和恢复分别落后于宫缩的起始、峰值及结束。

变异减速：是指突发性的显著的胎心率急速下降，开始到最低点时间＜ 30 s，胎心率下降≥ 15 次 /min，持续时间≥ 15 s，但＜ 2 min。其特点是其减速伴随宫缩，减速的起始、深度和持续时间与宫缩之间毫无规律。

延长减速：是指明显的低于基线的胎心率下降，减速≥ 15 次 /min，从开始到恢复到基线持续≥ 2 min 但＜ 10 min，如果减速超过 10 min，是基线改变。

反复性减速：指 20 min 内可观察时间到≥ 50% 的宫缩均伴发减速。

间歇性减速：指 20 min 观察时间内＜ 50% 的宫缩伴发减速。

正常宫缩：是指≤ 5 次 /10 min 宫缩，观察 30 min 取平均值。

宫缩过频：是指＞ 5 次 /10 min 宫缩，观察 30 min 取平均值。

正弦波形：是指明显的、可见的、平滑的、类似正弦波的胎心波形，长变异 3 ~ 5 周期，持续＞ 20 min，提示严重缺氧。

三、胎盘功能检查

在高原地区进行胎盘功能检查，包括胎盘功能和胎儿胎盘单位功能的检查，能间接判断胎儿状态，是对胎儿进行孕期的宫内监护，能够有助于在高原低氧环境下早期发现隐性胎儿宫内窘迫，及时采取相应的措施，使胎儿在安全的条件下生长发育。

1．胎动　胎儿胎动与胎盘血管状态关系密切，胎动计数如前所述，＞ 30 次 /12 h 为正常。

2．测定孕妇尿中雌三醇值　正常值为＞15 mg/24 h 尿，10 ~ 15 mg/24 h 尿为警戒值，＜ 10 mg/24 h 尿为危险值。妊娠晚期连续多次测得雌三醇值小于 10 mg/24 h 尿，提示胎盘功能低下。在高原地区，也可以用孕妇随意尿测雌激素 / 肌酐（E/C）比值，以评估胎儿胎盘单位功能。正常 E/C 比值＞ 15，10 ~ 15 为警戒值，＜ 10 为危险值。

3．测定孕妇血清游离雌三醇值　用放射免疫法测定，正常值＞ 40 mmol/L，若妊娠足月该值小于 40 mmol/L，表示胎儿胎盘单位功能低下。

4．测定孕妇血清胎盘泌乳素（HPL）值　用放射免疫法，在妊娠足月时，正常该值为 4 ~ 11 mg/L，若足月妊娠该值＜ 4 mg/L 或突然降低 50%，则提示胎盘功能低下。

5．缩宫素激惹试验　（OCT）无应激试验（NST）无反应型时需作 OCT，OCT 阳性提示胎盘功能减退。

6．阴道脱落细胞检查　胎盘功能良好时，阴道脱落细胞中鳞状上皮细胞成堆，无表层细胞，嗜伊红细胞指数（EI）要小于 10%，且致密核少；若鳞状上皮细胞极少或消失，有外底层细胞出现嗜伊红细胞指数大于 10%，致密核多者，提示胎盘功能减退。

7．胎儿生物物理监测　用超声对胎儿进行胎儿生物物理监测，在高原地区的低氧环境下有重要的实用价值。

第四节　高原地区妊娠期常见症状的鉴别

一、停经

高原地区生育年龄已有性伴侣妇女，平时月经周期规律，若月经过期 10 天或以上，应首先考虑妊娠，并进一步检查确诊。但要注意有些妇女受高原地区低氧及干寒气候环境的影响，发生月经推迟，称为月经后期型月经不调，需做相应检查进行鉴别，如盆腔超声、血尿 HCG 测定等。高原地区农牧区妇女哺乳期，虽然月经未复潮，部分妇女亦有妊娠的可能。

二、恶心呕吐

高原地区有半数以上孕妇，在停经 6 周左右出现恶心、呕吐、往往在晨起时间较重，可影响饮食的摄入，持续至妊娠 12 周以后，会逐渐好转，有极少数孕妇可持续在整个孕期中都有不适感。对症状严重的妊娠剧吐，要注意纠正酮症酸中毒，同时进一步检查排除葡萄糖引起的剧吐；还应排除孕妇是否有肝系疾病，做相关检查，如病毒性肝炎时相关的抗原、抗体检查、超声检查肝胆等。

孕妇的情绪因素也会影响妊娠期恶心呕吐的

严重程度。少数情况下，严重的呕吐会引起孕妇脱水、电解质和酸碱平衡紊乱，在高原地区由于低氧、低气压环境会加重病情，使孕妇衰竭。因此，在给予常规处理时，适当吸氧会减轻不适症状。

三、尿频

早期妊娠增大的前位子宫会压迫膀胱，引起子宫前位孕妇的排尿次数增多，待妊娠 12 周以后，当子宫体进入腹腔，则不再压迫膀胱时，尿频症状会自然消失。若孕妇伴有尿急、尿痛时，则考虑是由于泌尿系统感染所致。同时尿频伴多尿时，要进一步做相关检查，排除妊娠合并糖尿病，或急性肾功能不全等原发疾病的存在。

四、排尿困难

妊娠期排尿困难是指膀胱有尿而不能顺畅排除，排时间延长、尿线变细或呈点滴状，甚至完全停止排尿。在妊娠中期子宫重度后屈者可造成排尿困难，出现下腹胀满，尿量减少，或仅有少量滴尿；妊娠中晚期增大的右旋子宫可能会压迫右侧输尿管，引起右肾盂积水，嘱其左侧卧位可解除或减轻其症状。若由泌尿系统感染或外伤引起的排尿困难，根据相关病史和临床表现给予鉴别诊断，并及时处置。

五、阴道出血

阴道出血可发生在妊娠不同时期，在孕 12 周以前发生阴道出血，多考虑为早期流产、异位妊娠、葡萄糖等。早期流产需根据就诊的情况，分为不同的种类，如先兆流产时流血量较少（少于平时月经量），难免流产时则流血量较多，并有小腹正中阵发性坠痛等。异位妊娠的出血多发生于短期停经之后，有少量淋漓不净的阴道出血，伴有一侧小腹坠痛或剧痛，有时可从阴道排出子宫蜕膜管型。停经 3 ～ 4 个月后的阴道不规则出血，常可能是葡萄糖的出血，尤其在较多量出血时，血内混有水泡状组织。孕晚期阴道出血还有可能是瘢痕子宫破裂，以及要排除外阴、阴道、宫颈良性或恶性病变引起的出血，如炎症、溃疡、糜烂、息肉、甚至是妊娠期宫颈癌等。

六、腹痛

一般情况下，孕期腹痛除正常分娩外，均有病理性妊娠，应引起高度重视。流产引起的腹痛多为小腹正中阵发性或持续性腹痛，多伴有不同程度的阴道出血。异位妊娠在未破裂前为一侧小腹隐痛、坠痛或胀痛，当异位妊娠灶破裂或流产时会突发较为剧烈的绞痛或撕裂痛，当盆腔内出血流至全腹引起全腹疼痛，患者多伴有停经、阴道出血，大量腹腔内出血时则出现休克。葡萄糖由于子宫快速增大而使患者感到下腹胀痛，或因宫内出血刺激子宫收缩而疼痛，且逐渐增强，伴有宫颈的进行性扩张及少量阴道流血。胎盘早剥，因出血刺激子宫引起子宫张力增高性收缩，严重时子宫呈板状发硬，有明显的压痛，且逐渐加剧而发生阵发性疼痛，阴性出血形成较大的胎盘后血肿者，可发生撕裂样疼痛或剧烈胀痛。妊娠合并急性阑尾炎时，其典型的转移性右下腹疼痛位置及压痛点，可随妊娠期的改变而相应地上移。另外，还有子宫破裂、子宫肌瘤红色变性、卵巢囊肿或肿瘤蒂扭转、急性肠梗阻、急性胃肠炎等；均可出现腹痛症状，须要进行鉴别诊断。

七、腰背痛

高原地区有 2/3 左右孕妇有不同程度腰背部疼痛。轻度的腰背部疼痛多发生于过度紧张或疲劳，过度弯腰，举重物或行走之后。部分孕妇的背部疼痛是随着妊娠周数的增加而加重。孕前存在有背部疼痛和肥胖是危险因素，腰背部疼痛会导致孕妇生理活动功能下降，使孕妇精力不足，出现不同程度的疲劳、失眠等身体不适，影响生活及工作质量。

妊娠期腰背部疼痛的发病机制仍不清楚，可能与妊娠期孕妇体内激素的改变，孕妇腹部增大后腰脊生物力学变化，循环系统的变化及高原低氧环境、社会心理因素等，可能是某一单一或综合因素起作用。其中妊娠期内分泌的变化，尤其是松弛素在妊娠早期就达到较高水平，可能是妊娠早期腰背部疼痛的原因。妊娠的增大子宫对腰骶神经的直接压迫是妊娠后期腰背部疼痛的主要原因。

在高原地区，某些农牧区妊娠妇女，可能会

由于孕妇饮食营养摄取不足也会导致孕妇骨质软化缺钙，引起腰背部疼痛[3]。另外，在妊娠期间有一些合并症及并发症也会引起腰背部疼痛的发生，如输尿管结石和肾结石是高原地区较为常见的妊娠并发症，同时还可能伴有肾积水、肾盂肾炎以及胎盘早剥等，应与其他疾病进行鉴别。

八、水肿

由于在整个妊娠期，孕妇休克会增加 6 ~ 8 L，其中 4 ~ 6 L 为细胞外液，它们的潴留在组织中会造成孕晚期的下肢水肿，正常情况下，高原地区 80% 的孕妇在妊娠第 8 ~ 9 个月时开始，会出现在踝以下的生理性水肿，常在休息后可以消失。若在卧床休息后水肿仍不能消退，或持续加重，则为病理性水肿。病理性水肿在高原低氧地区常见于妊娠期高血压疾病，妊娠合并心脏病，妊娠合并肾疾病、低蛋白血症和贫血、妊娠合并肝病等。

九、黄疸

妊娠期黄疸是高原地区孕妇较为常见的疾病，大多数为初产妇，并因为妊娠期合并症及与妊娠有关的疾病，其中妊娠合并病毒性肝炎占首位，妊娠期肝内胆汁淤积症占第二位。其次，还有妊娠高血压疾病引起的 HELLP 综合征，妊娠合并急性胆囊炎、急性胰腺炎等。在高原低氧环境影响下，均可直接引起不同程度的肝细胞损害等导致妊娠期黄疸，且起病急病程短。妊娠期黄疸轻者可导致早产，胎儿宫内窘迫，产后大出血等不良妊娠现象，严重者在此基础上危及母子安全。因此，有效诊断和鉴别诊断高原地区妇女妊娠期黄疸，及时治疗是十分重要的。

十、胸闷、心悸

由于高原低氧环境，在妊娠晚期，孕妇常有胸闷、心悸。因为随着子宫增大，膈肌上移，引起肺的顺应性减低，同时心脏受到宫底的挤压和妊娠晚期血容量明显增加，心脏负担加重，或是胎儿压迫到腹主动脉影响到静脉回流，引起心脏输出量不足，加重组织供氧不足而引起，成为高原地区大部分孕期妇女的生理性变化。胸闷心悸伴有眩晕和水肿时，有合并心脏病、贫血和妊娠高血压疾病的可能，应该继续详细的检查，及时治疗和适时结束妊娠。

第五节　高原地区孕晚期常见并发症、合并症的筛查

一、妊娠糖尿病（GDM）的筛查

妊娠糖尿病（gestational diabetes mellitus，GDM）是指妊娠前无糖尿病，妊娠期首次发现或诊断糖尿病。在高原的不发达地区发病率为 5% ~ 14%，为危害母儿健康的常见妊娠合并症，是造成围产儿死亡的常见病因之一，严重时危及母亲生命。

在高原低氧环境下，妊娠期糖尿病极易于并发妊娠高血压疾病，易于发生羊水过多，巨大儿容易发生感染性疾病等。若没有及时诊断和治疗，严重者可发生糖尿病酮症酸中毒，产后还可能长期患糖尿病。妊娠早期胚胎处于高血糖的环境下，易于发生自然流产，胎儿畸形。妊娠中晚期若发生羊水过多，可发生胎膜早破、导致早产、宫内感染[4]。妊娠晚期易于发生胎儿宫内缺氧，严重者导致胎死宫内。同时由于孕妇高血糖易使胎儿生长为巨大儿，分娩时发生难产或剖宫产的概率显著增加。在高原地区发现，妊娠糖尿病患者的胎儿肺发育成熟较为缓慢，出生易发生新生儿呼吸窘迫综合征，严重者呼吸衰竭死亡。还有因胎儿出生后突然脱离母体高血糖环境，易发生新生儿低血糖。

筛查和诊断妊娠期糖尿病的方法：由于高原地区用常规空腹血糖的方法，仍然不能将部分空腹血糖正常的糖尿病孕妇筛查和诊断出来。所以，仅仅根据空腹血糖容易造成漏诊。因此，在高原地区健康孕妇中，推荐在孕 24 ~ 28 周进行 50 g

葡萄糖负荷试验筛查妊娠糖尿病。50 g 葡萄糖筛查血糖值正常者，可于糖代谢变化最明显的妊娠 32 ~ 34 周时期进行复查，以免漏查。若空腹血糖异常，或 50 g 糖筛查数值异常，则需要进一步给予糖耐量实验。

在高原地区有妊娠糖尿病的高危因素者，应在首次产前检查时做相关的筛查。高危因素如下：

①明显肥胖，体重指数超过 30 kg/m^2；②直系亲属有糖尿病家族史；③年龄≥ 30 岁；④有生产巨大儿史（胎儿出生体重超过 4 kg）；⑤有异常妊娠分娩史，如流产、早产、死胎、死产、新生儿不明原因死亡及新生儿畸形等；⑥反复真菌性阴道炎；⑦既往有过妊娠糖尿病史；⑧多囊卵巢史；⑨本次妊娠有其他妊娠合并症；⑩尿糖阳性；⑪有糖尿病临床表现。

高原地区一般妊娠妇女空腹的血糖值应为 5.3 ~ 5.6 mmol/L（不超过 100 mg/L）。若空腹血糖正常，则进行妊娠糖尿病筛查：即在清晨空腹服 50 g 葡萄糖（将 50 g 葡萄糖溶于 200 ml 水中，5 分钟内一次喝完），服后 1 小时抽血查血糖，正常值应在 7.5 mmol/L（140 mg/L）以内。如果筛查结果正常，则在妊娠 24 ~ 28 周复查。如果 50 g 葡萄糖筛查异常（超过 7.8 mmol/L）即给予做糖耐量试验，即清晨空腹抽血查空腹血糖后，将 75 g 葡萄糖溶于 400 ml 水中，5 分钟内一次喝完，服后 1 小时、2 小时、3 小时各取血一次查血糖。其正常值：空腹血糖应为 5.3 ~ 5.6 mmol/L，服糖 1 小时血糖应为 10.5 mmol/L，服糖 2 小时血糖为 8.5 mmol/L，服糖 3 小时血糖应为 5.3 ~ 5.6 mmol/L。如果任何一点血糖值达到或超过上述标准即可诊断妊娠糖尿病。尿糖不能作为筛查的指标。孕妇具有高危因素，或高原医疗资源缺乏地区，在妊娠 24 ~ 28 周首先检查空腹血糖（FPG）。FPG ≥ 5.6 mmol/L，可直接诊断妊娠糖尿病、不必再行 75 g 葡萄糖耐量试验。

在高原地区大多数妊娠糖尿病者可以通过饮食及运动控制病情，少部分孕妇需要胰岛素治疗，一般从小剂量开始，并根据病情，孕期进展及血糖值加以调整，力求控制血糖在正常水平。产前检查时需要注意检查血压、尿蛋白、糖化血红蛋白、肾功能以及眼底情况。

二、妊娠高血压疾病的筛查

妊娠期高血压疾病（hypertension during pregnancy，HDP）是妊娠与血压升高并存的一组疾病，在高原低氧及干寒地区发生率处在平均发生率的高位，一般国内发生率在 5% ~ 12% [5]。因此，高原地区发病率在 12% 以上。根据高血压和蛋白尿发生的时间不同，高原地区妊娠高血压疾病可以分为：妊娠期高血压、子痫前期、子痫以及慢性高血压并发子痫前期和妊娠合并慢性高血压。妊娠期高血压疾病严重影响母婴健康，是高原地区孕产妇和围产儿病死率升高的主要原因。

对产前来检查的高原孕妇，在每一次产前检查时都要检查血压、尿蛋白、血常规、肝肾功能、凝血功能、心电图等。妊娠期高血压疾病分类与临床表现见表 6-5：

（一）评估和监测

高原地区由于低氧、寒冷、低气压的影响，使妊娠期高血压疾病的病情复杂，变化更快，在分娩和产后生理变化以及各种不良刺激等诱导下，可导致病情加重。因此，在高原地区对产前、产时和产后的病情进行密切监测和评估十分重要。目的在于了解病情轻重和进展情况，及时合理干预，早防早治，避免不良妊娠结局的发生。高原产科临床研究表明，孕中期进行子痫前期预防性干预无效，如小剂量阿司匹林口服等，但在孕 16 周内对子痫前期高危患者进行早期监测和临床干预改善高原地区母婴预后。

1．基本检测　严密观察生命体征和血氧饱和度，注意本疾病的引起的头痛、眼花胸闷、上腹部不适或疼痛及其他消化系统症状，观察血压、尿量的变化和血尿常规，注意胎动、胎心等的监测。

2．孕妇的特殊检查　①孕妇首次评估：包括眼底、心肺、肝肾等重要器官功能、凝血功能、血液黏度、血脂、血尿酸、尿蛋白定量和电解质、酸碱平衡等检查，有条件时查自身免疫性疾病相关指标。②孕妇连续动态评估：尤其是已在子痫前期母体监护，包括每周 2 次血常规及心、肺、肝、肾功能监测。③孕妇平均动脉压监测：微小的血压变化即可作为预测子痫前期的指标。高原孕妇在发生子痫前期之前，通常具有较高的收缩压和平均动脉压（MAP）。在高原地区低危孕妇的

表6-5　妊娠期高血压疾病分类与临床表现

分类	临床表现
1．妊娠期高血压	妊娠 20 周后出现高血压，收缩压≥ 140 mmHg（或舒张压≥ 90 mmHg），于产后 12 周内恢复正常；尿蛋白（-）；产后确诊
2．子痫前期	妊娠 20 周后出现收缩压≥ 140 mmHg（或舒张压≥ 90 mmHg），伴尿蛋白≥ 0.3 g/24 h，或随机蛋白（+）或虽无蛋白尿，但合并下列任何一项者： 1）血小板减少（血小板＜ 80×10^9/L） 2）肝功能损害（血清转氨酶增高至正常值 2 倍以上） 3）肾功能损害（血肌酐水平增高＞ 1.1 mg/dl，或正常值 2 倍以上） 4）肺水肿和左心衰竭 5）新发生的中枢神经系统异常或视觉障碍
3．子痫	子痫前期基础上发生抽搐，并不能以其他原因解释
4．慢性高血压并发子痫前期	慢性高血压孕前无蛋白尿，妊娠 20 周出现蛋白尿；或妊娠前有蛋白尿，妊娠后蛋白尿明显加重，或血压进一步升高，或血小板减少＜ 80×10^9/L，或出现其他肝肾功能损害，肺水肿、神经系统或视觉异常
5．妊娠合并慢性高血压	妊娠 20 周前收缩压≥ 140 mmHg 和（或）舒张压≥ 90 mmHg，妊娠期无明显加重；或妊娠 20 周后首次诊断高血压并持续到产后 12 周以后

注：高原地区因低氧环境，易发生早发型子痫前期（＜ 34 周发病者）

孕早期和孕中期，使用 MAP 比单纯使用收缩压和舒张压更具有价值。④子宫动脉多普勒检查：子宫动脉指数（VtAD-PI）仍是预测子痫前期最重要的指标，子宫动脉多普勒可无创地检测到子宫胎盘的高循环阻力。孕早期 VtAD-PI 正常的高原女性，提示胎盘形成正常，进展为子痫前期的风险＜ 1%。阳性预测值需结合血清生物标志物等其他指标。

3．胎儿的特殊检查　胎儿首次评估，包括胎儿电子监护、超声监测胎儿生长发育，胎儿生物指标测定（双顶径、头围、腹围、股骨长、胎儿体重）羊水体积量及胎盘功能，如果有胎儿生长受限，需进一步检测胎儿脐动脉和大脑中动脉血流阻力等。

胎儿连续动态评估：由于高原低氧环境的影响，胎儿宫内也处在相对低氧状态，极易影响胎儿生长发育，使胎儿生长受限。因此，高原孕妇应从妊娠 2 周开始，每 2 ~ 4 周进行一次超声检查，连续动态评估胎儿生长，羊水体积量和脐动脉血流；如果出现胎儿生长受限（FGR）时，应每 2 周进行 1 次超声检查；若出现脐动脉收缩末期峰值与舒张末期峰值的比值（S/D）升高时，应每周进行 1 次超声检查；妊娠 34 周前出现脐动脉舒张末期血流消失，应每周进行 2 次超声检查；妊娠 30 周前出现舒张末期血流反流，应每周进行 3 次超声检查[6]。

4．子痫前期高危孕妇病史评估　子痫前期是孕 20 周以后出现高血压和蛋白尿为主要表现的一种疾病。由于目前医学科学上除了终止妊娠之外，尚没有其他办法治愈子痫前期，最好的办法是及早预防和预测，降低疾病发生风险，早期控制减缓疾病发展，尽量延长妊娠时间，保证母儿安全。在高原地区预测方法如下：

（1）高风险因素（具备一条以上，孕妇患子痫前期可能性很大）：①以前发生过子痫前期；②双胎或多胎妊娠；③受孕之前有高血压病史；④孕前有糖尿病史，或已患妊娠糖尿病；⑤孕妇有肾疾病史或自身免疫性疾病（包括抗磷脂综合征，系统性红斑狼疮等）；⑥孕妇居住地海拔在 4000 m 左右。

（2）中等风险因素（具备两条或以上，孕期患子痫前期可能性大）：①年龄＜ 18 岁或≥ 35 岁的初产妇；②肥胖（体重 / 身高 ^{2}）＞ 30 kg/m^2；③母亲或姐妹曾有过子痫前期病史；④高龄二胎，或两次怀孕间隔≥ 10 年。

5．生物标志物　目前国内外尚无一种准确的生物标志物可以早期筛查子痫前期，但随着在高原地区新的检测技术的出现，有以下生物标志物的预测价值越来越大[7]，是传统风险评估的重要补充。以下标志物涉及血管内皮功能不良、炎性反应、凝血障碍等与子痫前期相关的病理生理过程。

（1）胎盘生长因子（PIGF）；

（2）妊娠相关血浆蛋白 A（PAPP-A）；

（3）胎儿血红蛋白（HbF）；

（4）子痫前期基因标志物；

（5）可溶性内皮因子（SEng）；

（6）抑制素 A 和激活素 A；

（7）半凝乳素 13（PP13）；

（8）半胱氨酸蛋白酶抑制剂 C（CystatinC）；

（9）穿透素 3（子痫前期 Pentraxin3）；

（10）P 选择素、脂酰肉碱、糖基化纤连蛋白、镍纹蛋白以及和肽素等；

（11）脂蛋白相关磷脂 A2（LPPLA2）：是具有血管特异性炎性标志物，可作为心血管疾病和卒中的独立危险因素，也可以在高原地区预测子痫前期。

参考文献

[1] 彭海．高原少数民族地区高危妊娠对妊娠结局的影响 [J]．临床合理用药杂志，2012，5（07）：112-113.

[2] 李学秀．高原地区妊娠高血压综合征的急救和护理 [J]．护士进修杂志，2014，29（08）：749-750.

[3] 乐杰．妇产科学 [M]．北京：人民卫生出版社，2005：97-104.

[4] 崔铭萱，吕净，蔡晶晶，等．孕早期医学营养治疗对妊娠期糖尿病高危妊娠女性体重及血糖代谢并发症的影响 [J]．中国医刊，2019，54（04）：439-442.

[5] 刘丽霞．妊娠期糖尿病血糖控制对妊娠结局的影响分析 [J]．实用妇科内分泌杂志（电子版），2017，4（36）：51-52.

[6] 王嵘．对妊娠高血压疾病高危孕妇实施综合管理的效果评价 [J]．实用妇科内分泌杂志（电子版），2018，5（30）：59-70.

[7] Lu Cheng-Qiu，Lin Jie，Yuan Lin，et al．Pregnancy induced hypertension and outcomes in early and moderate preterm infants．[J]．Pregnancy Hypertension，2018，14（1）：68-71.

第七章

高原地区产科危象急救

第一节 高原地区产科危象抢救

高危妊娠是近20年出现的一个新概念，即有较高危险之意。凡在妊娠和分娩时比正常孕产妇具有更多危险的这一类妊娠均属高危妊娠范畴。

由于高危妊娠的范围相当广泛，有来自母体慢性或急性的危险因素，也有来自胎儿慢性或急性危险因素，还有胎盘或脐带因素等，对母体尤其对胎儿的安危有极大的影响。因此，就要求产科医生对高危妊娠的诊断与处理即要认真仔细地鉴别高危妊娠的病因，以便针对病因进行防治，还要早期发现高危情况以便及早防治。尤其重要的是很多有害因素或疾患应早在婚前、孕前发现，这样可避免受孕后患病。而"妊娠危象"一词，指妊娠或分娩时突然出现或迅速而明显地加重的各种并发症、难产等非常紧急的危险状态，若不及时和正确处置就可导致孕产妇及胎儿或新生儿的严重并发症，甚至危及生命。

一、妊娠高血压的病变

妊娠可以使血压正常的妇女发生高血压，或者加重已存在的高血压。全身水肿、蛋白尿或两者皆有。若血压不加以控制，可能会发生抽搐（即子痫的发生）。

高原地区妊娠高血压疾病较常见，与出血、感染一起构成了致命的三大妊娠合并症，是导致高原地区孕产妇死亡的主要原因。据估计，全世界每年因子痫而死亡的妇女约有5万人。尽管已到21世纪的现代医学高度发达阶段，妊娠诱发或加重高血压的机制仍不清楚，高血压疾病仍是产科学中最重要的未解决的问题之一[1]，而高海拔地区因低氧因素所致，妊娠高血压疾病变明显高于平原地区。

（一）妊娠诱发高血压的诊断

妊娠诱发高血压（妊高症）分为三类：单纯血压升高、先兆子痫、子痫。

先兆子痫的定义是既往血压正常，妊娠20周以后血压> 140/90 mmHg，加上蛋白尿> 0.3 g/24 h或全身明显水肿。严重先兆子痫为严重高血压（> 160/110 mmHg）、微血管溶血性贫血、肝受损引起的肝酶升高和上腹痛，中枢神经系统引起的头痛、视力改变和卒中。子痫的定义是妊娠诱发或妊娠加重的高血压发生抽搐。子痫可发生于忽略性的妊娠诱发高血压，少部分是在突发性的妊娠诱发高血压中。抽搐一般是癫痫大发作，可发生于分娩前、分娩中、分娩后。然而，产后48小时仍可发生抽搐，尤其是产妇，甚至可能迟至产后10天。

（二）妊娠加重的高血压的诊断

有些以前就有高血压的妇女孕期高血压会加重，典型病例是发生在妊娠24周以后。这种妊娠加重的高血压可能合并蛋白尿或病理性水肿，这种情况被定义为附加性先兆子痫。附加性先兆子痫的发生常比纯粹的先兆子痫发病要早，而且可能非常严重，在很多患者中发生胎儿宫内发育迟缓。

妊娠前就诊断有慢性高血压者才可能诊断妊娠加重的高血压。妊娠加重的高血压特点是随妊娠进展高血压加重，而且通常是收缩压和舒张压均升高。先兆子痫时伴随蛋白尿或病理性水肿，或两者均有。

二、子痫的临床危象

妊高征治疗的目标是：在对母体和胎儿损害最小的前提下，结束妊娠；娩出以后能健康成长的婴儿；彻底恢复母亲健康。

子痫的特征是妊娠合并高血压或妊娠加重高血压的孕妇发生的全身性强迫—阵挛性抽搐发作。虽然惊厥抽搐只是重度妊高征脑损害的一种表现，但是，由于它有很高的病死率，子痫一旦发生，孕妇与胎儿就面临着很大的危险，因此是产科危象的重要内容之一。

1．临床经过 子痫根据发生的时间，可分为产前、产时和产后子痫，以及晚期发作的子痫最为常见，而且随着预产期临近发作更加频繁。绝大部分子痫惊厥都发生在先兆子痫的基础上。少数病例孕妇在发生子痫惊厥之前，健康状况良好，没有先兆症状。通常这些孕妇都已经几天或几周没有接受医生的检查了，并且常常不太注意向医生述说有可能是先兆子痫的症状，如头痛、视觉异常，上腹或右上腹痛等症状应引起孕妇及医生的密切关注。

子痫抽搐通常自口周开始。先是面部抽搐，数秒后发展为全身肌肉收缩，整个身体强直。面部扭曲、眼突出、手臂屈曲、手紧握、双腿蹬直。这个状态持续 15 ～ 20 秒后患者会突然张口而后迅速闭紧，眼睑也是这样。面部其他肌肉和全身肌肉快速收缩、舒张。肌肉强烈的运动，可以使孕妇跌至床下，而且如果不加保护，患者常会在突然闭口时咬住舌头。口吐泡沫，常有血染，并有面部及结膜反应。肌肉收缩舒张可持续 1 分钟。逐渐地肌肉的运动度小，频率减低，最后停止。在抽搐发作的整个过程中，呼吸运动停止。所以有几秒钟，孕妇就像马上死于呼吸骤停了，但这时孕妇又作出长而深、带鼾声的吸气，呼吸逐步恢复，随后昏迷。事后患者并不记得有过惊厥，甚至不能回忆惊厥前后的短期的事。

子痫抽搐发作一次后通常会再次发作，轻的可能再发作 1 ～ 2 次，未及时治疗的严重病例可能发作百余次。在少数情况下，惊厥接连发作，看起来孕妇像处于惊厥持续状态。

惊厥后昏迷的时间各不相同，惊厥不太频繁时，每次惊厥日常有一定程度的意识恢复。这时半清醒状态下的患者可能有易激惹的表现。非常严重的病例，可能在惊厥发作间期持续昏迷，进而死亡。子痫患者死亡以前多有频繁的抽搐发作，但偶尔也有一次惊厥昏迷后患者死亡的情况。尤其是同时伴有高热 39℃左右时，是病情严重的征象，可能是中枢神经系统出血的结果。

子痫发生惊厥后，呼吸频率加快，带鼾声，呼吸可达 50 次 /min 以上，是由于乳酸中毒导致的高碳酸血症，和不同程度的低氧血症所致。严重时有发绀。

患者常有明显的蛋白尿、尿少、偶尔无尿，常见血红蛋白尿，但血红蛋白血症少见。子痫的孕妇通常都有水肿，可能非常严重，但也可以仅有隐性水肿。

产前子痫，惊厥后短时间内，可能诱发临产。有时在场的人还没注意，意识尚未恢复孕妇已经有效的宫缩，反而为恶性刺激，又可诱发抽搐发作。如果在宫缩阵痛时发生抽搐，宫缩可更加变繁、变强，互为促进和诱发，产程可进展很快。同时因为惊厥造成母体低氧血症、乳酸性酸中毒，惊厥后胎儿可出现心率减速，但常在 3 ～ 5 min 恢复，如果持续时间超过 10 min，应该考虑是否发生急产或胎盘早剥。

子痫惊厥后可能诱发肺水肿，这至少有两个原因：①惊厥发生同时呕吐，造成吸入性肺炎；②严重高血压和过量静脉补液造成心衰。

有少数子痫孕妇，在惊厥发作时或发作后短时间内，因大面积脑出血而死，非致命的出血可导致偏瘫。脑出血多发生在有慢性高血压的高龄孕产妇身上，少数年轻者可能是由于动脉瘤破裂或动静脉畸形。有的个别子痫抽搐后，由于弥漫性脑水肿或海马沟疝导致死亡或长时间昏迷。

有少数子痫孕妇发生失明，可能发生在惊厥后，也可能在先兆子痫时自发。至少有 2 个原因：①不同程度的视网膜脱离；②枕叶缺血或梗死。无论是脑或视网膜病变，视力预后均良好，通常在 1 周内完全恢复。

少数情况下子痫后会发生精神病，即孕妇躁狂。这通常持续数天至 2 周，如果孕前没有精神异常病史，预后良好。此症发生时用适当剂量的氯丙嗪治疗，对产后精神病的效果好。

鉴别诊断：因为妊娠合并癫痫、脑炎、脑膜炎、脑肿瘤、脑动脉瘤破裂甚至孕娩期的臆症都可能类似子痫。所以这些疾病误诊为子痫的要比漏诊的子痫多。因此，在妊娠、分娩和产后发生惊厥或昏迷，应该考虑这些情况并加以排除，但是在其他原因排除以前，高原地区任何惊厥的孕妇都应首先考虑是子痫。

2．子痫的治疗和抢救

子痫的治疗包括以下原则：

（1）首先控制抽搐；

（2）迅速纠正缺氧和酸中毒；

（3）很快控制血压；

（4）抽搐控制后适时分娩。

3．国外标准化子痫治疗方案

（1）硫酸镁控制抽搐：先予静脉负荷剂量，再定期定量肌内注射。①静脉给予 20% 浓度的硫酸镁 4.0 g，速度不超过 1 g/ml；②紧接着再给 50% 浓度的硫酸镁 10 g，深部肌内注射（双臂），一边 5 g，为减轻较不适，加 2% 利多卡因 1 ml；

③如果 15 min 后仍抽搐，静脉追加 2 g 硫酸镁，仍是 20% 的浓度，速度不超过 1.0/ml，如果体重重大，最多可缓慢地再给 4 g 硫酸镁；④此后每小时交替深层肌注有一侧臂部 50% 硫酸镁，但必须保证：A. 膝反射存在；B. 没有呼吸抑制；C. 前 4 小时尿量大于 1 ml；⑤分娩后 24 h 停用硫酸镁。

（2）当舒张压≥ 110 mmHg 时：周期性静脉注射肼屈嗪降低血压。每 15 ~ 20 分钟给 5 ~ 10 mg，甚至血压控制满意。产前或分娩过程中血压控制满意指舒张压降至 90 ~ 100 mmHg，但不能过低，避免胎盘灌注受影响。也有专家以舒张压≥ 105 mmHg 或 100 mmHg 作为治疗的分界线。

已有资料证明用肼屈嗪治疗效果非常显著，重要的是可以预防颅内出血。

应用方法必须避免血压过高时增大肼屈嗪负荷量的倾向，通常给 5 mg 作为起始量。若血压下降过低，易导致胎儿出现恶性减速。

（3）不用利尿剂和高渗的药物：有效的利尿剂由于使血溶量减少，会进一步损害胎盘灌注，而高血压孕妇的血溶量本身较正常者已有减少。因此，不用利尿剂降低血压，避免了加重母亲的血流浓缩，从而避免了对母亲和胎儿所造成的副作用。因为分娩后所有的子痫患者在产后 24 h 内开始有自发的利用，导致多余的血管外细胞外液在以后的 3 ~ 4 天消失。

应用高渗剂后可能使相应多的液体进入血管内，接着这些液体就以水肿的形式进入重要器官，尤其是肺和脑。而且，一种肿胀活性因子从毛细血管中漏出进入脑和肺，增加这些部位的水肿。重要的是，至今为止还没有发现应用高渗剂的有益效应。由于以上原因，高渗剂弊大于利，而呋塞米等利尿剂用于一些罕见的已证实或高度怀疑有肺水肿的病例。

（4）除非有大量休克丢失，限制经静脉液体使用量：典型的子痫妇女已经有过多的液体，但细胞外液在血管内和血管外分布不合适，所以对液体治疗应持保守态度。而大量补充液体可能会，事实上也确实是增加了细胞外液体的不良分布，因此增加了肺水肿和脑水肿的危险。

肺水肿：严重失水子痫 - 子痫伴发肺水肿者多见于产后。由于痉挛或麻醉而误吸胃内异物引起者除外，大多数肺水肿是由于心衰造成的。最重要的因素是妊娠期血浆蛋白过低，血浆胶体渗透压虽然在正常而且妊娠时下降，但失水子痫时下降更多；而同时毛细血管外胶体渗透压增高，毛细血管通透性增加，又反过来增加血浆蛋白的丢失，血浆蛋白的丢失是血管损伤导致的血管通透性增加的结果。

严重子痫妇女经常有血浆浓缩，并发现中心静脉压和肺毛细血管楔压下降。所以有专家试图注射各种液体，或血蛋白浓缩物或两者都用，来扩张血容量，因而在某种程度上减轻血管痉挛，逆转器官的恶化。但迄今为止，尚没有充分的证据发现这样做会有明显的益处，而是发现了一些严重并发症，尤其是肺水肿。有专家研究发现，10 例严重失水子痫患者给予了胶体治疗后发生 7 例肺水肿，所以认为，过多的胶体和晶体治疗是子痫患者发生肺水肿的主要原因之一[3]。而妊娠相关高血压母亲死亡原因的三分之一是肺水肿。

因此，充分认识维持够的血容量，尽量减少液体的血管外溢是很重要的，同时我们仍然坚信，若没有明显的大量液体丢失，中等量的补液是安全的。

（5）终止妊娠：终止妊娠（分娩）是已知的唯一可以治愈重度失水子痫及子痫的方法。分娩时机和分娩方式的选择要综合考虑产妇和胎儿因素。母体因素包括：高血压控制的程度，有无临床或实验室证据表明即将发生重要脏器的代谢。胎儿因素包括孕龄、胎肺成熟等证据和生物物理评分显示存在胎儿的危险性。

一般而言，顽固性重度高血压患者，或其他证据提示孕妇或胎儿情况恶化时，无论孕龄及胎肺成熟与否，应于 24 h 内分娩。> 34 周的胎儿或已证实胎肺成熟者，也应于 24 h 之内分娩。在对孕妇及胎儿进行严密监护下病情稳定者，这种期待疗法可以减少新生儿并发症及其接受新生儿加强监护互利的时间，可以平均延长失水子痫患者孕期 15 天左右而不增加产妇的危险病率。实践证明，75% 的子痫患者自然分娩常可实现，同时也为了避免剖宫产对母亲的危害，尽可能阴道分娩。剖宫产的指征：抽搐频繁，胎心率类型不能令人放心，宫颈条件不明。

分娩时失血：严重失水子痫或子痫患者由于缺少正常妊娠时的血容量增加，比血压正常的产妇更不能耐受失血。所以，每当产后血压迅速下降，通常意味着过度失血，而不是由于痉挛血管的扩张，认识到这一点，非常重要，如果发现及时，恰当的处理是止血治疗。

4．国内标准化子痫治疗方案

（1）地西泮（安定）18 mg 加 20 ml 静脉缓注。

（2）硫酸镁 2.5 g 加入 10%G.S20 ml 静脉缓注，继用 7.5 ~ 15 g 加 5% 或 10% G.S500 ~ 1000 ml，静脉滴注。

（3）为降低颅内压，在用硫酸镁静脉推注 2.5 g 之后，即可用 20% 甘露醇 250 ml 快速静脉滴注，但心力衰竭、肺水肿时不用。

（4）肼屈嗪 10 mg 肌内注射或 20 mg 加入 G.S 液静脉点滴。

（5）以上药物应用后，患者多可安睡，如患者仍然烦躁，可以加用氯丙嗪半量或冬眠合剂一号（氯丙嗪、异丙嗪各 50 mg，哌替啶 100 mg）1/4 量肌内注射。

（6）如有心力衰竭时可用毛花苷 C 以改善心功能。

（7）应用广谱抗生素以防感染，特别是肺部感染。

（8）呋塞米 40 mg 加入 10% G.S 20 ml 静脉推注。有利防止肺水肿。

按以上方案治疗控制抽搐后，再按具体情况决定分娩方式。在高原地区，国内标准更实用。

5．剖宫产指征

（1）凡病情严重，特别是 MAP ≥ 18.7 kPa（140 mmHg）。

（2）宫颈条件不成熟，估计不能在短期内经阴道分娩者。

（3）人工破膜引产失败者。

（4）胎儿胎盘功能明显低下或 B 超生物物理指数评分＜ 6 分，或脐动脉血流测定出舒张末期血流波型缺如（简称 AEDV）者，则示胎儿缺氧严重。

（5）子痫抽搐经积极治疗始得控制 2 ~ 4 h；或经过量的镇痛、降压药物治疗仍未能控制者。

（6）妊高征伴心力衰竭、肺水肿治疗好转者。

6．剖宫产术的注意事项

（1）麻醉以选择硬膜外麻醉为最安全，但需左侧卧 15° 以防止子宫胎盘血流降低。

（2）术后注意定时使用吗啡或哌替啶，以防因伤口疼痛而诱发产后子痫。在术后 24 h 内，应继续使用硫酸镁静脉滴注，对防止产后子痫有效。

（3）剖宫产后特别注意脉搏及子宫高度：因为此类患者通常有轻度凝血功能障碍，且多为高凝状态。当行选择性剖宫产时，由于宫口未开，术后可致宫腔内大量积血，但却无阴道出血，如果只常规测量血压和观察恶露多少，则可延误发现宫腔积血，就应特别注意脉搏有无加快和宫底有无升高。并仔细按摩宫底，观察有无血块排出。

第二节　高原地区孕产妇的复苏

许多的病理生理改变会妨碍妇女的妊娠，然而产科技术和技能的发展，使得一些妇女获得妊娠的成功，例如心肌结构受损或置换心脏瓣膜所致的心功能Ⅲ或Ⅳ级心脏病妇女，重度先兆子痫或感染性休克综合征、急慢性肺功能损伤的妇女。另外，有各种创伤的危险如交通事故，故意伤害及暴力、摔伤。许多危及生命的疾病以心肺功能骤停告终，妊娠期心搏骤停发生率为 1/30 000。尽管这类事件并不是每一天都发生，但 44% ~ 50% 的孕产妇死亡是可以避免的死亡。所以，对孕妇及胎儿的危重病的监护及处理有其独特的要求，作为产科医生和护理人员要熟练地掌握心肺复苏（CRP）技术，熟悉妊娠期母体生理改变对复苏效果及创伤处理的影响，逐步积累这方面丰富的工作经验。

一、孕产妇生理改变对复苏的影响

（一）心血管系统

妊娠能引起血流动力学明显改变，最重要的变化是妊娠期间心输出量增加 30% ~ 50%。非妊娠期供应子宫的血流量不及心输出量的 2%，而妊娠期达 20% ~ 30%。此外胎盘依靠经子宫动脉与卵巢动脉注入子宫的母体血液灌注，妊娠期子宫胎盘血流进行性增加，据报道的数据在妊娠晚期是 450 ~ 650 ml/min。妊娠期血循环特点是高血流、低阻抗状况，子宫动脉缺乏自主调节能力，因此当母体血压下降时，子宫的灌注减少。而子宫胎盘血管床属于最大扩张、被动的、低阻力系统，子宫的血流取决于灌注压，处理心肺功能骤停及创伤时，要在提供足够的血容量以保持子宫胎盘血流量的需要及由于胶体渗透压的下降，导致的毛细血管的渗透性呈增加趋势间保持平衡。

妊娠子宫压迫腹主动脉及下腔静脉，可使30%的血容量淤积在下肢，分娩或改变子宫的位置，减轻对主动脉及下腔静脉的压迫，可使心输出量增加20%～25%[4]。

由于子宫内容物的向上移位、乳房的肥大以及妊娠子宫的存在，外力难于挤压胸廓。

（二）呼吸系统

正常妊娠的任何一个阶段，由于潮气量增加而进入肺的氧气含量明显超过妊娠所需的量。另外，正常妊娠时循环中的血红蛋白的量，总携氧力和心输出量显著增加，结果母体的动静脉氧的差别降低。

妊娠期由于黄体酮的作用，也有一些雌激素，作用于中枢部位，通过直接刺激呼吸中枢，增加了潮气量和呼吸率，从而增加了二氧化碳排出量。这种过度换气及低血浆二氧化碳水平，导致代偿性呼吸性碱中毒发生。

当孕期母体呼吸停止，动脉血pH值及氧分压快速下降。孕期上呼吸道黏膜增厚，充血水肿，以及肥胖造成喉部角度问题，在抢救时造成气管插管失败，鼻黏膜水肿使插入鼻管困难。

妊娠期增加的潮气量降低了血二氧化碳分压，导致低碳酸血症（30 mmHg）。当二氧化碳分压在35～40 mmHg时就可能面临呼吸衰竭。

妊娠期氧的需求量的增加和特别是当仰卧位时闭合容量的增加使妊娠期呼吸系统的疾病更为严重，因此复苏时维持动脉血氧含量很重要。

（三）血液系统

妊娠期母体血容量显著增加，足月或近足月的妇女血容量比非妊娠期妇女多40%～45%，这是为满足增大子宫的需要，子宫的血管系统显著肥大，可以保护母体和胎儿，防止在仰卧位和直立位时，静脉回流受阻产生有害结果，更为重要的是可以保护母体因分娩失血产生有害的效应。血容量的增加是由于血浆和红细胞的同时增加，尽管母体血浆的增加量要大于红细胞，但循环红细胞的容量显著增加，平均增加约450 ml，这种增加造成对铁的需要增加，妊娠期容易发生缺铁性贫血。

凝血因子在妊娠期间除血小板及因子Ⅱ、Ⅺ、ⅩⅢ因子外，均增加。纤维蛋白原含量增加50%左右，使孕妇血液处于高凝状态，容易发生静脉血栓，血栓脱落，也易发生肺栓塞、发生弥散性血管内凝血。

（四）消化系统

妊娠期受雌激素作用，平滑肌的张力降低、蠕动减弱、胃酸分泌减少，胃排空时间延长，孕中、晚期胃受压及贲门括约肌松弛，胃内酸性食物可逆行流到食管，易发生吸入性肺炎。由于增大的子宫使胃向上移位、肠段向两侧及上方移位，肠管分段扩张，外伤使易发生贯通伤。

二、心搏骤停的病因

（一）妊娠因素引起的孕产妇死亡（表7-1）

表7-1 妊娠因素引起孕产妇的死亡原因

死亡原因	死因所占百分比
高血压	24%
栓塞性疾病	23%
出血	21%
感染	12%
心肌病	6%
麻醉	3%
其他原因	11%

（二）心搏骤停的病因（表7-2）

表7-2 心搏骤停的病因

疾病	相关合并症
妊娠高血压病及子痫	抽搐、脑水肿
栓塞（羊水、空气、脂肪）	深静脉血栓、弥散性血管内凝血
出血	低血容量、低血压
心脏病	心排血量不足、心律失常
子宫瘢痕	子宫破裂、胎盘粘连、胎盘植入

续表

疾病	相关合并症
感染	败血症、感染性休克、低血容量、低血压、呼吸骤停、绒毛膜羊膜炎、肺栓塞
麻醉	低氧血症、心律失常、低血压、恶性高热
宫缩抑制剂治疗	心律失常、高镁血症、低氧血症、呼吸骤停、肺水肿、低钾血症、低血压
创伤	出血、低血容量、低氧血症、静脉空气栓
滥用药物	剂量过大、心律失常、梗死、胎盘早剥
内分泌病	甲状腺危象、脑血管意外、低血容量

三、心肺复苏（CPR）

常态下，心搏停止 3 s 感头晕，10 ~ 20 s 昏厥，40 s 出现抽搐，并瞳孔散大，60 s 后呼吸停止，大小便失禁，4 ~ 6 min 后脑细胞不可逆损害，10 min 脑组织死亡。非孕期成人要取得复苏成功，心搏呼吸停止时间不超过 5 min。然而孕妇心搏呼吸停止后，胎儿氧储备不超过 2 min，孕妇对无呼吸心搏的耐受时间仅 4 min。如在 4 min 内复苏者，一半有存活的希望，如超过 4 ~ 6 min 开始复苏仅 10% 可救治，超过 6 min 仅 4% 可救治，10 min 以上存活的希望极低。

（一）复苏步骤

1．第一现场、第一时间的复苏　复苏的最初阶段目的是维持生命体征，争取进一步复苏的机会。

（1）快速评估

A．突然意识丧失或痉挛后很快意识丧失。

B．大动脉搏动消失如颈动脉、股动脉，此为最重要的依据。

C．喘息样的呼吸或无呼吸。

D．瞳孔的散大。

E．手术伤口的出血突然停止，血色变紫。

F．全身发绀或灰白。

（2）通过现场的视、触即可快速作出诊断

立刻复苏，切不可做复杂的诊断，如量血压、听心音、心电图或等候上级医师再诊断或转移患者耽误时间。

2．初期复苏（第一阶段，基础生命支持-BLS）第一阶段应在 4 min 内实施。目的针对恢复气道、建立呼吸、循环以及除颤。如果未能成功，立即开始第 ABCD 方案：

A．气道（airway）：保持气道通畅：头后仰，将下颌向前，向上抬举，也可双手托颌，清理呼吸道（吸 / 擦）。

B．呼吸（breathing）：人工呼吸：口对口人工呼吸 - 在保持的位置下，拇指、示指捏住鼻孔后，用力对口吹气二次，每次 1 ~ 15 s，进入气量 800 ~ 1000 ml，吹气后抬开鼻孔及口，被动呼吸，如此重复，频率 15 ~ 20 次 /min。

C．循环（circulation）：循环复苏：进行胸外心脏按压，需要手法改变子宫的位置，或向左 25° ~ 30° 侧卧。

可采用以下几种办法：

（1）在右侧躯干及髋下垫水袋或毛巾卷，助手将膝部垫于患者右侧躯干及髋下，手法将子宫推向左侧，这样做可减少对主动脉及下腔静脉的压迫。

（2）需要增加胸外按压的力度，因为乳房的增大及膈肌上抬使胸壁顺应性下降。

（3）如有助手，令其压迫咽部环状软骨，这样可减少胃内容物吸入。

D．除颤（defibrillation）：有条件的进行监护并除颤，适用于心室颤动、室性心动过速者，最多三次。

3．进一步的复苏方案（高级心脏生命支持 -ACLS）

（1）人员：产科现场人员外，相关人员也已应全到位，包括麻醉科、急救科、ICU、内科、外科医生、辅助科室协同抢救。

（2）步骤

A．Airway：尽快气管插管，使用短柄喉镜及较小号气管套管。由于咽部充血，乳房增大、膈肌上移致呼吸困难。

B．Breathing：确定气管套管位置正确

C．Circulation：①固定气管套管；②确认供氧正常；③建立静脉通道；④检查心律并监护；⑤使用合适的药物。

D．Differential Diagnosis：鉴别诊断，处理可逆转的病因。

（3）特殊情况：如母体心搏停止 5 min，还无

法有效地建立其循环，则应该立即实施围死亡期剖宫产，可能挽救胎儿，也增加了母体存活的机会。

要求条件：①家属需知情同意；②要有掌握该项技术的人员及有关设施；③经过 4 min 的复苏，母体仍不能恢复有效的循环；④胎儿有潜在的存活能力，即单胎，孕周等于或大于 23 ～ 24 周；⑤术后有合适的设备及医护人员照料母儿；⑥取出胎儿后覆盖子宫，继续心搏骤停高级心血管生命支持（advanced cardiovascular life support for cardiac arrest，ACLS），病情稳定后缝合各层切口，国内尚无此措施。

注意事项：①不要由于测听胎心或 B 超测定胎龄而延误围死亡期剖宫产，快速简便的测胎龄方法是宫底在脐上 4 cm，相当于妊娠 23 ～ 24 周。②忽视或延误围死亡期剖宫产，会导致不必要地失去两条生命。③术前征求家属意见有好处。④实施手术要有掌握该技术的人员及合适的设备作保障。

（4）围死亡期剖宫产步骤：①将子宫推向一侧，马上开始心肺复苏及 ACLS。②如 4 min 母体有效循环仍未建立，开始剖宫产。③估计胎龄大于 23 ～ 24 周采取该项措施。④准备围死亡期剖宫产所需的设备与人员。不要因为测听胎心或等待产科医生而延误时间。⑤第一位到场的具备技术的医师应该开始剖宫产。⑥穿上合适的防护服装，以保护医护人员，防止感染传播。⑦大胆地做下腹横切口式（Joel-Cohen 切口）剖宫产，或做正中线上垂直皮肤切口、垂直子宫切口式剖宫产。使用改良消毒技术，即泼拍方式。⑧把新生儿交给助手去擦干、保暖并复苏。⑨在子宫上覆盖湿纱布，由侧卧转为平位，继续进行。⑩在血流动力学稳定后，娩出胎盘，用 0 号可吸收线单层缝合子宫。根据个人技术情况及现场的条件，按解剖层次关腹，用 0 号可吸收线间断缝合止血。

（5）即刻需要的手术物品：①一把手术刀；②一条毛毯；③如果母体存活，使用抗生素并处理伤口。

4．所需药物

（1）肾上腺素：剂量 0.5 ～ 1 mg 稀释 10 倍，静脉注射或气管导管内滴入，如无效 3 ～ 5 min 重复，心内注射已不主张。

（2）异丙肾上腺素：剂量 1 mg ＋ 5%GS 500 ml，2 ～ 10 μg/（kg・min）。

（3）碳酸氢钠：如 1 ～ 2 min 内复苏成功，一般不用，如 15 ～ 20 min 复苏未成功慎用。首剂 1 mmol/kg，以后每 10 分钟 0.5 mmol/kg 静脉慢注。根据血气或生化结果决定。

4.2% $NaHCO_3$ 2 ml ＝ 1 mmol

5% $NaHCO_3$ 1.6 ml ＝ 1 mmol

成人一般 5% $NaHCO_3$ 15 ml/min 速度滴入，最好稀释 1 ～ 2 倍后滴入，同时要加快通气，以免 CO_2 蓄积。

（4）多巴胺：开始以 2 ～ 5 μg/（kg・min），以后根据情况调整剂量效应。1 ～ 3 μg/（kg・min）能使扩张肾内脏血管对心率及血压影响小。3 ～ 10 μg/（kg・min）心率加快，心肌收缩力增强，心搏出量增加，周围血管阻力下降，10 μg/（kg・min）则使肾血管收缩，心动过速，心搏出量降低。

5．四分钟规则

（1）母体无呼吸可伴动脉血 pH 及氧分压快速下降。

（2）母体无呼吸、心搏时胎儿仅有小于等于 2 min 的氧储备。

（3）4 min 未能恢复循环，会发生严重的情况。

第三节　高原地区孕产妇外伤的诊断与处理

妊娠期孕妇合并外伤史是孕妇非产科原因死亡的首要原因[5]。最常见的外伤因素有：机动车交通事故、摔伤、故意伤害及其他原因包括尖刀贯通伤，头部外伤和失血性休克占孕妇外伤性死亡的 85%。

一、常见的创伤

（一）钝挫伤

1．躯体的暴力　妊娠期躯体暴力的危险因素可能有三种——社会环境的不稳定，生活方式不健康，身体本身的问题。社会环境包括以下因素：年轻、未婚、离婚和分居、受教育水平低或无职业、无计划妊娠。不健康生活方式有不良的饮食习惯、酗酒、吸烟及毒品的滥用、情感问题。躯体的健康问题包括急慢性疾病和处方药物的使用。

2．交通事故及其他创伤　绝大多数严重的钝性创伤是由于交通事故造成，其他原因是摔伤和受到攻击。这种情况下可能发生腹膜后出血，脾、肝和肾的损伤，直肠由于增大子宫的保护，发生损伤较少。

3．创伤性的胎盘早剥　胎盘是一个无弹性的器官，附着在弹性器官子宫上，加速度和减速度会使子宫变形而将胎盘从种植部位撕脱而造成胎盘早剥。可能因创伤而掩盖胎盘早剥的症状，应保持高度的警惕性。

4．子宫破裂　发生率小于 1%。与直接强大的外力作用有关。尤其妊娠晚期，薄薄的子宫壁及隆起的宫体易受撞伤、贯通伤而发生子宫的破裂。

5．胎儿的损伤　妊娠近足月时，羊水量相对减少，对胎儿的保护作用减少，胎儿的头部紧贴骨性骨盆，胎儿死亡的危险性明显增加，同时与胎盘损伤、母体休克、骨盆骨折、母体头部受伤和缺氧有关。

（二）穿透性创伤

刀伤和枪伤是最常见的穿透伤，胎儿的损伤可能比母体更严重。

二、处理

（一）针对母体的初步抢救

母体的初步评估和处理是第一位。处理的原则是复苏、建立呼吸通道和止血。ABCD 复苏原则适用于此时。

1．给氧（保证氧饱和度达 90% 以上）

2．呼吸支持

3．扩容　孕妇失去相当大量的血液而不表现出低血压及休克体征应补充晶体液，预防休克。

4．输血

（二）针对胎儿的初步处理

与初步抢救有关的，应判断的主要情况为胎儿活力及健康状况，胎儿的损伤及母体胎儿之间的血液交流可能，胎龄、胎盘早剥、早产或胎膜早破、胎先露及子宫破裂与否。

宫底高度

子宫收缩情况

胎心率类型及胎动情况（胎儿电子监护常可预测胎盘早剥，应在母体情况稳定后早开始）

检查阴道出血情况

检查是否有胎膜早破

检查宫颈消失和扩张情况

（三）母体的进一步的处理

X 线检查（有适应证时）

超声检查（有助于评估胎儿，发现胎盘早剥、羊水量的测定、胎先露及胎龄的测定）

诊断性的腹腔冲洗液的检查

尿量测定

中心静脉压（CVP）

实验室检查（包括所有常规检查及血气、凝血功能等）

（四）特殊处理

及时使用破伤风免疫接种。

内脏损伤或腹膜后的出血，立即手术。

胎盘早剥和子宫破裂时紧急手术。

在根据失血量输入适量液体之前，不要使用血管收缩剂。

将子宫移位防止腹主动脉及下腔静脉受压。

在抢救的最初 30 ~ 60 min 晶体输入量应达失血量的 30%。

未经致敏的 RH 阴性孕妇腹部外伤时常规使用 RH 免疫球蛋白。

参考文献

[1] Ashish P, Annie M D, Lisa B H, Lynn M.Y. Combined antiretroviral therapy for HIV and the risk of hypertensive disorders of pregnancy: A systematic review [J]. Pregnancy Hypertension: An International Journal of Women's Cardiovascular Health, 2019, 17: 178-190.

[2] 王链链，杜鹃．子痫前期的高危因素及预测指标的研究进展．中华实用诊断与治疗杂志，2018，32（11）：1129-1131.

[3] 张文博．妊娠期心血管系统的生理变化［J］．山东医药，1990，30（05）：37.

[4] 徐昉，漆洪波．孕产妇创伤处理与复苏［J］．中国实用妇科与产科杂志，2011，27（02）：115-118.

第八章

高原地区难产

第一节　难产的识别与预防

第二节　难产的治疗与处理

第一节　难产的识别与预防

要讨论难产，首先必须明确正常的产程进展。分娩的三个阶段如下：第一阶段：是子宫肌层规律的、具有足够频度、强度和持续时间的收缩，导致的宫颈管逐渐展平、扩张开始，到宫口完全扩张，即宫颈展平和扩张的过程。第二阶段：宫颈完全扩张开始到胎儿娩出结束，是娩出胎儿的过程。第三阶段：自胎儿娩出开始到胎盘、胎膜娩出为止，即胎盘剥离和娩出的过程。

临产的诊断标准－产科最重要的诊断之一。正式的临产必须与假临产加以区别（表 8-1）。临产诊断错误，不恰当的干预增加。如临产未被诊断，可能发生产妇、胎儿及新生儿的意外。

表8-1　临产与假临产的区别

正式临产的宫缩	假临产的宫缩
规律的宫缩	宫缩间隔不规律
宫缩间隔逐渐缩短	宫缩间隔时间长
宫缩强度逐渐增加	宫缩强度无变化
背部和腹部不适	不适主要在下腹部
宫颈扩张	宫颈不扩张
用镇静剂后，不适仍不停止	用镇静剂后，通常不适可以缓解（减轻）

一、难产的概念

难产（dystocia）即“困难的生产”，主要特征为产程进展异常及胎儿因母体、胎盘、脐带及胎儿自身因素等原因不能经阴道自然娩出。导致难产的因素错综复杂，许多产前和产时因素可导致分娩异常，但共性的环节仍然是产力、产道、胎儿及产妇精神心理因素的异常。

目前普遍使用的术语是头盆不称（CPD），指胎儿先露部分与骨盆大小不相匹配，从而阻碍宫颈扩张或胎头下降，可以是相对或绝对的。相对的头盆不称通常是由于产力不足或胎位的异常，可用特定的手法改善。采用预防和治疗的措施能减轻这一类型的难产。真性或绝对的头盆不称很少见，属产科急诊，有绝对的手术适应证[1]。

另一类经常使用的同义词是产程进展缓慢或停滞。产程进展缓慢指宫颈扩张速率或胎头下降速率缓慢（初产妇宫颈扩张应为 1.2 cm/h，经产妇 1.5 cm/h，初产妇先露下降应为 1 cm/h，经产妇下降 2 cm/h）。产程停滞指分娩时产程完全停止进展，即活跃期宫口两小时未再扩张，或先露一小时不下降。在未进入活跃期前，不应作出这两种诊断，在活跃期后则要高度怀疑有头盆不称或宫缩乏力。

二、难产的预防

1．提倡导乐式分娩　导乐分娩指的是一批接受过特别训练的经产妇，有丰富产科知识的专业人员一对一的陪伴分娩，她们能结合使用体能和情感的方法来帮助临产和分娩中的妇女及其家人，提供训练有素的分娩支持，特别是对初产妇，有助于防止难产和手术分娩。经培训的导乐全产程陪伴过程与剖宫产率的降低密切相关。产程早期管理者的精神安慰比导乐支持更关键[2]。

2．活跃期人工破膜常缩短产程　常规的人工破膜有一定的风险，可能增加异常的胎心率图形而增加剖宫产，应在产程进展异常时（宫口大于 3 cm，进展小于 0.5 cm/h）方行人工破膜。

3．医疗风格和哲学　耐心观察产程，耐心处理进展缓慢的初产妇，提倡阴道分娩可能是降低难产率和剖宫产率的最重要的因素。护理质量也会影响难产率，医生与护士对产妇的人文关怀的配合是改变剖宫产率的关键因素。

4．谨慎进行引产　对无自发宫缩的足月孕妇进行医疗干预曾经称之为计划分娩，不论足月孕妇是否有需要进行引产的医疗适应证。引产尤其对宫颈不成熟的孕妇手术分娩的机会增加。在引产前使用一些方法使宫颈成熟可有效防止手术产的增加。促宫颈成熟与引产方法应用不当，将危害母胎健康，因此，应严格掌握引产的指针、规范操作，以减少母胎并发症的发生。

5．疼痛的控制方法　孕妇因害怕疼痛而要求手术是目前剖宫产率增加的另一个重要的原因。

使用一些温和的方法如情感和体力支持、温水淋浴、体位改变、使用胃肠外止痛法都是促进正常分娩的好方法。

三、难产的识别

提倡早期识别无进展的产程，会使手术产率下降。

1. 使用产程曲线图。产程图是监测产程进展及分娩安全的临床常用的方法，可使产程经过一目了然，包括宫颈扩张进展、胎先露部下降进展及对应的胎心、宫缩变化及处理产程的过程。

2. 在检查人员保持连贯，减少主观差别的基础上经常的检查宫颈状态的变化，每 1 h 或 2 h 一次，确定产程进展，尤其在产程早期。

3. 靠母体体位变化或使用手工旋转枕后位胎儿，在一定程度上能防止难产。

第二节 难产的治疗与处理

一、难产的治疗

高原产科医务人员应关注难产的早期识别及积极处理，因产力、产道、胎儿及精神心理因素中任何一个或一个以上的因素发生异常，以及四个因素协调作用导致的异常分娩。

（一）破膜

为加快产程进行人工破膜是常见的操作，但有潜在的风险，最好是有选择性的施行。

（二）胎方位异常的纠正

持续性枕后位是难产的重要原因，可通过旋转术减少难产，方法包括母体体位的变换和医务人员手法旋转。

（三）催产素使用

催产素的使用是药物治疗分娩异常的主要手段，关键在于使用的合适的剂量、用药的间隔时间、治疗的持续时间。

1. 使用方法 10 ~ 20 U 通过静脉泵入。小剂量开始为 0.5 ~ 2 U，每 15 ~ 40 min 以内以 1 ~ 2 U 的速度增加到 20 ~ 40 U。大剂量方案开始为 6 U，每 15 ~ 20 min 增加 1 ~ 6 U，最大剂量为 40 ~ 42 U。

2. 注意事项 在静滴催产素时永远不要让孕妇处于无人照看的情况。

在静滴催产素时，仔细监测母体生命征和胎儿监护和宫缩监护。定期检查宫颈进展至关重要。当 10 min 内宫缩超过 5 次或宫缩持续时间 1 min 以上时，或胎心明显减速时应停止使用。血浆中催产素的半衰期大约 5 min。认识使用药物的母体及胎儿的并发症并能给予相应的处理（停药、给氧、改变孕妇体位），有随时剖宫产的条件。

胎位异常或子宫张力过大如病理性的羊水过多、巨大儿或多胎妊娠、多次分娩史、子宫有瘢痕者禁止使用。

（四）积极处理产程

指对产程的诊断及处理。患者的教育、临产的准确诊断、早期破膜、仔细的评估产程进展，高级医护人员的决策、产后病例的评估后回顾。

二、难产的处理

在高原地区，随着社会的进步，各民族分娩人群特征也有所变化，其中孕妇初次分娩年龄逐渐偏大，同时由于孕妇营养状况显著改善，孕妇体重指数明显增高，胎儿及新生儿出现体重增加，虽然高原地区各民族孕产妇住院分娩率已很高，产科技术也不断提高和完善，初产妇难产发生率仍高达 37% 左右，难产发生率仍然没有明显降低。因此，产程的正确处理对减少手术干预，促进安全分娩至关重要。

在决定分娩的产力、产道、胎儿和精神心理这四大因素中，任何一个或一个以上的因素发生异常，或者这四大因素间相互不能适应，从而使分娩进展受到阻碍，出现产程停滞，称为难产，也称异常分娩。

中华医学会妇产科分会产科学组专家对新产科的临床处理达成共识（2014）[3]。

（一）难产的产科定义

1．第一产程

（1）潜伏期延长　从临产规律宫缩开始至活跃期起点（4～6 cm）称为潜伏期。初产妇≥ 20 h，经产妇≥ 14 h，称为潜伏期延长，但不作为剖宫产适应证。

（2）活跃期停滞　无论产次，正常分娩宫口扩张从 6 cm 作为活跃期标志。

当破膜且宫颈口扩张≥ 6 cm 后，若宫缩正常，宫颈口停止扩张≥ 4 h，若宫缩欠佳，宫颈口扩张停止≥ 6 h，可诊断为活跃期停滞。活跃期停滞可作为剖宫产适应证。

2．第二产程延长　初产妇，第二产程≥ 3 h，经产妇≥ 2 h；实行无痛分娩给予硬脊膜外阻滞者：初产妇≥ 4 h，经产妇≥ 3h。

因此，难产的产科定义是根据新产程标准定义的，高原地区产科临床实践证明应用新产程，可达到降低剖宫产率和阴道手术产率，对保障母婴安全有意义[4]。

（二）怎样评估产程进展

临床实践证明，及时有效地处理难产，对降低母胎患病率和死亡率具有重要的价值。因此，一旦难产的诊断成立，就应当进行阴道检查。一般情况下，在潜伏期干预较少，在活跃期每 1～2 h 检查一次，以再次明确宫颈口张开和先露下降情况。阴道检查需了解以下关键点：

1．宫颈口张开情况　明确此次检查与上次阴道检查相比有无变化，宫颈口扩张是否有进展？宫颈有无水肿？宫颈前唇是否被挤压在胎头和耻骨联合之间？

2．胎先露所处位置（高低情况）胎先露的骨质部分是位于、高于或低于坐骨棘水平？胎头是否已经衔接？是否有颅骨重叠或头颅水肿表现？检查同时分析胎先露不下降的原因，是否由于骨产道有异常或宫颈因素所致？是否由于胎头过大所致？

3．胎方位的判断　检查时特别需要明确胎方位情况，这对判断是否可经阴道分娩意义重大。在所有高原地区头位难产中，持续性枕后位、枕横位及额先露是较为常见的原因。

（三）子宫收缩力的评估

在高原地区子宫收缩力的异常是最主要的导致产程延长而难产的因素。因此，子宫收缩力的评估极为重要。确保子宫正常的收缩力是支撑整个产力而顺产的基本条件。

通过开展“一对一”全程助产士或产科医生陪伴，最大限度满足孕产妇对安全、自尊、爱与归属的要求，医务人员一般是通过人工触摸宫底，或通过电子外监测或内监测来实施评估子宫收缩的强度和频率。子宫收缩具有节律性，不受人力的影响，所以有节奏性、规律性的宫缩是生产的重要标志。

正常时，子宫收缩由弱到强的节奏，呈规律性，强度也越来越强，持续 20～40～60 s，然后再由强变弱，直到消失，间隔 2～3 min，没有宫缩痛，可以自由活动。子宫收缩间隔时间，由开始最初每次间隔 20～30 min 逐渐缩短到每次间隔 10～15 min 出现一次。进展到几分钟出现一次，宫缩间隔时间慢慢变短，宫缩时间持续逐渐变长，产程加快，宫颈口也慢慢打开。

（四）各产程难产的处理

1．第一产程难产　在高原地区，头盆不称是导致第一产程难产的主要原因，此时，往往以剖宫产终止妊娠。有资料表明，城市的剖宫产率大于城乡，因为城乡以自然分娩（无医疗干预介入）较为多见，有较为缓慢的产程进展，有更多的时间充分试产，最终难产时才进行剖宫产[5]。而这种高原地区自然分娩却降低了剖宫产率。也符合 WHO 于 2018 年发布的新版的关于产程的和分娩管理意见（称为新产程）。

根据新产程标准，潜伏期延长（初产妇> 20 h，经产妇> 14 h）不作为剖宫产指征。但需要进行阴道检查，外除头部不称，或排除可疑的胎儿宫内窘迫前提下，产程缓慢但仍有进展，包括宫颈口的扩张和胎先露的下降，此阶段可以不作为剖宫产的指征。但活跃期停滞（延长），即宫颈口停止扩张≥ 4 h，可以作为剖宫产的适应证（表 8-2）。

（1）充分休息　在第一个产程，为了减少体力消耗和减轻精神压力，可给予强有力的镇静剂

表8-2　第一产程标准及难产处理

潜伏期	潜伏期延长（初产妇＞2 h，经产妇＞14 h）不作为剖宫产指征。破膜后且至少给予缩宫素静脉点滴 12 ～ 18 h，可诊断为引产失败。在行阴道检查除外头盆不称或有可疑胎儿宫内窘迫前提下，宫颈口扩张和胎先露下降均有缓慢进展情况下，不作为剖宫产特征。
活跃期	以宫颈口扩张≥ 6 cm 作为活跃期的起点。 活跃期停滞：当破膜且宫颈口扩张≥ 6 cm 后，如果宫缩正常，而宫颈口停止扩张≥ 4 h，可诊断为活跃期停滞。如果宫缩欠佳，宫颈口停止扩张≥ 6 h，可诊断为活跃期停滞。活跃期停滞是剖宫产指征。

和对分娩疼痛的抑制，如哌替啶联合非那根（异丙嗪）各半量肌内注射；分娩镇痛可采用硬膜外麻醉或吸入麻醉。2018 年 11 月 20 日，国家卫生健康委员会发文，提出 2018—2020 年在全国开展分娩阵痛试点，并逐步在全国推广分娩镇痛的治疗。分娩镇痛起源于国外，已有 100 多年的历史，美国分娩镇痛率＞85%、英国分娩镇痛率＞90%，我国高原地区分娩镇痛率则＜1%。目前推荐用硬膜外麻醉，这种技术可以使孕产妇一直处在清醒状态，可以自由进食进水，下地自由行走，并在没有疼痛条件下保持正常产力。

由于新型的局麻药物：罗哌卡因对人体的高度安全性和患者的自控镇痛技术的应用，用药量远远小于剖宫产麻醉剂量，通过胎盘进入胎儿药剂量微乎其微，对胎儿无任何不良影响。

国内外大量临床研究发现，分娩时的剧痛除了有助于产科医生判断产程进展外，对母婴无任何益处，其所产生的一系列病理及生理变化可导致产妇发生焦虑、恐惧、耗氧量增加、过度通气、心动过速、血压升高等，以及不配合现象，也可导致高原地区低氧低气压环境下胎儿供氧减少而出现胎儿宫内窘迫和胎儿酸中毒。

（2）关于人工破膜　由于潜伏期人工破膜，并不能起到显著促进产程进展的目的，反而由于产程时间长而增加宫内感染的机会。因此，不建议在潜伏期实施人工破膜。而为促进产程进展，推荐对在活跃期内的尚未破膜的产妇，给予人工破膜。因为破膜后可增加局部前列腺素的释放，起到增强宫缩力和宫缩频率的作用，从而缩短第一产程。

（3）关于宫缩素的应用　宫缩素使用的指征要严格掌握，明确难产的确是因为宫缩乏力所致才可应用。高原地区产科临床研究发现，及时有效使用宫缩剂可以缩短产程，并增加阴道自然分娩概率，但需严格掌握适应证和禁忌证。

对阴道检查发现或怀疑有头盆不称、对缩宫素敏感、胎盘功能不良（子宫胎盘血流灌注减少）、胎心率有异常以及以前为剖宫产史的瘢痕子宫产妇，慎用或禁用缩宫素。

使用缩宫素特别注意，缩宫素可能会引起子宫过强过快收缩，而出现不良事件。若在 10 min 内子宫收缩频率超过 5 次，而间歇时间少于 60 s，或者子宫一次收缩时间持续＞2 min，则诊断为子宫收缩频繁。这种情况可伴有或不伴有胎心率的异常，持续性的子宫收缩过繁伴随胎心率异常，可导致胎儿宫内缺氧窘迫。因此，临床上应用缩宫剂要专人守护，并注意以最小剂量的缩宫素浓度和静脉点滴方式，能够达到有效宫缩为宜。

（4）胎心监护　难产一经确诊，应该立即进行连续的胎心监护。使用宫缩素者，应持续性给予胎心外电子监护，有条件时也可给予胎心内监护。

2．第二产程难产　在第二产程，应每小时经阴道检查，评估产程进展。近年来，在第二产程中的经会阴超声已经应用于临床，被认为可以提高产科医生的判断能力，从而有效评估胎头的位置及状态。方法是通过会阴超声计算耻骨与胎头最低点之间的距离来评估第二产程的进展。最新报道中，则可通过超声三维重建，获得胎儿颅骨光滑的表面重建模式并观察胎头在产道内的旋转情况。结果表明，超声在第二产程中具有潜在的巨大的应用价值 [6]。

有研究认为，连接胎头最低点与耻骨联合下缘之间获得的角度是间接的、精确的、有很好重复性的可以用来评估胎头下降的有效方法。当胎头进展角＞120° 或更多时，有非常高的概率可以顺利阴道分娩，或者借助非常简单和方便的辅助器械娩出胎儿。

当第二产程延长超过推荐的时间限制，应及时采取措施促进分娩，特别值得注意的是，要经阴道检查排除胎位不正、胎方位异常和头盆不称等情况。如果有上进情况，则建议立即给予剖宫产结束妊娠。如果没有上述情况，可以进行以下处理：①严密监护母胎情况，持续进行胎心监护；②对产妇给予营养支持，适当的分娩镇痛非常重要；③若胎膜未破，可行人工破膜并观察羊水性状，此时破膜可促进产程进展；④排除梗阻性分娩，有宫缩乏力可使用宫缩素，但对存在头盆不称，对宫缩剂高度敏感者、异常胎心率、瘢痕子宫、胎盘功能不良（子宫胎盘供血不足）等，应慎用宫缩素。

3．宫颈性难产　高原地区阴道分娩时宫颈难产也会时有发生，若发现不及时、处理不得当，难免会造成母儿严重损伤，处理原则重在早期发现，当出现宫颈前唇肿胀或宫颈边缘受压于胎头和耻骨之间时，宫颈可阻碍产程进展，发生宫颈性难产。处理时，可经阴道在宫缩时上推宫颈，有良好效果。

4．手术分娩　在高原地区分娩期间出现胎儿或产妇的任何紧急情况，都应及时给予早期干预并实施剖宫产术或阴道助产。

对第二产程难产的处理，重点在于排除头盆不称，对存在胎先露下降停滞、胎方位不正常者，应及时剖宫产结束妊娠。对胎方位正常或胎先露有下降者，可阴道助产。

手术分娩是在当有效使用宫缩素后，产程仍然没有进展时，需要剖宫产或阴道助产。第一产程中，在考虑剖宫产之前，至少应给予宫缩素应用 4 h，以达到宫缩每 10 分钟 3 ～ 4 次，宫缩 40 ～ 60 h。在高原地区合理应用宫缩素，对足月自然临产而产程进展缓慢的初产妇，可使阴道分娩率达到 80% 以上。

剖宫产手术的时机的选择十分重要，是影响母儿预后的重要因素。有择期剖宫产术和急诊剖宫产；分娩期剖宫产术都为急诊剖宫产手术，是在有威胁到母儿生命的紧急状态下进行的剖宫产手术，应争取在最短时间内结束分娩。

参考文献

[1] 胡慧，梁小梅，陆玉明．263 例头位难产的临床分析与处理 [J]．中外女性健康研究，2019（11）：138-139．
[2] 商敏．初产妇难产的处理与预防进展 [J]．实用医学杂志，2009，25（21）：3541-3543．
[3] 郎景和．中华妇产科杂志 · 临床指南荟萃 [M]．北京．人民卫生出版社，2012．
[4] 李聪颖．20 例头位难产产妇的临床诊断及治疗分析 [J]．世界最新医学信息文摘，2016，16（55）：202．
[5] 郝旭丽．剖宫产率及剖宫产指征分析——以山西省某妇幼保健院为例 [J]．世界最新医学信息文摘，2018，18（76）：134-136．
[6] 沈军，张宜生．超声检查在产程中的应用 [J]．中国实用妇科与产科杂志，2018，34（11）：1295-1299．

第九章

高原地区妊娠期相关疾病

第一节　高原低氧与复发性流产

一、定义

在高原地区（海拔 2500 m 左右），妊娠 20 周之前发生 2 次或 2 次以上的胚胎或胎儿丢失（体重≤ 500 g）称为复发性自然流产（recurrent spontaneous abortion，RSA）。

据文献报道，平原地区遭受 2 次或 2 次以上 RSA 的患者约占生育期妇女的 5%，而 3 次或 3 次以上者占 1% ～ 2%。高原地区因高原低氧、高原性高血黏度等因素，其发病率更高，高于平原地区 2% ～ 3%。RSA 的病因复杂，主要包括遗传因素、子宫解剖异常、感染因素、免疫紊乱、内分泌异常及血栓前状态等[1]。高原妇产科疾病研究发现，许多复发性流产与高原低氧及高血黏度引起的血栓前状态的关系密切。

二、复发性流产的常见原因

常见以下六大因素。

（一）子宫因素

主要包括子宫肌瘤、子宫黏膜下息肉、各种子宫先天性畸形，宫腔粘连、子宫颈功能不全等。

（二）遗传因素

常见的异常为常染色体三体，其次是 X 染色体单体。复发性流产夫妇染色体异常主要包括染色体易位、嵌合体、缺失或倒位等，其中以染色体平衡易位和罗氏易位最为常见。

（三）血栓前状态

妊娠后的高凝状态使子宫胎盘部位血流状态发生改变，形成局部微血栓甚至引起胎盘梗死，使胎盘组织血液供应不足，胚胎或胎儿缺血缺氧，最终导致胚胎或胎儿的发育不良而流产。

（四）感染因素

任何能够造成菌血病症或脓毒血症的严重感染均可导致偶发性流产。细菌性阴道炎是晚期流产及早产的高危因素，但与早期流产的关系仍不明确。

（五）内分泌因素

常见为多囊卵巢综合征（polycystic ovary syndrome，PCOS）、高催乳素血症等常与 RSA 有关，尤其是 PCOS 增加自然流产的发生率，主要原因可能为胰岛素抵抗、高胰岛素血症、高雄激素血症有关。还与未控制的糖尿病甲状腺病相关。

（六）免疫因素

RSA 半数以上与免疫功能紊乱相关，有自身免疫型、同种免疫型、母胎免疫识别紊乱型不同类型。

三、血栓前状态概述

（一）血栓前状态

血栓前状态（prethrombotic state，PTS）为一种止血、凝血、抗凝和纤溶系统功能失调或障碍的病理过程。科学研究表明，血栓形成是在血管内皮细胞、血小板、凝血、抗凝、纤溶系统以及血液流变学等多种因素改变的综合作用下发生的一种病理过程，有易导致血栓形成的多种血液学改变。这些因素在血栓形成之前已发生不同程度的变化。在正常情况下，机体凝血系统、抗凝系统和纤溶系统互相协调、制约，使机体处于稳态。

（二）血栓前状态生理病理

机体内源性和外源性的凝血途径都通过凝血因子Ⅹ。凝血因子Ⅹ在凝血因子Ⅴ的辅助下，使凝血酶原激活为凝血酶，凝血酶作用于纤维蛋白原，使其转变为纤维蛋白，实现机体的凝血过程，这个过程受很多因素的调控，蛋白 C、蛋白 S 和抗凝血酶Ⅲ，都对凝血过程起到负调控作用。生理状态下，机体的血管功能，血液细胞成分和血液循环中的凝血因子、抗凝因子和纤溶系统处于动态平衡，维持正常的血液流动。临床上血栓前状态包括先天性和获得性。先天性血栓前状态包括先天性抗凝血酶Ⅲ（AT-Ⅲ）缺陷、蛋白C（PC）缺陷症，以及先天性纤溶蛋白缺陷、先天性代谢缺陷症、先天性凝血因子水平升高症等。获得性血栓前状态包括抗磷脂综合征（antiphospholipid syndrome，APS）、获得性高同型半胱氨酸血症以及其他各种引起血液高凝状态的疾病。目前对血栓前状态引起自然流产的机制尚不明确，但高原低氧引起的孕妇血液呈现高凝状态和同时发生血栓前状态与许多复发性流产关系密切。

（三）高原低氧对血栓前状态的影响

高原地区，由于低氧、低气压、高寒等因素，可致部分易感早孕人群呈现妊娠期高凝状态，而高原地区低氧所致的高凝状态可使子宫胎盘部位血流状态改变，易形成局部微血栓甚至引起胎盘梗死，使胎盘组织的血液供应下降，胚胎或胎儿缺血缺氧，最终导致胚胎或胎儿发育不良而出现流产、死胎早产、子痫前期、胎盘早剥等。

四、血栓前状态孕妇临床表现

高原地区血栓前状态的妇女，除了一般性高原人群对高原气候相同的反应外，没有明显的特殊临床表现，其血液学检查也没有明确的诊断标准。

2016年《复发性流产诊治的专家共识》推荐常用于检测血栓状态的指标是凝血酶时间（TT）、凝血酶原时间（PT）、活化部分凝血活酶时间（APTT）、纤维蛋白原及D-二聚体、相关自身抗体［抗心磷脂抗体（ACA）、抗β_2糖蛋白（β_2GP1）抗体及狼疮抗凝物（LA）及同型半胱氨酸］。有条件时可检测AT-Ⅲ、PS、PC、XⅡ等血栓前状态的标志物。

五、治疗

由高原低氧导致血栓前状态引起的复发性流产中，需要持续改善低氧环境或供给氧气，并同时抗凝治疗。因为血液高凝状态导致子宫胎盘部位的血液流变学改变，诱发滋养层细胞死亡及炎症，促使孕妇自然杀伤细胞的细胞毒性增强，进一步干扰滋养层的功能及子宫内膜血管内皮细胞膜的分化，局部组织易形成微血栓，形成胎盘纤维沉着、胎盘梗死灶，从而引起胚胎缺血缺氧，最终导致胚胎发育不良或流产。治疗给予抗凝的方法中，公认为有效方法者有低分子量肝素、阿司匹林、中药等。

（一）低分子量肝素的应用

1．低分子量肝素（LMWH）的应用时间　低分子肝素的应用常从孕早期开始，而且越早越好，一般在孕妇血HCG诊断妊娠或者B超确定宫内妊娠开始用药。但应首先排除异位妊娠。在治疗过程中，若胎儿生长发育良好，与孕周相符，凝血-纤溶指标检测项目恢复正常，并超过过去流产时间的2周以上，可考虑停药。但停药后必须每月复查凝血-纤溶指标及检测胎儿发育情况，有异常时可重新用药。必要时治疗可维持整个孕期，一般可在终止妊娠前24 h停止使用。

2．低分子量肝素种类的选择　临床应用较多的低分子量肝素（LMWH），是普通肝素经过化学或酶法解聚而产生的由12 ~ 18个糖单位组成的葡糖胺聚糖，分子量＜8000，平均分子量为4000 ~ 5000。其药理学和药代动力学特征优于肝素。其分子量是普通肝素的1/3左右，平均4000 ~ 5000。LMWH主要经肾排出，较少诱导血小板减少，能缩短优球蛋白溶解时间，有助于血栓溶解。保胎患者应用低分子量肝素主要利用其抗凝血因子Xa和凝血酶Ⅱa的作用。

LMWH的特点及优势：

（1）增加了抗Xa/Ⅱa的比值，安全性高，出血的副作用事件少；

（2）生物利用率高，半衰期长，孕妇院外家庭使用方便；

（3）药代动力学明确，无须实验室检测；

（4）独立于剂量的清除率，可预测抗凝效果；

（5）更少的免疫原性，降低药物引起的血小板减少。

3．几种常用的低分子量肝素（LMWH）比较及用量

（1）达肝素（法安明）平均分子量为5600 ~ 6400，抗Xa活性为110 ~ 210 IU/mg，抗Ⅻa为1.9 ~ 2.2；每天皮下注射5000单位/支。

（2）依诺肝素（克赛）平均分子量为3500 ~ 5500，抗Xa活性为90 ~ 125 IU/mg，抗Ⅻa为3.5 ~ 5.3；每天皮下注射4000单位/支。

（3）低分子量肝素钙（速碧林）平均分子量为 3600 ～ 5000，抗 Xa 活性为 95 ～ 130 IU/mg，抗Ⅻa 为 2.5 ～ 4.0；每天皮下注射 4100 单位 / 支。

LMWH 对滋养层细胞具有分化、侵袭的促进作用，同时具有抗凝、抗栓、抗炎和免疫调节作用。研究表明，LMWH 可以通过增加绒毛金属基质蛋白酶的活性而促进其侵袭，是支持 LMWH 抗凝治疗在安胎治疗中的应用。LMWH 通过抗氧化作用调节细胞凋亡，增加早孕期绒毛外滋养层细胞的侵袭能力，影响滋养细胞分泌 HCG 的水平，促进滋养细胞增长。目前临床上对复发性流产患者早孕时 β-HCG 上升缓慢或胚胎发育不良者注射 LMWH 保胎，可获满意效果。

4．根据 D- 二聚体（DD）水平选择药物剂量

早孕时 DD 0.75 ～ 1.5 mg/L，每天注射 LMWH 1 支；DD 1.5 ～ 3.0 mg/L，每天注射 LMWH 2 支；DD 3 ～ 6 mg/L，每天注射 LMWH3 支；孕 12 周以上 DD ＞ 1.5 mg/L 每天注射 LMWH1 支。

（1）D- 二聚体全孕期参考值：未孕 0 ～ 0.55 mg/L；孕 ＜ 13 周 0 ～ 0.7 mg/L；孕 14 ～ 20 周 0 ～ 1.7 mg/L；孕 21 ～ 27 周 0 ～ 2.8 mg/L；孕 28 ～ 34 周 0 ～ 3.25 mg/L；孕＞ 35 周 0 ～ 3.5 mg/L。

（2）阿司匹林：阿司匹林一般从孕前开始使用，维持整个孕期。阿司匹林虽尚未发现胎儿致畸现象，但孕早期使用阿司匹林是否安全仍不确定。建议小剂量阿司匹林孕前使用推荐剂量 50 ～ 75 mg/d，同时给予叶酸、维生素 B_6 等，并与低分子量肝素合用，可获得更好疗效。在高原地区，高原人因低氧等因素，血小板计数明显低于平原人，应用阿司匹林过程中，注意监测血小板计数、凝血功能及纤溶指标。

（3）中回药治疗：党参 15.0 g，黄芪 20.0 g，葛根 30.0 g，白术 15.0 g，续断 12.0 g，当归 12.0 g，茯苓 10.0 g，白芍 10.0 g，补骨脂 10.0 g，女贞子 10.0 g，杜仲 30.0 g，菟丝子 30.0 g，茜草 10.0 g，炙甘草 6.0 g，益母草 30.0 g，每日 1 剂，水煎服。

（4）疗效评价：治疗效果评价最主要是胚胎宫内发育情况，可通过超声检查了解胚胎、胎儿宫内发育状态，从而评价治疗效果。另外，在治疗过程中是否出现血栓也是作为疗效评价的一方面。

第二节　高原地区胎儿宫内发育迟缓

一、胎儿宫内发育迟缓的定义

胎儿生长受限（fetal growth restriction，FGR），又称胎儿宫内发育迟缓是指胎儿体重低于其孕龄平均体重的第 10 百分位数或低于其平均值的 2 个标准差。在足月分娩的新生儿体重在 2500 g 以下，即可诊断为 FGR。据报道，此病与围产儿的死亡率升高有关。高原地区 FGR 发病率较平原地区为高，也是围生儿死亡率增加的一个重要因素[2]。宫内胎儿超声体重标准见表 9-1。

二、胎儿宫内生长的调控因素

胎儿的生长受到胎儿和母体间各种物质交换的影响，是多种因素叠加的结果。单胎宫内发育迟缓绝大多数是由于胎儿异常（包括染色体异常和解剖结构异常）和异常胎盘血管形成而导致的。

三、高原对胎儿宫内生长的影响

高原地区 FGR 的发生率明显高于平原地区，这与高原缺氧所致的母体及胎儿的一系列变化有关，这些变化包括了血流动力学的变化、缺氧的代偿、子宫灌注不足和血管内皮损伤等，由于母体对缺氧的代偿性变化（即习服）程度不同，对胎儿造成的危害也有差别。高原地区胎儿体重的变化受子宫动脉血流量、母体通气量和母体血糖浓度等方面的影响，高原地区胎儿的体重与海拔呈负相关。

（一）高血黏度

长期生活在持续性低氧状态下的女性其促红细胞生成素分泌增加，导致红细胞增多、血红蛋白升高，血液黏度较平原地区增加。妊娠后，虽然机体受妊娠血液稀释的影响，但血红蛋白含量仍较平原地区孕产妇高，加之高原地区寒冷的气

表9-1　宫内胎儿超声体重标准

孕周	估计胎儿体重（g）百分位数		
	10%	20%	90%
20	275	331	387
21	331	399	467
22	398	478	559
23	478	568	665
24	556	670	784
25	652	785	918
26	758	913	1068
27	876	1055	1234
28	1004	1210	1416
29	1145	1379	1613
30	1294	1559	1824
31	1453	1751	2049
32	1621	1953	2285
33	1794	2162	2530
34	1973	2377	2781
35	2154	2595	3036
36	2335	2813	3291
37	2513	3028	3543
38	2686	3236	3786
39	2851	3435	4019
40	3004	3619	4234

候环境促进了血液黏度的增加，导致了高原地区孕产妇血黏度增加。这使子宫胎盘血流灌注量进一步减少，导致 FGR。

（二）低氧状态

由于处于长期低氧状态，孕产妇血中氧含量低，为胎儿和胎盘提供的血液中氧分压低，缺氧使胎盘小动脉痉挛、血管硬化及子宫胎盘灌注不足，导致母体和胎儿间的营养物质交换不充分，出现 FGR。青海地区与平原地区相比其男性胎儿体重平均低 188 ~ 458 g，女性胎儿平均低 157 ~ 358 g。

（三）低氧损伤

高原地区孕产妇受到长期低氧的影响，尤其在妊娠晚期需氧量增加或有妊娠合并上呼吸道感染等疾病供氧不足时，孕产妇及胎盘的血管内皮细胞发生损伤，血管紧张素增加导致微血管结构发生变化，血流量下降，再灌注损伤的出现，这些又导致了局部组织缺氧增加，而局部的缺血又引起血管的收缩，更加重了子宫胎盘的灌注不足。母体血液浓度的增高和胎盘循环中可溶性血管内皮生长因子受体 -1 的高表达可以作为内皮功能障碍的一个潜在因素。

（四）胎盘结构

胎盘为适应在缺氧状态下能供给胎儿所需的营养物质，发生了一系列适应性的变化，包括胎盘变薄、胎盘毛细血管增生等变化。低氧还可抑制滋养细胞的侵袭，造成胎盘浅着床。上述变化在血液黏度增加和灌流减少的作用下导致 FGR。

（五）营养状况

高原地区居民饮食主要以动物性食物为主，谷物为辅，少量蔬菜水果，摄入食物相对于平原地区较单一，但高原地区居民的饮食营养结构与地域、机体需求及环境相适应。与平原地区相比，高原地区居民未发现营养不足，但较易出现维生素 C 摄取不足。虽然 FGR 的发生与孕产妇的营养也有重要的关系，但由于有胎儿血液携氧能力增强等自我保护机制，使营养因素并不能成为导致 FGR 发生的独立因素。

四、胎儿宫内发育迟缓的监测方法和评估

在高原地区可采用妊娠图（图 9-1）来对胎儿的生长情况进行评估，这是一种简单有效的方法，

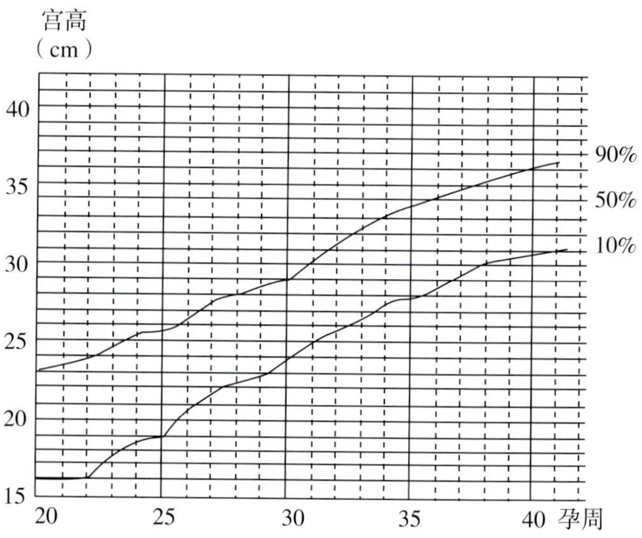

图 9-1　妊娠图

在欠发达地区尤其适宜，当孕产妇测量曲线低于设定的曲线范围或趋势时，医师可对孕产妇进行检查、评估、营养指导，对干预无效者进行治疗或转诊。

在发达地区目前多采取超声测值对胎儿宫内发育情况进行评估，其准确性也更高。通过对胎儿的腹围、头围、股骨长度等测量值的综合处理评估胎儿的体重，如果发现胎儿体重值在正常值 2 个标准差以下，即可诊断为 FGR。此时应该进一步测量头围 / 腹围的比值，以确定发育迟缓属于均称型还是非均称型。还可通过测量胎盘血流阻力及羊水量、脐血流监测等及时发现胎儿在宫内的危险情况，决定胎儿娩出的时机。

五、高原地区胎儿宫内发育迟缓的预防、治疗

（一）预防

高原居住时间较短，未完全适应高原低氧气候的妇女，在高原地区妊娠后由于需氧量增加，机体自身对高原的适应尚未完全，妊娠后更易出现缺氧导致的妊娠并发症，且在孕中、晚期需氧量增加明显的情况下更易出现胎儿及母体的脱适应，而出现妊娠期高血压疾病、FGR、早产等相关并发症。因此主张未完全适应高原环境的妇女怀孕后尽量不去海拔过高的地区，尽可能返回海拔较低地区或平原地区妊娠直至分娩。在平原居住并已妊娠的妇女，孕期迁至高海拔地区后存在习服困难，更易出现自身的并发症和胎儿发育不良结局，发生流产、早产、心脏病、低氧血症、胎儿宫内窘迫和 FGR 的可能性增加。因此不建议妊娠期高血压疾病患者在孕期前往高海拔地区。在高原长期居住的妇女，妊娠后需氧量增加，妊娠晚期缺氧发生率高，应酌情进行吸氧，以减少缺氧状态，睡眠时可改变体位以减少增大的子宫对血流的压迫，减少对子宫胎盘血流的影响。孕晚期常规吸氧可以增加新生儿体重，减少胎儿宫内缺氧的发生。另外，孕产妇要避免大幅度增加耗氧量的运动，注意保暖，减少发生上呼吸道感染的机会，防止发生可能导致通气不足的疾病，尽量少去不通风、氧气含量低的场所。孕产妇在生活中和进行体育锻炼时动作要舒缓，不要过度劳累，导致耗氧量大幅增加。

（二）治疗

发现 FGR 时，医生的首要任务是对患者进行评估。区别是胎儿畸形、病毒感染、还是子宫胎盘功能不良导致的胎儿宫内发育不良。并对发生胎儿宫内窘迫和早产的风险作出预测。对孕产妇的饮食、环境、母体并发症、孕期情况等进行评价。并对孕产妇进行饮食营养指导。

1．高原地区发现此类患者首要治疗是吸氧，缓解缺氧状态，每天 2 次，每次 30 min。在高海拔地区孕产妇可去低海拔地区疗养。据报道，孕产妇通过吸氧可使胎儿体重增加。

2．口服小剂量阿司匹林可增加胎盘循环而改善胎盘功能不良导致的 FGR。在高原地区由于血液黏稠度高及氧分压低，阿司匹林治疗有可能减少 FGR 及妊娠期高血压疾病的发生，但效果并不明显。

3．对胎儿进行定期宫内监测，包括胎心监护、子宫胎盘血管和脐血流多普勒监测，及时发现胎儿在宫内的危险情况，权衡胎死宫内的风险，若发生了胎儿宫内窘迫，判断胎肺已成熟即可尽快结束妊娠。

第三节 高原地区妊娠期高血压疾病

一、高原地区妊娠期高血压

（一）高原对孕产妇人体健康的影响

高原地区对人体的影响表现在各个方面，长期居住在高原者，其血液、消化、神经、呼吸及心血管系统等均有其特殊的变化，如高原红细胞增多症、高原性心脏病、高血压、肺水肿、脑水肿等高原性疾病较平原地区明显增多[3]。妊娠期妇女由于其处在特殊时期，孕期循环、血液系统出现较大的变化，妊娠晚期时，有效循环量增加了 50%，对心脏、血管等各个脏器的压力明显增加[4]，甚至造成疾病，导致一些疾病发病率增高，

危害到妊娠妇女健康。因此，对于高原地区孕产妇身体的变化和孕产期各种疾病的防治，需要更多的关注。

1．高原地区孕产妇的机体变化　居住于高原地区的孕产妇需氧量增加，为适应高原低氧状态，机体发生了一系列适应性变化，即习服过程。这种变化包括母体变化、胎盘结构的改变和胎儿变化等，其中应以胎儿附属物变化最为重要和明显。

高原地区孕产妇的循环血量增加致使红细胞数较孕前减少，但与平原地区相比由于长期居住在高原地区的孕产妇其机体内促红细胞生成素分泌增加，红细胞数增加，因此高原地区孕产妇红细胞数也较平原地区升高，供氧能力并未减少。不论是平原还是高原，胎儿的血红蛋白对氧的亲和力都较正常成年人高，即使平原地区的胎儿也是处于低氧血症中，因此一般在高原地区习服的妇女，其胎儿也可耐受缺氧状态。高原的低氧状态可导致胎盘体积减小、胎盘厚度变薄、胎盘重量减轻、胎盘毛细血管增生。研究发现，高原地区孕产妇胎盘绒毛间隙的面积较平原地区孕产妇小，说明高原地区孕产妇胎盘每单位体积的组织结构较平原地区孕产妇胎盘组织结构更为致密。这种代偿性的变化说明，虽然高原地区的胎盘质量比平原地区的胎盘质量减少，但胎盘的气血交换功能相对增强，保证了胎儿在高原低氧状态下的营养供应。与此相适应的是胎儿在宫内的发育和生长也受到了缺氧的状态，呈现出较低耗氧量，表现为高原地区胎儿体重较平原地区减轻的趋势，且随着海拔高度的不断增加，新生儿体重呈现线性下降。这是一个单独的影响因素，与社会经济水平发展无关。

2．高原与妊娠期高血压疾病　妊娠期高血压疾病的病理基础是全身小动脉痉挛，而导致一系列特异的临床表现。相对于平原地区孕产妇，高原地区孕产妇有效血容量不足，毛细血管痉挛多见，更易造成患者的多脏器多组织缺血、缺氧表现，由于高原地区子宫胎盘灌注不足较平原地区严重，子宫胎盘相对缺血缺氧，导致妊娠期高血压疾病的发病时间较早、病情较重，发生子痫的可能性增加，从而增加了妊娠期高血压孕产妇及围生儿的死亡风险。眼底检查可发现视网膜水肿、小动脉痉挛，严重者小动静脉比例由正常的2∶3变为1∶2或1∶3，严重者可发生视网膜脱离导致失明。

无论是进入高原还是返回平原，机体都会发生一些变化，通过自我调节保持机体的动态平衡，以适应不同海拔的环境。长期居住在高原地区的人群其机体各脏器均有与平原地区的人群不同的变化，这也决定了高原地区妊娠妇女和妊娠高血压患者各器官发生病变程度会有所不同。高原地区由于其特有的高原低氧、冬季时间长、气候干旱寒冷，大气压低、氧分压低，吸入气氧分压或动脉血氧分压都分别比平原下降了20～30 mmHg，造成人体处于持续低氧状态。由于高原地区的长期低氧也造成了子宫血供的不足，采用彩色多普勒超声检测发现，高原地区低氧环境下，正常妊娠妇女的子宫动脉血流量及胎儿脐动脉血流灌注量均有改变，随着孕产妇需氧量的增加，这种缺氧状态更加明显，机体为适应这种变化也发生了相应的变化，但随着孕龄的逐渐增加，需氧量逐渐增加，可能会导致失代偿的出现，疾病随之发生。我国平原地区妊娠期高血压疾病发病率为9.4%，高原地区妊娠期高血压发病率为24.6%，居住在高原（> 2700 m）地区的妊娠期高血压疾病发生率有2～4倍不同程度的增高，这种现象在美国的南方、北方、中国西藏地区都可见到。据报道，青海省妊娠期高血压疾病占孕产妇死亡原因的第二位，占死亡总数的23.5%，明显高于其他地区。海拔的影响独立于其他危险因素。高海拔低氧状态对孕产妇最明显的影响是低血氧分压、胎儿宫内发育迟缓和妊娠期高血压疾病发病率增高。高原地区子宫胎盘动脉血流量的减少和血氧不足使胎儿遭受到双重损伤。

高原地区妊娠妇女由于高原的低氧状态使子宫的供血减少，且血氧分压低，加之寒冷环境导致毛细血管痉挛，有效循环血量不足等，与平原地区妊娠妇女相比其缺血更加严重，尤其是对高原未完全适应的妊娠妇女更加容易造成子宫胎盘血流量减少，从而引发妊娠期高血压疾病。另有证据表明，妊娠期高血压疾病血流量减少的原因被认为是滋养层细胞对子宫内膜的浸润和子宫螺旋动脉重塑障碍，子宫螺旋动脉重塑不成功可促使子宫动脉的血流量减少。这似乎可以合理推断：子宫胎盘动脉血流减少虽不足以完全导致疾病，但是子宫胎盘动脉血流的减少可以增加妊娠妇女发生子痫前期的危险。另外，高海拔地区居住的正常妊娠妇女血中白细胞介素 -6（IL-6）、白细胞介素 -8（IL-8）、肿瘤坏死因子（TNF）浓度升高。亦可增加妊娠妇女发生妊娠期高血压疾病的危险。还有研究表明，在有倾向发展成子痫前期的妊娠妇女中，其机体存在血管敏感性的异常。高血压的孕产妇对血管紧张素Ⅱ和儿茶酚胺的反应性增加。子痫前期妇女交感神经的活性是增强的，增强的交感神经调节作用具有增加子痫前期的风险，而在高海拔地区妊娠期间血管收缩反应比血管舒张反应增加更加明显，故高原地区妊娠期高血压疾病的发病率较高。

以上是从不同角度阐述了高原地区妊娠期高血压疾病发生率增高的原因。对长期居住在高原地区妇女的调查表明，妊娠期高血压疾病的发生涉及多个系统，而非单一因素导致，上述的各种参数均和疾病的发生相关，但没有一个是一定能引起妊娠期高血压疾病的。海拔仅仅增加了患病的风险系数。

（二）高原地区妊娠期高血压疾病的临床特点

高原地区妊娠期高血压疾病患者发病早、病情重、发病率高、冬天患者数多于夏天。身体其他器官受到缺氧的影响大，易合并其他脏器功能的异常，是高原地区孕产妇和围生儿死亡率增加的重要原因之一，其临床特点如下。

1．脑　高原地区妊娠期高血压疾病孕产妇由于缺氧失代偿而导致大脑缺血缺氧，合并高原脑水肿、脑出血发生率增加，且发生时间早于平原地区。严重时可导致不可逆的病理损害。出现子痫或脑出血的常见症状为明显的头痛、头晕、视物模糊、恶心、呕吐等。

2．肾　平原地区子痫前期患者肾的血流明显减少，高原地区由于长期慢性低氧状态，可使肾小球毛细血管内皮细胞增生，管腔变窄和缺氧性收缩，肾血流量进一步减少，导致肾功能受损，血肌酐、尿素氮升高，出现少尿、蛋白尿。

3．肝　肝缺血缺氧可导致肝功能异常，转氨酶增高，严重时可出现肝被膜下出血。表现为恶心、食欲不振、右上腹胀痛等。

4．心　由于高原地区人群普遍存在有肺动脉高压，右心室肥大较左心室多见，易发生心功能不全，出现咳嗽、心慌、呼吸困难、不能平卧等。

5．胎盘　高原地区子痫前期患者由于子宫肌层和蜕膜部位的螺旋小动脉痉挛粗细不均，管腔变细呈急性粥样硬化，使血管直径缩小，导致胎盘的氧弥散不良，胎盘供血能力下降，母体和胎儿物质交换发生障碍，影响胎儿生长发育，增加胎儿宫内缺氧的危险。高原地区新生儿出生体重较平原地区轻，分别为男婴轻 543.5 g，女婴轻 607.78 g。易发生胎儿宫内窘迫、胎儿生长受限、胎盘早剥和早产。故应在妊娠晚期加强宫内监护，及早发现异常情况。

6．血细胞　高海拔地区子痫前期患者红细胞增多、血黏稠度增高、血小板减少、血管内皮细胞和血管内红细胞破坏增加、PGI_2 合成下降、胎盘缺血，导致大量凝血物质进入血液循环消耗母体的凝血因子和血小板，凝血机制异常，易发生弥散性血管内凝血。

7．眼　高原地区子痫前期患者的眼底小动脉痉挛较平原地区为重，易发生眼底动静脉比例出现倒置或视网膜病变，且病情重，易出现视网膜、视盘出血水肿、视网膜剥离，表现为视物模糊、视力下降和失明，有时可造成永久性视力损伤。

（三）高原地区妊娠期高血压疾病的治疗

治疗原则是早发现、早治疗、减少并发症。

1．轻度妊娠期高血压疾病的治疗　以生活方式的调整为主，必要时可辅以少量药物治疗。

（1）保持良好的睡眠是防止血压增高的重要措施。睡眠不好可适当使用安眠药物如地西泮 5 mg 睡前服用，以保证睡眠充足。

（2）高原地区食盐量相对较高，应注意孕期食盐量，但不提倡严格限盐。

（3）妊娠中、晚期每日吸氧 30 min 1 ~ 2 次，改善高原地区孕产妇机体供氧状态。

（4）给予补钙治疗，缺铁孕产妇予补铁治疗，孕晚期尽量避免各种情绪及声光电过度刺激，减少机体过度应激。

（5）适当运动，保持心情放松，每天测血压、体重，孕 28 周后每周至少进行 2 次胎心监护和尿蛋白测定，及时发现头痛、眼花等病情变化。及早处理、及时终止妊娠。

2．重度妊娠期高血压疾病的治疗　治疗原则是控制血压、预防子痫，减少并发症。

由于重度患者发生并发症的机会增多，及时注意患者是否出现头痛、眼花、视物模糊、心慌等并发症的预兆，及早治疗，胎儿已成熟可结束妊娠，宫颈成熟度差可给予促宫颈成熟后阴道分娩，有产科指征可行剖宫产术，病情持续不缓解者可选择剖宫产术。

3．子痫的预防和治疗　子痫是妊娠期高血压疾病的严重表现。高原地区子痫发病率高，是影响孕产妇预后的重要因素。硫酸镁被认为是重度妊娠期高血压疾病患者预防抽搐不可替代的药物，规范的硫酸镁药物治疗也是预防子痫患者再次抽搐的标准用药。

子痫治疗的原则是镇静、预防再抽搐、防止心脑血管意外、防止胎儿死亡。子痫可造成孕产妇多种并发症的发生，是孕产妇死亡的重要因素。高原地区低氧状态常导致药物的代谢减慢，因此在使用镇静药物时要注意重复使用的时间，防止发生呼吸抑制和药物蓄积。用药后短期内分娩可使新生儿呼吸抑制，故分娩前 6 h 以内应避免使用镇静药物。

子痫抽搐控制 2 h 可考虑终止妊娠。对于未足月的患者，可积极地给予地塞米松促进胎儿肺成熟后终止妊娠，改善胎儿预后。病情不缓解或宫颈成熟度不足者可选择剖宫产结束妊娠。

（四）慢性高血压合并妊娠

大多数慢性高血压合并妊娠的患者在孕期血压会下降，在妊娠晚期上升到妊娠前水平，这一部分慢性高血压合并妊娠的孕产妇预后良好。也应当注意，慢性高血压患者合并妊娠后，其先兆子痫、早产、胎盘早剥、胎儿生长受限等发生率较正常人群增加，且患慢性高血压的病史越长，越易于并发先兆子痫。当妊娠合并重度高血压时，孕产妇和胎儿发生并发症的风险明显增加。

一些慢性高血压患者妊娠前就有蛋白尿，而尿酸水平升高是先兆子痫的一种较为特征性的变化，可用来区分慢性高血压和先兆子痫。

治疗慢性高血压合并妊娠的一个主要目的是减少与重度高血压相关的母体发病率。一些抗高血压药物在妊娠期会带来危险，孕期应避免使用。常用的降压药物有甲基多巴、拉贝洛尔和钙离子通道拮抗剂，拉贝洛尔是较为安全的一线用药。血管紧张素转化酶抑制剂和血管紧张素受体阻滞剂则在孕期禁用。慢性高血压患者治疗后的血压应维持在 130/80 mmHg ～ 150/100 mmHg，不必过度降压治疗，以避免血压过度降低。孕期体重指数增加是先兆子痫一个很明确的危险因素。因此，受孕前减肥有利于减少慢性高血压合并妊娠患者的并发症。慢性高血压合并子痫患者的治疗与妊娠子痫治疗原则相同。

二、先兆子痫

妊娠可以使血压正常的妇女发生高血压，或者加重已存在的高血压疾病，是妊娠期最常见的内科合并症，占妊娠妇女的 6% ～ 8%。妊娠高血压病变非常普遍，与出血、感染构成致命的三大妊娠合并症。它可能是慢性的（在妊娠 20 周前发生或产后 42 天以后依然存在），也可能是新发的（妊娠高血压综合征或先兆子痫），或在慢性高血压的基础上并发先兆子痫。尽管经过了广泛的研究，妊娠诱发或加重高血压的机制仍不清楚，仍是产科学中最重要的未解。

（一）定义

先兆子痫是一种多器官的疾病过程，具有典型的三联征，即高血压、蛋白尿和水肿为其特征。水肿不是必备的条件（约 1/3 的先兆子痫妇女无水肿，而在健康的晚孕妇女中可以见到非重力性水肿），存在高血压和蛋白尿即可诊断。高血压的诊断标准是收缩压大于 140 mmHg 和或舒张压大于 90 mmHg，血压升高至少要检测两次，相隔 6 h。蛋白尿的定义是 24 h 尿液中蛋白含量超过 150 mg，或尿蛋白定性试验阳性。

（二）发病机制

先兆子痫的病因不明，胎盘种植缺陷和内皮细胞损伤似乎是引发疾病的基础因素，妊娠期发生先兆子痫的患者，其滋养细胞侵蚀异常，子宫螺旋小动脉的转化不完全，其原因可能是早孕时母体和胎儿之间免疫耐受发生改变，这些变化会导致胎盘灌注的减少。细胞毒性物质和炎症介质可能引起血管内皮细胞的损伤，从而导致血小板的消耗和其他凝血因子的激活。与先兆子痫病理生理有关的其他理论包括：遗传倾向性、免疫现象、不正常的胎盘植入（滋养细胞和螺旋小动脉缺陷）、血管内皮损伤、血小板激活、凝血异常、心血管适应不良和血管收缩。

（三）高危因素

初产妇、母体年龄大于40岁、孕妇居住地海拔在3500 m以上、双胎妊娠、先兆子痫或子痫家族史慢性高血压、慢性肾病、抗磷脂综合征、糖尿病、血管紧张素基因P235阳性以及低社会经济状况、母体年龄小都是危险因素，但这些因素中单个因素的作用难以评价。

（四）先兆子痫的临床特点与治疗

1．临床表现　先兆子痫的最重要的征象—高血压和蛋白尿，孕妇本人察觉不到，当头痛、视觉异常或上腹痛等症状发生时，病变已经很严重。因此，产前检查对早期发现、早期处理非常重要。产前检查的重点包括以下几点：

（1）血压：最可靠的临床表现，作为预兆，舒张压（DBP）可能比收缩压（SBP）更可靠，舒张压持续大于90 mmHg为异常。以前以SBP升高30 mmHg或DSP升高15 mmHg作为诊断的标准现已不用，证据表明，此类患者的预后并不差。

重型先兆子痫收缩压160 ~ 180 mmHg或舒张压大于110 mmHg。舒张压的测定以克氏（Korotkoff）第五音而定（即声音消失）。

（2）体重增加：体重的突然增加可能先于先兆子痫而发生，事实上，体重增加是许多先兆子痫孕妇的首发症状。体重突然每周增加1 kg以上或每月5 kg以上，无论任何孕周均有意义。妊高征突然体重增加的特征，比整个孕期体重平均性的增加严重得多，属于液体异常的潴留，通常发生在眼睑、手指及下垂部位的水肿之前，暴发性的先兆子痫和子痫，体重极度增加，每周可高达5 kg以上。

（3）蛋白尿：通常在高血压和体重过度增加后发生，发生的程度差别很大，但大多数的患者蛋白尿通常很明显。24 h蛋白尿大于5 g。血清肌酐升高，少尿，24 h尿少于500 ml。

（4）头痛：通常是前额痛，也可能是枕部痛。提示妊高征的病情发展至有神经症状，是子痫的前驱症状。疼痛如持续加重，不积极治疗，则可发生子痫。

（5）上腹痛：上腹或右上腹的疼痛通常是严重的先兆子痫的症状，并可能预示惊厥即将发生。这种症状可能是由于肝缺血或因水肿、出血导致的肝被膜牵拉引起。

（6）视觉异常：是预后不良的征象。与视网膜动脉痉挛有关。

（7）其他：肺水肿；血小板减少；肝细胞功能障碍（ALT/AST升高）；胎儿宫内生长受限或羊水过少。

2．临床过程和并发症　临床过程的特点是渐进或暴发性，多个器官受累。神经系统受累表现为严重的头痛、视觉障碍，渐进的反射亢进是迫近抽搐大发作的警告信号。

（1）心血管系统：严重的血管痉挛和增加的周围血管阻力加重心脏负担，可能发生肺水肿。

（2）血液系统：血管容量下降，血液黏稠度增加，血液浓缩，可能发生凝血性疾病，包括HELLP综合征和DIC。

（3）肾：肾小球滤过率下降，甚至发展为少尿和急性肾衰竭。

（4）肝：肝细胞受损，出现ALT/AST升高，肝包膜下出血，肝包膜破裂引起严重的腹腔内出血。

（5）胎儿方面：胎儿宫内生长迟缓，胎盘早剥，甚至胎儿死亡。

3．预防和处理

（1）预防：①早期发现：规律认真的产前检查，尤其对于初产妇、有先兆子痫—子痫家族史、多胎妊娠、糖尿病、慢性血管疾病、肾病、胎儿水肿更要注意。要告诉所有的孕妇，发生头痛、视觉异常、上腹痛或手、脸部肿胀时及时检查。②饮食及药物预防：注意营养，低热量、高蛋白、维生素、叶酸、鱼油及鱼类食品的摄入对预防妊高征有一定的作用。低脂肪、低盐饮食，增加钙、铁、锌及其他微量元素的摄入，有保护血管内皮细胞，降低血管及神经肌肉敏感性的作用。每日补充钙尔奇-D 1200 mg可有效降低妊高征的发生。有报道小剂量阿司匹林口服50 mg/d至足月，有助于降低妊高征的发生，但效果并不明显。然而长期服用有发生产后出血的可能。

（2）处理：①血压达到160/110 mmHg，或有其他严重先兆子痫体征的患者应收入院严密监护。②卧床休息，防止抽搐。③每15 ~ 60 min监测生命体征、深腱反射和神经系统。④留置导尿。每小时总结尿量，作尿蛋白定性测定。⑤外监护胎心率和宫缩。⑥实验室检查：全血细胞计数和血小板计数；血尿素氮、肌酐、尿酸；电解质；肝功能。

⑦建立静脉通道，使用5%的葡萄糖和乳酸林格液，使尿量维持在30 ml/h，总量限制在150 ml/h。⑧药物的使用：

【硫酸镁】与苯妥英钠和地西泮相比，对防止反复的抽搐效果更强，但不降压。连续静脉输入负荷量4～6 g溶于100 ml液体，15～20 min持续输注：监测血镁浓度，维持在4～7 mmol/L（4.8～8.4 mg/dl）。监测：镁水平、反射、呼吸情况、尿量。

【抗高血压药物】使孕妇舒张压控制在90～110 mmHg，急性病例 - 当舒张压大于110 mmHg时，应用以下药物。

【肼屈嗪】可以静脉注射5 mg或10 mg肌内注射，如不能控制血压，15～20 min重复5～10 mg，直到血压控制满意。可以防止脑出血，也可12～25 mg融入葡萄糖液250～500 ml中静滴。

【拉贝洛尔】不易引起母体的低血压和导致剖宫产。提倡静脉用10 mg，如果10 min后血压不能降到理想的水平，再给20 mg，下一个10 min的补充剂量是40 mg。总量小于220 mg 。如果血压控制不满意，则应换药。哮喘或充血性心力衰竭患者避免使用。

【硝苯地平】控制血压起效快，能使心脏指数和尿量增加更多，并使全身血管阻力下降。开始10 mg口服，有必要30 min重复一次。

【硝酸甘油】动物实验发现对胎儿有氰化物毒性，产前不推荐使用。30～40 μg/min，用泵滴入，开始5 μg/min，之后3～5 min增加5 μg/min至满意为止。

【硝普钠】可用于少数的重症妊高征，滴速不可过快，分娩前慎用。剂量为50 μg加入5%葡萄糖液500 ml中，按0.25 μg/（kg·min）开始，最大剂量0.5 μg/（kg·min）。

非急性病例——甲基多巴和硝苯地平口服

⑨胎儿评价 每天进行无应力试验（NST）或生物物理评分。给予皮质类固醇（倍他米松肌内注射12 mg 2次，间隔24 h，或者地塞米松6 mg 4次，间隔12 h）促进胎肺成熟。

⑩分娩时机的决定 终止妊娠—已知的唯一可以治愈先兆子痫的方法。孕妇情况恶化、严重的HELLP综合征、胎儿危险、已临产、大于34孕周者尽可能在24 h内分娩。28～32孕周，病情稳定者皮质类固醇、抗高血压药物、每天连续的胎儿监护和评估母亲情况至33～34周。33～34孕周者行羊水穿刺，胎肺不成熟者，给予皮质类固醇48 h后分娩。

孕妇和胎儿无危险情况、无产科禁忌证、宫颈条件理想，应阴道分娩。

剖宫产的指征：癫痫状态、胎心率类型不能令人放心、宫颈条件不好。

（五）产后处理

1. 防止产后子痫的发生，最危险的时间在产后24 h之内，继续使用硫酸镁24 h，如需要，可使用更长时间。

2. 监测血压和尿量，控制液体量，注意肺水肿的发生。

三、子痫

子痫的特征是妊娠合并高血压或妊娠加重高血压的孕妇发生的全身性强直阵挛性抽搐发作。通常在有先兆子痫的患者身上发生，是一种危及生命的急症，需要正确的处理，以免病情复杂化和增加死亡率。

（一）临床经过

根据发生的时间分为产前（71%）、产后（29%）和产时子痫（少见）。多数的产后子痫发生在产后24 h内，但产后10天仍有发生典型子痫的可能。子痫前可以有不断加重的严重先兆子痫，或者也可以意外地发生在先兆子痫病情较轻的患者，没有先兆症状。如无妊娠滋养细胞疾病，子痫很少发生在孕20周之前。子痫抽搐通常自口周开始，进展迅速，但分阶段。短暂的前驱症状是面部抽搐，数秒后、面部充血、口吐白沫、全身肌肉收缩，深昏迷，随后是张力相，深部肌肉僵硬，然后很快发展成典型的全身高张力阵挛性惊厥——有节律的肌肉收缩和舒张。这一过程可持续1～15 min，其间患者没有呼吸动作。以后，抽搐停止，但作出长而深、带鼾声的吸气，呼吸恢复，随后昏迷。最后，意识恢复，但困惑、易激惹、好斗。

注意与癫痫、脑炎、脑肿瘤、脑动脉瘤破裂甚至孕晚期的癔症鉴别，但在其他原因排除以前，任何惊厥的孕妇都应该认为是子痫。

（二）处理

1．控制抽搐　硫酸镁控制抽搐。先给予静脉负荷量，15 ~ 20 min 内静脉给予 4 ~ 6 g 负荷量，随后持续静点 1 ~ 3 g/h。如果负荷量后患者再次抽搐，可以再给 2 g 负荷量。短期内 8 g 的硫酸镁不会过量。使用负荷量后 4 h 要监测血清镁水平，根据血清水平调整持续输注的速度。静脉给予硫酸镁可以使用输液泵，建议使用 2 g/h。

间断注射：20% 硫酸镁 4 g 静推，15 ~ 20 min，不超过 1 g/h。接着 50% 的硫酸镁 10 g + 2% 利多卡因 2 ml 分两侧深部肌内注射，如 15 min 后仍抽搐，再给 20% 硫酸镁 2 g，速率不大于 1 g/min。以后每 4 h 给 50% 硫酸镁 5 g 深部肌内注射，但注意反射存在，呼吸不抑制，尿量 4 h 大于 100 ml。产后 24 h 停药。

硫酸镁中毒是可以避免的：用硫酸镁前 4 h 内，尿量大于 100 ml，膝反射存在，没有呼吸抑制。根据高原产科临床的研究资料，有令人信服的证据表明，硫酸镁治疗子痫，与苯妥英钠和地西泮相比，对防止子痫患者反复抽搐的效果更强。更少需要通气，更少发生肺炎，更少需在重症监护病房治疗，治疗后出生的新生儿更少需要气管插管和新生儿监护室治疗。

2．左侧卧位　吸尽口腔分泌物以保护气道及减少误吸的危险。

3．防止孕妇受伤　密切观察，床上使用软垫和侧栏可以防止。

4．纠正缺氧和酸中毒　呼吸恢复后，给予面罩给氧，根据动脉血气分析使用碳酸氢钠（pH 7.1）。

5．抽搐控制后终止妊娠　患者病情稳定后，制定分娩计划，根据孕妇和胎儿情况，可选择引产、阴道分娩或剖宫产。

6．转诊　在基层和边远地区，当患者已用硫酸镁进行充分的治疗，且病情稳定时，可以成功转诊。

第四节　高原地区妊娠合并心血管疾病

一、妊娠期心脏病的定义

在高原地区妊娠合并心脏病是高原妇产科领域的重要问题之一，在慢性低氧环境下，高原地区孕妇的泵血功能参数及心功能是随海拔高度的升高而下降，而妊娠与分娩均可给心脏增加额外负担，如果妊娠妇女在孕前就有心功能不良的基础，极易在妊娠期造成严重后果，所以妊娠期心脏病至今仍为高原地区孕产妇死亡的主要原因之一。

（一）心脏病种类与发病率

高原地区妊娠合并心脏病的发病率占住院产妇的 1% ~ 3%，并有随海拔升高而升高的趋势。风湿性心脏病和先天性心脏病仍是高原地区最常见的两种。因此，这两种疾病是高原地区孕妇死亡的最主要的非产科原因之一，发生率为 0.4% ~ 5%。根据高原妇产科临床研究报道，按心功能Ⅰ、Ⅱ级孕妇死亡率为 0.4%，Ⅲ、Ⅳ级死亡率高达 8% 或更高。据国内（1979 年）1432 例妊娠合并心脏病统计，风心病占 70.34%，先心病占 18.08%，高血压性占 5.67%，贫血性占 5.30%，其他器质性心脏病则较少见。

（二）高原妊娠、分娩与心脏病相互影响

1．妊娠期　孕期孕妇体内总循环血量随孕周逐渐增加，引起血流动力学明显改变，对高原地区孕妇存在的慢性低氧和潜在的心脏病有重要的影响。最重要的变化是妊娠期间循环血量增加，至 32 ~ 34 周达高峰，比非孕期增加 30% ~ 50%。根据研究提示，高原地区妊娠妇女在孕 8 周时，循环血量已增加了总增加量的近一半，由于妊娠早期血流动力学的这种显著改变，使临床上有明显心功能不全的妇女在妊娠中期前就可能出现心脏病恶化。在妊娠晚期，因子宫增大、膈肌上升。心脏向左向上移位、右心压力增加、大血管屈曲等因素，机械性地增加了心脏负担。而此时，在器质性心脏病存在的情况下，当循环血量快速变化所致的生理容量增加势不可挡时，血流动力学改变则加重心脏的器质性病变。若监护不周，可能会因劳累、感染或其他不利因素的影响，诱发

心力衰竭、急性肺水肿、心律失常、血栓栓塞性疾病、感染性心内膜炎和死亡。

2．分娩期 每次子宫收缩约有 500 ml 血液被挤入周围循环，回心血量增加，随着子宫收缩，右心室压力增高。由于心排血量也相应增加，平均动脉压增高 10%，使左心室负担更为加重。第二产程时，由于子宫收缩，加之产妇屏气用力频繁，心脏负担显著增加，若原有心脏病基础，其代偿功能不足，容易出现严重后果。当胎儿娩出后进入第三产程，子宫缩小，腹压骤减，血液淤积于内脏血管床，回心血量急骤减少；而当产后胎盘排出，胎盘循环消失，排空的子宫再度收缩时，大量血液从子宫突然进入血循环中，血流动力学改变太快，由回心血量突然减少又突然猛增，使心脏负担忽低忽高，在心功能不全时，极易发生失代偿而导致心力衰竭。

3．产褥期 产后 24 ~ 48 h 除因子宫缩复，多量血液反复进入体循环外，同时组织间隙内孕期滞留的大量液体也逐渐回到血循环，使循环血量再度明显增加。若此时心脏有潜在疾患时，可能发生心力衰竭。待多余的液体逐渐经肾排出后，才能恢复正常，一般情况下在 2 ~ 3 周才能达到非孕期时水平。

综上所述，妊娠 32 ~ 34 周、分娩期及产褥期的最初 3 天内，心脏负担最重，是患心脏病的高原地区孕妇最危险的时期。

二、妊娠期心脏病的诊断

由于高原地区人群长期受低氧影响，心脏为适应长期慢性高原低氧环境的负荷，左、右心室心肌细胞均可发生代偿性增生肥大，使左、右心室壁厚度比值呈相应的梯度改变，由于高原人普遍存在肺动脉压增高，因此，右心室增生肥大细胞较左心室为多。正因为高原地区孕妇存在这样的心脏病理生理基础，再加上正常妊娠期的大量生理性变化，使心脏病的诊断比较困难。例如在正常妊娠期间，尤其是高原的病理生理改变影响下，收缩期功能性杂音十分常见，有时十分粗糙和响亮犹如病理性杂音。有的孕妇可出现心律不齐，如期前收缩、心动过速等。由于高原慢性低氧后又因妊娠的因素影响呼吸功能，使呼吸负担在正常妊娠期加重，有时会出现呼吸困难。而高原地区妊娠后半期大多都出现下肢水肿，有的甚至较重。这些都可能被当做心脏病的表现。因此，重要的是应当注意，当妊娠期无心脏病时，妇产科医师不要诊断为心脏病，避免过度医疗，而当心脏病确实存在时，应及时发现并予以适当的治疗。因此，下列情况应考虑是妊娠合并心脏病，若没有这些征象者则极少有严重的心脏病。

三、妊娠期心脏病的临床表现

（一）妊娠期心脏病的典型表现

①严重的或进行性呼吸困难；②阵发性夜间呼吸困难，甚至端坐呼吸；③咳痰多甚至有血性泡沫痰；④劳累性晕厥；⑤有劳累或情绪不良时的胸痛；⑥明显的发绀；⑦杵状指（趾）；或持续性肢体水肿；⑧有粗糙响亮的 3/6 级以上收缩期杂音；⑨有舒张期或舒张前期杂音；⑩ 持续的严重的心律失常；⑪ 持续性第二心音分裂；⑫ 心脏扩大或肥大，颈静脉压升高，怒张；⑬ 有肺源性心脏病的表现。

（二）心脏病患者的评估

对疑患有心脏病的孕妇进行评估十分重要，应包括仔细的询问病史，彻底的体格检查和非创伤性实验室检查，以明确诊断和确定病情严重程度，便于制订治疗计划。

1．心功能分级 心功能状态的临床分级是基于过去和现在的生活能力而不受体征的影响。

Ⅰ级：活动不受限制。患者有心脏病史，但体力活动不受限制，一般的体力活动不引起不适。没有心功能不全的症状，也无心绞痛史。

Ⅱ级：轻度受限。患者有心脏病史，身体活动轻度受限。这些患者休息时无不适，但从事一般的体力活动时，可出现不适，导致过度疲劳、心悸、呼吸困难或心绞痛。

Ⅲ级：明显受限。患者有心脏病，体力活动明显受限。轻度活动时便引发不适，导致过度疲劳，心悸、呼吸困难或心绞痛，休息后可好转，有代偿功能。

Ⅳ级：严重受限。患者有心脏病，休息或轻度活动时也有症状，不能进行任何体力活动，有明显充血性心力衰竭的表现，或心绞痛症状。

以上分级仅是大体划分，虽然是纽约心脏协

会的分级标准，但仍不能精确反映病变程度，尤其是高原地区孕产妇本身具有的不同程度的病理生理基础，可能会在孕期发生突然或难以预料的变化。因此，严密监护是十分必要的。

2．评估内容

（1）病史：曾诊断为心脏病或高血压的患者，应注意询问下列情况：

①居住地区的海拔及时间；②确诊的年龄和状况；③既往妊娠史；④曾有的症状和并发症；⑤过去的诊断过程，包括医院的名称及等级，是否做过心导管检查术，运动试验、心电图等结果；⑥ 既往接受过的药物治疗，包括用药方案；⑦既往的手术过程的时间和确切性质以及心功能改善程度；⑧目前仍残留的缺陷，症状及活动受限等；⑨目前的治疗及饮食情况；⑩曾经禁止的活动等。

从过去的心脏科医师那里得到有关医疗记录，包括过去住院病史小结、诊疗过程小结及并发症等。

在高原地区有相当多的患有心脏病的孕妇未曾到医院明确过心脏病的诊断，也未行规范的治疗，对未曾确诊心脏病的患者，应常规询问风湿热病史及其他心脏病相关的疾病，如猩红热、系统性红斑狼疮、肺病、肾病高原病以及既往住院史、外伤史及大手术史。产科医师应尽可能明确患者出生时及用力后有无发绀，童年有无习惯活动后下蹲及反复多发性呼吸道感染、心律失常，在休息或活动后有无呼吸困难、慢性咳嗽、咯血、哮喘、运动能力差、头痛、头晕、用力性晕厥、胸痛、周围水肿，以及促发上述症状出现的活动和情况。

最后要确定有无心血管疾病及其他先天畸形以及既往有无胎儿畸形史。在高原地区，尤其农村牧区，要了解患者有无结核、肝炎、包虫病及其他传染病史。

（2）体格检查：应包括身高、体重、体格和任何可能提示有先天畸形的面容、趾（指）及骨骼异常及皮肤的改变如发绀、苍白、血管病、异常色素沉着等病理性皮肤改变。仔细测量血压，若升高应在双臂不同部位重复测量，仔细触诊桡动脉搏动，主动脉充盈不良的水冲脉、低心输出量的细弱脉或由于以前手术、血栓导致的脉搏消失等均应引起注意。

头部视诊重点在先天畸形如发际低、耳位低、鼻腔畸形、腭弓高及齿龈增生、发绀等。颈静脉压及颈静脉搏动的视诊应以患者头部高于桌子成30° 角为准，颈静脉搏动及甲状腺也应触诊。

胸部触、视诊应注意有无瘢痕、骨骼畸形的存在，如漏斗胸、心前区隆起，左或右心室抬举性搏动，震颤等。

心脏听诊时高原地区孕妇常有第一心音分裂。但第一心音明显亢进是二尖瓣狭窄的标志，而减弱提示Ⅰ度房室传导阻滞。第二心音固定分裂提示房间隔缺损或右束支传导阻滞，逆分裂提示显著右心室肥厚或左束支传导阻滞。第三心音在妊娠晚期常能闻及。但第四心音、开瓣音、喷射状喀喇音、收缩中期及晚期喀喇音则提示心脏病。

心脏杂音的听诊时，左、右心室流出道阻塞引起的杂音，其前面常有一喷射性喀喇音，并呈典型的递增—递减型，在瓣膜关闭音之前结束，强度通常为Ⅲ或Ⅳ / Ⅵ级，而正常妊娠多为Ⅱ级。半月瓣反流性杂音（主动脉或肺动脉）为舒张期递减型杂音，在患者坐位并呼气末屏住呼吸时，在胸骨左缘听诊最清楚。

在正常妊娠时不应听到舒张期杂音，二尖瓣狭窄时的舒张期杂音与第一心音亢进及主动脉瓣关闭后的一高频开瓣音密切相关。一般来讲，妇产科医师对心脏听诊技巧难于掌握，尤其是心脏的舒张期杂音更难以辨别，其技巧有：二尖瓣狭窄的隆隆样低调舒张期杂音在患者左侧卧位，用钟形听诊器轻放皮肤上听诊最佳。二尖瓣反流性杂音在胸骨左下缘听诊最好，吸气时杂音明显增强。二尖瓣脱垂的杂音为乐音样，杂音及喀喇音在妊娠晚期孕妇取坐位或站位时才能听到。

在高原地区，由于高原低氧的因素导致先天性心脏病的发病率增高。因此高原地区孕产妇先天性心脏病的发病率也会相应增高，所以在先天性心脏病的听诊技巧上，作为妇产科医师也应有一定认识。房间隔缺损患者出现肺动脉瓣收缩期喷射性杂音，还常有代表三尖瓣区血流的低频隆隆样舒张期杂音及典型的第二心音分裂，即使在呼气时仍存在。室间隔缺损患者出现响亮、粗糙的全收缩期杂音，类似二尖瓣反流，沿胸骨左下缘听诊最清楚。主动脉缩窄的收缩期杂音在左侧第二肋间隙及肩胛骨间听诊最清楚，有心外分流（动脉导管未闭）的患者常有持续的收缩及舒张期杂音。

心脏听诊完毕后，应进一步行肺部的叩诊、

听诊及腹部触诊，以确定有无明显的肝脾大、主动脉瘤、包块、杂音等。另外还应仔细地触诊周围血管搏动、发绀、水肿、淤血、杵状指（趾）、片状出血、关节畸形、肌肉萎缩或骨骼畸形，如细长指（趾）、短指（趾），若有则提示可能有多发先天畸形。

对高血压患者应做眼底镜检查，确定有无小动脉狭窄，硬化及动静脉压迫等长期高血压的表现。视网膜水肿、絮状渗出及视盘水肿提示先兆子痫及进行性高血压，应做神经系统检查，包括脑神经、肌力、感觉及反射等检查。

（3）实验室检查：除常规实验室检查外，怀疑有心脏病的患者还需进行以下非创伤性诊断方法。

①心电图：在高原低氧环境下，人体血流动力学和心脏的解剖结构发生了以右心负荷过重的一系列改变，这就决定了高原人体心电图必然存在与平原不同的特点。根据高原医学研究认为，高原健康居民右心室肥厚多为轻型，肥厚部位多在流出道附近，而累及右室壁的主要是世居者，是一种生理性适应性改变，而移居人群发生重度右室肥厚多为病理性改变。高原健康人和高原心脏病患者右室肥厚心电图的分型诊断标准是一致的，前者右后型居多，后者以右前型为主，二者有时存在交叉。对高原地区妊娠妇女并发心脏病者心电图（ECG）有利于诊断有无心律失常、传导阻滞、心脏增大及心肌或心包疾病、缺血或梗死，有必要时利用 Holter（24 h 动态心电图）可证实有无反复心律失常或心脏传导阻滞及相关的心悸或心脏性晕厥。

②心脏彩超：用于检测心内分流还可测定血流与流速，压力梯度定量测定及反流速度，并能计算肺动脉压。

③运动负荷试验：运动试验在高原地区妊娠妇女较少用，因为妊娠本身就是一种压力试验。但是，对高原地区打算怀孕或早期孕妇，若对其代偿和完成足月妊娠的能力有怀疑时，或分析其胸痛和某些心律失常的原因时还是很有价值的。另外，尤其对曾患心肌梗死（现心肌梗死患者越来越年轻化）而又打算怀孕的患者，运动试验加放射性核素心肌灌注是确定其心肌损害程度和有无可逆性缺血的有用方法。

④其他：在有条件的医院其他特殊检查包括：若怀疑曾有链球菌感染应做咽拭子培养以确定有无β溶血性链球菌感染，并经药敏试验决定抗生素的使用。做C反应蛋白及抗链球菌溶血素滴度试验。如果疑有感染性心内膜炎，应多次血培养。妊娠期应尽量避免胸部X线摄片、心脏插管及放射性核素扫描。因为射线对胎儿有害，特别在妊娠早期。如果确因心脏病需要孕妇进行检查，应在严格腹腔和盆腔遮挡保护下检查。

四、妊娠期心脏病的治疗

尽管关于治疗有大量的普遍措施和经验，但在临床实践中仅有极少数妊娠妇女确实符合心脏病的任何“经典”模式。因此，为确保高原地区妊娠妇女并发心脏病最佳治疗效果即需要个体化方案。这就需要有一个诊疗团队共同参与，包括心脏病专科医师、产科医师以及麻醉医师的讨论。从而发现每一个妊娠妇女不能耐受的心血管改变，并对此制订一个诊疗计划使这些改变降到最低程度。

（一）美国妇产科医师协会强调有5种因素可能影响治疗

1．早孕期血容量和心输出量增加50%。

2．围产期血容量和心输出量进一步波动。

3．体循环血管阻力下降，并在中孕期到达最低点，然后在妊娠晚期上升至峰值，低于正常20%。

4．高凝状态，在未孕时就已经需要使用抗凝治疗的妇女尤为重要。

5．在此框架内，除心功能分级外，特定病灶的特性和严重性也影响预后和治疗。

（二）节育及终止妊娠的指征

精心的内科治疗与心血管外科的进展，在很大程度上减少了心脏病孕妇治疗性终止妊娠的指征。但有以下情况者应劝告避孕或绝育术，如已妊娠则应及早终止[5]。

1．在海拔3000 m以上居住的妇女，心功能Ⅱ级者，在海拔1500～3000 m以内者，心功能不全Ⅲ～Ⅳ级者。

2．有心力衰竭史，且伴有其他严重内科合并症者。

3．近期有心内膜炎或活动性风湿热。

4．发绀型先心病，有严重右向左分流症状。

5．原发性肺动脉高压、主动脉狭窄者。

6．先天性心脏病患者的胎儿受到缺氧与双亲遗传的不利条件，再次发生先心病的发生率更高，为正常人群先心病发生率的 6 倍，故应慎重考虑能否妊娠或能否继续妊娠。

（三）孕期心脏病的一般处理

1．让孕妇尽可能到海拔 3000 m 以下地区居住。

2．使用适当的非侵入性诊断方法明确诊断，并分析病情的严重程度和心功能状态。

3．密切监测病情及生命体征，同时请心脏科、麻醉科、急救科医师或相关科室专家会诊。

4．确保孕妇充分休息和睡眠，避免过量活动、湿热等，减少不必要的心脏负担，心功能Ⅰ～Ⅱ级患者应于预产期前 1～2 周入院，Ⅲ或Ⅳ级者应立即住院治疗。

5．确保患者适当容易消化的饮食，并适当限制钠盐，一般每日限制在 2 g 左右。

6．及时治疗孕期发生的感染、贫血、发热及甲状腺亢进等疾病。妊娠中后期应补充铁剂，至少 60 mg/d，以维持血红蛋白正常水平。

7．用合适的药物及手段治疗心律失常，并预防复发。

8．有慢性心房颤动、左心房扩大、人工瓣膜或反复血栓栓塞者需抗凝治疗，请心脏科专家会诊指导应用皮下注射肝素。

9．孕期一般不做瓣膜置换或直视下行瓣膜切开术，可改用创伤小的球囊瓣膜分离术，但孕期任何时间若出现病情迅速恶化，人工瓣膜脱落或急性并发症时，还是应考虑手术（尽可能服从心脏专家的意见）。

10．当有心力衰竭（心衰）的先兆症状或早期心力衰竭，则根据指征应用洋地黄。另外，若无心力衰竭症状及体征则不必要给予洋地黄。因为洋地黄并不起心衰预防作用，而应注意的是在分娩前无心衰时应用洋地黄不能保证分娩时不发生心力衰竭，反而增加用药困难。

（四）分娩期处理

产程开始，产妇禁止饮食，无论流质或固体食物。除非有产科剖宫产适应证，一般应经阴道分娩。因为尽管阴道分娩较费力，但与之相关的并发症和病死率较低。分娩期应有心内科医师参加监护。对一些有严重心脏病的妇女，可行肺动脉导管等进行连续的血流动力学监测。产程开始或行剖宫产时，亦可行肺动脉导管监测。而在产程中保持产妇的自信心及愉快宁静的气氛是重要的辅助因素。

1．镇痛　缓解疼痛及消除焦虑和抑郁特别重要，因这些现象可加重心脏负担。若经产妇疼痛，紧张，可肌内注射哌替啶 50～100 mg，或东莨菪碱 0.4～0.6 mg 与哌替啶合用，可缓解疼痛。对初产妇，持续的硬膜外镇痛较为有效，既能减少产妇疼痛又有利于第二产程分娩的处理。

但应用止痛药的主要危险尚有，个别产妇血压升高；而对于有“心内支路”患者，即在心脏或主动脉内有右向左血液逆流到肺的妇女特别危险。因为心室射血依赖适当的前负荷，低血压也是肺动脉高压或主动脉狭窄的危险因素。这种情况如需要镇痛，应请麻醉科医师给予麻药镇痛或全身麻醉。

2．严密观察产妇情况，第一产程中每小时测脉搏、心率 4 次，有条件时应给予心电图、血氧饱和度监测。在产程中，产妇应保持侧卧位。宫缩间歇经常观察生命体征。在高原地区如果第一产程宫缩间歇期脉搏达 100 次 /min 以上或呼吸频率超过 24 次，特别如伴有呼吸困难，则提示可能将发生心力衰竭。此时应进行洋地黄化，产妇取半坐位并给予吸氧。在第二产程，最少每 10 min 测一次生命体征，以了解心脏的负荷及代偿情况。对于心脏功能失调的任何表现，必须立即实施重症监护治疗。妇产科医师应牢记，分娩本身不需要改变母体状况；而手术分娩可能非常危险。在宫口开全，先露较低时，宜阴道助产，以缩短第二产程，减轻心脏负担。高海拔地区产妇此时的镇痛应以硬膜外麻醉镇痛为佳，尤其对不能适应产程和分娩中心输出量有明显变化的心脏病产妇，能使其分娩时心输出量的波动降到最低。腰麻或鞍麻则不适用于高原地区妊娠并心脏病患者的麻醉方式。然而，如硬膜外麻醉不满意时，由麻醉科医师行气管插管全身麻醉，也可获得满意效果。

当胎儿娩出后，产妇腹部放置砂袋加压，以防腹压突然下降而发生心力衰竭。

3．高原地区产妇并发心脏病一般不增加第三产程出血，但也应注意使失血减少到最低限度，以避免继发于大出血所致的贫血性心肌劳损。使用催产素最好肌内注射，如需静脉滴注，宜用10 U加入500 ml液体中，严禁直接静脉推注，不稀释的催产素作用于心肌易引起心功能下降所致的低血压。麦角新碱或垂体后叶素则禁用。

4．产时心力衰竭，可能表现为肺源性水肿和缺氧、低血压。治疗方法依赖于特定的血流动力学状况和潜在的心脏损害[6]。例如，由于绝对或相对的血流负荷过重所致的失代偿性二尖瓣狭窄的肺动脉水肿，最好的治疗方法是利尿为主；如果心动过速加剧，可用β受体阻滞剂控制心率。相反，对心功能不全伴主动脉狭窄所致低血压的妇女，进行相同的β受体阻滞剂治疗，则可能危及生命。除非由心内科医师监控下并对潜在的病理生理过程和失代偿的原因非常清楚，否则凭经验治疗是非常危险的。对重症患者由心内科医师应用肺动脉导管可能帮助妇产科医师正确治疗每一个患者。

（五）产褥期处理

产褥早期（72 h内）仍为心脏病患者的重点监护时期，因为在高原地区有相当多的产妇在妊娠期、产程中或分娩时，即使心脏不适应迹象非常轻微，分娩后仍可能出现心力衰竭，切勿掉以轻心。

1．分娩后可立即肌内注射吗啡10 mg或哌替啶100 mg。是否需要立即静脉注射毛花苷C、速效利尿剂应视产妇病情而定。如无明显心力衰竭，可以不用。

2．产后72 h内，应绝对卧位休息，即使心功能Ⅰ、Ⅱ级患者也不要让其在此期间下床活动。此期间应继续严密观察生命体征及体温变化和子宫收缩情况。对有心衰和或明显水肿者应重视利尿治疗，但要注意电解质平衡。此期间尽量避免大量静脉输液与输血，以免引起心衰。对重症患者在产后24h或更长时间宜取半坐位与吸氧，待病情缓解后才能下床活动。此期间不宜在腹部放置砂袋和紧扎腹部，以免妨碍呼吸和引起血栓性静脉炎。一般情况下，分娩后在医院观察2周方能出院。

3．预防感染，产后的出血、贫血、感染和血栓栓塞都是高原地区产妇合并心脏病患者的非常严重的并发症，因为这些因素常促使高原地区产妇有潜在心功能不全者在产后发生心力衰竭。因此，对心脏病产妇在产程开始至产后5天内用有效的抗生素预防感染，是很有必要的。

4．对心功能Ⅰ～Ⅱ级者，不影响产后母乳喂养，但心功能不全（Ⅲ～Ⅳ级）者，则不宜哺乳。

（六）心脏病与剖宫产术

近年来对妊娠期心脏病患者的病理生理变化有了新的研究及认识，先进的监护方法，手术技术和麻醉方法的改进，使心脏病不再是剖宫产的禁忌证。根据高原妇产科临床研究，不少严重心脏病患者行剖宫产手术使死亡率明显低于阴道分娩者，反而降低了心脏病孕产妇的死亡率及围产儿死亡率[7]。经临床研究认为：高原地区孕产妇并发心脏病行剖宫产术之所以有较好的结果，关键在于：

1．选择了适当的麻醉方法和麻醉技术的提高。如硬膜外麻醉加气管插管联合麻醉，不但麻醉效果好，生命体征易监护和管理，其血流动力学改变较经阴道分娩为少，患者的血压、脉搏及心率均能趋于平稳，又由于肢体血管扩张，减少回心血量，避免在胎儿娩出后大量血流突然回心而增加心脏的负担。

2．患者在手术前、中、后的监护技术明显提高。

3．术后有效的抗感染药物。

4．剖宫产技术的熟练与改进，如行快速剖宫产，从切皮至胎儿娩出在3 min以内完成，减少麻醉对胎儿的影响，手术过程在15 min以内完成，使并发症明显减少。

这些条件都有利于对心脏病孕产妇酌情放宽剖宫产指征，从而改善围产预后。现已经有高原地区的经验证明，一些重症不能耐受经阴道分娩的心脏病孕妇，也是有剖宫产指征，效果往往较好。

但仍然需要特别强调，剖宫产手术应尽可能在控制心力衰竭后进行；同时最好由心脏病专科医师参加监护；选择最佳的联合麻醉，麻醉剂中不加肾上腺素；手术须在条件相对较好的医院实施；手术医师尽可能由技术熟练的高年资产科医师操作；术中注意预防出血等。

第五节　高原地区 HELLP 综合征

HELLP 综合征是严重先兆子痫的另一种表现，包括溶血肝酶升高和血小板下降。HELLP 综合征对产科医务人员提出了严重的挑战：首先，对本病有高度的警惕性，尤其是距足月妊娠尚远和血压可能不高的孕妇。其次，要处理可能发生的危及生命的多器官系统的并发症。

一、发病机制

尚没有研究能够确切地阐明其启动机制，但有许多与严重的先兆子痫 / 子痫相同的特点，包括血管内皮损伤、血管痉挛、血小板集聚和消耗、纤维蛋白激活和选择性终末器官缺血。

1．溶血（heomolysis）　小血管痉挛性收缩，血管内皮受损，红细胞难以通过而变形破碎。

2．血小板减少（low platelets）　血管内皮受损，血小板黏附在受损处并积聚，致使血小板数量减少。

3．肝酶升高（elevated liver enzymes）　重度妊高征脂质代谢异常，血浆内游离脂肪酸和胆固醇增高，细胞膜流动性降低，诱发细胞裂解变形，棘红细胞增多，肝细胞膜受损，肝酶由细胞内释放。肝细胞肿胀，肝细胞膜通透性增加，可有肝区疼痛，严重者肝包膜下出血及肝破裂。

二、危险因素

所有妊娠中的发病率不到 1%，合并先兆子痫和子痫的患者发生率达 12%。在高原地区，HELLP 综合征患者往往是经产妇和年龄大于 25 岁、孕周常不足 35 周。多数患者发病前几日会有全身不适，或有上腹尤其是右上腹痛（占 67%）、恶心呕吐（占 30%）以及非特异性类似感冒症状。任何有子痫前期的孕妇伴有上述症状时，应进行全血细胞计数、血小板计数和肝酶的检测。

三、临床表现

可发生于孕中期到产后数天的任何时间。约 70% 的患者是发生于孕 27 ～ 37 周，平均 34 周。起病较缓，病情呈进行性加重。除妊高征的表现外，有乏力、右上腹痛甚至恶心、呕吐等，并可出现黄疸，重症患者可有出血倾向。

四、实验室诊断和 HELLP 综合征的分类

HELLP 综合征的诊断主要依赖于实验室检查，并可作为疾病严重程度的指标。血小板计数下降和血清乳酸脱氢酶（lactate dehydrogenase，LDH）升高反映了疾病的严重程度，而这些指标的改善预示着病情的好转。

1．溶血　外周血涂片异常（红细胞损伤的证据——破裂红细胞、小圆锯红细胞、盔形红细胞）血清胆红素大于或等于 1.2 mg/dl；LDH 大于 600 IU/L。

2．肝酶升高　AST（SGOT）大于 70 IU/L；LDH 大于 600 IU/L。

3．血小板计数下降　小于 100 000/mm^3，即Ⅰ级≤ 50 000/mm^3；Ⅱ级：血小板＞ 50 000 mm^3，且≤ 100 000 mm^3；Ⅲ级：血小板＞ 100 000^3，且＜ 150 000 mm^3。

当血小板计数小于 50 000/mm^3 或出现活动性出血时，检查纤维蛋白原、纤维蛋白裂解产物、凝血酶原和部分凝血酶时间，以除外并发 DIC 的可能。

五、处理

遵循严重先兆子痫的处理原则基础上，纠正凝血因子的不足并尽快终止妊娠。

1．肾上腺皮质激素　地塞米松 10 mg、氢化可的松 200 mg 静滴，地塞米松有促胎肺成熟的作用，为首选。

2．抗血栓药物　阿司匹林 50 ～ 80 mg / 日口服，肝素 25 mg 静滴。

3．输新鲜血、血小板、凝血酶原复合物、纤维蛋白原等补充凝血因子。当血小板计数下降到低于 20 000/mm^3 要输血小板。

4．终止妊娠　病情较轻且胎儿未成熟者，暂时观察治疗，如效果不佳，病情较重者积极终止

妊娠。注意有 HELLP 综合征的孕妇比无此病者的严重先兆子痫孕妇终止妊娠时机应更早，胎儿未成熟者在常规给予地塞米松 48 h 后分娩胎儿。因血小板减少，剖宫产手术有特别的危险如出血。麻醉方式最好选择全身麻醉。

5. 产后阶段　要严密观察 48 h 左右，定期监测 LDH 水平和血小板计数。通常产后 24 ~ 48 h 血小板计数达最低点。多数妇女要经历一个阶段的临床和实验室的恶化期，以后逐渐恢复。

6. 对产后病情未能按预期改善者，血浆置换是正在研究中的一种治疗的方法，但不常规推荐使用。

特别注意：对 HELLP 综合征的孕妇控制血压，防止抽搐十分重要。使用抗高血压药物如：肼屈嗪、拉贝洛尔或硝苯地平，使血压维持在 140 ~ 150 mmHg/ 90 ~ 100 mmHg。所有的 HELLP 综合征的孕妇都要使用硫酸镁，特别是临产或有上腹部痛出现时。

第六节　高原地区妊娠急性脂肪肝

妊娠期急性脂肪肝（acute fatty liver in pregnancy，AFLP）是一种罕见的妊娠期并发症，但已证实对母体和胎儿的影响是致命的。据估计其发生率在 1/7000 ~ 1/15 000。AFLP 占高原地区妊娠期重度肝损伤的大部分，死亡率可达 25% [8]。

一、发病机制

其确切的发病机制还不清楚。与肝线粒体功能异常有关，组织学明显的改变包括肿胀的肝细胞，细胞胞浆内充满微囊状脂肪，肝细胞中央和门静脉分布散在的微小肝细胞坏死。如不治疗，最后将发展成为急性肝功能衰竭。

二、临床表现

（一）典型症状

不适、厌食（21%）、恶心、呕吐（76%）、上腹部疼痛（43%）和进行性黄疸（16%），可持续几天到几周 [9]。约一半的妇女出现子痫的前期症状—高血压、蛋白尿和水肿。病情继续发展，出现肝功能衰竭，表现为凝血障碍、扑翼样震颤、脑病和昏迷。消化道出血，进行性肾衰竭。

（二）实验室异常

凝血功能检查——纤维蛋白原过少、凝血时间延长。

1. 肝功能检查——血清转氨酶水平 AST 300 ~ 500 IU/L、血胆红素升高（200 μmol/L）而尿胆红素阴性是特征。碱性磷酸酶升高。

2. 肝炎血清学检查和病原学检查阴性。

3. 外周血血小板轻度下降（100 000 ~ 150 000）/mm^3 和溶血证据。白细胞计数升高可达（15 ~ 30）× 10^9/L，低血糖常见。血氨升高，肝性脑病时更明显。

（三）影像学检查

B 超、CT 扫描、磁共振成像的假阴性率高，肝活检可确诊，显示微血管内有脂肪侵入，但有创，非必需。

三、处理

本病起病急骤，病情凶险，迅速恶化及母婴死亡率高。早期诊断非常重要，如不及时治疗，会很快进展为多器官衰竭以致死亡。

1. 一经诊断，及时终止妊娠，分娩可迅速阻止肝功能的衰退，孕妇和胎儿死亡率 < 20%，有效的改善母亲和胎儿的预后。

2. 纠正凝血障碍，输冰冻血浆、全血、浓缩红细胞和血小板。

3. 输注 10% 的葡萄糖，必要时输 50% 的葡萄糖纠正低血糖。

4. 针对造成母体病死率高的并发症如循环衰竭、胰腺炎、胃肠道出血、吸入性肺炎、肾衰、败血症、酸中毒、血氨过高进行治疗。

5. 幸存者无远期并发症，下次妊娠复发率很低。但产后肝功能不能恢复者，可进行肝移植。

参考文献

[1] 江卫红，买夏提·买买托乎提，莫莉，等．高原与零海拔区域复发性流产的血栓前状态分析［J］．中国医药导报，2018，15（12）：78-81．

[2] 张惠丽，李力校．高原环境与胎儿宫内发育迟缓［J］．高原医学杂志，1998（04）：52-55．

[3] 乐杰．妇产科学［M］．北京：人民卫生出版社，2005：97-104．

[4] 李学秀．高原地区妊娠高血压综合征的急救和护理［J］．护士进修杂志，2014，29（08）：749-750．

[5] 王洋．妊娠合并心脏病（高原）终止妊娠的时机及方式探讨［J］．临床医药文献电子杂志，2018，5（86）：18-19．

[6] 芦莉，张建青．高原地区妊娠合并心脏病患者剖宫产术围术期肺水肿的临床处理［J］．中华妇产科杂志，2000，35（6）：42-43．

[7] Mallli A，Lzdes S，Coskun D．Cardiac operations during pregnancy：re-view of factors influencing fetal outcome［J］．Ann Thorac Surg，2000，69（5）：1622-1626．doi：10．1016/S0003-4975（00）01178-4．

[8] 蒋佩茹，张晓红，张庆英，等．妊娠合并急性脂肪肝的临床诊断及治疗方法［J］．中华妇产科杂志，2007，42（10）：658-661．

[9] 申秀丽．对妊娠合并急性脂肪肝的孕妇进行诊断和治疗的方法探析［J］．当代医药论丛，2014，12（17）：190-191．

第十章

高原地区围产期心肌病

第一节　围产期心肌病发病机制及病理生理

围产期心肌病是一种发生于妊娠 28 周至产后 5 个月内，无器质性心脏病史或明显诱发因素（如重度妊娠高血压或贫血、肺功能不全等），以左心衰竭为主的特发性心力衰竭综合征。高原地区孕产妇既往身体健康，无心血管系统病史却在妊娠最后 3 个月或产后 5 个月内发生以急性不明原因的心力衰竭，并呈扩张型心肌病样改变，这种特殊的心脏疾病过去命名较为混乱，如妊娠心脏病、分娩前后心脏病、产后心脏病、产后心肌炎、产后非炎症性心脏病等。目前国内外多数学者认为命名为围产期心肌病为妥。此病在高原地区虽不常见，且产妇发生心力衰竭常见于产时或分娩后不久，可直接影响母婴生命安全[1]，因此，仍然是目前高原地区产科危象中特别需要引起重视的病症之一。

围产期心肌病是以心脏的四个腔室均扩大、心排出量降低、肺水肿为特征的广泛性心力衰竭。发病机制目前尚不清楚，可能是多种因素共同作用所致，而在高原地区约有 1/3 的患者合并妊娠高血压综合征，而且多发生于高龄和营养不良。但无论何种因素，都与妊娠密切相关，而且再次妊娠仍然再次发生围产期心肌病[2]。

一、发病机制

高原地区慢性低氧再加妊娠的生理变化很可能会导致以下病理生理基础变化：

1．可能通过 ATP/ADP+P 磷酸电位下降。

2．或者动脉高压，右心室负荷加重。

3．由于妊娠血循环量增加，压力负荷使心肌室壁张力增加，通过牵张作用引起蛋白质合成增加，心肌细胞肥大。

4．血中激素如儿茶酚胺引起心肌蛋白质合成增加，从而导致心肌肥大。

二、病毒感染

在高原地区妇产科临床研究提示，围产期心肌病与一些病毒感染的心肌炎很相似。这是由于生活在高原地区的人群，随着海拔高度的升高，人体细胞免疫水平逐渐下降，血清免疫球蛋白含量逐渐升高，血清总补体活性显著下降，从而因慢性缺氧而引起人体免疫调节机制失调及免疫功能的异常。而且越来越多的研究表明，慢性缺氧可引起免疫抑制，增加机体对病毒、细菌等微生物的易感性。再加上高原地区独特的高寒低氧环境，有利于病毒的生存和传播。基于以上条件，高原地区妊娠妇女病毒感染的机会较高，发生围产期心肌病的概率也就相对较大。由于病毒感染可导致心肌纤维的破坏，且与扩张型充血性心肌病关系密切，而围产期心肌病的临床表现也以扩张型充血性心力衰竭为主。因此，根据高原地区妇产科临床研究认为，病毒感染可能是高原地区妊娠妇女围产期心肌病的病因之一，但目前尚缺乏病毒感染的实验室的充分证据。

三、自身免疫因素

国外学者研究发现，围产期心肌病的发生与机体自身免疫相关，他们用单克隆抗体技术测得本病患者的辅助 T 细胞与诱导 T 细胞的比值（T4/T8）增高。同时以往的研究已经证实，在妊娠 3 个月后胎儿抑制细胞的作用和其他针对母体的抑制因素有复燃现象，并持续出现产后 2 至 6 个月，而这个时期也正是本病的高发病时期。国外学者针对这个因素应用免疫抑制剂治疗本病获得了良好效果。

四、双胎、多产、高血压

在高原地区妇产科临床观察发现，围产期心肌病并发妊娠期高血压疾病者占 30% ～ 60%，其发病率是正常妊娠的 5 ～ 6 倍。而双胎患病率比一般孕妇高 7 倍。而且在临床中发现，本病发生心衰时血压明显增高。同时发现农村、牧区孕产妇发病高于城市，多产妇发病率高于初产妇，有围产期心肌病者再次妊娠时复发。另外，营养不良、贫血，都可能与本病的发病相关。

五、病理生理

围产期心肌病患者心脏的病理改变与原发性扩张型心肌病病理改变相似。心脏肉眼观其基本特征是心脏扩大明显，心肌松弛，四个心腔均有不同程度地扩张，并且以左心室扩张最为显著，由于高原慢性缺氧而代偿性心肌肥大也被本病扩张所掩盖，心室壁通常不增厚或变薄。镜下检查可发现心肌广泛坏死和间质水肿，心内膜纤维蛋白沉积，局部心内膜发生肿胀隆起，这可能是附壁血栓形成的基础。由于上述病理改变，心肌收缩力减弱和左室射血分数降低，心室滞留血量过多，左心室舒张末压增高，心腔被动扩张，肺、体循环淤血，可发生以下临床表现：①顽固性的心力衰竭；②由于心腔被动高度扩张，房室瓣膜周径扩大导致关闭不全；③由于传导系统的病变导致心律失常；④附壁血栓的脱落引起肺、脾、肾及脑等器官梗死。

第二节　围产期心肌病临床特征及诊断、鉴别诊断

在高原地区，围产期心肌病的临床表现由于轻重不一，往往被忽视而漏诊率较高，轻者仅有心电图的T波或ST段改变而无任何症状，重者则呈难治性心力衰竭甚至死亡[3]。

一、临床特征

1．患者在妊娠后3个月或产后6个月内无诱因地出现咳嗽、气急、胸闷、心悸、呼吸困难、不能平卧而端坐呼吸等症状。

2．有些患者伴有明显的心律失常，以房性期前收缩、室性早搏、室上性心动过速为多见，房室传导阻滞极为少见。

3．由25%～40%患者可发生相应器官梗死的症状，如肺动脉栓塞可突然出现胸痛、呼吸困难、咯血和剧咳、发绀缺氧等症状，大面积梗死则可引起急性右心心力衰竭、休克或猝死。脑梗死时可引起偏瘫，昏迷。

4．物理检查特点为心脏普遍性扩大，搏动弱而弥散，心音低钝，心尖区可闻及相对性二尖瓣或和三尖瓣关闭不全（由于心脏扩大所致）的Ⅱ—Ⅲ级收缩期杂音或出现心律失常。高原地区患者几乎每例均可闻及病理性第三心音或奔马律。双肺听诊可有肺底部湿性罗音，静脉怒张，肝脾大、下肢水肿。如心功能改善上述症可迅速消失。

二、临床诊断标准

1．在妊娠最后3个月或产后6个月内，突然或逐渐发生无任何诱因的心悸、呼吸困难、端坐呼吸等以特发性以右心衰竭为主的心力衰竭。

2．心电图有左心室肥大，ST段及T波异常改变。X线检查心脏普遍增大，超声心动图检查呈心脏全心增大，或以左心增大为主，室壁运动减弱等扩张型心脏病改变。

3．孕前无器质性心脏病史。高原地区约1/3患者并发有妊娠高血压综合征。本病多见于高龄、多胎以及长期营养不良的孕产妇，若再次妊娠常常再次发病。

三、鉴别诊断

1．围产期心肌病的发病有明显的时间段，即妊娠后3个月及产后6个月以内，若在其他时间段内已发现有心脏病症状与体征者，则不考虑此病[4]。

2．由于风湿性心脏病、先天性心脏病、病毒性心肌炎和其他类型的原发或继发性心肌病。症状轻者亦可以在以前没有症状，到妊娠后3个月心脏负荷加重后才出现症状，需要产科医师进行仔细鉴别。一般通过心脏临床听诊、超声心动检查及心电图等综合检查，能够区分并明确诊断。但在高海拔地区妊娠高血压综合征造成心脏损害时因为同样出现左心衰竭，有时难以鉴别，需要特别注意。

3．妊娠高血压综合征（妊高征）心脏病为产科领域中特有的心脏疾患，孕前无心脏病史及体征，是妊高征所致的心脏病理改变。产科医师若

未能及时发现或对其妊高征扩容治疗选择不当，静脉输液速度过快均可诱发急性左心衰竭。

4．妊高征心脏病在发生心力衰竭之前，必有中或重度妊高征存在，心电图检查常在心衰前就存在有T波或ST段的变化。

5．妊高征心脏病常有严重水肿或体重剧增加的隐性水肿，是其特点之一。

6．妊高征心脏病常有轻度咳嗽或夜间咳嗽而被误认为上呼吸道感染，产科医师应引起高度重视。

7．水肿、蛋白尿。

8．妊高征心脏病常在终止妊娠后治愈，而产后围产期心肌病仍有心衰的可能。

9．在高原地区可能常常在妊高征基础上发生围产期心肌病，二者同时存在，但由于治疗心力衰竭方面用药基本相同，也可同时治疗妊高征（除扩容输液慎重外）。

第三节　围产期心肌病辅助检查及实验室检查

一、心电图

本病心电图无特异性，但以心肌损害和左心室肥大为主要表现，如最常见为非特异性T波平坦或倒置、ST段改变、QRS低电压、P-R间期延长，有异常Q波，Q-T间期延长。心律失常以室性早搏多见，及左室支导阻滞等。有别于其他类型扩张型心肌病的是房颤发生率较低。

二、超声心动图

本项检查对诊断围产期心肌病和排除风湿性心脏瓣膜病和其他心脏病有较大帮助。检查显示心脏扩大，主要以左心房、左心室扩大为主，少数患者可发现全心扩大或肺动脉扩大伴高压。心脏搏动普遍减弱，左心室射血分数减低。有时可见心内壁血栓。所有可见患者均可见由于心脏扩大而引起的轻、中度二尖瓣关闭不全，少数为重度关闭不全，绝大部分患者可见到轻度的三尖瓣关闭不全，少部分患者可见到轻度的主动脉瓣关闭不全。

三、X线检查

X线检查心脏如球型增大，常有肺静脉淤血，少数患者发生胸腔积液。重症患者发生肺栓塞时，则可见梗死影、并伴有肺实质或间质水肿。

四、心导管检查

通过检查可以发现肺动脉高压，肺微血管楔嵌压也升高，肺循环阻力加大，右心室舒张末期压力上升，心排血量减低。

五、实验室检查

部分患者血清免疫球蛋白IgM、IgG、IgA升高，补体C3下降，部分患者呈贫血改变。

第四节　围产期心肌病治疗及预后

由于本病的发病机制尚不十分清楚，和高原的低氧等不良影响，因此发生在高原地区的围产期心肌病患者康复率低于平原地区，初次心力衰竭经早期治疗后约1/2或只有1/3可完全康复[5]。因此，早期监测及初次的规范化治疗十分重要，应为高原地区妇产科医师所重视[6]。

一、心力衰竭前期的处理

对无明显临床症状，心功能代偿良好，而仅有心电图及超声心动图呈左心室肥大或临床有轻度心脏增大者，应立即收住院严密观察下卧床休息，为保证足够睡眠，可适当应用镇静剂。即便不能住院要定期随访，一般需患者卧床休息3～6

个月，直至心脏恢复正常大小。同时给患者加强营养，补充维生素，应用改善心肌代谢的药物如辅酶Q10、肌苷、维生素C、辅酶A、ATP等，静脉点滴1,6-二磷酸果糖（FDP）也很必要。

二、心力衰竭的治疗

（一）休息

对已有心功能不全的临床表现者，应该绝对卧床休息，并间断低流量吸氧，每天必须保证10 h睡眠，保持心情愉快。卧床休息要在6个月以上。

（二）利尿

为减轻心脏及循环负荷，除了低盐饮食，每日钠盐控制在5 g以内，利尿剂的规范应用非常重要。因长期利尿剂使用必须注意水、电解质的平衡，避免发生低血钾，否则易引起洋地黄中毒，诱发心律失常，增加对治疗心衰的难度，一般利尿剂可用呋塞米20 ~ 40 mg，或布美他尼1 mg每日3次口服，这两者利尿药均为髓袢利尿药，对噻嗪类利尿药无效时应用有效，能舒张肾血管，增加肾血流。同时可加用保钾利尿药螺内酯（又名安体舒通）20 mg，氨苯蝶啶50 mg每日2 ~ 3次口服。

（三）强心

虽然洋地黄类强心药仍是当今治疗心力衰竭的最重要药物之一，但由于围产期心肌病心脏常明显扩大，心肌损害显著，故对洋地黄耐受性差，容易中毒。应用时必须在纠正低血钾的情况下使用。急性心衰可静脉注射毛花苷C 0.2 ~ 0.4 mg，必要时4 ~ 6 h后追加0.2 ~ 0.4 mg，高原地区患者大多数能有效。有效后可用口服地高辛0.125 ~ 0.25 mg/d维持。应用洋地黄期间需密切观察洋地黄的毒性反应，以便及时处理。由于洋地黄具有对子宫肌直接的正性肌力作用，因此可以缩短产程，虽然洋地黄可通过胎盘，但胎儿很少出现洋地黄中毒。

由于围产期心肌病的心脏肥大特点，有部分患者对洋地黄治疗效果欠佳或不能耐受，也可应用β受体激动剂如多巴胺和多巴酚丁胺而起到正性肌力作用。多巴胺常规用量为20 ~ 40 mg加于5%葡萄糖液250 ~ 500 ml静脉滴注，开始剂量为0.5 ~ 1 μg/（kg · min），可渐增至2 ~ 10 μg/（kg · min）；多巴酚丁胺20 ~ 40 mg溶于5%葡萄糖液100 ml中，以5 ~ 10 μg/（kg · min）静脉滴注，速度不宜过快，以免引起头痛、恶心、呕吐、心悸等不良反应。近几年来，心脏科专家推荐新合成的具有多巴胺能和β_2受体激动作用的制剂—多培沙明（dopexamine），其抗心衰作用是通过降低心脏前后负荷和正性肌力作用，能显著提高每次心搏量，改善重要脏器的功能，增加尿和钠的排泄，改善心室的顺应性。因此其抗心衰作用较多巴胺及多巴酚丁胺更为有效。剂量宜低，为0.25 ~ 1.0 μg/（kg · min）静脉滴注，若剂量＞1.0 μg/（kg · min），可诱发心律失常而产生心悸。

（四）镇静剂

一般应用地西泮、艾司唑仑、硝西泮等，避免使用吗啡，慎用哌替啶，尤其在孕期及分娩期禁用吗啡，以免影响胎儿呼吸。

（五）血管扩张剂

由于心衰时常有周围血管收缩增强使心脏后负荷增加，应用扩张血管药物起到“内放血”作用，减轻心脏后负荷，是由于急性左心衰或经利尿、强心、镇静等上述治疗无效的患者的一个重要治疗方法。病情较轻并进展缓慢者可采用口服制剂如异山梨酯5 ~ 10 mg舌下含服，每日3次。或者应用新型钙拮抗剂如尼群地平20 ~ 40 mg/d，尼莫地平20 ~ 40 mg/d，不仅能明显扩张小动脉和冠状动脉，且负性肌力作用弱，尤其适用高原地区围产期心肌病有心衰的患者。病情重者在使用强心剂的同时，使用血管扩张剂要严密监测患者血压，并控制在正常范围。连续使用并维持心衰症状缓解到稳定。一般重症期选择酚妥拉明5 ~ 20 mg溶入5%葡萄糖液100 ml，10 ~ 15滴/分。可使肺动脉扩张，降低肺动脉压、缓解肺水肿，并增强心肌收缩力和增加心输出量。改善心脏循环及纠正组织缺氧，为高原地区重症心衰患者首选[7]。

（六）激素治疗

在高原地区妊娠期的围产期心肌病应用肾上腺皮质激素有较好的效果，如地塞米松10 ~ 20 mg/d

静脉注射，连用 5 ～ 7 日，病情稳定后口服泼尼松 20 ～ 60 mg/d。

（七）对症治疗

对症治疗对高原地区围产期心肌病患者尤为重要，包括吸氧、纠正心律失常，可适当选用普罗帕酮，严重时可用利多卡因静滴，但均应在心脏科医师的指导下应用。有栓塞者可适当抗凝治疗，高原地区患者一般可用核黄素 20 mg 每日 3 次口服，加用双嘧达莫 25 mg，每日 3 次。必要时考虑应用肝素，但应测血凝状况，有出血倾向时停用，在分娩时和产褥期更应慎用，避免发生产后大出血。

三、妊娠期的处理

处理原则是及时控制心衰后立即终止妊娠，因为尽早结束妊娠和分娩是防治心衰的一项有效措施。

1．妊娠晚期，凡有产科指征或心功能Ⅲ级以上，或估计不能胜任产程中体力消耗者均行快速剖宫产。

2．麻醉：以连续硬膜外麻醉为好，麻醉剂中不应加肾上腺素，麻醉平面不宜过高。与麻醉科医师会诊，也可考虑对产妇更安全的麻醉方式，因为在高原地区对病情危重而复杂，并存有并发症的患者应用全身麻醉（以气管插管、静脉复合麻醉）更为安全。据高原妇产科麻醉研究报道，认为硬膜外麻醉，脊麻与全麻之间对新生儿的影响无统计学差异 [8]。

3．手术前、中、后请心内科医师进行严密的心电监护和处置。

4．手术应轻巧、迅速、准确、熟练，尽量采用快速剖宫产方法，并注意减少术中出血，术后腹部用沙袋压宫底 4 h。

5．术后绝对卧床休息，补液时控制速度和液体量。

6．预防感染应用较广谱的抗生素。

7．产后不能哺乳，应给予回奶。

8．由于本病有再次妊娠时复发倾向，产后避孕尤为重要。

四、预后

在高原地区患者预后可归纳为三种情况：

1．在首次发生心力衰竭时，能及时诊断并经过规范地治疗后临床症状和体征消失，心脏迅速缩小到正常范围，而未再增大，以后也无心力衰竭发生，此为预后最佳的一部分，约占 50%，但再次妊娠仍需慎重考虑 [9]。

2．虽然在首次发生心力衰竭经治疗后症状体征消失，心脏缩小。但此后又反复发病，心脏反复增大，反复心衰出现，这部分患者多在几年内死亡，更加不宜再次妊娠。

3．自首次发生心力衰竭之后，虽经规范治疗，但心脏从未缩小，心力衰竭难以有效控制，并发生心脏持续增大，顽固性心衰持续存在，预后则极差，患者随时因心衰加重而死亡。

参考文献

[1] 康锐，庞艳春．围产期心肌病诊治分析 [J]．中国继续医学教育，2018，10（09）：93-94．

[2] 杜贺，史承勇，陈少萍．围产期心肌病的研究进展 [J]．心血管病学进展，2015，36（01）：30-33．

[3] 刘英，曾勇．围产期心肌病的临床特征和预后 [J]．中国医学科学院学报，2016，38（01）：78-82．

[4] 胡群，陈志军，王谦，胡石磊．围产期心肌病诊断与治疗的最新研究进展 [J]．心血管病防治知识（学术版），2018（12）：95-96．

[5] Sorel G，Uri E．Peripartum cardiomyopathy：approach to management [J]．Current Opinion in Cardiology，2018，33（3）：347-353．

[6] 王清，黄晶晶，孙跃民，杨清．围产期心肌病研究进展 [J]．中国慢性病预防与控制，2018，26（04）：298-303．

[7] 程建军，燕丽．11 例孕产妇围产期心肌病护理心得 [J]．泰山医学院学报，2018，39（05）：596-597．

[8] 贺美丽．围产期心肌病危险因素分析及治疗预后探讨 [J]．山西医药杂志，2018，47（10）：1170-117．

[9] 王东丽．围产期心肌病临床特征、高危因素及近期预后影响因素分析 [D]．吉首：吉首大学，2018．

第十一章

高原地区妊娠晚期出血

第一节　前置胎盘

第二节　胎盘早剥

第一节 前置胎盘

前置胎盘是指胎盘全部（主体）或部分附着于子宫下段，是高原地区妊娠晚期出血的主要原因之一[1]，属妊娠期的严重并发病，直接危及母子安全。近年来由于围产医学的进展，采取积极保守治疗和适时分娩，使围产儿死亡率显著下降。

一、分类

以胎盘位置与宫颈内口的关系作为分类依据，临床分为四型（图 11-1）。

Ⅰ型：又称Ⅰ度或低置胎盘，胎盘下缘伸展至子宫下段近子宫内口部。

Ⅱ型：又称Ⅱ度或边缘性，胎盘下缘达宫内口。

Ⅲ型：又称Ⅲ度或部分性，胎盘下缘超过宫内口缘，即覆盖部分子宫内口。

Ⅳ型：又称Ⅳ度或中央性、完全性，胎盘将子宫内口全部覆盖。

临床判断属哪一型时，应注明就诊时宫颈消失和宫口开大的情况。因随着子宫下段在孕末期的伸展与形成，宫颈的消失与扩张，其附着位置与宫内口的关系可随之变动，故应作动态分类。最后归类系指当病情迫使必须终止妊娠时，胎盘位置与子宫内口的关系。

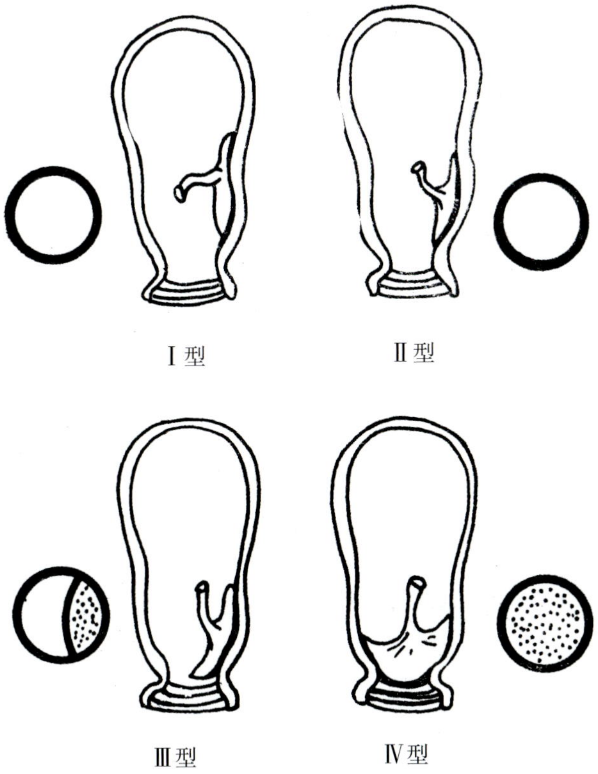

图 11-1 前置胎盘临床分型

二、病因

部分宫内膜萎缩或瘢痕，使蜕膜血运不足。例如短期内重复妊娠或感染（亚临床感染）及刮宫创伤等使蜕膜发育不健全，胎盘代偿性增大且薄，呈膜状、瓣状、分叶状、伪足状，且易合并植入性胎盘。

孕卵直接种植到下段：受精卵滋养层发育不良而迟缓，至孕卵下移到子宫下段后才种植。此种胎盘形状正常，主体就在下段，很难保守治疗。但临床不多见。

包蜕膜在孕 3 个月后继续维持血液供给，部分滑泽绒毛膜不退化，使胎盘主体部分面积增大或构成下段附着的分叶状胎盘。

三、发病率

国内外各地区报道差异很大。1980 年 Cotton 报道为 1∶222；Qilligen 报道为 1∶200 ～ 400；国内报道在 0.83% ～ 1.8%，平均 1.14%；上海统计为 1.88%。高原地区由于低氧环境，发病率高于平原地区[2]。认为与本病发生的有关因素有：

1．经产妇高于初产妇，约 84.5% 为经产妇。但目前初产妇发生率有上升趋势。认为与人工流产剖宫率增加致宫内膜损伤有关。合并植入性胎盘的机会增加，可达 4%。有剖宫产史者胎盘附着在原瘢痕部易伴发植入性胎盘。

2．既往有流产、刮宫、子宫切开术、剖宫产或宫内膜炎史者，前置胎盘发生率增加 4 ～ 6 倍。

3．多胎妊娠的前置胎盘发生率高于单胎妊娠。在正常孕妇群中，双胎发生率为 1∶89，而在前置胎盘中为 1∶41，增加 2.4 倍。这与胎盘面积增大或下延有关。

4．随年龄增长发病率增加，35 岁以上比 25 岁以下约高 3.5 倍。可能与血管自然硬化，子宫血供不足使胎盘代偿性增大有关。

5．肥胖孕妇发生率较高，认为是子宫长径相对短些，使孕卵易种植扩展达低位。

6．前置胎盘合并低体重儿发生率相对增加。Denis 报告在妊娠晚期出血中，约有 1.6% 的低体重儿是因前置胎盘。而在 > 2500 g 的新生儿中，因前置胎盘的晚期出血患者仅占 0.26%。这与前置胎盘能妊娠到足月者相对数小有关。

7．高原低氧因素，子宫供氧相对不足，胎盘呈代偿性增大，容易扩展到子宫低位。

四、出血机制

（一）中央性前置胎盘出血机制

胎盘血循环中近中央部动脉压高而边缘低，宫颈开口部为无压力区（真空区）。血流自中央到边缘，当血流经宫颈开口部的真空区时无阻抗而出血（图 11-2）。出血后形成的血块使宫口部压力增加而止血。但随妊娠的增长及下段伸展，使此无压力区面积增大可再次出血，继之形成血栓凝块而又一次止血。胎盘主体附着部越近宫颈开口部，血流经此处的压力越大，故出血时间越早，量越多，反复次数也越多[3]。另一方面，血块堆积，血栓纤维化和血清渗出，经阴道流出的血量不一定很多，常似血清状物溢出。临床表现中，患者的贫血貌和出血形式及量不一定成正比，应引起警惕。

（二）错位性出血

部分性或边缘性前置胎盘由于妊娠晚期子宫下段逐渐形成，宫颈内口上方的宫肌伸展，其方向向上，使附着在宫口部的胎盘边缘和羊膜受相反力的牵引而造成边缘窦破裂性出血。又称错位性出血（图 11-3）。

五、并发症

（一）母体并发症

1．贫血　失血性贫血可发展到失血性休克。有时外出血形式及病史可能与患者贫血、血红蛋白下降的程度不相称。即慢性患者有严重贫血貌，但外出血量不多。多因大量血块堵于宫颈口，积存于阴道内之故。有时可将溢出之血清误认为破水。

2．感染　可发生在产前，更可在产褥期。亚临床感染不少见。也可能是下次妊娠再发前置胎盘的原因。

3．羊水栓塞　分娩期边缘窦破裂或剖宫产时前壁胎盘血窦被切开，破水时羊水涌进母体血循环，常是并发此症的原因。

4．子宫下段或宫颈胎盘附着部裂伤　这与胎盘附着部的宫肌长时间充血、组织脆弱有关。

（二）围产儿并发症

1．宫内窘迫　常因母体贫血，胎盘血灌注量不足所致的缺氧及血容量不足。

2．低体重儿　因不能妊娠到足月而发生早产性低体重儿，或因母体贫血所致的适龄低体重儿。

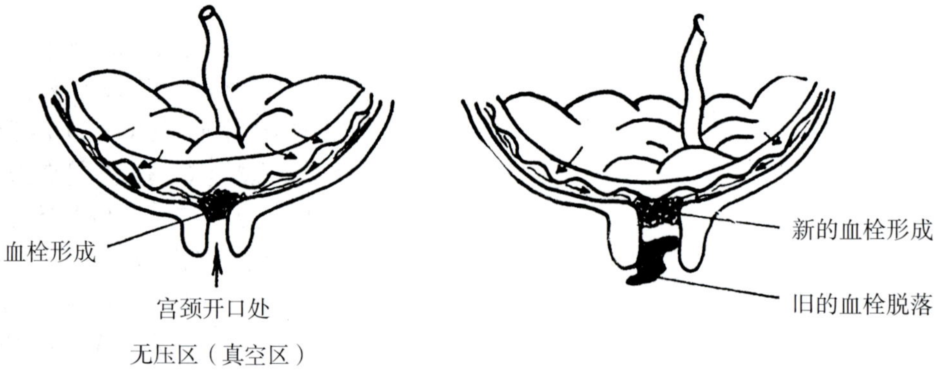

图 11-2　中央性前置胎盘出血机制示意图（箭头示血流方向）

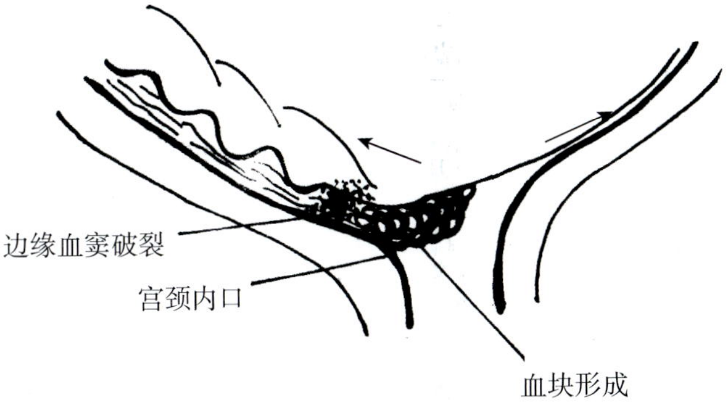

图 11-3　部分性或边缘前置胎盘出血机制示意图

3．新生儿贫血，新生儿窒息，新生儿感染等。

六、诊断

（一）无痛性阴道出血史

实际上常并有膀胱、阴道、直肠及下腹部坠感，其出血特点：

1．各类前置胎盘的出血时间，形式和量不同（表 11-1）。

表11-1　各类型前置胎盘的出血表现

	时间	形式	量
低置	36 孕周后或不规则	偶有反复	少、甚至可无出血
边缘性	34 ~ 36 孕周	可反复	如月经量
部分性	32 ~ 34 孕周	可数次、反复	稍多于月经量
中央性	出现早，可 < 28 孕周	多次、反复出现	较多，甚至大量

2．如出血后血栓凝块形成，可自行止血。并发失血性贫血似与外出血量不成比例。

3．睡眠下及安静态之出血，常并有下腹坠胀感。

4．可有少量慢性出血史后的突发大出血。

（二）异常胎位占 1/3，或头先露不入盆。

（三）腹部听诊或多普勒听诊在耻骨联合上可听到胎盘血流杂音，即胎盘鸣。

（四）辅助检查

1．超声波检查　近年来 B 超声波检查已普遍采用，准确率达 95% 以上。但对后壁前置胎盘假阳性率较高，尚不能完全依赖其确诊。

2．放射性核素扫描定位　近年用 ^{113}M 铟，其半衰期短，对母婴影响小、确诊率高，可达 90% 以上。但需特殊设备，尚不能推广。

3．胎盘软组织造影，羊膜腔造影，膀胱造影，直肠造影及血管造影　因 X 线暴露量大，有致畸、儿童期肿瘤，白血病及干扰胎儿性腺等副作用，目前已不常采用。羊膜腔内造影虽然诊断率达 100%，但属创伤性操作，有穿破胎盘致早产等危险，不列为常用项目。

（五）双准备下阴道检查

指在可进行即刻剖宫产手术条件下的阴道检查，作好腹部或阴道分娩的双重准备。这种阴道检查是最后为确诊前置胎盘类型，决定分娩方式所需要的。

1．目的　一作胎盘定位，二作鉴别诊断，分析出血来源，三可决定分娩时间和方式。

2．内容　严格消毒下，先触诊分辨阴道内和宫颈部血块，胎盘组织、怒张血管或肿块的不同手感，在此感觉指引下做窥镜检查，以除外宫颈或阴道病变。再扪及穹窿部，以感觉先露部与宫颈间（或与子宫下段宫壁间）组织的厚度及坚度，是否有胎盘。最后手指进入宫颈管内作胎盘定位。当认为必须结束分娩，且估计破水后能使儿头压住胎盘边缘止血者，可人工破水，起促产和止血作用。当前，行此项检查者渐减少，且应考虑当地条件，一般尽量避免，多在有选择阴道分娩条件时方可进行。

3．注意点　①在输液、备血条件下进行；②动作轻柔、切忌人工剥离胎盘或分离了起到黏附止血作用的血块，造成医源性出血；③多于月经量出血者，禁止肛查。因肛查可触及胎盘而加重出血。

（六）分娩后胎盘检查

检查胎膜破裂处及胎盘后血块部位以最后确诊（表 11-2）：

表11-2 分娩后胎盘检查

名称	胎盘位置
低置胎盘	胎膜破裂口短缘< 7 cm
边缘性前置胎盘	破口在胎盘缘
部分性前置胎盘	胎盘边缘有血块
中央性前置胎盘	血块居胎盘实质部、面积大于分娩终止时宫口扩张的面积

表11-3 终止妊娠时间与围产儿死亡的关系

终止妊娠时间	围产儿死亡率1%
自然临产	12.5
出血时	19.1
临产＋大出血	19.2
适时分娩	9.0

七、治疗

结合各地区医疗机构的条件，可分为以下几种治疗方法。

（一）积极保守治疗

1945 年 Johnson 及 Macafee 提出保守治疗，尽量等待胎儿成熟后再分娩，以提高围产儿成活率。但因方式问题未解决，约 20 年治疗上无大进展，围产儿死亡率无下降趋势[4]。1969 年以后，对高危妊娠监护技术提高很快，提出计划分娩，使围产儿死亡率大幅度降低。Cotton 报道 173 例，其中保守治疗 112 例（66%），围产儿死亡率为 7.1%，而立即分娩的 58 例中（34%）围产儿死亡率为 24.1%（$P < 0.01$）。

1．分娩时间

（1）妊娠合并各类型前置胎盘的平均分娩时间大约在 35 周后自然发动宫缩。据统计胎儿体重< 1500 g 者其围产儿死亡率 65.2%，而体重> 1500 g 者死亡率为 4.6%。在满 35 孕周后分娩的胎儿存活率可明显上升，而中央性前置胎盘 35 周后再出血或大出血率很高，反而使胎儿存活率下降，新生儿发病率上升。故认为满 35 周后，估计体重达 2000 g 者宜终止妊娠。

（2）终止妊娠适应证与围产儿死亡率的关系从中看出出血时终止妊娠死亡率是适时分娩者的 2 倍多（表 11-3）。

（3）保守治疗到羊水 L/S ≥ 2. 胎儿肺成熟后，新生儿死亡率可降至 0。从孕末期首次出血平均等待时间为 16.8±16.8 天，最长可达 48 天。

2．产前出血　中等量至大量出血不是必须立即终止妊娠的条件。相反，此时胎儿宫内缺氧，对于失血性休克者更增加了围产儿死亡率。若保守治疗、反复输血以维持正常血细胞压积及正常血容量后再适时分娩，其新生儿死亡率明显降低。据统计初次出血量大于 500 ml 仍有 50% 保守成功的机会。输血后母体血压复升、缺氧得以改善，但胎儿不会立即恢复，一定要待血细胞比容上升至 32% ～ 35% 后再娩出胎儿。否则会影响新生儿以后的智力发育，故发病越早，越宜输血保守，尽量延至满 35 孕周后，最好估计体重达到 2000 g 后分娩，在保守期间，积极促进肺成熟，确保胎儿存活。

3．宫缩抑制剂　宫缩抑制剂是延长孕期，等待胎儿成熟的关键。但必须在大量输血，血容量得以纠正后方可使用。否则药物引起血管扩张，使母体血压更低至休克，胎盘血灌注量低，促使胎儿宫内死亡。

（1）母体在出血前先有下腹坠胀感，且子宫易激惹。此时最宜用药，也是最好的止血剂（因宫缩可引起错位性出血）一般可延长孕期 3 ～ 4 周。采用输血＋抑制剂治疗几乎无围产儿死亡。

（2）用药不宜开具长期医嘱：常用沙丁胺醇 4 mg，即刻服；或 2 mg，于半小时后口服；或 1 mg，于 4 ～ 8 h 后口服。

硫酸镁 4 g/h，静脉滴注，以后为 1g/h 静脉滴注维持，随查血细胞比容。

（二）分娩方式

1．剖宫产　剖宫产率明显增加，从 74.6% 上升到 85.5%。主要是由于采取适时分娩，选在无阴道分娩条件的足月前。三种剖宫产式（下段横切、下段纵切、古典式）对母体出血量、手术后病率及新生儿贫血等方面无明显差异。但若胎盘主体未附着在子宫下段前壁，切口可避开脐带附着部时，以下段横切为宜。选择切口部位以避开脐带附着部为原则，防止突然中断脐带血供造成胎儿猝死。要快速地切开较薄处的宫壁和胎盘，在直视下钳夹血窦，确保少出血和胎儿存活。

麻醉方式：在血容量不足时不宜行椎管麻醉。但纠正血容量后，以取15°左侧卧位下硬膜外麻醉安全、可靠。

剖宫产率增加的理由：

（1）阴道产者产后出血机会增多：子宫下段在产程中伸展，血窦开放，宫肌收缩力差。第三产程中胎盘剥离不全，不利血窦闭合而出血。经统计学分析认为较正常产后出血率增加15倍。

（2）阴道产者宫颈裂伤机会增加：因胎盘附着而宫颈长期充血以致组织充血软脆，且宫肌薄，弹力差，易撕裂。

（3）胎盘阻碍宫口扩张及子宫下段伸展，使宫颈退缩速度减慢，而致产程延长。

（4）为以先露部压住宫口起止血及扩张宫口目的而行头皮牵引或足牵引术。但对早产儿易增加宫内窘迫率，围产儿死亡率及母子感染机会。

（5）阴道分娩的产后感染率大于剖宫产的产后感染率。故用剖宫产结束分娩对母子均有利。

2．选择阴道分娩条件

（1）低置胎盘，边缘性前置胎盘，当宫颈成熟，胎儿成熟且无宫内窘迫症、出血不剧烈者，特别是经产妇估计产程不长时，可行破膜后加用催产素促产方法待阴道分娩。

（2）胎儿不成熟或宫内窘迫已失代偿，不能成活时，可行破膜后牵引头或足，压迫胎盘及宫颈，再加用催产素静滴，待阴道分娩。

目前分娩方式的选择，有学者推荐用胎盘占宫口开全面积百分比法。即以子宫口开全时为100%，测量胎盘覆盖子宫口的宽度，按宫口开大的厘米数和通过子宫颈可触及的胎盘边缘计算百分比（图11-4）。一般估计宫口开大4 cm以前就可触及胎盘边缘者，应考虑剖宫产。

总之，为提高围产儿存活率，近年来采用积极保守治疗、适时分娩。即足量及时输血，宫缩抑制剂、促胎儿肺成熟——延长孕期到满35周后、胎儿体重最好达2000 g时，在非大出血期适时分娩。若不得不在母体贫血，刚刚纠正血容量后结束分娩时，需测脐带血的血细胞压积以补足新生儿血容量。分娩方式倾向于剖宫产。不可否认，本病对母子生命威胁很大，围产儿死亡率仍很高。尤其是高龄初产、多胎妊娠、既往有宫内膜损伤史者的妊娠期出血应早期明确诊断。卧床休息，积极进行围产期的母婴监护，以适时分娩。可大幅度降低围产期死亡率。

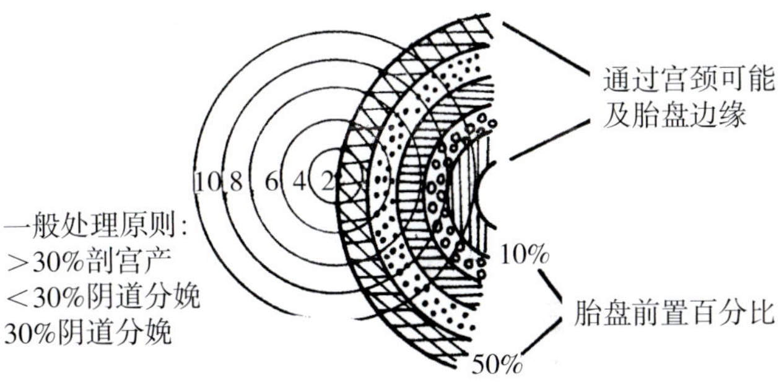

图11-4 前置胎盘覆盖宫颈口百分比示意图

第二节 胎盘早剥

以妊娠满20周后，正常位置种植的胎盘在胎儿娩出前发生剥离而得名。又称意外出血（accidental hemorrhage）或胎盘早期剥离。由于胎盘出血形成胎盘后血肿，宫腔又不能排空，随病情发展可致母子生命危险，而列为妊娠期严重并发症之一[5]。

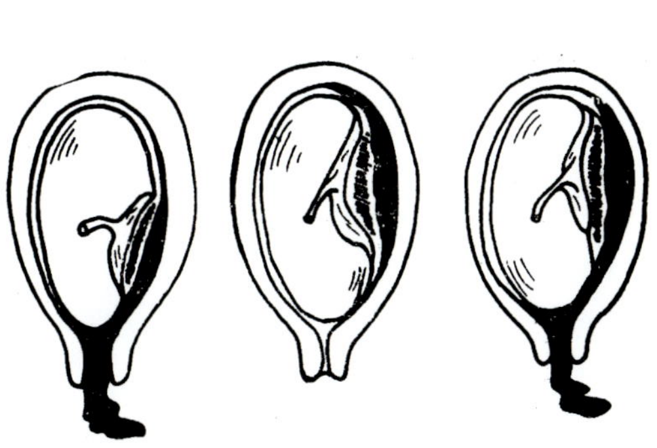

图11-5 胎盘早期剥离的类型

一、分类

（一）临床上按出血形式分三型（图11-5）

1．显性出血　即外出血型。其出血量和患者临床表现相一致。

2．隐性出血 又称内出血型。胎盘母面的出血不能从宫口流出，积存于宫腔内，使宫内压力不断上升、子宫高张，宫底伸展，且经常伴有胎心音消失。病情重于外出血型。

3．混合性出血 内、外性出血并存，大多数病例属此型。

（二）按病情严重程度可分为四级

1．0级：分娩前患者无任何临床症状和体征，仅于胎盘娩出后查见胎盘后有血块压迹才被诊断。包括边缘窦早剥病例在内。

2．Ⅰ级：有产前出血等症状，但轻微。并未构成对母子的严重威胁。又称轻度胎盘早剥。

3．Ⅱ级：临床表现严重，母体出现休克征，但胎儿尚存活。又称中度胎盘早剥。

4．Ⅲ级：母体现休克征，胎心音消失，胎死宫内，又称重度胎盘早剥。

临床作最后诊断时，应写明胎盘早剥属何型、哪一级。如胎盘早剥混合型Ⅱ级或中度混合型胎盘早剥。

二、发病诱因

（一）周身或局部血管病变

高原地区的寒冷、低氧环境，在某种自身生理病理条件下，易诱发孕期伴高血压疾病，如妊娠期高血压疾病、慢性高血压、肾病及糖尿病等。由于胎盘底蜕膜小动脉痉挛或管壁病变致成局部血运障碍，导致缺血、坏死和出血[6]。

（二）创伤性又称机械性原因

1．外伤：①直接外伤：如腹压突然变化，重咳、负重、扭腰及性交等。②间接外伤：脐带过短、外倒转术等。

2．宫内压力突然变化：羊水过多、双胎等宫内高张下突然破水或胎儿娩出过快；由于子宫畸形、肿瘤等诱发宫内压力不平衡时亦易诱发。

（三）其他尚待进一步证实的诱因

1．下腔静脉压力增高或静脉阻塞使绒毛膜部血管怒张。但有些结扎了下腔静脉或卵巢静脉的病例并未发生胎盘早剥。

2．有的学者观察到叶酸缺乏时易发生胎盘早剥。

3．经产妇发病率高于初妇产。普遍认为有胎盘早剥病史者，有重发趋势。

三、发病率

有很大一部分“0”级病例在产后被忽视而漏诊。故各地发病率统计有很大差异。国内报道其发病在1/41～1/217范围内。国外报道为1/50～1/250。认为约一半病例发生在孕36周以前。产母死亡率约为2%。若将“0”级病例除外，其产母死亡率约占10%。有学者统计在Ⅱ～Ⅲ级患者中，围产儿死亡率约为1/12。总胎儿致死率约1/12即8.3%[7]。

四、病理

出血最初发生在底蜕膜层，形成胎盘后血肿，胎盘母面受压，可见血块压迹。胎盘螺旋小动脉因坏死而出血。血流可分离蜕膜与肌间的薄层黏附而入宫肌层。甚者血液浸过深肌层至子宫浆膜层。肌纤维被分离断裂、变性而失去收缩能力。当①胎盘后积血弥散，但未致胎盘边缘时；②边缘部胎盘虽被血将其与宫壁分开，但胎膜尚未剥离；③血液通过脐根部胎膜裂口入羊膜腔；④胎头或子宫下段或宫颈部肌瘤阻塞盆口时，剥离面的出血不能从宫口流出者可导致隐匿性出血，出血可蔓延至卵管达腹腔或通过阔韧带达腹膜后，均可形成急腹症的临床表现。大多数病例的血流最终会冲开胎盘胎膜，从宫口溢出而导致混合型胎盘早剥。随着胎盘剥离面不断扩大，中断胎盘血供，致成胎儿宫内缺氧、缺血而继发胎儿宫内窘迫、死胎等。严重的胎盘早剥，从剥离处可有大量凝血活性物质进入母体循环而继发弥散性血管内凝血（DIC）的凝血功能障碍，构成对母子的严重威胁。

五、合并症

（一）母体合并症

1．急性贫血致失血性休克或溶血性休克

（1）失血性贫血：产前大量胎盘后出血造成

低血容量的急性全血丢失，而产后宫缩乏力所致产后大出血更可加重病情。据统计，胎盘早剥病例产后大出血的发病率成倍增加，若再合并凝血障碍，产后大出血的发病率可增加 8 倍。

1912 年法图 Cowvelaire 首先报道胎盘早剥的出血浸入肌层至浆膜层时，子宫表面变成紫蓝色，局部肌纤维脆、软，失去收缩弹性，称子宫卒中（uteroplacental apoplexy）或称库弗莱尔子宫（couvelaire' s uterus）。更严重者，血液可渗入卵管系膜、阔韧带、腹膜后或经输卵管进入腹腔。患者除表现急性失血体征外，尚有剧烈腹痛、板状腹等急腹症或休克体征。

（2）凝血障碍、DIC、溶血性贫血：胎盘出血，组织损伤释放出大量凝血活性物质，通过暴露的子宫血窦进人母血循环，激活了外凝血系统，导致弥散性血管内凝血（disseminated intravascular coagulation，DIC）。大量消耗血小板、各种凝血因子、纤维蛋白原和凝血酶原，又继发地激活纤溶系统。纤维蛋白降解产物（fibrin degradation products，FDP）大量产生，其抗凝作用加重凝血功能障碍，凝血块变脆弱、溶解，进入纤溶亢进期，出现全身出血，构成恶性循环。胎盘早剥面积大、时间长者，病情越严重，宫内死胎发生率越高，DIC 发生率越高。约有 60% 的严重早剥病例合并 DIC。

2．急性肾衰竭：由于低血容量、肾灌流量减少及纤维蛋白沉积，弥漫性凝血的微循环障碍使肾皮质、肾小管均发生缺血、坏死。引起少尿、无尿，急性肾功能损害。属严重并发症。发生率占早剥病例的 1.2% ～ 3.9%。

3．羊水栓塞：发生在胎盘出血破入羊膜腔内，而有机会使羊水和母体循环血交通的病例中，此并发症罕见。若一旦发生，将加速 DIC 进程，死亡率很高，及时诊断、适时应用肝素可提高治愈率。

4．子宫破裂：发生在先露部异常并发宫缩过强或有前次刮宫产史的病例中。若为缩短产程而不适当地应用催产素，应警惕和防范在重度剥离出血肌层受侵、组织脆弱的部位导致医源性子宫破裂。

5．急性腺垂体功能减退：即席汉综合征（Sheehan syndrome）。很少一部分病例可因急性、长时间失血休克引起垂体缺血、坏死，导致垂体前叶功能减退。

（二）围产儿并发病

胎盘早期剥离使胎盘灌注量减少，乃至中断。胎儿在宫内缺氧、缺血，随母病情的程度，围产儿可发生不同程度的宫内窘迫至宫内死胎。幸存者亦可发生新生儿窒息、新生儿胎粪吸入综合征、新生儿贫血及新生儿 DIC 等。若孕龄＜ 37 周早产儿合并上述病况会更严重。

六、诊断要点

（一）临床表现

1．详问孕期居住地海拔高度，有无高血压、肾炎、妊高征史、发病前有无外伤、性交等病史。

2．症状多为突发持续性腹痛，阵发性加剧或伴有休克征，阴道少量或中量出血。出血量与休克征不成比例。

3．腹痛开始时胎动剧烈，继之胎动消失。

4．病情严重者外出血不多，腹部如板样硬，压痛明显，宫缩间歇触诊不明显，胎位不清，胎心音常消失（但听诊不清有时胎儿不一定死亡）。

5．宫底有升高现象。

6．阴道检查：于宫口附近未触及胎盘，可与前置胎盘鉴别。产道检查以除外子宫破裂和软产道出血性病变。

7．产后检查胎盘母面血块压迹，使相当一部分“0”级病例，包括边缘突破裂形成血块压迹的病例不被漏诊。任何程度的胎盘早剥最后诊断必须靠胎盘检查。应查明剥离部位和面积大小。完整的病名诊断应包括胎盘早剥类型、级别和剥离程度。例如，混合Ⅱ级，胎盘 4/5 早剥。

（二）辅助诊断

1．B 超检查（比前置胎盘确诊的可信性高）

（1）胎盘后血肿形成时，可见胎盘与宫壁间的液性暗区。

（2）胎盘增厚。

（3）绒毛膜向羊膜腔凸出。

（4）羊水中若有血污染、羊水混浊时宫内回声反射增多。

（5）观察胎心动确定胎儿是否存活。

2．化验室检查

（1）动态观察血色素及红细胞数变化以确诊

失血情况。

（2）警惕可能伴发 DIC 及其恶化。

3．凝血功能试验

（1）血小板计数：正常值（10 ~ 30）$\times 10^9$/L，$\leqslant 10\times 10^9$/L 为异常。

（2）出血时间：正常值 1 ~ 4 min。

（3）凝血时间：试管法正常值 4 ~ 12 min，> 12 ~ 15 min 为异常。

（4）凝血块试验：抽血 5 ml 于试管内，正常应在 6 min 内凝结，30 min 后血块凝结牢固不散，表示血纤维蛋白原> 0.15 mg。若> 6 min 血块凝结，血块不牢固或 1h 内溶解者，表示纤维蛋白原约 100 mg，为凝血障碍。若> 30 min 仍未凝结者常意味纤维蛋白原< 100 mg。

（5）纤维蛋白原：正常值 0.2 ~ 0.4 g，< 0.15 g 为异常。

（6）凝血酶原时间：正常值 12 ± 0.5 s，> 15 s 为异常。

（7）部分凝血活酶时间：正常值 37.5 ± 2.82 s，> 45 ~ 47 s 为异常。

（8）复凝时间：正常值 1.5 ~ 3.0 min，若< 1.5 min 表示处于高凝期；> 4 min 即进入纤溶期。

4．纤溶亢进试验

（1）鱼精蛋白副凝试验（3P 试验）：阳性时示血液中有过多纤维蛋白降解物。

（2）Fi 试验：滴定效价 ≥ 1 : 16 为阳性，表示纤溶亢进。

（3）优球蛋白溶解时间：纤溶亢进时纤溶酶增多，优球蛋白溶解时间缩短，≤ 90 min 有诊断价值。

（4）凝血酶原时间：正常值 20 ± 1.6 s，≥ 25 s 为异常。

临床上可简单地依靠血小板计数，凝血块试验作为早期鉴别凝血功能障碍的手段。

七、鉴别诊断

1．重度胎盘早剥与前置胎盘的鉴别（表 11-4）。

2．与子宫破裂鉴别　子宫破裂发生在分娩期，有梗阻性难产或剖宫产史。子宫出现病理缩复环及子宫下段压痛，阴道出血不多，可伴血尿。

八、治疗

1．补足血容量　补充血容量、纠正休克和防止肾衰竭是首要的治疗。用中心静脉压测定以监护血容量更为可靠［正常值 0.785 ~ 1.18 kPa(8 ~ 12 cmH_2O)］。若单纯依靠血压、脉搏情况输注量往往补充不足。最好输入新鲜全血或血浆可同时补充凝血因子和纤维蛋白原。以维持血细胞比容 ≥ 30%，尿量 ≥ 30 ml/h 为准[8]。

2．降低宫腔压力

（1）人工破水：不论胎儿是否存活、宫口开张大小，经产妇还是初产妇均常规行人工破水。尽量缓缓放出羊水以缓和宫腔压力，减少胎盘继续剥离及凝血质进入母血循环。破水还可促进宫缩，缩短产程。但有些学者认为：对早产病例，

表11-4　重度胎盘早剥与前置胎盘鉴别诊断

	重度胎盘早剥	前置胎盘
诱因	常有妊高征或外伤史等	无
起病	突然	反复出血史
腹痛	持续、剧烈	不明显
出血情况	有内、外出血，全身出血征，常和出血量不成正比，外出血可多、可少、可无	以外出血为主，阴道出血（或积存血）量与全身失血征相关
子宫	宫底升高、有压痛、板状腹	软、无压痛
胎儿	胎位不清，胎心音可消失	胎位清，胎心音存
阴道检查	子宫颈口周围不触及胎盘组织	可及胎盘组织
产后胎盘检查	胎盘后血肿形成，母面血块压迹	胎膜破裂。短缘距胎盘< 7 cm（阴道分娩者）

因先露部小，破水后不足扩张宫口，不如整个羊水囊对宫口的扩张作用，故主张宫腔压力不甚高者，可酌情例外。

（2）破水后以腹带包扎腹部，有利于局部压迫止血，阻抗宫内压继续升高。

3．结束分娩

（1）原则：确诊后，应尽快终止妊娠。一般认为最好在 6 h 内排空子宫。一方面免除凝血物进入母体循环，减缓 DIC 的发展；另一方面减少子宫卒中等合并症发生的可能性。但近些年来认为结束分娩前首先应给予补足血容量，减低宫内压的处理，以便降低并发症的发生率[9]。也有不少发生早剥后 10 h 抢救成功病例的报道。

（2）分娩方式

①阴道分娩：与前置胎盘比较，大多数病例可经阴道分娩。因早剥病例宫内压高，子宫易激惹，有节律的宫缩，宫缩高峰时压力达 10 ~ 13.3 kPa（75 ~ 100 mmHg）有利于颈管消失和宫口开张。对经产妇或宫颈成热度较好的初产妇行人工破水后，在紧密观察产妇血压、脉搏、宫底高度、阴道出血、胎心变化和适当催产素促产下，阴道分娩可能性很大。

②剖宫产适应证

A、胎儿存活，但有宫内窘迫症，估计在短时间内无阴道分娩条件者。

B、宫内压不断升高，宫缩的持续与松弛已难辨认，出血量不断增加，凝血障碍在进展，证明有纤维蛋白降解物的不断产生，又无快速阴道分娩条件者，无论胎儿存活否均应立即剖宫产。

C、诱发宫缩无效，宫口开张缓慢，甚至无进展的初产妇，病情难以保守控制者。有时分娩前听不到胎心音而意外地剖出活婴，故在未确诊死胎时，仍应积极治疗宫内窘迫。在术中发现子宫卒中时，胎儿胎盘取出后应先闭合子宫切口，使肌纤维构成方向协调一致的闭合性收缩。再尽量从温热纱布覆盖宫体，轻柔地按摩子宫，注射催产素，耐心等待宫缩力恢复，自行止血以保全子宫。若以上处理皆无效时，在输新鲜血的同时切除子宫。

4．催产素的应用　在人工破膜后，无禁忌证时，应静脉滴注催产素促产，对缩短产程，减少出血，尤其是产后出血及急性肾衰竭的发生均有利。但对多胎产妇，有头盆不称或有宫缩但宫口进展不利者应禁用。使用过程中，应严防在胎盘出血部位，由于宫肌组织脆弱而导致医源性子宫破裂的发生。

5．凝血障碍的处理

（1）早期诊断：能在产前确诊早剥的病例中约有 60% 可继发凝血障碍，但进入 DIC 的纤溶亢进阶段者罕见。血小板动态观察其计数减少的诊断价值大且简便。早期确定有无凝血障碍时及时阻止恶性循环是关键。

（2）一旦出现凝血缺陷，输新鲜血以补充凝血因子，而库存血应列为禁用。新鲜冻血浆仅次于新鲜血，认为可提供凝血Ⅴ、Ⅷ因子及纤维蛋白原（1000 ml 冻血浆中有纤维蛋白原 3 g）。

（3）纤维蛋白原的补充：证实有低纤维蛋白原血症时，给予 2 ~ 6 g 纤维蛋白原为宜。因纤维蛋白原可沉积在肾、肾上腺、肺、脑等组织微循环中，而加重 DIC 病势，故近几年来有些学者主张尽量不用纤维蛋白原，而采用阴道分娩，减少手术产机会。产后用按摩子宫、注射催产素等方法以减少产后出血量。虽然这样比用纤维蛋白原稍增加出血量，但其他损伤和危险小得多。

（4）肝素的应用：与羊水栓塞、宫内死胎、败血症等并发 DIC 比较，认为胎盘早剥并发 DIC 时很少适用肝素，因它可加重胎盘早剥面出血，故只有当分娩后释放凝血物入血循环的因素已去除仍出血不止，考虑处于 DIC 高凝期时，才慎用小剂量肝素，6 h 的剂量≤ 1 ng/kg。

（5）抗纤溶处理：选用 6- 氨基己酸（EACA）仅当证实有明显纤维蛋白原分解，DIC 进入纤溶亢进时，也可与肝素伴随使用以抵消其加重栓塞的作用。

剂量：开始静脉滴注 4 g，以后每 4 h 维持 1 g。也可选用其他纤溶抑制剂，如氨甲环酸 0.25 ~ 0.5 g；对羧基卡胺 0.1 ~ 0.2 g。

6．防治急性肾衰竭　准确记录出入量尤其是尿量，用中心静脉压测定证实是由于低血容量低肾血流灌注量而致成少尿者，应首先补血，当血细胞比容测定≥ 30% 而仍少尿或无尿时；应考虑肾实质可能有微循环障碍性损害。治疗以疏通微循环为主，并用 20% 甘露醇 200 ml 呋塞米 40 mg 静脉滴注以利尿。切忌在低血容量时加用利尿剂。肾衰竭经一般治疗无效时，应控制液体入量，积极采用包括人工肾在内的抢救措施以挽救产妇生命。

7．其他全身治疗

（1）面罩给氧（6 L/min）。

（2）有效足量抗生素防治感染。

（3）多于产后用中药治疗，以扶正补气为主，如归脾汤、八珍汤等。

（4）满孕 36 周的胎盘早剥应注意降低围产儿死亡率的发生，如防治宫内窘迫、新生儿窒息及贫血等。

参考文献

[1] 薛德琼，翁姆，高应淑．高原地区与平原地区胎盘早剥相关因素对比分析 [J]．中外医疗，2013，32（10）：134-135．

[2] 宋岩琳，王俊青，于海艳，胡雪梅．高原地区产后出血 264 例 [J]．世界最新医学信息文摘，2017，17（38）：165．

[3] 莫开萍．前置胎盘产后出血的危险因素和治疗策略 [J]．实用妇科内分泌电子杂志，2019，6（14）：96-102．

[4] 朱海建．对凶险性前置胎盘孕产妇进行综合护理的效果评析 [J]．当代医药论丛，2019，17（12）：28-29．

[5] 黄河英．胎盘早剥经阴道分娩的特点及不同分娩方式对母婴结局的影响比较研究 [J]．实用妇科内分泌电子杂志，2019，6（14）：4-13．

[6] 丘春英．胎盘早剥的诱因、临床诊断及治疗 [J]．罕少疾病杂志，2019（04）：38-39-49．

[7] 高枫．妊娠晚期胎盘早剥 36 例临床分析 [J]．中国药物与临床，2019，19（11）：1857-1859．

[8] 叶芳婷，孙秀华，叶梅慧．胎盘早剥高危影响因素分析与护理干预对策 [J]．护理实践与研究，2019，16（10）：9-11．

[9] 杜迎春，莘金兰．胎盘早剥早期诊断方法及处理的探讨 [J]．世界最新医学信息文摘，2019，19（38）：65-66．

第十二章

高原地区产后出血的原因和高危因素及预防

第一节　高原地区产后出血的定义

中华医学会妇产科学分会产科学组制订的产科出血预防与处理指南（指南）明确指出：产后出血（postpartum hemorrhage，PPH）是指孕20周后经阴道无论生产方式如何，分娩胎儿后24 h内阴道出血量超过500 ml，或者剖宫产胎儿娩出后24 h内出血量超过1000 ml。或失血伴低血容量的症状或体征。高原地区产后出血的概率高于平原地区。有资料表明：平原地区产后出血发病率在2%～3%，青藏高原产后发病率在6.67%～6.88%[1]。因此，产后出血是高原地区产妇分娩期最常见的并发症，也是高原地区孕产妇第一位致死因素，其他尚有妊娠期高血压疾病和感染。

产后出血的经典定义是指胎儿娩出后的第一个24 h内阴道出血量≥500 ml，剖宫产分娩出血量≥1000 ml；严重产后出血是指胎儿娩出后24 h内出血量≥1000 ml。但事实上，高原地区正常阴道分娩后的平均失血量为500 ml。因此，这个定义很明显对高原地区产科临床处理存在异议。我们知道，正常而没有并发症的孕产妇，其孕期血容量增加40%～50%，为1000～1500 ml的血浆和500 ml红细胞，而随着海拔的升高，孕妇的红细胞数量还会增高。因此，高原地区绝大部分孕妇失血100 ml时，对其并没有显著地影响，故高原地区产后出血的定义有待进一步研究确定。但若患有重度妊娠期高血压疾病，如重度子痫前期的孕妇，其特殊的病理生理因素，使其血容量增加很少，如果失血≥1000 ml，若不能及时输血治疗，就可能产生不良后果。综上，高原地区产后出血的诊断要以临床判断为基础。因此，有理由将高原地区产后出血或至少有临床意义的产后出血的定义：导致出现血流动力学不稳定的临床表现（症状与体征）的出血，或者是若不及时给予治疗，将会导致产妇血流动力学改变的出血。所以，客观准确的观察孕产妇的生命体征和血流动力学变化，及时识别产后出血，准确测量实际出血量，迅速止血以及正确抗休克、纠正止血功能障碍，是抢救成功的关键[2]。

产后出血分为早期产后出血和晚期产后出血；产后24 h内的大量出血，称为早期产后出血；产后24 h至6周以内的大量出血，称为晚期产后出血。

第二节　高原地区常用的估计出血量的方法

由于高原地区，难以精确地了解一个特定的孕妇的初始血容量，只能利用她的身高和体重尽可能地给出一个估算值。因此，在高原地区的分娩过程中精确地计算失血量是较为困难的，往往需要综合的因素考虑。指南认为：出血量的绝对值对不同体质患者临床意义不同，因此，最好能计算出产后出血量占总血容量的百分比。妊娠末期总血容量的简易计算方法为：非孕期体质量（kg）×7%×（1+40%），或非孕期体质量（kg）×10%。

临床常用的估计出血量的方法尚有以下几种方法：

1．称重法或直接容积法。

2．监测生命体征、尿量和精神状态。

3．休克指数法：休克指数＝心率/收缩压（mmHg），具体以表12-1为标准。

表12-1　休克指数与估计出血量

休克指数	估计出血量（ml）	占总血容量的比例（%）
＜0.9	＜500	＜20
1.0	1000	20
1.5	1500	30
2.0	≥2500	≥50

摘自中华医学会妇产科学分会产科学组《产后出血预防与处理指南2014版》

4．血红蛋白水平测定，血红蛋白每下降10 g/L，出血量为400～500 ml。在高原地区，由于孕产妇血红蛋白较平原地区相对较高，血红蛋白值常不能准确地反映实际出血量。

5．出血速度，应引起高度重视，这是反映病情轻重的重要指标。若出血速度＞150 ml/min，或 3 h 内出血量超过总血容量的 50% 或 24 h 出血量超过全身总血容量者，均为重度产后出血。

第三节　高原地区产后出血的病因

产后出血的特异性病因有四个方面，一是张力性，以子宫收缩乏力为主，占产后出血的 70%；二是损伤性，包括产道的损伤：宫颈、阴道以及会阴的撕裂伤、盆腔血肿、子宫内翻、子宫破裂等，占产后出血的 20%；三是组织性，有宫内组织残留、胎盘植入等，占产后出血的 10%；四是凝血机制异常性，占产后出血的 1%[3]。以上四个方面的病因，在临床上几乎每个产后出血的产妇都可能会有一种以上的病因同时存在。

一、子宫收缩乏力

子宫收缩乏力是高原地区目前为止最常见的产后出血的原因，占各种原因的 82.61% 左右。正常情况下，胎盘娩出后，较为强烈的子宫收缩，可使胎盘附着部位的血管闭锁而不至出血过多。由于子宫血流量约为 600 ml/min，各种原因引起的无张力性子宫收缩无力的子宫，由于不能有效地闭合血管，很快会发生危及生命的出血。许多产妇的宫缩乏力性产后出血可以在分娩前很好的预测。（如下表 12-2）

表12-2　子宫收缩乏力常见的原因

1．子宫过度伸展—多胎妊娠、巨大儿、羊水过多
2．多产妇
3．产程延长
4．急产
5．早膜腔感染
6．引产时间过长
7．使用氯化的麻醉剂
8．高原低氧使氧化代谢产生能量不足

在临床中发现，缩宫素引产或其他加强宫缩的分娩方式，可增加产后继发性宫缩乏力性出血。无论何时大量使用卤化类麻醉剂者可导致宫缩乏力性产后出血，而高原地区由于低氧、低气压环境会加重卤化类麻醉剂的毒副作用，使子宫平滑肌收缩力下降，导致宫缩乏力性产后出血。同样，高原地区的低氧、低气压环境，使孕产妇在分娩过程中由于耗氧量增大，使子宫平滑肌相对缺氧，子宫平滑肌乏氧代谢增加，最终影响其收缩功能，而导致宫缩乏力性产后出血。

需要注意一个高危因素是，第三产程处理不当，如试图通过徒手取胎盘加速胎盘娩出；或不断地挤压、按摩已收缩的子宫，很可能会妨碍胎盘剥离的生理机制，引起胎盘剥离不全增加产后出血量。

二、产道裂伤

产道裂伤是高原地区产后出血的第二大原因。产道裂伤可以发生在宫底至阴道口的任何部位。产道裂伤引起的产后出血，包括巨大儿的分娩，中位产钳助产、产钳旋转及各种宫腔内操作，以及剖宫产后或其他子宫切口后的阴道分娩。在临床上如果有以上手术操作史，子宫收缩良好，但仍发现有新鲜的活动性出血，应高度怀疑产道裂伤。徒手宫腔探查并仔细检查子宫颈、阴道和会阴口，可以帮助产科医生确定出血的部位并采取正确的措施。同时，不建议分娩时过早施行会阴切开术，人为的产伤会增加产后出血的失血量。

三、妊娠组织残留

妊娠组织残留，由于高原民族多产次妊娠的特性，发生胎盘粘连的概率相对较高，易引起胎盘、胎膜残留。如胎盘、副胎盘或胎膜残留，影响子宫收缩，胎盘附着部位血窦不能正常闭合，可引起子宫持续性出血。

对第三产程娩出的胎盘、胎膜进行常规的检查，可以帮助产科医生判断有无宫内妊娠组织残留，防止产后出血的发生。无需常规进行徒手探查宫腔，以防过多的宫腔操作而增加宫内感染的机会，但当出血量多时则应及时徒手探查宫腔。

四、凝血功能障碍

胎盘早剥合并死胎是产科凝血功能障碍最常见的原因。正常情况下，妊娠可引起凝血因子（纤维蛋白原、Ⅶ、Ⅷ、Ⅸ、Ⅹ）的增加，并存在体内血小板激活、凝血、纤溶机制的增强，这是由于子宫与胎盘接触面的持续存在，使妊娠期的机体呈高凝状态。而高原低氧环境下，会更加加重妊娠妇女这种高凝状态。然而，在某些病理状态下，这种高凝状态非常容易被激活，出现代偿性加速的血管内凝血；通过组织破坏引起促凝血酶原激酶激活外源性凝血途径；或通过血管内皮完整性的丧失引起胶原蛋白及其他组织成分激发内源性凝血途径，从而诱发消耗性凝血，血小板消耗及凝血因子不同数量的消耗，最终导致凝血功能障碍而发生产后大出血。妊娠期发生凝血功能障碍常见的原因，见表 12-3。

表12-3　妊娠期发生凝血功能障碍常见的原因

1. 胎盘早剥	5. 羊水栓塞
2. 败血症、休克	6.HELLP 综合征
3. 稀释性凝血功能障碍	7. 抗凝治疗
4. 死胎	

注：HELLP 为溶血、肝酶升高、血小板下降

在产科相关消耗性凝血功能异常中，积极地恢复及维持循环对低血容量以及持续血管内凝血治疗的重要性，需要不断强调。因为，在重要的器官有足够的灌注后，激活的凝血因子及循环中的纤维蛋白及纤维蛋白降解产物会被网状内皮系统清除，而肝及内皮合成前凝血物质的能力会增强，凝血功能障碍得到逆转而恢复正常。

第四节　高原地区产后出血的原因与高危因素

子宫收缩乏力、胎盘因素、产道损伤、凝血功能障碍是产后出血的四大原因，尤其是子宫收缩乏力占产后出血病因的 80%。其对应的产后出血的高危因素见表 12-4，在高原地区这些高危因素会增加其高危程度，应引起高度重视[4]。

应该指出，高原地区所有孕产妇都有发生产后出血的可能。因此，在高原地区妊娠分娩本身，也属于一种高危因素，若有一种或多种高危因素者，则更容易发生产后出血。需要强调的是，在高原地区妊娠妇女同时并发有妊娠期高血压疾病、妊娠合并贫血、妊娠合并高红细胞血症、脱水，或身材矮小、严重营养不良等，即使未达到产后出血的标准，也会出现严重的病理生理改变[5]。

表12-4　产后出血的原因及对应的高危因素

原因或病因	对应的高危因素
子宫收缩乏力	
全身因素	产妇体质虚弱、合并慢性全身性疾病或精神紧张等
药物	过多使用麻醉剂、镇静剂或宫缩抑制剂等
产程因素	急产、产程延长或滞产、试产失败等
产科并发症	子痫前期等
羊膜腔内感染	胎膜破裂时间长、发热等
子宫过度膨胀	羊水过多、多胎妊娠、巨大儿等
子宫肌壁损伤	多产、剖宫产史、子宫肌瘤剔除术后等

续表

原因或病因	对应的高危因素
子宫发育异常	双子宫、双角子宫、残角子宫
产道损伤	
子宫颈、阴道或会阴裂伤	急产、手术产、软产道弹性差、水肿或瘢痕形成等
剖宫产切口延伸或裂伤	胎位不正、胎头过低等
子宫破裂	子宫手术史
子宫体内翻	多产、子宫底部胎盘、第三产程处理不当
胎盘因素	
胎盘异常	多次人工流产或分娩史、子宫手术史、前置胎盘
胎盘、胎膜残留	胎盘早剥、胎盘植入、多产既往有胎盘粘连史
凝血功能障碍	遗传性凝血功能疾病、血小板减少症
血液系统疾病	
肝疾病	重症肝炎，妊娠期急性脂肪肝
产科 DIC	羊水栓塞、Ⅱ～Ⅲ度胎盘早剥、死胎滞留时间长、重度子痫前期及休克晚期

摘自中华医学会妇产科学分会产科学组《产科出血预防与处理指南（2014）》

第五节　高原地区产后出血的预防

预防出血比最好的治疗更有意义。对所有分娩的患者都应该评价发生产后出血的危险性，按高危因素逐一评估。

1．加强孕期产前保健，注重妊娠期保健积极治疗基础疾病，充分认识并早期识别产后出血的高危因素，尤其是基层医院对凶险性前置胎盘、胎盘植入等高危孕妇，应于分娩前转诊到有输血和抢救条件的医院分娩。

2．注意产前检查孕妇的血红蛋白，在产前纠正贫血。

3．慎重并避免过早地行会阴切开术，只能在第二产程胎心率异常、胎儿宫内窘迫情况下，或会阴过高过紧影响分娩时才考虑会阴切开术。

4．积极处理第三产程，在完成分娩记录后，要注重重新检查产妇的生命体征和阴道出血情况，及时发现第三产程后被忽略的慢性、持续性产后出血[6]。积极正确地处理第三产程能够有效降低产后出血量，降低产后出血的危险度。

（1）预防使用宫缩剂：是预防高原地区产后出血最重要的常规推荐措施，首选缩宫素。应用方法为：头位胎儿前肩娩出后、胎位异常者胎儿全身娩出后、多胎妊娠者最后一个胎儿娩出后，给予产妇缩宫素 10 U 加入 500 ml 液体中以 100～150 ml/h 静脉滴注，或缩宫素 10 U 肌内注射。

剖宫产时，当胎儿娩出子宫，可立即在子宫肌壁上肌内注射缩宫素 10 U；为预防剖宫产后出血，还可考虑应用卡贝缩宫素，其半衰期长（40～50 min），起效快（2 min），给药简便，单剂 100 μg 静脉推注，可减少治疗性缩宫素的应用。如缺乏缩宫素，可选用麦角新碱或米索前列醇。

（2）延迟钳夹脐带和控制性牵拉脐带：为预防新生儿贫血，胎儿娩出后 1～3 min 钳夹脐带对新生儿健康更有利，更不会威胁到未能诊断的双胎妊娠中第二胎儿的安全。但当有胎儿窒息需要及时娩出并抢救的情况下，才考虑娩出后立即钳夹脐带。

控制性牵拉脐带（适当牵拉）以协助胎盘娩出，可减少徒手剥离胎盘的需要，但需要在接生者熟练牵拉方法时使用。

（3）预防性子宫按摩：当给予产妇预防性使用缩宫剂后，不推荐常规进行预防性子宫按摩来预防产后出血。但是，应该在产后常规触摸（检查）宫底，以了解子宫收缩情况及子宫有无活动性出血情况[7]。

在高原地区，产后 4 h 是产后出血发生的高危时段，在注意及时排空膀胱情况下，密切观察子宫收缩情况及出血量的变化，以防止产后出血的发生。

5．产后出血的防治流程，产后出血的处理应按照中华医学会妇产科分会产科学组《产后出血预防与处理指南》进行。产后 2 h 出血量达到 400 ml 且出血尚未控制者，应为预警线，要迅速启动一级急救方案，包括迅速建立两条畅通的大静脉通道、吸氧、监测生命体征和尿量、向上级医护人员求助、交叉配血等措施，同时积极寻找出血原因并进行积极处理。如果一级急救方案未能纠正出血和休克的发生，则启动相应的二、三级急救方案，强调继续治疗产后出血病因的同时，积极抗休克治疗，并求助于麻醉科、ICU 等相关科室医生的协助抢救。

如果本院缺乏严重产后出血的抢救条件，应尽量合理转诊。但必须符合转诊条件，包括：①产妇生命体征平稳，能够耐受转诊；②转诊前与接诊的上级医疗机构有充分的沟通与协调；③接诊的上级医疗机构有相应的产后大出血及休克与抢救的条件；

对以发生严重出血者，则不宜转诊，而是就地抢救，并请上级医疗机构专家会诊。

预防产后出血的防治流程图见图 12-1。

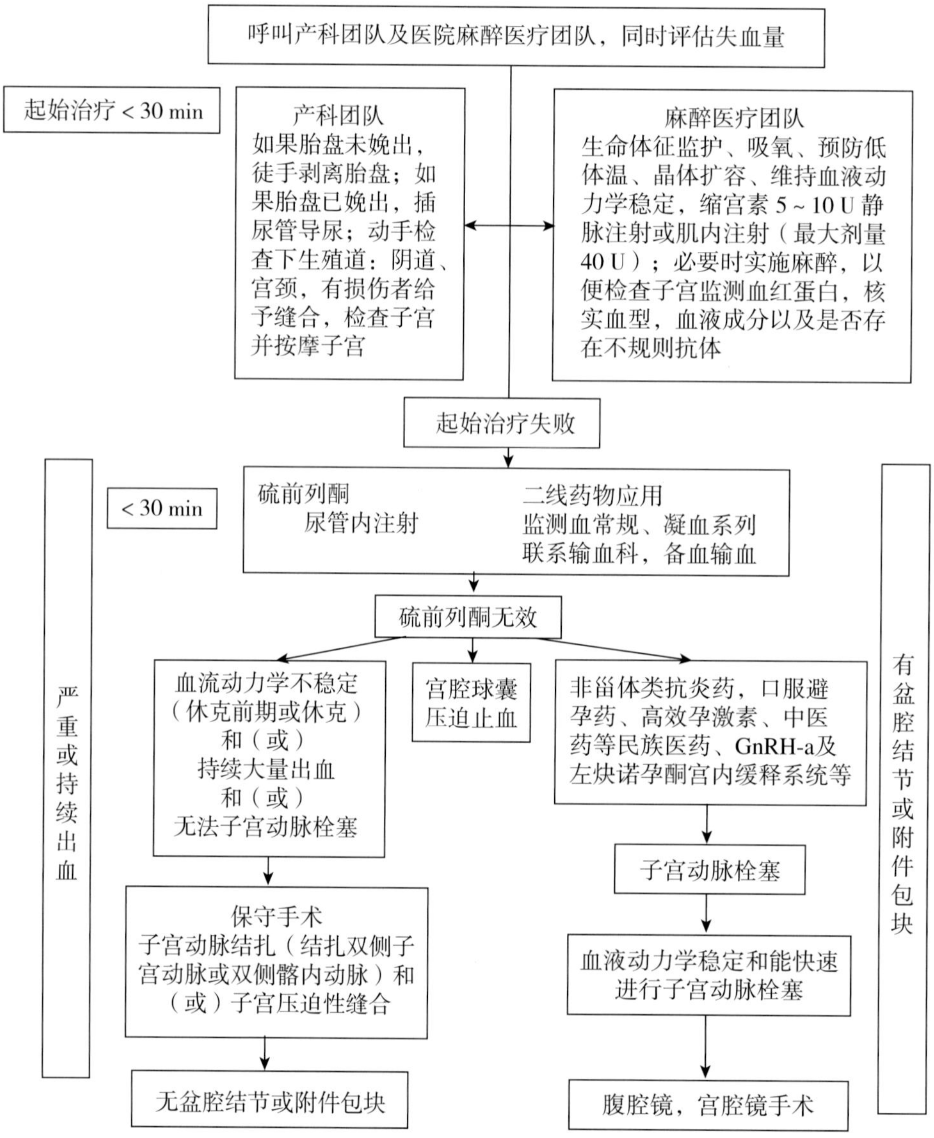

图 12-1 产后出血的防治流程

产后出血防治图解：由于高原地区低氧、低气温、低气压环境，以及个体因素，对产后出血的预测效应较差，因此，对所有孕产妇都进行预防。子宫收缩乏力是高原地区产后出血的最主要原因。

无论是经阴道分娩，还是剖宫产，缩宫素都是一线的预防药物。即对胎儿分娩后的产妇预防性使用缩宫素 5 ~ 10 U 缓慢静脉注射或肌内注射。对阴道分娩的孕妇，使用可控性牵拉脐带，按摩子宫和排空膀胱的方法。对剖宫产的产妇，建议采用可控性手剥离胎盘的方法娩出胎盘。

高原地区产后出血的一线治疗包括：

1．召集所有相关专业的医务人员，同时进行无创监护、评估失血量，建立静脉通道，获得最初的血液样本、经休克扩容、吸氧、预防低体温、徒手剥离胎盘、检查生殖道有无损伤、子宫按摩以及使用子宫收缩剂。

2．缩宫剂，先缓慢静脉注射 5 ~ 10 U，然后 5 ~ 10 U/h 静滴 2 h。

3．缩宫剂无效，使用其他子宫收缩剂并进行输血。若缩宫素并未控制出血，在诊断产后出血的 30 min 内建议使用硫前列酮。

4．如果药物治疗无效，可实施宫腔球囊压迫止血，或子宫动脉栓塞或手术结扎髂内静脉，甚至切除子宫。

5．以上措施同步进行液体复苏，可使用晶体液、胶体液、或血管升压药。

6．为保持患者血红蛋白浓度 > 80 g/L，需输注异体红细胞，纤维蛋白原水平维持在 ≥ 2 g/L，可在获得实验室结果前进行。

7．可注射 1 g 氨甲环酸止血，若用硫前列酮后仍持续出血，可在重复使用一次氨甲环酸。

8．保证救护人员及时到位和急救速度，是救治成功有效性的关键。若本院无条件救治，建议转上级医院。

参考文献

[1] 张英玲．高原地区产后出血 300 例临床研究 [J]．河北中医，2011，33（07）：1098-1100．

[2] 宋岩琳，王俊青，于海艳，等．高原地区产后出血 264 例 [J]．世界最新医学信息文摘，2017，17（38）：165．

[3] 吴雅娟，单委，蒋敏，卢丹．产后出血的病因、诊断及治疗研究进展 [J]．中华妇幼临床医学杂志（电子版），2018，14（06）：740-744．

[4] 贾利，丁俊青，段圆圆，周静静．产后出血的高危因素及干预对策分析 [J]．包头医学，2019，43（01）：55-57．

[5] 周燕．122 例产后出血的临床分析 [J]．临床医学研究与实践，2018，3（11）：136-137．

[6] 黄丽蓉．预防产后出血的护理方法 [J]．世界最新医学信息文摘，2019，19（53）：34．

[7] 陈艳敏，王亚．综合护理干预预防产妇产后出血的效果观察 [J]．实用临床护理学电子杂志，2019，4（25）：35．

第十三章

高原地区产后出血并发症

第一节　低血容量休克

对于所有形式的产后出血，及时按其不同的病因给予止血的同时建立大静脉通路，补充血容量是至关重要的。否则，均可能很快导致低血容量性休克。

一、休克

休克是一类临床综合征，休克时组织器官血循环的低灌注，导致出现重要脏器功能不全的表现包括低血压、少尿及神志改变。低血容量性休克，一般分为四类，一是最常见的失血性休克，二是创伤性休克，三是烧伤性休克，四是失水性休克。产后出血导致失血性休克，是继发于血管内容量的丢失，是产后出血最常见的并发症[1]。

（一）生理病理

产后出血所致的休克可经历几个阶段，根据血容量丢失的程度，可将低血容量性休克分为四级（表 13-1）一般情况下，在大出血早期，产妇的平均动脉压、每搏输出量、心输出量、中心静脉压、及肺毛细血管楔压均下降。由于人体 70% 的总血容量存在于由休克因素调节的作为被动阻力血管的小静脉中，失血至一定程度机体释放的儿茶酚胺张力的总体升高，导致这个人体最大的血容量储库发生自动输血过程。这一过程伴有心率加快、体循环及肺循环阻力增加、心肌收缩力增强的代偿性改变。而高原地区由于低氧环境的影响，这一过程会提前发生或程度相对较重。此外，中枢介导的选择性动脉收缩根据血容量丢失程度的休克分类。

收缩引起心输出量和血容量的重新分布。肾、内脏、皮肤、子宫的血流量减少，心脏、脑、肾上腺的血供得以维持。

当产后的失血量超过全身总血容量 25% 代偿机制通常就无法维持心输出量及血压，在此阶段，继续少量出血就会导致临床情况的迅速恶化。由于血流分布异常导致了局部组织缺氧和代谢性酸中毒，从而引起血管收缩、组织缺氧、细胞死亡等恶性循环，而高原低氧环境加速和加重这一恶性循环。缺血缺氧引起细胞介质和有害的细胞因子（白三烯等）被异常激活和释放，引起毛细血管内膜完整性的损害和血管内容量的进一步丢失，血小板聚集增加，导致大量的血管内活性物质被释放，引起小血管的阻塞及微循环灌注的进一步下降。

在高海拔地区，由于人体血液流变学的生理基础性特点，存在相对的血液黏稠度变高。因此，在低血容量休克的治疗上，需要强调补充细胞外液的重要性。低血容量休克时，存在不同程度的细胞外液及电解质转移的病理生理改变，包括变种离子在细胞转运中的变化，即 Na^+ 和 H_2O 进入骨骼肌及细胞内的 K^+ 流失至细胞外液，因此，及时补充细胞外液是治疗低血容量休克的重要措施。临床实践中也显示，在治疗急性失血性休克时，单用输血与输血同时给予乳酸林格液相比，成功率是要显著降低。

表13-1　低血容量性休克分级表

指标	Ⅰ级	Ⅱ级	Ⅲ级	Ⅳ级
失血量（ml）	750	750 ~ 1500	1500 ~ 2000	≥ 2000
失血量（%）	< 15	15 ~ 30	30 ~ 40	≥ 40
脉搏（次 / 分）	< 100	> 100	> 120	≥ 140
仰卧位血压	正常	正常	下降	下降
尿量（ml）	> 30	20 ~ 30	5 ~ 15	< 5
精神状况	焦虑	躁狂	意识模糊	昏睡

摘自约翰霍普金斯妇产科手册之危重症监护

二、失血量的评估

在产后出血的治疗时，评估失血量显得非常重要。用目测估计的方法虽然广泛使用，但七分不准确，有报道认为，目测的观察估计量一般比测量的失血量少一半[2]。需要注意的是，在高原地区产科中部分甚至全部的出血量都可能被隐藏。在急性失血时，由于患者体位转移、液体输注和输血等因素，影响间断测量血细胞比容和红细胞的血红蛋白水平，无法反映实际的出血量。

标准的测量包括干纱布、和浸血纱布的重量差，这是一种直观的测量方法。对患者进行血红蛋白浓度的测定，对患者的血液及循环管理仍然很重要。尤其是应用一种非创伤性的办法，即手指分光光度仪，可以实现连续检测血红蛋白值（SPHb）。

尿量是监测产后出血患者最重要的参数之一。监测时要在未利用利尿剂的情况下，仔细监测尿的生成速度，能够反映肾灌注是否充足，并进而反映其他重要器官的灌注情况，因为肾血流量对人体血流量的灌注特别敏感。尿量至少要持续在 30 ml/h，最好持续在 60 ml/h。在病情较重或有潜在严重出血的患者，应立即给予插尿管并保留尿管，以便观察尿量。需要注意的是，使用强利尿剂如呋塞米时，尿量无法准确的反映肾的灌注量。在低血容量休克患者中使用利尿剂会使人体血管内容积减少对抢救患者十分有害。

三、低血容量性休克的急救处理

产后出血性失血性低血容量休克的根本措施是及时控制出血，快速恢复血容量。因此，产后一旦发现有过多失血的迹象和表现，应立即采取措施，明确是否存在子宫收缩乏力、部分胎盘残留或产道裂伤。同时尽快建立 1 ~ 2 条大静脉通道，以便争取时间输入晶体和血液，迅速补充和维持有效循环血容量。

（一）液体的选择

产后严重失血的治疗，要求快速而充分的补足血容量。失血不仅是血液丢失，同时也有功能性的细胞外液的缺乏，在产后出血低血容量休克抢救的早期阶段主要是补充足够的细胞外液量，根据高原地区的条件，适当应用的体液有生理盐水、林格液、复方氯化钠溶液、平衡盐等。基于细胞外液中组织间液和血管内液的比例为 4 : 1，因此，补充细胞外液的量应为失血量的 4 倍，才能使补充的液体快速在血管内外达到平衡。补充的细胞外液的速度，要依据出血的速度和休克的症状是否改善而定，一般先快后慢的原则。对于低血容量休克时是否应用胶体溶液，如低分子或中分子右旋糖酐，氧聚明胶等，在扩张血容量和维持血管渗透压上有一定作用，可适当限量使用。但在高原地区，休克者由于低血容量和低氧的双重影响，往往其毛细血管通透性增加，可使胶体漏出到组织间隙，增加组织中的渗透压而造成水肿。即便是血管内皮损伤修复，胶体不能被重吸收，只能从淋巴管引流，致使水肿消退和吸收缓慢。因此，胶体应用的量应慎重考虑。有研究报道，可用 7.5% 氯化钠溶液与 20% 中分子右旋糖酐联合使用抗休克，可以减少输液量，增强心肌收缩力，升高血压和增加尿量，对改善微循环作用良好。每次用量为 4 ~ 6 ml/kg。用量过多可致凝血功能障碍，需要严格掌握。

由于初步的抗休克治疗输入大量的细胞外液，必然会造成血液稀释，若过度的血液稀释，必然会加重红细胞的携氧功能降低、凝血功能障碍以及加重组织水肿、伤口延迟愈合等。因此，血液稀释限度以血细胞比容（hematocrit，HCT）不低于 20% 为限，如监测血细胞比容低于 20%，应立即减少输液，输入全血或浓缩红细胞（Hct*70%）

（二）输血治疗

输血是治疗产后出血低容量休克的重要措施，因为全血的三种主要成分：红细胞、血浆蛋白及凝血因子，是任何其他液体所不能代替的。输血的目的在于增加血液的携氧能力和补充丢失的凝血因子。

输血的指征为：①血细胞比容（HCT）低于 20%；②血浆白蛋白低于 2.0 g/dl，并有明显的组织水肿；③凝血因子减少，需输入新鲜血或新鲜冰冻血浆，以及输注血小板、纤维蛋白原等。

1. 红细胞悬液 当产妇血红蛋白 < 70 g/L 时，应考虑输血；而 < 60 g/L 时，则必须输血。由于每个单位红细胞悬液是从 200 ml 全血中提取的，输注两个单位红细胞悬液可使血红蛋白水平提高

10 g/L，应尽量维持血红蛋白＞ 80 g/L。

2．止血复苏及产科大量输血 产后出血预防与处理指南认为，止血复苏强调在大量输注红细胞时，早期积极的输注血浆及血小板以纠正凝血功能障碍或异常（无须等待凝血功能检查结果），而限制早期输入过多的液体扩容，包括晶体不超过2000 ml，胶体不超过1500 ml。过量的晶体往往积聚于第3间隙中，可能造成脑、心、肺的水肿及腹腔间隔室综合征等并发症。

产科大量输血在处理严重产后出血和低血容量休克的抢救中非常重要，虽然目前国内外尚无统一的标准方案，按常用的推荐方案为：建议红细胞∶血浆∶血小板以1∶1∶1的比例，即10 U红细胞悬液＋1000 ml新鲜冰冻血浆＋1 U机采血小板输注。

3．凝血功能障碍的治疗　在产后大出血时，一旦确诊为凝血功能障碍，尤其是DIC的发生，应迅速补充相应的凝血因子。

（1）血小板：虽然高原地区人群血小板数值较平原地区人群偏低，但在产后出血尚未控制时，若血小板计数低于 50×10^9/L 左右或在原有基础上进一步降低50%左右，或出现不可控制的渗血时，则需要输注血小板，治疗目标是维持血小板计数在 50×10^9/L 以上。

（2）新鲜冰冻血浆：由于新鲜冰冻血浆中保留了血液中几乎所有的凝血因子，血浆蛋白和纤维蛋白原，输注新鲜冰冻血浆，对患者抢救成功率至关重要，应用剂量为10 ～ 15 ml/kg。

（3）纤维蛋白原：输入纤维蛋白原1 g可提升血液中纤维蛋白原0.25 g/L，一次可输入纤维蛋白原4 ～ 6 g。直到能够维持纤维蛋白原水平在1 g/L以上。

4．休克的其他药物治疗　用药物治疗休克并不是治本的方法，只是在某种情况下，药物起到辅助作用。

（1）血管活性药物：产后出血所致的低血容量性休克，应以补充血容量为基本治疗原则，一般禁用血管活性药物。

（2）糖皮质激素：糖皮质激素对休克的治疗可归纳为三个方面：

一是可增加心排出量和平均动脉压，有增强心肌收缩力和改善微循环作用。并对抗休克应激时儿茶酚胺的作用，缓解毛细血管前括约肌痉挛，降低周围血管的阻力。

二是糖皮质激素具有促进糖原异生，使更多的糖进入血流，以供外周组织利用。由于低血容量性休克可阻断组织细胞糖原的产生，给予糖皮质激素后，这种阻滞糖原异生作用得到缓解，血糖可恢复正常。

三是稳定细胞膜的作用，由于休克时水从细胞外转移至细胞内间隙。糖皮质激素可逆转此种转移，特别是在脑细胞内水肿时。同时稳定血管内皮细胞，在休克缺氧状态下，逆转内皮细胞的通透性。糖皮质激素还具有稳定溶酶体膜，减轻血管平滑肌因缺氧而严重损害的作用，有时用单次大剂量糖皮质激素，可逆转血管平滑肌的损害。

第二节　急性肾衰竭

肾是位于人体背部脊柱两侧，像豆子性状的器官。肾负责过滤血液中的代谢产物，帮助维持血液中的水、盐和矿物质平衡。肾过滤掉的代谢废物以尿液形式排出体外。

急性肾衰竭源于严重低血容量性休克，是高原地区产后出血常见的并发症之一，是因为肾缺血引起肾功能急性进行性减退而出现的临床综合征[3]。主要表现为肾小球滤过率明显降低所致的氮质血症，以及肾小管重吸收和排泄功能障碍所致的水电解质和酸碱平衡失调。急性肾衰竭是高原地区产后出血产妇常见的并发症，有较高的死亡率，应引起高度的重视。因此，要求产科医生及时识别高危患者，积极防治，治疗产后出血时监测肾功能，并及时处理异常情况，积极加强监测和治疗，以避免和减少肾衰竭的发生。

一、产后出血低血容量时肾的病理生理

肾仅占人体重量的0.2%，但血供却占心排血量的20%，人体全部血液都要经过肾小球，

80% ~ 90% 经过皮质肾小球。在高原低氧环境下，产后大出血所致的低血容量时，由于心排出量减少，常导致尿量减少。产妇在产后出血低血容量状态下，通常激活交感肾上腺髓质系统和肾素血管紧张素系统，维持血压在一定的水平。但若肾血流量降低至正常的 1/3 时，加上肾入球动脉收缩，肾毛细血管压下降，均导致肾小球滤过率下降。因此，尿量开始减少是由于肾血流减少，肾小球滤过率下降所致，此时，肾代谢功能尚属正常。一旦出现持续性肾血流减少和肾小球动脉收缩，将因肾缺血缺氧而发生结构性器质性改变，从而导致急性肾衰竭的发生。

在高原地区的低氧环境下，人体凝血因子和纤维蛋白原增加而出现相对的血液高凝状态，在妊娠妇女中，这一现象更为明显，相对容易发生微血管血栓及弥散性血管内凝血（DIC），这是高原地区产后出血发生急性肾衰竭的重要病理生理基础。

肾缺血后，将影响肾组织的正常有氧代谢。由于肾皮质内存在大多数的肾小球是依靠有氧代谢提供能量的，因而，肾缺血缺氧可损害肾皮质结构，尤其是远端肾小管的直部。在肾缺血早期，仅出现细胞器特别是线粒体的肿胀，如果低血容量性缺血缺氧持续存在，细胞内 ATP 缺乏，钠泵功能发生障碍，水和钠潴留于小管细胞内质网内，发生细胞肿胀。

在急性肾衰竭的发病过程中，肾血管及肾小管因素相互作用。缺血开始时引起肾血管收缩，加重肾缺血，进而肾小管细胞受损，最终导致急性肾衰竭。肾小球滤过膜通透性的改变，小管液从受损害的肾小管细胞漏出，使肾功能持续衰竭发展，形成了急性功能衰竭的各种临床表现，如少尿、无尿、非少尿型等。

产后出血低血容量性急性肾衰竭，属肾前性病因。由于机体失血过多，在低血容量状态下，肾血流量显著减少，肾小管重吸收水钠，导致尿量减少，尿液浓缩。因此，肾衰竭是由于长时间肾灌注不良所致。

二、急性肾衰竭的诊断

少尿是产后出血所致低血容量而发生急性肾衰竭的主要症状，系指 24 h 内尿量少于 400 ml，或每小时尿量少于 0.5 ~ 1 ml/kg。若 24 h 内尿量少于 100 ml 为无尿，当 < 20 ml/h 或 < 10 ml/h，即应当考虑少尿或无尿。少尿或无尿是急性肾衰竭最早出现的症状。孕产妇少尿或无尿应及时鉴别肾前性、肾性或肾后性。产后出血过多引起的肾衰竭为肾前性，主要是因血容量持续严重降低引起，表现为周围动脉压及中心静脉压低，皮肤干，颈动脉充盈不明显，或者因心力衰竭使肾血流量急剧减少，尿色深，比重 > 1.020，尿蛋白阴性或微量，镜检为阴性。

（一）血液学检查

在急性肾衰竭时，血液尿素氮和肌酐可升高，尤其是肌酐水平的升高超过 100 ~ 177 mmoL/L 以上，则可以肯定急性肾衰竭的诊断。由于肾前性尿少期肾小管尿流速率下降，肾小管对滤过的尿素重吸收增加，而肌酐排泄恒定不变，尿素氮与肌酐比值升高，常常 > 20 : 1；而当肾衰竭时，比值常为 10 : 1。

（二）诊断标准

肾功能在 48 h 迅速减退，血肌酐升高（绝对值 ≥ 26.4 μmol/L）或较基础值升高 ≥ 50%（增至 1.5 倍）；或尿量 < 0.5 ml/（kg · h）超过 6 h。肾衰竭分期标准见表 13-2。

表13-2 急性肾衰竭分期诊断标准

分期	血清肌酐标准	尿量标准
1 期	绝对升高 ≥ 26.4 μmol/l 或相对升高 ≥ 50%	< 0.5 ml/（kg · h） 时间 > 6 h
2 期	相对升高 > 200% ~ 300%	< 0.5 ml/（kg · h） 时间 > 12 h
3 期	相对升高 > 300%，或在 ≥ 353.6 μmol/l 基础上再急性升高 ≥ 44.2 μmol/l	少尿 < 0.3 ml/（kg · h）24 h 或无尿 12 h

摘自急性肾损伤网络专家组阿姆斯特丹诊断标准

三、急性肾衰竭的防治

（一）严密观察病情

对产后出血产妇需专人护理，注意神态呼吸、心率、血压等生命体征的监测，仔细观察尿量、尿液性状，详细记录 24 h 出入液体量，检测尿常规、血液生化、动脉气血和内生肌酐清除率。

（二）治疗原发病

如控制子痫前期、糖尿病、产后出血的各种原因，羊水栓塞，产科感染等。通过积极治疗原发病，急性肾衰竭大多可以逐步改善。

（三）输液治疗

在防治急性肾衰竭的措施中，改善心血管功能要放在首位。改善心血管功能，首先要保证足够的有效循环血量。对产后大出血者，根据病史和临床检查判断循环血量的状况，包括测定中心静脉压，肺动脉压和肺毛细血管楔压等。如仍存在低血容量，可静脉输注全血，晶体液和胶体液，以补充血容量。对于怀疑有肾衰竭的高原地区产后出血产妇，补充晶体比补充胶体更为重要，这已经得到临床证实。

（四）增强心肌收缩力

多巴胺是目前应加强心肌收缩力的药物，不但可以增加肾血流量，同时也增加动脉压和心输出量，多巴胺作用于特异的多巴胺受体亚型 DA1，从而导致肾血管和肠系膜血管的扩张，增加肾血流量。多巴胺有心动过速以及偶尔出现心室应激性增高的副作用，但不严重，多巴胺有排钠作用。

多巴胺的应用剂量为小剂量，小剂量的多巴胺可增加尿量，改善肾功能，不增加心排出量。当剂量增加 4 ～ 6 μg/kg · min 时，表现为 β 肾上腺受体兴奋作用，心率和心肌收缩力增加，外周阻力降低。

特别需要强调的是，当产后出血低血容量性肾衰竭时，不宜应用洋地黄来改善心肌收缩力，因为：一是洋地黄可能会使急性肾衰竭患者导致严重的不可逆的心律失常。二是肾衰竭患者，本身难以维持血钾平衡，如果存在低钾血症，治疗剂量的洋地黄即可引起中毒反应。三是急性肾衰竭，肌酐清除率下降，而洋地黄的排泄量应通过肾，也会因肾功能不良而排泄率下降，更容易发生洋地黄中毒。由于洋地黄中毒在肾衰竭患者极难处理，应避免使用洋地黄。多巴胺在肾衰竭时的增加心肌收缩力作用较强，效果也更佳。

（五）利尿剂的使用

急性肾衰竭的典型临床表现是少尿，临床上常用利尿剂增加尿量，利尿剂使用恰当常可改善肾功能，使急性肾衰竭逆转。

1．呋塞米　呋塞米在肾衰竭早期，即少尿出现时即应用，有预防肾衰竭进一步恶化作用。

（1）其作用机制为：控制远端肾小管钠的重吸收，肾小管液量作用和压力的增强可防止肾小管阻塞；同时具有扩张肾血管作用，但呋塞米不能防止肾小管液回收及肾小球的损害。此处，呋塞米还可以促使肾内前列腺囊的合成增加，能使肾髓质内血流流向肾皮质从而改善肾功能。

（2）使用方法：选用呋塞米 240 ml 静脉注射，观察 2 h，如无尿量增加，再给呋塞米 480 mg 静脉注射，若仍无尿，则提示已发生严重的肾衰竭，则需要血液透析治疗。有文献报道将呋塞米和多巴胺联合使用，可获得较为满意的效果。

2．甘露醇　静脉注射甘露醇能增加肾血流量和肾小球过滤率。

（1）其作用机制为：一是降低入球小动脉阻力；二是由于血浆水分子增加，肾小球毛细血管内胶体渗透压降低，提高了有效过滤压；三是可减轻因缺血所致的肾小球毛细血管内皮细胞肿胀；四是使肾小球滤过率增加，肾小管内尿流增快，可带走肾小管细胞碎屑和管型。临床实践证明，于急性肾衰竭早期应用甘露醇，可使病情逆转，但肾衰竭少尿诊断一经确诊，若大量用甘露醇会有引起肺水肿的危险。

（2）使用方法：20% 甘露醇溶液 100 ml 在 5 min 内静脉推注，如果尿量增加达 30 ml/h，则以 10% 甘露醇静脉推注维持 24 h。若静脉推注 2 h 后尿量仍不增加，可重复一次，如仍无尿量增加，则停止使用。或第一次给药可用 20% 甘露醇 50 ～ 75 ml，静脉快速注入，于 3 min 内注完，10 min 后可见尿量增加。若 3 h 内的其中一小时尿量超过 40 ml，则可继续使用，以维持尿量在 40 ～ 60 ml/h。甘露醇总量以 1 g/kg · d，或 100 g/d 为宜，不可过大。

急性肾衰竭自发病到康复平均需要 5 周时间，本期内注意休息，主要加强营养，供给高热量，高碳水化合物，高蛋白，高维生素食物。

第三节　心力衰竭

产后出血引起的心力衰竭，多由于在抢救产后大出血过程中输血输液过量，入量过多可致急性心力衰竭。主要表现为左心衰竭、急性肺水肿。当产妇原患有心脏病、肺部疾患、地处高原高海拔地区、肾衰竭或合并有周围血管痉挛性疾病等因素时，则更容易发生心功能障碍而导致心力衰竭[4]。

心力衰竭，又称心功能不全，简称心衰。是各种心脏疾病导致心功能不全的一种持续发展的综合征。绝大多数是指心肌收缩力下降，导致心脏泵血功能下降，不能满足身体代谢需要，造成器官和组织供血不足，同时出现肺循环和体循环淤血的系列症状。根据心力衰竭发生的位置，心力衰竭可分为左心衰竭和右心衰竭。左心衰竭又分为射血分数降低性心力衰竭（又称收缩性心力衰竭）和射血分数保留性心力衰竭（又称舒张性心力衰竭）。

一、心力衰竭病理生理和发病机制及临床分级

（一）心室功能改变

在正常情况下，当心脏充盈增加，心肌纤维拉长时，心肌的收缩力增强，心搏出量增多，这是心脏代偿性功能增强的重要方式。但这种方式有其生理限度，若由于各种病理因素而超出此限度时，心脏表现为扩大，收缩无力，心搏出量下降，必然增加心搏次数（心率）也不能维持正常的心排血量，导致心泵功能衰竭。在产后大出血抢救时，心脏前负荷不变，后负荷逐渐增加时，可使心室容积逐渐增大，心肌纤维不断伸长，开始时心肌的收缩力与收缩速度均为增强。但到一定程度后，心肌纤维的缩短程度降低，收缩速度减慢，从而引起心力衰竭。在心脏扩大时，心肌张力增高，使心肌耗氧量也相应增加，尤其在高原地区低氧低气压条件下，心肌收缩效能则进一步降低。

（二）高原对心脏功能的影响

在海拔 3500 m 以上的高原，慢性高原病中的重要疾病之一为高原性心脏病（高心病），是以慢性低气压低氧引起的肺动脉高压为基本特征，并有右心室肥厚或右心功能不全，常常为慢性过程，因此，高原地区产后出血产妇有可能不同程度存在这个慢性高原心脏病的基础，既以右心室后负荷过重所致的右室肥厚为主的多脏器损害。高原心脏病多发生于平原移居于高原，或由中度海拔到更高海拔的人群，其发病率随海拔高度升高而增高，本病存在有个体差异，此外，在分娩、劳累、寒冷、呼吸道感染时，常成为诱发因素。

高原地区心肌肥厚是在心脏负荷（肺动脉高压）不断加重的情况下，为使心脏收缩增加的一种代偿方式，但是由于心肌肥厚的同时供应心肌血流的血管并不增加。因此，当心肌肥厚到一定程度时，反而还可增加心脏血管的外部压力，从而使心肌血流进一步减少，心肌供氧更加不足，所以，心肌收缩力更加减弱。当产妇分娩劳累、产后出血、大量输血输液时，心脏的负荷一旦加重，则极易发生心力衰竭。

高原地区在临床上影响心室功能的主要因素有：

1．心肌收缩力减弱 患有高原性心脏病的基础，或有心肌缺血、心肌梗死或因中毒、感染等因素，直接损害心肌，影响心肌功能。

2．心脏负荷增加

（1）心脏前负荷增加：如产后大量出血是输液、输血、回心血量过多，或心脏先天性病变导致分流和心脏瓣膜关闭不全所致的反流等。

（2）心脏后负荷增加：如体循环或肺循环阻力增加，心脏瓣膜狭窄等。

3．心室顺应性改变 主要是心脏舒张期顺应性降低，如产后出血输血输液量相对较大，使心室容量增加，舒张期压力增加，心肌收缩力降低，造成心输出量下降和内脏淤血。

4．心律和心率的影响 无论是产后出血、高原低氧，或分娩劳累，均可导致心率过快，过快的心率和严重心律失常均可影响心排出量。

（三）血流动力学改变

心力衰竭的一系列血流动力学改变是心室收

缩和舒张功能受损的结果（表 13-3）。

表13-3 心力衰竭的血流动力学改变

心搏量/心排出量	下降	心率	上升
射血分数	下降	心室收缩末期容积/心室舒张容积	上升
心脏指数	下降	心室舒张末压/左心房压/肺毛细血管压	上升
心室舒张期顺应	下降	心肌耗氧量	上升

1．心排血量 心衰患者的主要特点是心排血量的减少，或随耗氧量的增加而心排血量不能增加。在低排血量心衰的产妇中，心脏指数亦相应地下降。心脏指数是由心脏泵出血容量除以体表面积得出，计算公式为：心脏指数（升/分钟/平方米）= [心率（次/分钟）× 每搏指数（毫升/平方米）] / 1000。一般中等身材的成年人体表面积为 1.6 ～ 1.7（m^2），安静和空腹情况下心输出量为 5 ～ 6 L/min，故一般心脏指数为 3.0 ～ 3.5 L/（min/m^2）。当心脏指数低于 2.4 L/（min/m^2）时，即可发生心力衰竭。

心排量减少可导致全身脏器处于低灌流状态，尤其以皮肤、肾、脑皮肤为甚，临床常表现为皮肤苍白、发绀、少尿、神态改变甚至昏迷等。

2．右心房压力 右心房压力也同时反映中心静脉压，当患者右心室舒张期容量增加并伴有右心衰竭时，右心房、右心室以及中心静脉压均增高，在临床上可出现静脉怒张，肝大及外周水肿表现。

心力衰竭导致内脏淤血的机制为：一是心室内充盈压升高，使其上游的静脉压力升高，导致内脏被动性充血；二是心力衰竭时由于心输量下降，致肾血流量减少，水钠潴留和组织缺氧，导致内脏淤血。在高原地区的临床实践中，前者常见于前负荷增加所致的心力衰竭，后者常见于后负荷增加所致的心力衰竭。

3．肺毛细血管压 在高原地区当产妇急性心力衰竭在原有不同程度的肺动脉高压基础上，伴有左心室舒张期容量增加时，肺静脉压力升高，并导致肺毛细血管压增加。肺毛细血管压增高是肺充血的血流动力学原因。其结果可导致液体从血管内渗出到组织间隙和肺泡内，造成肺水肿。临床上可出现呼吸困难及更严重的缺氧，X 线胸片显示肺充血。急性肺充血时，其程度与肺毛细血管压是密切相关（表 13-4）。

表13-4 肺毛细血管压与肺充血的关系

肺毛细血管压	肺充血程度
18 ～ 20 mmHg	轻度充血
21 ～ 25 mmHg	中度充血
26 ～ 30 mmHg	重度充血
＞ 30 mmHg	急性肺水肿

需要强调的是，对于风湿性心脏病二尖瓣狭窄患者，属于慢性肺充血。即使肺毛细血管压经过较长的病程达到 30 mmHg 时，患者也可无明显上述症候。

4．动脉压 在高原地区，当心力衰竭时，周围血管力通常是增加的，虽然产后出血导致低血容量性低血压，有时动脉压下降不明显，但其脉压差缩小。只有当病情严重时动脉压才会明显下降。但周围血管仍处于低灌注状态，组织供氧不足始终是存在的。

应当强调，在高原地区，高原低氧及低气压的长期影响，人群普遍存在不同程度的肺动脉高压的病理生理基础。若出现心力衰竭，心排出量减少引起的低灌注状态，以及肺毛细血管升高导致的肺充血，是两项血流动力学的基本特征。因此，进行血流动力学指标监测在高原地区抢救心衰竭患者十分重要，对决定治疗方案和判断预后是不可缺少的，而且对心脏前负荷、后负荷以及心肌收缩力的判断也是重要的。一般来说，心脏前负荷以左心室舒张末期容量（LVEDV），左心室舒张末期压（LVEDP）和肺毛细血管压（PCP）或肺楔压（PWP）作为指标，后负荷以左心室收缩压（LVPS）和动脉收缩压（APS）作为指标。心肌收缩力则以左心室内压力上升最大速率（等容收缩期）和左心室压力下降最大速率（等容舒张期）（即 dp/dt）作为指标。

（四）孕产妇生理变化

由于孕产妇的血流动力学改变对有潜在心脏病的妇女有着巨大的影响。其中最重要的是妊娠期心输出量增加了 30% ～ 50%。在妊娠期引起的生理变化会加重心血管系统的负担。血浆容积在孕6～8周开始升高，孕30～34周增加约45%，而血细胞比容仅增加约25%。在妊娠的前半期心排出量增加30%～50%（每搏量及心率均升高）。分娩时，产程活跃期又增加30%，第二产程则会增加45%。妊娠期血管阻力降低，在孕中期收缩压及舒张压均降低，直至孕晚期回到孕前水平。分娩期，每次宫缩会导致300～500 ml血液回流，这对有高原心脏病基础的产妇，会进一步增加肺动脉压力和右心室负担。这期间的心排量取决于孕妇的血管容积、体位、疼痛程度和止痛方法。血液回流和子宫收缩造成的腹腔压力降低，使心排出量在产后迅速增加。

1．临床分级　虽然临床上尚无准确测量心功能的测量方法，但临床分级方法却有较高的指导意义。患有心血管疾病或有高原基础性肺动脉高压妇女可能难以耐受上述生理性变化。因此，在孕前对每位妊娠妇女都应进行心血管情况的评估。在高原地区产科十分重要，以作为与妊娠有关的心血管变化的依据。美国纽约心脏病协会的分类标准对症候学的量化很有帮助，这个分级法不仅是基于临床症状，而对心脏功能状况的分析。

Ⅰ级：体力活动不受限制：心脏病患者体力活动不受限制。无心功能不全的症状，无心绞痛病史。

Ⅱ级：体力活动轻度受限：心脏病患者体力活动轻度受限。这些患者休息时无不适，但从事一般体力活动时出现过度疲劳、心悸、呼吸困难或心绞痛等不适。

Ⅲ级：体力活动明显受限：心脏病患者体力活动明显受限。休息时无不适，但从事轻微体力活动时，便出现或引发过度疲劳、心悸、呼吸困难或心绞痛不适。

Ⅳ级：体力活动严重受限：心脏病患者不能进行任何体力活动。心功能不全或心绞痛的症状在休息时即可出现，从事任何生理性活动都会加重不适。

按心力衰竭发展的程度，即孕产妇胜任体力活动的能力，结合临床表现，将心功能分为四级，心力衰竭分为三度（表13-5）。

2．孕前评估　由于在高原地区患有各类心脏病孕产妇死亡率是显著增加，因此，有明显心脏病的妇女孕前评估十分重要。高原地区孕产妇死亡通常直接随妊娠开始时心功能的分级而变化，而这种关系常随妊娠的进展而改变。

据相关文献报道，妊娠期死亡的危险性，采用三级分类法，有助于判断和评估高原地区妇女能否妊娠和继续妊娠。高原地区导致孕产妇死亡的常见心脏病原因是肺部并发症、高原性心脏病、感染性心内膜炎、心肌病、突发性心律失常（表13-6）。

表13-5　心功能与心力衰竭的结合分类

心功能分级	判断指标			心功能衰竭分度
	心脏储备能力	体力活动表现（症状）	心脏病及心功能不全体征	
Ⅰ	正常	一般体力活动不受限制，不出现疲劳、乏力、心悸、呼吸困难及心绞痛症状。	无心力衰竭体征	心功能代偿期
Ⅱ	轻度减低	体力活动时，稍受限制，休息时无症状，但中等体力活动时，如常速步行500～1000 m或登3～4层楼即可出现疲乏、心悸、呼吸困难、心绞痛等症状，休息后症状消失。	有心力衰竭体征，如心率快，轻度肝大等	Ⅰ度（轻）
Ⅲ	中度减低	体力活动明显受限，休息时无症状，轻微体力活动，如：日常家务劳动，常速步行500～1000 m、登2层楼等，就出现心悸、呼吸困难或心绞痛等症状，卧床休息后症状好转，但不能完全消失。	出现肝大，水肿等心力衰竭体征	Ⅱ度（中）
Ⅳ	重度减低	不能胜任任何体力活动，休息时仍有乏力、心悸、呼吸困难、心绞痛等症状。	明显的心力衰竭体征	Ⅲ度（重）

表13-6　各种心脏病引起孕产妇死亡的危险性

心脏病	预估死亡率%
第一组 - 低危险性	0 ~ 1%
高原性心脏病（心功能 I 级）	
房间隔缺损	
室间隔缺损	
动脉导管未闭	
肺动脉或三尖瓣疾病	
法洛四联症（已矫正）	
二尖瓣狭窄（心功能 I ~ II 级）	
第二组 - 中度危险性	5% ~ 15%
高原性心脏病（心功能 II 级）	
二尖瓣狭窄（心功能 III ~ IV 级）	
主动脉瓣狭窄	
主动脉瓣狭窄未累及瓣膜	
法洛四联症（未矫正）	
第三组 - 高度危险性	25% ~ 50%
高原性心脏病（心功能 III ~ IV 级）	
肺动脉高压	
二尖瓣狭窄、伴房颤	
人工瓣膜	
主动脉瓣狭窄累及瓣膜	
马方（Manfan）综合征，累及主动脉	

二、心功能衰竭的处理

（一）一般处理

虽然现代生物医学对心力衰竭有大量的常用治疗措施和诊治指南，但在临床实践中仅有极少数孕产妇（妇女）符合"标准的"心脏病心力衰竭的治疗模式（临床路径）。因为高海拔地区若有高原性心脏病、孕妇心功能分类不良、缺氧性发绀、心肌病、心脏器质性病变、心律失常史等，都是在妊娠期发生心力衰竭的先兆。因此，为确保最佳效果，需要对高海拔地区高危孕产妇进行个体化治疗。同时，要有多学科合作，产科医生、心内科医生、麻醉科医生和其他相关专业的专家组成的治疗小组来共同制定，以及时发现孕产妇有否不能耐受心血管改变的趋势，并据此制订治疗计划使这些不良的生理改变降到最低。

在高原地区，有五种因素影响治疗

1．早孕期血容量和心输出量增加 50%。

2．海拔在 3700 m 以上，尤其是非世居高原的妊娠妇女。因为正常健康人进入高原（由海拔 1400 m 上升至 3700 m 时），心搏量和心输出量有显著下降，分别为 122.348 下降为 78.910；8.762 下降为 6.729。因此，在海拔 3700 m 以上孕妇女抗心衰治疗的影响较大[1]。

3．围产期血容量和心输出量随妊娠进展而进一步波动。

4．体循环血管阻力下降，并在孕中期达到最低点，然后在妊娠晚期上升，但仍低于正常的 20%。

5．妇女血液呈现高凝状态，或有心脏手术史，在未孕时即需使用香豆素衍生物抗凝，其风险度会增加。

（二）妇女心功能 I ~ II 级的处理

虽然心功能 I 级和绝大多数心功能 II 级的心脏病妇女，均可不发病而度过妊娠及分娩期。但在高原地区，需要在整个妊娠期和产褥期预防和早期发现心衰。在临床上已经证明，高原地区促使心衰的一个重要的因素是呼吸道感染，包括孕妇在高原的普通感冒，有呼吸道感染迹象者应立即诊治。而细菌性心内膜炎是高原地区孕产妇的致死性并发症之一。

充血性心力衰竭的发作一般是渐进性的。最初的危险信号可能是持续存在的肺部啰音，常伴有夜间咳嗽或夜间憋醒，孕妇日常活动能力会突然下降，劳累后呼吸困难加重或因咳嗽引起窒息等都是严重的心衰症状，临床上还会表现出包括咯血，进行性水肿或心动过速。

1．临产与分娩时的处理　一般情况下，在严密观察下以阴道分娩为宜，除非有产科指征而行剖宫产，对患有严重心脏病妇女，有条件时可与心内科或 ICU 医师合作，于产程开始时，或选择性剖宫产时，行肺动脉插管，进行连续的血流动力学监测（ACOG）。在高原地区，若妊娠期心功能一直为 I 级或 II 级的孕妇则较少用这种监测方法。

在分娩期，给予缓解疼痛及消除焦虑十分重要，可采用持续的硬膜外阵痛，可让孕妇自由体位，但有严重的心脏病的产妇尽可能保持侧卧位，并在宫缩间歇严密观察生命体征。若心率（脉搏）达 100 次 / 分以上，若呼吸超过 24 次 / 分，并伴有呼吸困难，则提示可即将发生心力衰竭。若有心力衰竭迹象，应立即采取重症监护治疗。应该牢记，高原地区心力衰竭分娩本身不会必然改变母体状况，而此时急症手术分娩可能非常危险。这种情况下，决定尽快结束分娩时，必须同时考虑母体和胎儿的情况。

2．在心功能Ⅰ～Ⅱ级的孕产妇，经阴道分娩时采用硬膜外麻醉镇痛加上静脉镇静会很有效，在高原地区已经证明这种方式能使分娩时心输出量的波动降到最低，并适合产道助产（产钳或负压助产），对有明显心脏病的产妇，尤其是有高原心脏病而存在肺动脉高压者，则宜采用气管插管全身麻醉，常更加安全。

（三）妇女心功能Ⅲ～Ⅳ级的处理

在高原地区，如此严重的病例虽然是极少数的，但确有极高的死亡风险，关键在于这些妇女在孕前的评估能否妊娠。一旦决定妊娠，必须意识到其极高的风险性，并且在有抢救条件的医疗机构与医生充分合作，常需要长期住院和卧床休息，并接受有计划的孕期保健及严密观察。某些患者严重心脏病的妇女，若已早期妊娠，则建议终止妊娠。

（四）心功能衰竭的抢救处理

在高原地区心功能衰竭主要为肺静脉回流受阻引起的肺淤血，是左心室或左心房舒张末压和肺循环压力升高所引起的一种综合征，临床上往往是以出现肺充血、肺水肿等症状和体征。在高海拔地区，肺水肿往往来势汹汹不宜过度搬动，应就地抢救，如处理不当或不够及时常会导致死亡。

1．坐位或坐位，两足下垂　以减少静脉回心血量，改善肺活量。

2．高压给氧及消除呼吸道泡沫　吸氧浓度40%～60%，流量可给高达5～6 L/min，吸30 min，歇10 min。于吸氧的湿化器中加入30%～70%乙醇以降低呼吸道的泡沫表面张力，使之破裂变为液体而易咳出，减轻呼吸道阻力，增加通气和换气，为纠正缺氧和低氧血症创造条件。

3．哌替啶或吗啡的应用　其作用为降低呼吸中枢兴奋性，改善呼吸困难，减轻焦虑烦躁等症状，这很有必要。而且有扩张周围血容量血管的作用（药物的血功能）。哌替啶作用较吗啡为弱，但常用，肌内注射（肌注）50～100 mg。吗啡5～10 mg，皮下或肌注，一次无效者，可在15 min或30 min后重复使用上述剂量一次。心动过缓者，可合用阿托品0.5 mg皮下注射，有昏迷、休克，严重肺病或浓痰者忌用。

4．强心苷　选用毛花苷C0.4～0.8 mg，用50%葡萄糖20～40 ml稀释后缓慢静脉注射，必要时，隔2～4 h再给0.2～0.4 mg，心率＜110次/分钟，可选用毒毛旋花子苷K 0.25 mg稀释后缓慢静注，必要时在4～6 h后重复半量。

5．快速利尿　呋塞米20～40 mg，加入10%的葡萄糖液200 ml中缓慢静脉注射，于1～2 min内推注完毕，必要时重复使用。还可给予依他尼酸钠25～50 mg加入10%葡萄糖液20 ml中缓慢静脉注射。

6．糖皮质激素　此药能改善心肌代谢，并能减轻肺毛细血管的通透性，用地塞米松每日10～30 mg，或氢化可的松每日400～800 mg稀释与100～200 ml葡萄糖中1次静脉滴注。

7．氨茶碱　氨茶碱可降低肺动脉高压，增强心肌收缩力，解除支气管痉挛。以0.25%加入25%～50%葡萄糖40 ml内，缓慢静脉注射；必要时4～6 h内重复一次，每日量不超过1 g，静脉注射时必须缓慢，有休克、低血压时不宜使用。

8．四肢结扎止血带　每5～10 min轮流放松一肢止血带。

9．血管扩张剂　血管扩张可缓解肺血管痉挛，降低肺动脉高压，同时改善心肌供血，增加心排出量，促进利尿。

（1）硝酸甘油：0.3～0.6 mg/次，舌下含化，1～2 min显效，可持续30 min。治疗肺水肿需每小时给药一次，直至肺水肿消失。

（2）异山梨酯（二硝酸异山梨醇酯）：舌下含化或口服，舌下含化每次10～20 mg，每4小时1次，直至肺水肿减轻，口服每次10 mg，每日三次。

（3）酚妥拉明：为肾上腺受体阻滞剂，可先给5 mg加入50%葡萄糖液20 ml内静脉缓慢注射，然后改为静脉滴注维持，以10～20 mg加入5%～10%葡萄糖液100 ml中静脉滴注，速度为0.1～0.3 mg/min（约20滴/min），也可根据反应调节速度。

10．抗生素的应用　控制和预防肺部感染。

11．中药经方治疗　回汉传统药认为心衰为肾阳虚，宜选用强心扶阳、宣痹利水、壮火导湿法，同时用“开鬼门”（开汗孔），“洁净府”（洁膀胱），“去宛陈莝”（散瘕通络，活血化瘀），称之为治水三法，消水散络，挽救生命于危急之中。药方如下：

用新附子汤：制附子 15.0 g（先煎）、党参 30.0 g、茯苓 30.0 g、五味子 15.0 g、白术 15.0 g、汉防己 12.0 g、葛根 60.0 g、丹参 30.0 g、黄芪 60.0、车前子 30.0 g、丝瓜络 15.0 g、银花 30.0 g、郁金香 15.0 g、肉桂 10.0 g、干姜 10.0 g、桂枝 10.0 g、炙甘草 12.0 g 5 剂 每日一剂。

第四节　垂体功能减退（席汉综合征）

垂体功能减退，又称席汉综合征，是由于产后大出血，尤其是伴有长时间的失血性休克，使以腺垂体（垂体前叶）组织为主的缺氧、变性坏死，继而纤维化，最终导致垂体功能减退（以前叶功能为主）的综合征，其发生率占产后出血及失血性休克患者的 25% 左右[5]。而垂体后叶即神经垂体尚可幸免，但严重时也会影响垂体后叶功能，并发尿崩症。

垂体功能减退症，是 1913 年由 Glinsini 首先报道，1939 年由 sheehan 命名的一种垂体功能低下性疾病。

一、病理生理

任何引起垂体前叶或下丘脑破坏的损伤均可引起垂体前叶功能减退症。产后垂体因缺血、缺氧而坏死，是本症最常见的原因[6]。妊娠后垂体功能旺盛，尤其是妊娠后期增生肥大，血供丰富，其体积比原来增大 1 ～ 2 倍，从 500 mg 增至 1000 mg 左右，主要功能是促进乳腺细胞增生，为哺乳做准备。由于垂体前叶的血液供应 80% 是门静脉提供的，一旦发生产后大出血与休克，门静脉血流量减少，引起低血压以及门静脉血管内微血栓形成，使垂体腺小动脉痉挛，使增生的垂体腺组织发生缺血、缺氧，可使垂体前叶广泛坏死。因此，产后出血是否及时纠正，直接关系到垂体功能丧失的程度。

二、临床表现

在高原低氧环境下，产后大出血与休克虽经抢救休克纠正后，一般当腺体坏死 70% 时，即出现临床症状。产妇表现为低血压，长期处在体质虚弱、畏寒、头昏、食欲不振、贫血、面色苍白、无乳汁分泌状态，从此无月经来潮，以及消瘦、皮肤干燥、无力、心悸、性欲减退、脱发、阴毛脱落等表现。持续闭经者，可发生子宫和乳房萎缩；病情轻者月经稀发，易疲劳等。

三、实验室检查

席汉综合征患者几乎垂体所能分泌的各类激素均处于不足的状态。

1．垂体激素检测　GH（生长激素）、FSH（促卵泡激素）、LH（促黄体生成素）、ACTH（促肾上腺皮质激素）、PRL（泌乳素）均降低。

2．甲状腺激素检测　FT3（游离三碘甲状腺原氨酸）、FT4（游离四碘甲状腺原氨酸）、TSH（血清促甲状腺素）均降低。

3．肾上腺激素检测　血皮质醇、尿皮质醇下降，空腹血糖降低。

4．性激素检测　E2（雌激素）、P（孕激素）、T（睾酮）均降低。阴道细胞学涂片检查显著雌激素活性减退。

5．血常规　常有 Hb（血红蛋白）、RBC（红细胞）减少，血细胞比容下降。

6．最佳的诊断方法　是用 TRH（促甲状腺激素释放激素）100 μg 静脉注射后，在 1 ～ 30 min 内测 PRL，若 30 min 的 PRL 不能上升到基础值的三倍，说明全垂体功能减退。

7．用 GnRH（促性腺激素释放激素）100 μg 静脉注射后 30 min 测 LH 与 FSH 均显示无反应，说明垂体促性腺功能不足而导致闭经。

实验室检查可根据病史、症状、体征及垂体与靶腺的激素测定，并选择适当的功能试验，可确定本病的诊断。本病尚需要与原发性性腺、甲状腺，肾上腺皮质功能减退症，精神性厌食和营养不良等疾病相鉴别。

四、鉴别诊断

1．促性腺激素（Gn或LH和FSH）缺乏　青春期前发病者表现为青春期延迟，青春期后发病则表现为继发性性腺功能减退。青春期延迟的患者往往身材偏高，并伴有生殖器及第二性征发育差，闭经。青春期后发病，患者阴、腋毛脱落，皮肤出现细皱纹，性欲减退，男性睾丸萎缩，少精、无精，女性停经不育。

2．生长激素（GH）缺乏　在儿童期和青春期常有骨骼发育生长迟缓，身材矮小。在成人无明显特征，但患者脏器变小，皮肤可变细，偶发空腹低血糖。

3．泌乳素（PRL）缺乏　产后无乳、乳房萎缩，常为产后垂体坏死的首发症状。

4．促甲状腺激素（TSH）缺乏　可导致不伴有甲状腺肿大的甲状腺功能减退。患者可有倦怠、怕冷、皮肤干燥、跟腱反射延迟，有时可发生黏液性水肿。如果发生于儿童期，则生长发育迟缓，骨骼闭合延迟。

5．促肾上腺皮质激素（ACTH）缺乏　本症常见于垂体切除手术或垂体放疗后，常常是部分性破坏。起病隐匿，如无力、恶心、呕吐、体位性低血压、低血糖，衰弱和昏迷。同时乳晕浅淡、皮肤苍白、久晒不黑。

6．垂体危象　由于席汉综合征对于各种应激因素的反应能力低下，故于感染、腹泻、脱水、饥饿、呕吐、创伤、手术、麻醉、寒冷，以及用安眠或镇静剂等时，均可诱使原有症状加重而出现危象。

（1）低血糖昏迷：最为常见，常常于空腹时发生，出现心悸、出汗、头晕、甚至意识障碍，有时可精神失常及抽搐或癫痫样发作，最后昏迷不醒。

（2）低体温性昏迷：与高海拔地区的高寒低氧，或严寒的冬季，与患者保暖不足时易发生。

（3）感染性昏迷：由于患者抵抗力低下，易发生各类感染性疾病，可伴有高热，甚至神志不清，感染性休克等。

（4）水中毒性昏迷：因皮质激素缺乏，对水代谢的调节能力下降，当过度饮水或输液后，易发生水中毒性昏迷。水中毒表现为恶心、呕吐、精神错乱，抽搐与昏迷。

（5）镇静与麻醉药物性昏迷：由于本病患者对镇静剂、麻醉剂甚为敏感，有时常规剂量即可引起中毒，导致昏睡或昏迷，而且持续时间长。

（6）垂体卒中：由于垂体瘤内急性出血所致。起病急骤，表现为头痛、眩晕、呕吐、视力下降、失明，甚至休克、昏迷。

五、治疗

席汉综合征发生后，应给予积极的治疗，产后出血抗休克治疗，应尽量补充营养，早期纠正贫血。根据甲状腺、肾上腺皮质、性腺等功能低下的具体情况，分别给予长期的激素替代治疗。

（一）一般治疗

加强营养，适当运动，补充多种维生素，钙剂，治疗并纠正贫血。

（二）药物治疗

1．肾上腺皮质激素　口服可的松或氢化可的松，有水肿者，改用地塞米松或泼尼松。当有感染，发热，创伤，手术时剂量应适当加大。

2．甲状腺素片　一般在使用肾上腺皮质激素几天之后开始根据低钾程度用药。

3．性激素可采用人工周期疗法　主要针对中青年患者，这种用药方式是模拟月经生理周期，在用雌激素的基础上，每月加用孕激素10～14 d。雌激素多采用戊酸雌二醇1～2 mg/d，或结合雌激素0.3～0.625 mg/d。孕激素多采用地屈孕酮10 mg/d，或微粒化黄体酮胶囊100～300 mg/d，或醋酸甲羟孕酮4～6 mg/d。也可采用复方制剂，如戊酸雌二醇法/雌二醇环丙孕酮片复合包装，按1片/d，用21 d后停药待月经来潮，月经来第三天开始下一个周期的治疗。或用戊酸雌二醇+醋酸环丙孕酮（克龄蒙），每天一片，无间断的服用21 d，停药7 d后开始下一周期。

有生育要求者，为促排卵可联合HMG或HCG，也会有良好效果。

4．回汉医药治疗　回汉医学认为，该病“闭经”的原因为产后大出血，致使耗真一阳气而伤天葵之精，损脾，肾，肝三脏之阳，以真一元阳和红液质休克双亏及脾肾二脏阳虚为本病的主要证型，故大多采用补益真一无阳和红液质休克，并温肾健脾为本病的基本治疗方法，可取得较为满意的效果，有效率可达 95.1%。

一般以单用回汉药复方治疗，部分可配以中西药结合治疗。治人益真一元阳之气，养红液质休克。

（1）方药一：补肾健脾方：

党参 30.0 g　黄芪 60.0 g　肉桂 10.0 g　当归 15.0 g　龙眼肉 15.0 g　茯苓 10.0 g　白术 30.0 g　熟地 15.0 g　枸杞子 15.0 g　葛根 60.0 g　菟丝子 15.0 g　肉苁蓉 15.0 g　炙甘草 10.0 g　制附子 15.0 g（先煎）仙灵脾 10.0 g　黄精 10.0 g　紫河车 15.0 g　杜仲 10.0 g　桑寄生 15.0 g　川断 10.0 g　每日一剂，水煎，分两次服

（2）方药二：补阳填精方：

党参 30.0 g　炙黄芪 60.0 g　熟地 20.0 g　附子 15.0 g　（先煎）巴戟天 15.0 g　丹参 20.0 g　川芎 10.0 g　紫河车 15.0 g　山萸肉 10.0 g　阿胶 10.0 g（兑）　每日一剂，水煎，分两次服。

第五节　贫　血

贫血是指全身循环血液中的红细胞总数量减少至正常值以下。通常贫血的定义是指临床上常见的由多种不同原因或疾病引起的一种症状，是指外周血中单位容积内血红蛋白（hemoglobin，Hb）、红细胞（red blood cell，RBC）、和（或）血细胞比容（hematocrit，HCT）低于相同年龄、性别和地区的正常值标准。

一、概述

国内沿海和平原地区成年女子血红蛋白低于 110 g/L，男子血红蛋白低于 120 g/L，都可认为有贫血，但此标准不适于高原地区，高原地区（海拔 3000 m 以上），因高寒缺氧，正常人血红蛋白和红细胞数量的增加，是随海拔高度的增高而增加。海拔 3000 m 左右男性 Hb 平均为 15.55±1.72 g/L，女性 Hb 平均为 13.43±1.50 g/L；海拔 3500 m 以上至 3800 m 以下，男性 Hb 平均 16.95±1.73 g/L，女性 Hb 平均 14.84±1.69 g/L，藏族男性 Hb 平均 15.95±1.55 g/L，藏族女性 Hb 平均 13.43±1.74 g/L；海拔 4000 m 左右，汉族男性 Hb 平均 18.29±1.90 g/L，女性 15.64±1.50 g/L；藏族男性 Hb 平均 16.78±1.59 g/L，女性 15.33±1.56 g/L。因此，高原地区贫血必须参考所居住地区的海拔因素，正常情况下，低于正常标准值（平均值）的 2 g 以上就可以认为有贫血[7]。

产后大出血引起的贫血，通常称为失血性贫血，常为正常细胞性贫血和缺铁性贫血。根据贫血的程度。可分为四度，见表 13-7。

表13-7　产后失血性贫血分度

	RBC（$\times 10^{12}$/L）	平原地区 Hb（g/L）	高原地区 Hb（g/L）
轻度贫血	3.5 ~ 3.0	100 ~ 80	120 ~ 100
中度贫血	3.0 ~ 2.0	80 ~ 60	90 ~ 70
重度贫血	2.0 ~ 1.0	60 ~ 30	70 ~ 50
极重度贫血	< 1.0	< 30	< 50

二、临床表现

产后大出血导致的失血性贫血有急性贫血和慢性贫血两种。贫血本身引起的临床表现，程度常由贫血程度、贫血速度、机体代偿能力、机体耐受能力而决定。急性失血性贫血易快速大量出血引起休克表现。

若在高原地区急性失血性贫血没能足量的血液制品补充，虽然纠正了休克，但仍处在贫血状态，其表现可由急性贫血转为慢性贫血。贫血轻者多无明显症状，重者可有疲乏、困倦、软弱无力、心悸、气短、食欲减退、消化不良、腹胀、腹泻等。若持续时间长可伴有皮肤干燥、毛发枯干、指甲脆薄以及口腔炎、舌炎等。由于高原人皮肤受紫外线影响而较深色，不易看出皮肤苍白的贫血貌，可以翻其双眼眼睑结膜，眼睑结膜为淡红或苍白。

三、诊断

实验室检查是确立慢性失血性（缺铁性）贫血的可靠方法

1．血常规 Hb < 100 g/L，MCV < 80 fl，MCHC < 30%，网织红细胞正常或减少，白细胞一般无变化，血小板在高原地区可显著低于平原地区，但并非因失血有关。血红蛋白值的降低幅度相对较红细胞值的降低幅度更大。

2．血清铁（转运铁蛋白）浓度 能够灵敏地反映缺铁状况，正常成年妇女血清铁为 7 ~ 27 μmol/L，若血清铁 < 6.3 μmol/L（35 μg/dl）。可诊断缺铁性贫血。

3．骨髓象表现 红系造血呈轻度或中度活跃，以中幼红细胞和晚幼红细胞增生为主，骨髓铁染色可见细胞内外铁均减少，尤其是以细胞外铁减少明显。

四、治疗

急性大量失血按出血性休克及时给予补充血容量和血制品。如果已是慢性贫血，治疗原则是补充铁剂

1．一般治疗 包括增加营养食用含铁量丰富的饮食，如动物的肝，血块、血肠等，对胃肠道功能紊乱和消化不良者给予对症处理。

2．药物治疗 主要是补充铁剂

（1）口服给药：在高原地区，一般均主张口服给药，其特点是安全有效，简单易行且价格低廉。硫酸亚铁 0.3 g，每日 3 次，同时服维生素 C 0.3 g 或 10% 稀盐酸 0.5 ~ 2 ml 促进铁的吸收。多糖铁复合物是有机复合物，不含游离铁离子，不良反应较小，常用有葡萄糖酸亚铁，富含酸亚铁、右旋糖酐铁等，由于亚铁吸收比铁盐好，一般选择亚铁。

服用硫酸亚铁 10 天后患者网织红细胞计数开始升高，随后 Hb 值上升，服铁剂治疗 1 个月时间可见到明显效果。

（2）注射用药：多用于重度贫血或因严重胃肠道反应不能口服铁剂者。有肌内注射和静脉滴注两种方法。肌内注射的优点是使用后吸收快，缺点是注射局部疼痛，因此现在以很少应用肌内注射方法。常用的有右旋糖酐铁或山梨醇铁，分别含铁 50 mg/ml，首次肌内注射 50 mg，若无不良反应，第 2 日增至 100 mg/ml，每日或隔日 1 次肌内注射，15 ~ 30 天为一疗程，一般在注射 300 mg 可提高血红蛋白 10 g/L。

①静脉补铁法：静脉补铁已成为失血性贫血、缺铁性贫血治疗不可缺少的、有效的治疗措施，静脉补铁比口服补铁能更有效地促进红细胞生成素刺激红细胞生成，也有利于保持血清铁蛋白浓度的稳定和减少红细胞生成素的用量。所有静脉制剂都有轻微输液反应的风险，静脉补铁类似于许多其他静脉注射剂。静脉补铁时应注意：避免外渗，这可能导致皮肤变色。由于不稳定的游离铁释放引起的轻微输液反应发生率约 1%。

②静脉补铁适用于多种情况，不仅能快速改善贫血患者血红蛋白和铁蛋白水平，还可以缩短患者住院时间，改善患者生活质量。常用药物有：多聚麦芽糖铁 100 mg 或非右旋糖酐铁 1000 mg 单次注射，蔗糖铁 100 ~ 200 mg。

③静脉补铁的剂量计算公式：需要补铁总量（mg）=（120 – 患者血红蛋白 g/L）× 15 + 500。例如患者 Hb 为 60 g/L，应补铁 1400 mg。如果用蔗糖铁输注，每次静点 200 mg，每周 3 次输注，2 ~ 4 周完成。对中重度贫血的患者，在静脉补铁的同时输注了浓缩红细胞悬液，应该按 1 个单位红细胞（即 200 ml 全血）含 100 mg 铁计算，应从补铁总量中减除相应的铁量。

在静脉补铁的同时，应适当补充钾离子，防止因血红蛋白增高，钾离子大量进入红细胞而出现低血钾。一般在补铁开始 1 周后，可通过吃含钾量高的香蕉、橙子或钾缓释制剂进行补钾。

3．中回医治疗 中医认为贫血属“血虚”范畴，回医则认为是“红液质体液虚亏”，由于两者都认为气与血（红液质体液）是紧密相连的，强调血虚（红液质体液虚亏）是由于气虚导致，而血虚反过来又加重了气虚，导致气血两虚症。因此，中回医血虚分有心血虚、肝血虚、脾血虚等三种常见类型，通过辨证施治治疗各类贫血可获得良好效果。尤其是分别以不同的中成药针对不同的分型贫血，有较好的疗效。

（1）河车大造丸或归芍地黄丸，可治疗心血虚症贫血，并有滋肝补肾和益阴养血作用。回医对产后大出血用河车参阿膏方调补。主要方剂为：紫河车 100.0 g、熟地黄 100.0 g、天冬 50.0 g、麦

冬 50.0 g、杜仲（盐炒）75.0 g、牛膝（盐炒）50.0 g、黄柏（盐炒）50.0 g、龟甲（醋炙）100.0 g、桑葚子 100.0 g、菟丝子 50.0 g、山药 50.0 g、枸杞子 50.0 g、女贞子 50.0 g、当归 50.0 g、黄芪 200.0 g、红参 50.0 g、白芍 50.0 g、阿胶 50.0 g、茯苓 100.0 g、制成膏方适量服用，治疗甚佳。

（2）紫河车胶囊或健脾生血颗粒、十全大补丸等可治疗肝血虚症贫血，并具有大补气血、养血安神作用。中医对各类红液质休克虚亏症，以益气补血、健脾养心治之。

方用：党参 30.0 g、熟地黄 15.0 g、黄芪 20.0 g、当归 15.0 g、焦白术 20.0 g、龙眼肉 10.0 g、茯神 20.0 g、木香 6.0 g、枣仁 20.0 g、生姜 10.0 g、远志 10.0 g、煅牡蛎 20.0 g、紫河车（冲）10.0 g、山栀子 10.0 g、地骨皮 10.0 g、肉桂 6.0 g、大枣 20.0 g、炙甘草 6.0 g。每日 1 剂量煎服，对失血性红液质休克血虚疗效较好。

（3）阿胶补血膏、生血丸等可治脾血虚性贫血，具有补益气血，滋阴润肺，健脾安胎作用，回医用药补肾健脾，填经养血，方用补肾健脾方：阿胶 15.0 g、黄芪 30.0 g、熟地黄 15.0 g、党参 15.0 g、枸杞子 15.0 g、大枣 20.0 g、炒白术 15.0 g、紫河车（冲）15.0 g、鹿角胶 15.0 g、炒白扁豆 15.0 g、山药 15.0 g、黄柏 10.0 g。每日 1 剂水煎服。

4．贫血食疗法 贫血食疗是采用搭配食物的方法治疗缺铁性贫血等各类继发性贫血。多食含铁丰富的食物，如动物肝、动物血、红肉类瘦肉、奶制品、豆类、绿叶果蔬等。

（1）大枣 10 个，蒸软去核，加人参 3 g，同蒸至烂熟后捣匀为丸，分 2 次服用，每 3 天 1 次。

（2）荔枝干 15 g，大枣 30 g 加水煎汤服。

（3）鲜桑葚 500 g，绞汁液熬成稀膏，加蜂蜜 300 g，一同熬至稠厚，晾冷后备用。10 日二次，每次 10 g，水冲服。

（4）龙眼肉 10 g，枸杞子 10 g，加水适量，煮至充分膨脱后，加入鲜樱桃 30 g，煮沸，加蜂蜜适量调味服食。

（5）龙眼肉，枸杞子各 15 g，黑米、粳米各 50 g，分别洗净，同入锅加水煨煮，至米烂汤稠即可食用。有益气补虚、养肝溢血、补血生血作用。

第六节　输血与输血相关并发症

正常人体血容量在性别及年龄上存在一定差异，男性平均为 75 ml/kg，女性 65 ml/kg，新生儿 85 ml/kg，其中红细胞占 2/5，血浆占 3/5。高原地区产科与平原地区一样会有不同程度的失血性疾病发生。高原人体与平原人体对失血的反应有一定差异，原因是高原人血液黏稠度相对较高，而且高原人平均红细胞体积（mean corpuscular volume，MCV）、平均血红蛋白含量（mean corpuscular hemoglobin，MCH）、平均血红蛋白浓度（mean corpuscular hemoglobin concentration，MCHC）明显高于平原人。由于人体对失血的反应，一方面取决于机体体循环的代偿能力，另一方面受失血量、失血方式和失血时间的影响。高原人因相对多血，机体对失血的代偿能力相对强于平原人。

一、输血的意义

正常人血容量减少 10%，血液携氧能力降低 20% 或凝血因子丧失 40%，机体可通过自身调节功能，而不致出现功能紊乱，超过此范围可能发生休克或凝血功能障碍，需及时补充血容量。血容量降低必然影响组织供氧，尤其是高原低氧环境下，在已经处在代偿功能负荷条件下，加重组织缺氧，导致影响高原地区失血性休克的抢救。所以，高原地区产后大出血或产科大出血输血的目的，是为了纠正血容量的丢失，提高红细胞携氧能力，改善微循环，补充血液的胶体成分、凝血因子提高机体免疫力，最重要的是改善氧的运输能力。

二、失血量的估计与测定

（一）失血量的估计

对产后大出血患者进行安全有效的输血之前，应该对产妇的失血量有较为正确的评估。对患者产后出血量的评估，主要结合临床表现，包括脉搏、血压、中心静脉压、尿量及临床表现等来综合判断（表 13-8）。

表13-8 产后失血量的判断

	小量出血	中度贫血	大量出血	严重出血
估计出血量（ml）	1000	1000 ~ 2000	2000 ~ 4000	> 4000
失血占血容量的 %	< 20	20 ~ 40	40 ~ 80	> 80
休克（脉搏 ÷ 收缩压）指数	0.5	1	> 1	> 1
脉搏（次 / 分）	正常或稍快	100 ~ 120	> 120 细弱	触不到
脉压（mmHg）	正常	< 30	更小	
收缩压（mmHg）	正常	< 90	< 60	0
中心静脉压	正常	降低	明显较低	0
尿量	正常或略少	少尿	无尿	无尿
末梢循环	尚正常	差	衰竭	不可逆
临床表现	无症状或口渴	四肢冷厥	肢端发绀	皮肤花斑
	站立时眩晕	烦躁	反射迟钝意识模糊	青紫昏迷

（二）失血量的测定

1．测血细胞比容法　血细胞比容（HCT）正常高原女性 49.03%±5.74% ~ 50.53%±4.52%，较平原平均值 37% ~ 48% 明显增高；男性 52.77± 4.26% ~ 56.82±4.18%，较平原平均值明显增高。产后大出血，由于高原人机体自身的代偿机制较平原高，或休克复苏期输液治疗，血液稀释，HCT 常降低。因此，高原失血量以：产后 HCT 下降超过 10%，或血红蛋白降低超过 2 g/L，则为产后出血诊断。高原人的 HCT 降到何种水平为输血指征，目前没有一致的规范，因为很多因素均可影响输血指征。包括患者年龄、心血管系统情况、心输出量、动脉血氧合状态、混合静脉血氧分压等。根据 HCT 值，一般认为不低于 28% 是较为安全的数值，若 HCT 低于 28%，可考虑输血。根据 HCT 推算出血量，公式如下：

失血量（ml）=（原测得 HCT－失血后 HCT）/ 原测得 HCT× 体重（kg）×7%

2．测血红蛋白法　收集产时，产后出血污染的纸垫、布垫、纱布等，清洗后将血水与血块、吸引瓶中的血水混匀后用量杯测出总的血水量，并测其血红蛋白（Hb）值，按以下公式计算：

失血量（ml）=［血水中 Hb（g/L）× 血水总量（ml）］/［患者原来 Hb（g/L）× 稀释因素（常为 200）］

3．称重法　即先称出干纸垫、干纱垫、干纱布等的重量，再测失血后应用的纱布、纸垫、纱垫重量，求其差即为出血量（1 g 按 1 ml 计算）。此法最为简单易行，为高原地区产后出血最为常用的方法。由于称重法求得的失血量常不包括出血后蒸发的消耗，所测出的失血量常较实际失血量小，故应再增加 25% ~ 30% 的出血量。

三、输血的适应证及途径

（一）输血的适应证

1．产伤和产后大出血　分娩时手术创伤，产前及产后大出血，大出血是输血的主要适应证。输血时患者心肺功能有较强的代偿能力方能进行，没有严重的心血管和呼吸系统疾病。具体适应证及原则如下：

一是失血量达全身血容量 20% ~ 30%，可给予电解质液、代血浆、血浆、白蛋白液及浓缩红细胞。

二是失血量大于全身血容量 30%，在总蛋白不低于 52 g/L 情况下，除了输以上各种成分外，尚需输全血。

三是失血量达血容量的 50% 时，可加用浓缩白蛋白。

四是失血量多于全身容量的 80%，除补充以上成分外，还需要加输凝血因子，加新鲜冰冻血浆和浓缩血小板以改善凝血机制。

2．贫血或低蛋白血症　高原地区贫血患者应给予输全血或红细胞悬液，使血红蛋白提高到90 g/L以上才较为安全，因为红细胞数值或血红蛋白过低，在高原低氧状态下，携氧量更少，会加重机体缺氧状态，不利于机体康复。低蛋白血症则宜输入血浆或白蛋白液。

3．凝血功能障碍　对有凝血功能异常的产妇，产后出血较多时，常需要输血。但一般库存血因凝血因子减少，不能满足此类患者的需要，往往需要输新鲜全血，有条件时应给予成分输血。

4．严重感染　对有产后贫血或伴有严重感染者，输血有助于增强抗感染能力和纠正营养缺乏。通常采用少量多次输血方法，对高原地区产后大出血引起的慢性贫血伴产褥热患者，尤为重要，可显著降低产妇死亡率。

（二）输血途径

1．静脉输血　外周静脉输血是输血的主要途径。失血量较多者，可经颈内静脉或锁骨下静脉穿刺置管，即可测定中心静脉压，又有利于加速输血。

2．动脉输血　常用于抢救急性大出血患者，具有直接迅速补充血容量作用，并通过压力感受器使血管张力迅速恢复，产生较为明显的升压效果。动脉输血是采用套管针穿刺桡动脉或股动脉，然后快速加压输血。目前已很少应用动脉输血。

四、输血相关并发症

输血虽然是一良好的治疗手段，但如果管理不当，则会引起输血相关的各类并发症，严重时危及病患者生命。输血最常见相关并发症，包括各种输血反应；输血引起的感染[8]。根据免疫学原理，输血相关并发症可分为免疫性和非免疫性两大类。与免疫因素无关的并发症称为非免疫性并发症，由供、受体之间血液成分不相融性抗原抗体反应引起的并发症称为免疫性并发症。

（一）免疫性并发症

常见有红细胞不合性输血反应、白细胞不合性输血反应、血小板不合性输血反应、血浆相关性免疫性输血反应（表13-9）。

表13-9　输血相关免疫性并发症

血液成分	反应类型	发生率（%）
红细胞不合	溶血反应	
	急性	0.02
	迟发型	0.2
白细胞不合	发热反应	5 ~ 10
	肺浸润	< 0.01
血小板不合	紫癜	< 0.01
血浆蛋白不合	荨麻疹	1.3
	过敏性休克	< 0.01

1．红细胞不合性输血反应　引起红细胞溶解，表现为溶血反应。分为急性溶血反应和延迟性溶血反应。

（1）急性溶血反应：常因ABO血型不合所致，发病快，往往在输血过程中或输血后立即出现，表现为血管内凝血，多引起急性肾衰竭和弥散性血管内凝血（DIC），症状重、预后差、死亡率高达20% ~ 60%。典型症状为寒战、发热、恶心、呕吐、胸背及腰部疼痛，并表现血红蛋白尿，血压下降等。

处理原则为立即停止输血，立即扩容利尿，保护肾，防止休克及DIC。首先从静脉补充适量液体，应用氢化可的松或地塞米松10 mg ~ 20 mg静脉注射，以减轻抗原－抗体复合物反应。少尿者早期应用呋塞米20 ~ 80 mg，或依他尼酸钠25 ~ 50 mg静注，使尿量维持在75 ~ 100 mg/h，并适当给予碳酸氢钠，使尿液碱性化，便于血红蛋白从尿中排出。

对出现严重休克并有出血倾向的患者，应输新鲜血或补充血小板、纤维蛋白原或其他相关凝血因子。病情严重者，采用部分换血法，可取得良好效果。

（2）迟发性溶血性输血反应　常因ABO血型以外的红细胞血型不合所致，主要发生在曾经有输血史和有妊娠史的已经致敏的受血者。发病机制多因最初致敏免疫形成的同种抗体，随时间的推移效价已降至很低，以致配血检查未发现明显异常。此次输入的不合性红细胞引起免疫回忆反应，IgG同种抗体大量迅速增加，当抗体达到一定程度效价时，即与相应的红细胞结合使红细胞破坏溶解。溶血反应多发生在输血后 4 ～ 7 天起病，症状同急性溶血性反应，但症状相对较轻、发热、贫血表现、黄疸等多见，而少见有休克和血红蛋白尿。由于迟发性溶血性输血反应预后好，大多情况下不需要特殊治疗，症状严重者，可按急性溶血性反应处理。

2．白细胞不合性输血反应

（1）非溶血性发热反应：是输血相关并发症中最为常见的输血反应，发生率约 2%，占总输血反应的 43.7%。发病原因是由于受血者存在抗供血者白细胞抗原的抗体，如白细胞凝集素、白细胞抗 HLA-A、HLA-B、HLA-C 及粒细胞特异性抗体。部分病例是由于被动性输入献血者抗受血者白细胞抗体所致。极少见的原因还有血小板抗体及血小板本身的特异性抗原抗体。

当患者输血后连续两次发生原因不明的发热反应时，可能为白细胞血型不合所致的非溶血性发热反应。治疗多属对症性的，首先立即停止输血，体温较高者常用解热镇痛药，给予镇静剂，患者地处高原低氧寒冷环境，注意肢体保暖等措施。

（2）肺部浸润：多发生在经产妇，表现为仅输注少量血后，即发生类似典型肺水肿样症状。主要原因是献血者血浆内存在有高效价的白细胞凝集素与受血者不相融的白细胞起反应，发生白细胞凝集，这种凝集物滞留在肺循环中，从而引起症状。肺部 X 线表现为肺门周围的无数结节和双下肺野浸润，但无心力衰竭的其他证据。治疗则首先停止输血，静脉应用皮质类固醇（地塞米松）激素，吸氧气，并根据病情给予呼吸支持。

3．血小板不合性输血反应　由于血小板和白细胞有共同的血型抗原，而且两者常存于同一血制品中，输注这两种成分均可引起血小板或白细胞致敏。在高原地区，有些血小板特异性抗体可引起罕见的输血反应，即输血后紫癜（PTP），其发病机制为病患者对外源性血小板某些特异性抗原产生同种免疫反应，当再次输入相应的血小板后即产生血小板特异性抗原—抗体复合物，使输入的供血者血小板被破坏。这种复合物尚可吸附于受血者自身血小板上，使受血者自身的血小板也遭破坏，使患者血小板计数明显降低，而高原地区人群血小板数值明显低于平原，故更容易全身出现紫癜。

血小板不合性紫癜多发生在有生育史的产妇中，临床表现为输血 1 周后，产妇突然发生全身性紫癜，血小板计数明显减少，并有发热现象。结合血小板特异性抗体检测可明确诊断。治疗上，可静脉注射大剂量免疫球蛋白及大量泼尼松或地塞米松。若有严重的低血小板性出血者，可同时输注相合的血小板，可获得良好效果。

4．血浆相关性免疫性输血反应

（1）荨麻疹：是输血反应中最为常见的输血反应，发病率为 1% ～ 3%。临床表现为输血后急性发起皮肤局部红斑疹，荨麻疹，多少不一，有时可遍布全身。其原因为血浆蛋白的免疫性抗原抗体反应。

治疗上，若不伴有发热和其他副作用时，可不必停止输血，也不需要实验室检查。症状严重者，需停止输血，注射抗组胺类药物，如苯海拉明 40 mg 肌内注射，待症状缓解后，再继续边观察边缓慢输血。

（2）严重的过敏反应：这种情况常常发生于 IgA 缺乏的多次受血患者。人群中有 1/700 ～ 1/1000 的人有 IgA 缺乏，并可产生 IgA 抗体。IgA 水平正常的人，也可产生有限的特异性抗 IgA 抗体。当多次输血后，受血产妇 IgA 抗体和供血者中的 IgA 抗原相结合，产生的抗原抗体复合物引起严重的过敏反应。临床表现为血管神经性水肿症状，即在输血过程中发生皮肤潮红、不安、出汗、脉搏快、血压下降、伴有呼吸困难、腹痛、腹泻，严重者可有神志不清或发生休克。

治疗时，立即停止输血，尽快供氧气，静脉应用抗组胺药物，雷尼替丁静脉注射，剂量为 100 mg，用 5% 葡萄糖 40 ml，缓慢静脉注射。对重度反应患者，应肌注肾上腺素及静脉用地塞米松，同时抗休克治疗，若发生喉头水肿致呼吸困难时，立即行气管插管或气管内切开术。肾上腺素肌内注射剂量为 10 mg/kg 体重，一般肾上腺素（1 mg/ml），可给 500 μg（0.5 ml），为 0.5 mg。

（二）非免疫性并发症

输血的非免疫性并发症主要有输血感染引起的各种疾病，包括各种传染性疾病和细菌污染所致的败血症。

1．传染性疾病　常见的有输血后肝炎、获得性免疫缺陷综合征（AIDS）、巨细胞病毒感染、人类 T 细胞白血病病毒感染及疟疾等。此外，包括梅毒、丝虫病、弓形体病等。

2．细菌污染血液导致败血症，这是输血相关并发症中最为严重的一种，死亡率可达 75% 以上。因此，防止细菌污染极为重要。

（1）菌源：常见有大肠埃希菌、副大肠杆菌、铜绿假单胞菌、变形杆菌、类白喉杆菌等，少数为革兰氏阳性球菌，包括链球菌、厌氧菌等。库存血贮存时间越长，发生污染致败血症的机会会增加，危险性也越重。

（2）临床表现：表现常与输入菌的种类、毒力、数目相关。发病常为暴发型，临床表现多与严重的感染性休克相似，病患者清醒时，有头痛、烦躁不安、畏寒，随即高热不退，有时眼结合膜出血，皮肤潮红，全身皮肤可出现血点，也可有腹部不适，恶心呕吐，循环衰竭的表现：低血压、脉压小、脉率快。肺和肾是对内毒素最敏感的脏器，可出现呼吸功能异常和肾功能异常，最终衰竭。

（3）诊断：简单快速的诊断方法为立即取血袋内剩余的血浆直接涂片或离心后涂片染色检查，镜下结果为阳性即可诊断，而阴性则不能排除细菌污染的可能性。需进一步将剩余血，患者本人血和所有输入的液体剩余液，做细菌培养，包括需氧菌和厌氧菌的培养。若有阳性可明确诊断。

（4）治疗：立即停止输血，充分给氧吸入，维持呼吸道的通畅，改善微循环灌注。及早应用足量的联合使用广谱抗生素。若有药敏试验指导下最佳。抗休克治疗越早越好，防治 DIC 和急性肾衰竭。

第七节　产后出血相关手术

产后出血是高原地区孕 20 周后孕产妇死亡的四大主要原因之一，其他三大原因分别为妊娠期高血压疾病、妊娠合并心脏病和感染。对临床医生而言，具有丰富的产后出血知识及对这一可能危及孕产妇生命的并发症的熟练处理技能极其重要。

一、徒手剥离胎盘术

（一）徒手剥离胎盘术适应证

1．胎儿娩出后，若胎盘部分剥离会引起子宫出血（> 100 ml），经按摩子宫底，或应用子宫收缩药物等处理，胎盘仍然不能完全剥离排出者。

2．胎儿娩出后 30 分钟胎盘仍未剥离排出者。

正常情况下，绝大多数产妇的第三产程都会在 3 ~ 5 min 结束，如果半小时尚未娩出胎盘，称为胎盘滞留。近年来国内外推荐新产程，目的是增加阴道分娩率，将第一产程和第二产程都做了相应适当的延长，但仍强调严控第三产程，防止产后出血。因为第三产程时间对产后失血量有显著影响。当第三产程> 10 min 后失血量显著增加，> 20 min 后失血量更加显著。因此，有专家建议以 10 min 为处理线，20 min 为病理线，给予早期干预。

（二）麻醉

在高原少数民族地区，仍有很多农牧民孕产妇是在家中分娩，而胎盘滞留时有发生。基层临床医生掌握此技术至关重要。一般情况下徒手剥离胎盘无需麻醉药。当第三产程延长子宫颈内口因回缩而过紧时，可肌内注射哌替啶 50 mg，阿托品 0.5 mg，再实施徒手剥离胎盘。必要时可用全身麻醉。

（三）手术步骤

1．产妇取膀胱截石位，先排空膀胱。消毒外阴阴道，医者更换手术衣并戴手套。

2．医者右手呈圆锥状并拢手心握脐带，并沿脐带右手进入宫腔，左手放在产妇下腹腹壁上，依骨盆轴方向，向下推压子宫体。

3．伸入宫腔的右手沿脐带触到胎盘并找到胎盘边缘，四肢并拢掌面朝向胎盘母面，即子宫内膜面。以手掌的指端向尺侧缘划动，慢慢将胎盘自宫壁分离；固定子宫的左手在腹壁上与宫腔操作的右手相互配合。

4．在整个胎盘剥离后，分离的胎盘由右手掌中托出子宫及生殖道。胎盘取出后即刻给予宫缩剂（缩宫素 20 U 肌内注射）。然后检查胎盘，视其是否完整无缺，是否需要再次清宫。

（四）注意事项

1．监护产妇生命体征，术前备血。若产后出血过多，一般情况差时，需要在抗休克治疗的同时，尽快徒手取出胎盘。

2．严格无菌操作，防止诱发感染甚至败血症的发生。

3．徒手剥离胎盘，应一次性完成操作，不可反复进出宫腔，避免宫腔内感染。

4．手术时手法要正确而轻柔，避免强行撕拉，勿用手指抓挖子宫壁，不能强拉脐带或胎盘，防止胎盘残留，子宫损伤或子宫内翻。

5．徒手剥离胎盘时，如果发现胎盘与宫壁之间界线不清，粘连紧密，或剥离困难者，要考虑有胎盘植入的可能，不要强行牵拉和剥离，以免损伤子宫壁或致不可控制的出血。此时应暂时停止操作，与超声科合作，在超声引导下进行剥离。仍有剥离困难，如果出血不多可保守观察，术后用生化汤加减方（尤其是重用天花粉）口服，可有良好效果。如果剥离后血汹涌而出，应及时行放射介入子宫动脉栓塞术止血，或急症子宫切除术。

二、子宫按摩术

子宫按摩是处理产后出血的最简单而应急有效的方法，不需要任何药物和器械的基础方法，可分为经腹部按摩法和经腹经阴道联合按摩法两种。

（一）经腹部按摩法

医者左手在耻骨联合上方推按子宫，右手拇指在前，其余四指在后，经腹壁将子宫底纳入于手掌之中，均匀有力地按摩子宫底，从而刺激宫缩，并压迫宫体迫使宫腔内积血排出。该方法对腹壁肥胖的产妇疗效较差。

（二）经腹经阴道联合按摩法

医者一只手放在产妇下腹部宫底部向下按压子宫，另一只手于戴消毒手套进入阴道并向上相对应挤压子宫。可分为两种手法。

1．一是医者一手按压产妇下腹壁使宫底前屈并按压住子宫后壁，另一手伸入阴道，做握拳状置于前穹顶住子宫体前壁，两手相对应紧压宫体并相互按摩。该方法的按摩着力点在子宫体，能促使子宫体肌的收缩，更适用于子宫收缩乏力所致的产后出血。

2．二是医者一手按压产妇下腹壁与方法一相同，另一手伸入阴道内握紧子宫颈部，或置于后穹，两手共同用力按压子宫及宫颈，让宫颈与子宫体重叠压紧。该方法对于子宫下段的压迫作用较为显著，更适用于前置胎盘所致的产后出血。

（三）按摩子宫注意事项

1．子宫按摩时一定要方法正确可靠，力度要够，时间要足，用力按摩者每人最多坚持 10～20 min，因此，须多人轮换按摩。

2．按摩过程中需反复评估患者情况，定时测量阴道出血量。

3．按摩时间以子宫恢复正常收缩，并能保持收缩状态为止，有时需要数小时方可有效。

4．按摩时，可同时给予宫缩剂。

三、宫腔填塞术

对于严重的难治性产后治血，可要尝试在行子宫切除前行宫腔填塞术。但对宫腔填塞术要注意隐匿性出血和感染的风险。宫腔填塞术包括宫腔纱布填塞术和宫腔水囊填塞术，一般情况下，剖宫产术中选用纱条填塞法，经阴道分娩后选用水囊填塞法。

（一）宫腔纱布填塞术

宫腔纱布填塞术已有最少 50 年或更古老的历史，对技术要求较高，必须压紧而不能留有空隙。在剖宫产时应用该方法，应用正确而得当时，是一种快速、安全、有效、可行的急救措施。

1．适应证　一般用于剖宫产术中宫缩乏力或胎盘粘连所致的产后出血，经按摩子宫和宫缩剂无效者。因在剖宫产术中（宫口尚未开大者），可直视下操作，容易填满宫腔，纱布填塞可以刺激子宫感受器，通过大脑皮质激发子宫收缩，同时纱布条可以起到直接压迫胎盘剥离面而使血管止血。因此，剖宫产术中应用成功率高，而阴道产者，因操作不便，不能有效填塞满子宫腔，而不能达到无空隙的效果，因而效果差。

2．填塞方法　纱条用碘附浸透并拧干，从

宫底开始自一侧填至另一侧（用“之”字形有序排列填塞）务必填紧而不能留空隙。在剖宫产术中填塞后，缝合子宫切口时要特别小心，避免将纱布条缝到一起，引起取出困难。若纱布条放置24～48 h取出，并注意预防感染。

（二）宫腔水囊填塞术

宫腔水囊填塞原理源于宫腔纱布条填塞，但水囊填塞更为有效，球囊对宫壁的压力更为均匀一致，从而止血效果更好。自制球囊更有使用前景，它有500 ml的容积及单独的开口，有助于监测活动性出血。

1．适应证　适用于阴道分娩后由于宫缩乏力引起的产后出血，而且应用宫缩剂无效者，并且在高原地区的边远地区，在产后出血转运前、在放射介入或手术干预前，如盆腔血管结扎、B-lynch缝合、子宫切除术之前；也可在剖宫产术中、术后或者既往有剖宫产者阴道分娩之后出现的产后出血患者。

2．自制球囊　可用导尿管和避孕套。

3．方法　将消毒后的自制水囊置入宫腔，在水囊开口处（导尿管开口）注入250～500 ml的生理盐水，以膨胀宫腔，必要时可注入500～1000 ml生理盐水，24～48 h后移走。为防止球囊脱出，阴道内填塞无菌纱布。在自制球囊填充期间需要预防性使用抗生素。

4．疗效　在高原地区的基层医疗机构临床使用表明，该方法能迅速（填塞后15分钟内出血停止）、有效（90%～100%）地控制产后出血，挽救产妇生命。且操作简单，尤其在高原边远落后、医疗资源相对匮乏地区，其应用价值和有效方法是值得大力推广的。由于自制水囊填塞是创伤最小，操作最简便的快速方法，是治疗产后大出血的保守方法的首要选择。

四、B-lynch缝合及其他子宫压迫缝合术

子宫压迫缝合术是20世纪90年代开始广泛应用的用于治疗难治性产后出血的一系列新方法，包括了B-lynch和其他子宫压迫缝合法。总之子宫压迫缝合术操作较为简单，几乎没有什么严重并发症，与子宫切除术和子宫动脉结扎相比，几种子宫压迫缝合术显得相对安全，而且保留了产妇的生育能力。

（一）B-lynch缝合术

自1997年报道B-lynch缝合术治疗难治性产后大出血以来，成功率为98%，是一种有效而安全的手术方法。

1．B-lynch缝合术的止血原理　使用可吸收线从一侧子宫下段进针，然后向上绕过宫底，在子宫后壁横向穿过子宫下段到达对侧，再经宫底绕回前壁并穿过子宫下段前壁，将两端线尾收紧打结，从而起到垂直压迫子宫的作用。这种缝扎作用，纵向机械性捆绑压迫子宫，使子宫处于持续纵向压缩状态，子宫被动收缩，交织于子宫壁肌纤维间的血管被有效挤压，子宫血窦被动关闭，可使子宫出血迅速停止。同时，由于两条侧向绑带样的压迫作用，阻止了子宫动脉的弓状血管、卵巢动脉的分支由于子宫侧缘向子宫中央的血流分布，血流流动明显减少、减缓，局部血栓形成而达到迅速止血的效果。

2．B-lynch缝合术的适应证　本方法适应于子宫收缩乏力、胎盘粘连或前置胎盘的胎盘床出血、或凝血障碍导致的产后出血，以及晚期产后出血。用于前置胎和胎盘粘连时，可以应用多种方法相结合的方法止血，如双侧子宫卵巢动脉结扎、胎盘剥离面行“8”字缝合术后，再行B-lynch缝合。

在产后出血多少时再考虑应用B-lynch缝合术尚无定论。目前临床实践认为，对于有适应证的患者，在药物和子宫按摩加强宫缩无效后，应尽早采用B-lynch缝合术，一旦出血时间长，并发DIC或失血性休克后，手术成功率则明显降低。

3．B-lynch缝合术的具体方法

（1）在全身麻醉下从下腹部开腹，行子宫下段横切口或者在剖宫产术后打开原子宫下段切口。

（2）探查宫腔并清宫，将子宫托出腹部切口，再次辨认出血点，若存在子宫收缩乏力和凝血功能异常性渗血、胎盘剥离面大量出血、胎盘部分和全部植入而无明显的出血点者，则先行子宫按摩压迫试验，以估计实施B-lynch缝合术潜在的成功机会。若经过子宫按摩压迫后，阴道及子宫出血量减少，则B-lynch缝合术有很大的止血成功机会。

（3）缝合前，先下推膀胱腹膜反折至宫颈下方，进一步暴露子宫下段。用1～0可吸收线，先从右侧距子宫切口下缘3 cm，距子宫侧方也是

3 cm 处进针，穿过宫腔至距切口上缘 3 cm，距子宫侧方 4 cm 处出针；然后将缝线绕子宫前壁拉向宫底，在距子宫角 3 ～ 4 cm 处的宫底部将缝线垂直绕向子宫后壁（缝线紧压于子宫体而不易从阔韧带侧滑）；然后在子宫后壁于子宫下段切口水平宫骶韧带起始处，与前壁相对应的位置，由后壁进针至宫腔，水平横向至左侧后壁与右侧相对应的位置出针，出针后将缝线垂直通过宫底至子宫前壁，如同子宫右侧的部位缝合左侧子宫切口的上下缘。在缝合过程中，由助手始终维持双手压迫子宫，以便缝线抽紧时不会对子宫表面造成切割和拉断，同时减少在操作过程中的出血和防止滑脱。这样，在子宫表面从前壁至后壁可见两条缝线，位于子宫体的两侧，将子宫纵向压迫。

（4）术者在将两根缝线收紧的同时，助手继续双手压迫子宫，两者相互配合，在维持缝线两端张力相等情况下先关闭子宫下段切口再打结，打结时务必小心渐进、缓慢、用力均匀适度。

（5）将子宫放回盆腹腔，观察 10 min 左右，注意子宫颜色和子宫下段有无渗血，阴道有无出血，若正常可按常规关腹。

（二）其他子宫压迫缝合术

由 B-lynch 缝合术的启发，对 B-lynch 缝合术进行改良，有了各种垂直纵向和水平子宫压迫缝合术，包括不用打开宫腔的改良方法，为产后出血保守性手术提供了更多的选择。但这些改良技术有导致局部缺血和干扰子宫复旧及易形成宫腔内积血的缺陷，增加了宫腔粘连及感染的潜在风险，且方法相对较新，有待更多实践论证其可靠性和有效性。

改良 B-lynch 缝合术是一种纵向压迫的缝合法，这种技术是在宫底两侧分别进行两次纵向压迫缝合。每条缝线从子宫下段前壁进行，贯通子宫腔而从后壁出针，于宫底上方收紧打结。结扎前，助手双手压迫子宫体协助打结，并防止缝线滑脱。这种方法比 B-lynch 缝合术更快捷，而且不需要有子宫下段横切口，当遇到子宫下段明是出血时，可于子宫下段两侧各做一个水平压迫缝合，即缝线穿透子宫下段前后壁并在前壁打结。除此外，尚有一种在子宫前后壁的相对应位置进行多次缝合的压迫缝合方法。

五、盆腔动脉结扎术

盆腔动脉结扎是产科用于预防或治疗产后出血的手术，包括子宫动脉结扎和髂内动脉结扎术。一般情况下，在处理难治性产后出血时，先尝试子宫血管结扎，因其简单易行，创伤小，对髂内动脉结扎术，要求熟悉并胜任各种盆腔妇科手术科医师，需要手术技巧和经验。

（一）子宫动静脉结扎术

虽然子宫血管结扎对严重的、威胁生命的产后出血不太可能有效，但对中等程度的产后出血仍然是有效的。且子宫血管结扎术操作相对简单，并发症≤ 1%。高原地区有剖宫产术经验的产科医生都可以掌握子宫血管结扎术的操作。

1．适应证　难治性产后出血，尤其是在剖宫产术中的子宫收缩乏力或胎盘因素出血，经药物和按摩子宫无效，或子宫切口撕裂而局部止血有困难者。

2．结扎止血原理　正常生理状态下，非妊娠期的子宫内膜血流是每分钟为数毫升，妊娠早期则增加至每分钟 50 ml 左右，至足月妊娠时胎盘血流量则增加到每分钟 500 ml 左右。妊娠期为了保证子宫血流量，子宫和卵巢动脉均明显增粗增大，由于妊娠子宫的血供 90% 左右来自子宫动脉，其余来自卵巢、宫颈和阴道的血管。因此，结扎子宫动脉后子宫血流会明显减少，减缓局部加压时更容易使血流凝成血栓而止血，同时因血流的减少，子宫肌层缺血此时刺激子宫收缩可进一步压迫血窦止血，使子宫止血进入良性循环。待 1h 左右的侧支循环建立时，子宫的出血部位已经形成牢固的血栓而持续止血成功。

3．操作要点　子宫动脉结扎是采用 1 号可吸收线在子宫血管内侧 2 ～ 3 cm 处穿过子宫肌层，再在阔韧带无血管区穿出确定缝合正确后可收紧结扎。子宫动脉上行支结扎适应于子宫体部的出血在子宫下段的上部进行结扎，结扎时为子宫动静脉一起整体结扎，用可吸收缝线，直接从子宫下段前壁缝到后壁，将子宫肌层 2 ～ 3 cm 一同结扎，但不能穿透宫腔。由于结扎部位较高，不需要游离下推膀胱，对输尿管无损伤之忧。若已行剖宫产术，则可进一步下推膀胱，在子宫下段切口下 2 ～ 3 cm 处进行结扎。

对子宫下段的出血或子宫颈部的出血可行低位子宫结扎术，再进一步下推膀胱后，再原地第一针下 3 ~ 5 cm 处进行结扎，包括大部分供给子宫下段的子宫动脉支。若仍有持续出血，可在子宫卵巢韧带及子宫连接处在进行一次缝合，以阻断来自卵巢动静脉的侧支血供。子宫血管的缝扎，文献报告可达到 95% 有效率。

（二）髂内动脉结扎术

髂内动脉结扎术需要有盆腔手术经验的手术技巧，通常由妇科肿瘤医生或血管外科医生帮助下完成。由于盆腔和子宫的大部分血流由髂内动脉前干支供应，结扎髂内动脉可使动脉压力下降 85% 左右，使血流速度减慢而类似静脉系统的血流，从而有利于形成血栓而止血。行双侧髂内动脉结扎术后，50% 左右的严重产后出血，包括宫缩乏力和胎盘植入的产妇可避免子宫切除术。

1．适应证　对高原地区难治性产后出血，尤其是在剖宫产术中宫缩乏力或胎盘因素的出血，经按摩子宫和应用宫缩药物无效，或子宫切口、宫颈或盆底渗血、阔韧带出血，腹膜后血肿等，保守治疗无效的产后出血。

2．止血原理　由于髂内动脉结扎术止血的原理是将盆腔动脉血循环转变类似静脉的系统，使血流显著减缓后子宫平滑肌纤维缺血缺氧，高原地区低氧更容易缺氧而程度加重，而导致肌纤维收缩加强，促进止血效应。并非由于结扎动脉后血供完全停止而止血，根据研究发现，髂内动脉结扎后 45 分钟即可建立侧支循环，而基本不发生盆腔器官缺血坏死现象。

3．操作要点　手术可通过从腹膜外或腹膜内进行，由于剖宫产大多行腹膜内，因此手术一般也从腹膜内进行。先行在骨盆漏斗韧带和圆韧带之间打开后腹膜，同时辨认输尿管将其向中线牵拉避免损伤，确认髂总动脉的分叉处，钝性分离周围的淋巴脂肪组织，找出髂外动脉和髂内动脉，用直角钳或胆囊钳轻轻从髂内动脉后侧（下方）穿过，从侧面往中间穿过，钳尖顺势钳夹带出两根 10 号丝线，间隔 1.5 cm 左右分别结扎，无须切断血管。然后关闭后腹膜创面。

4．临床效果及安全性　髂内动脉结扎的主要并发症包括输尿管误扎、损伤、髂外静脉损伤等，必须在结扎准确辨认髂外动脉没有被误扎。高原地区此术的止血有效率为 100%（作者经验），在结扎双侧髂内动脉后，无论子宫出血是否停止，尽快关闭剖宫产手术子宫下段切口，将子宫回纳盆腹腔，然后常规关腹结束手术，产后出血术后基本可停止。

六、放射介入手术

放射线下动脉血管性介入栓塞术，对于持续性的产后出血是有效的，动脉血管介入栓塞术为治疗难治性产后出血提供了一条能保留子宫和生育功能的新途径，成功率达 95% ~ 100%，是近些年来日益受到重视的手术方式。

1．止血原理　产后出血其血供多源于子宫动脉。介入栓塞术是有选择地栓塞出血的动脉血管，并且从出血动脉的末梢开始栓塞至整条出血动脉的血管腔，而交通支供给子宫血流量只够维持子宫正常营养循环量，由于子宫内动脉压显著下降，血流减慢，利于血栓形成而止血同时由于子宫供血减少而肌纤维缺血缺氧，又促使子宫收缩敏感度加强，从而出血得到有效控制。

2．适应证　适应于经保守治疗无效的各种难治性产后出血，包括宫缩乏力、产道裂伤和胎盘因素等。若有出血性休克应首先进行抗休克治疗后再行介入栓塞治疗。对晚期产后出血一次达 500 ml 或以上者，经积极抗休克治疗后给予介入栓塞治疗。

对瘢痕子宫前置胎盘或胎盘植入者，在行剖宫产术之前，先行剖宫产娩出胎儿后，暂时不行胎盘处理，而应立即行介入栓塞术，然后在剥离胎盘及处置胎盘植入，可防止术中致死性产后大出血。

3．禁忌证　生命体征极度不稳定、不易搬动的患者，或合并有其他脏器出血以伴发 DIC 者。或者有严重的心、肝、肾功能异常者。或有造影剂过敏者。

4．介入栓塞术治疗的方法　由受过训练的专科医生进行操作。产后出血的介入栓塞治疗采用经导管动脉栓塞术（TAE）是在局部麻醉下，经一侧股动脉穿刺置入动脉鞘，完成股动脉置管术。然后将相应的导管插入到腹主动脉分叉上 2 ~ 3 cm 处，经高压注射器注入适量造影剂，进行盆腔动脉的数字减影血管造影（DSA），明确出血部位后，迅速将导管插入出血侧髂内动脉前干，根据情况分别采用髂内动脉栓塞术（internal iliac artery embolization，IIAE）或子宫动脉栓塞术（uterine artery embolization，UAE）。经DSA造影证实栓塞成功后，同法栓塞另一侧髂内动脉前干支或子宫动脉。结束后撤出导管，拔出鞘管，加压包扎股动脉穿刺部位，以防止出血。

5．介入治疗的并发症　临床上常见因栓塞后组织缺血引起的非常性反应疼痛，包括宫体、臀部疼痛及中等程度的发热。子宫动脉栓塞术常有下腹疼痛为主，少部分患者则有腰骶部疼痛。发热多在术后5天内，一般不超过38℃。

七、子宫切除术

围产期子宫切除术（perinatal hysterectomy，EPH），主要用于宫缩药物治疗或手术治疗后仍不能控制的严重产后出血，是挽救正在出血的产妇生命的急救选择。

1．适应证　按紧急程度分为两类：紧急适应证，包括子宫破裂，难治性产后出血、胎盘植入、子宫感染和非紧急适应证，包括有明显的子宫病变，如原位癌，或子宫平滑肌瘤等。以紧急性子宫切除，高原地区临床常见原因为胎盘因素，包括前置胎盘，胎盘植入，特别是瘢痕子宫发生的前置胎盘或胎盘植入；子宫收缩乏力，其他因素还包括子宫破裂，子宫切口严重破裂，产道严重撕裂，血肿，以及重度感染（绒毛膜羊膜炎）等。

2．术式选择　一般为子宫次全切除术，但是如果是前置胎盘或部分胎盘植入至宫颈时，则行全子宫切除术。

3．注意事项及操作要点　在临床上，虽然产科医生应尽最大努力来保留产妇的生育能力，尤其是对第一次妊娠或渴望再次妊娠生育的妇女，但在其生命受到威胁情况下，医者应当果断地决定尽快行子宫切除术，若犹豫不决，延误手术时机，最终以产妇的生命为代价。

（1）胎盘及子宫切口的处理：对凶险性前置胎盘或前置胎盘合并有胎盘植入的病例，当子宫切除已不可避免时，无须剥离胎盘，将子宫切口用粗丝线简单全层缝合关闭以减少出血，再切子宫。

（2）对膀胱子宫反折腹膜的处理：主要是全子宫切除时需要下推膀胱，一般达到前穹窿为度，因孕期组织疏松，较易将膀胱推离。

（3）对各韧带的处理：由于妊娠子宫各韧带较为松弛，切除子宫时可将子宫提出腹腔外进行。切除时以最快的速度钳夹，切断，下移在钳夹，切断，直至钳夹至子宫动脉水平以下，然后逐一缝合结扎。

（4）处理子宫血管：于子宫颈内口或稍高水平钳夹切断子宫血管，为避免损伤输尿管，钳夹子宫动脉时应紧贴子宫，连续地少量钳夹组织。

（5）处理主韧带：为避免损伤输尿管，手术时可紧贴子宫颈侧壁，分次钳夹，切断，缝扎组织至阴道穹部，必要时游离输尿管，避免损伤。

（6）切除子宫：若为子宫次全切除术，一般在子宫下段横切口水平进行即可，切面应在子宫血管断端上方1 cm，避免出血。若为子宫全切者，因宫颈开全后剖宫产者，一般触不清子宫颈，可在子宫下段稍低处纵行切开子宫前壁，直视下看清宫颈与阴道穹交界，然后切除子宫。

（7）缝合阴道断端及缝合盆腹膜：在腹腔内放置引流管，仔细检查各断端有无出血后常规关腹。

由于剖宫产或阴道分娩后的特殊性，子宫切除要点与产后特性有关。因此，在切除子宫前迅速闭合子宫切口以保存血容量。同时应注意保留正常卵巢，由于足月妊娠时，子宫卵巢固有韧带相对短缩，在钳夹及缝合时要小心保留多的卵巢组织。妊娠子宫血管丰富，正确钳夹及缝合尤需相当仔细。

第八节　弥散性血管内凝血

弥散性血管内凝血（disseminated intravascular coagulation，DIC）是广泛微血管血栓形成，导致循环障碍、凝血因子消耗及继发性纤维蛋白溶解而引起的以出血、休克及器官功能衰竭为主要临床症状的综合征[9]。是产科的一种罕见而危重的妊娠并发症。成为产科领域的一个重要课题。

一、病理生理

1．是由于血液凝集过程的普遍激活，引起血管内纤维蛋白源沉积和小血管的血栓阻塞引起的疾病。因所有三种内源性的抗凝因子（抗凝血酶、蛋白、组织因子旁路抑制因子）受损和纤溶受抑，发生了凝血和纤溶系统之间的不平衡，同时，血小板和因凝集过程所致的凝血因子的消耗可引起严重的出血。

2．孕期血液处于高凝状态加上妊娠子宫压迫使盆腔血流缓慢，使血管内皮损伤，易使血小板凝集，加速凝血，易在盆腔或下肢血管内形成血栓。许多的妊娠并发症使血液浓缩、血管痉挛，使孕妇处于低血管床容量、低血容量、高血黏度状态，易诱发血管内皮损伤，加上胎盘、蜕膜、羊水中大量的组织因子、促凝物质、均是 DIC 的诱因。

二、诊断

1．存在容易引起 DIC 的基础疾病。

2．临床发现提示出血或血管内血栓。

3．实验室检查结果支持诊断。

4．可能发生 DIC 的体征是穿刺部位或黏膜表面渗血、外科切口或产科裂伤部位无法控制的出血，容易发生挫伤或瘀斑。

【实验室检查】

血小板计数	小于 100 000/mm
纤维蛋白原水平	小于 300 mg/dl
纤维蛋白裂解产物	大于 40 mg/dl
凝血酶原时间大于	14 s
部分凝血激酶时间	大于 40 s

三、治疗

（一）病因治疗

及时终止妊娠，必要时切除病灶如子宫切除，抗感染药物治疗等。产后加强宫缩是最有效的止血方法。

（二）抗凝治疗

高凝期为最佳治疗时机。肝素用量主张小剂量、短疗程、根据病情调整剂量及使用时间。初次剂量 0.5 mg/kg，一般 25 mg 溶于 100 ml 液体中静脉点滴，必要时 12.5 ~ 25 mg，每 6 ~ 8 小时给药一次双嘧达莫 400 ~ 600 mg 加入 5% 葡萄糖液中静脉点滴，或 50 mg 口服，一日 3 ~ 4 次。阿司匹林 40 ~ 50 mg 口服，一日 3 次。

（三）凝血因子的补充

新鲜全血、纤维蛋白原、血浆、血小板、凝血酶复合物等。

（四）纠正休克

补充血容量按晶体液、胶体液为 3：1 的比例，根据血容量、血压、中心静脉压决定输液量及速度。有效供氧，保护脏器功能。

参考文献

[1] 西藏自治区人民医院．实用高原医学［M］．拉萨：西藏人民出版社．1983．

[2] 闫秀玲．限制性输液复苏产后出血性休克的临床观察［J］．中国煤炭工业医学杂志，2012，15（11）：1686-1687．

[3] de Lima Weslei V，Visona Iria，Schor Nestor，Almeida Waldemar S．Preconditioning by aerobic exercise reduces acute ischemic renal injury in rats［J］．Physiological reports，2019，7（14）：e13769．

[4] Ter Maaten Jozine M，Damman Kevin．Down the road from challenges in acute heart failure trials［J］．European journal of heart failure，2019，21（11）：1423-1425．

[5] 梁少玲，董文漪，黄学惠．产后出血所致席汉氏综合征 2 例［J］．昆明医学院学报，2008，29（06）：181-182．

[6] Breymann C，Honegger C，Hösli I，Surbek D．Diagnosis and treatment of iron-deficiency anaemia in pregnancy and postpartum［J］．Archives of gynecology and obstetrics，2017，296（6）：1229-1234．

[7] 唐元春，马春会，郭永建．产科患者血液管理 NATA 专家共识的主要推荐及其启示——第 1 部分：妊娠及产后贫血和红细胞造血营养素缺乏的管理［J］．中国输血杂志，2018，31（03）：311-320．

[8] 聂咏梅，田兆嵩．产科出血并发症及输血治疗［J］．中国输血杂志，2003，(01)：62-66．

[9] 于贵华，马文，张英．产后弥散性血管内凝血的急救护理［J］．河北医药，2013，35（03）：473-474．

第三篇

高原妇科学

妇科学包括妇科学基础、女性生殖器炎症、女性生殖器肿瘤、生殖内分泌疾病、女性生殖器官损伤性疾病、女性生殖器官发育异常及先天畸形、女性其他生殖疾病等。本篇高原妇科学主要介绍高原妇女在非妊娠期与生殖系统有关的低氧环境下的生理和病理，根据高原妇科疾病的临床病程特点针对性地对其进行预防、诊断、治疗和处理。

第十四章

高原地区盆腔炎性疾病的综合治疗

第一节　高原地区盆腔炎性疾病概述

一、盆腔炎性疾病

盆腔炎性疾病（pelvic inflammatory disease，PID）是高原地区各族妇女常见妇科疾病，发病率高，每四位达到生育年龄的妇女就有一位曾经患有盆腔炎性疾病。盆腔炎性疾病是指女性上生殖道感染引起的一组疾病［2006年美国疾病预防控制中心（CDC）定义］，是由在宫颈管内繁殖的微生物上升进入子宫内膜和输卵管引起的。主要包括内膜炎、输卵管炎、输卵管卵巢脓肿和盆腔腹膜炎。高原地区妇女盆腔炎性疾病的特点是病原体由有淋病奈瑟菌、沙眼衣原体引起，同时可能伴有需氧菌、厌氧菌、病毒和支原体混合感染。

PID可局限于某一部位，也可同时累及几个部位，其中最常见的是输卵管炎。本病多发生于性活跃期妇女，而初潮前、绝经后或无性生活的未婚者很少发生[1]。

如果诊疗不规范或未能及时有效的治疗而延误，PID可发生后遗病变，盆腔炎性疾病后遗症包括：复发性盆腔炎、慢性盆腔疼痛、不孕症和异位妊娠。

二、PID的新认识

用盆腔炎性疾病（PID）取代以往的盆腔炎。盆腔炎主要指急性盆腔炎，不再阐述慢性盆腔炎，在高原地区妇产科诊疗时有重要意义。其依据有：

1．以往慢性盆腔炎的概念及诊断比较模糊，国外教科书和工具书中很少提及慢性盆腔炎。

2．以往诊断的慢性盆腔炎，可能包括不典型或隐匿性盆腔炎性疾病，盆腔炎性疾病的后遗症、盆腔静脉淤积症、不典型的盆腔子宫内膜异位症等。而经研究显示，有些所谓的慢性盆腔炎组织中找不到病原体，仅为临床小腹及腰骶部疼痛为表现的组织增生、粘连、瘢痕形成等的后遗症改变。

3．过去的慢性盆腔炎再次发作，病灶细菌学培养结果显示，实际是再次的盆腔病原微生物感染。

4．以往提示的慢性盆腔炎没有规范而有效的治疗方法，且有些治疗方法存在很大争议。

三、PID的并发症

PID如果没有得到及时、正确而规范的治疗，或由于抗生素选择不当、剂量不足、疗程不够等，造成炎性过程继续发展，都会导致与附近器官粘连的解剖变化。不仅可以使病程迁延，还可造成许多后遗症或并发症。常见后遗病变及并发症如下：

（一）复发性盆腔炎

高原地区有25%的急性PID可于以后重复发作，占慢性盆腔疼痛的50%左右，是高原地区PID的常见后遗病变，因为输卵管在前次感染之后留下的损害，使其对微生物的侵犯敏感性增加，容易复发。年轻患者的重复性感染是一般人群的2倍左右。

（二）不孕

急性PID是造成高原地区妇女输卵管梗阻及不孕的重要原因，发生1次输卵管炎就可使12%～18%的妇女产生不孕，PID发作的次数和严重程度与不孕密切相关，据调查PID引起高原地区妇女不孕占不孕总原因的30%～40%。

（三）异位妊娠

由于输卵管的炎性损害，造成其与周围组织器官的粘连或管腔的黏性梗阻，使输卵管的摄取受精卵及转送受精卵的功能受到影响。所以，高原地区妇女患PID后异位妊娠发生率可高达50%，是未发生PID者的7～10倍。

（四）慢性盆腔疼痛

高原地区PID后遗病变常见病症之一就是慢性盆腔疼痛，常以为是慢性盆腔炎的反复发作。PID遗留的慢性小腹痛，常常是PID病程延绵超过6个月者，发生慢性盆腔疼痛可达18%[2]，疼痛常常是周期性的，主要和输卵管、卵巢及其周围组织粘连相关。

（五）输卵管 – 卵巢脓肿

急性输卵管炎的初发阶段可形成输卵管卵巢脓肿（tubo-ovarian abscess，TOA），一般发生在卵巢的排卵部位，该处是感染扩散和脓肿形成的门户。在高原远离城市的偏远农牧区，TOA 是 PID 很常见的并发症，脓肿渗出液的压力可造成脓肿破溃，造成暴发性弥漫性腹膜炎或败血症，若治疗不及时常可危及生命。

（六）输卵管卵巢囊肿

1．慢性输卵管炎性粘连与输卵管积水　在高原地区患 PID 中也十分常见，粘连多为双侧性，输卵管远端壶腹部呈轻度或中度肿大，伞端呈部分或完全粘连性闭锁，并与周围组织粘连。由于炎性粘连导致输卵管峡部及伞端粘连闭锁，管腔内浆液性渗出物积聚而形成输卵管积水；或因输卵管积脓被逐渐吸收，浆液性液体继续自管壁渗出而充满管腔，也可形成输卵管积水。积水的输卵管管壁薄，形成腊肠或呈曲颈的蒸馏瓶状，表面光滑，可游离或与周围组织有膜样粘连。

2．输卵管卵巢炎及输卵管卵巢囊肿　输卵管炎症波及卵巢，可相互粘连形成炎性包块，输卵管伞端与卵巢粘连贯通，液体渗出而形成输卵管卵巢囊肿，也可由输卵管卵巢积脓液吸收而转为积水而成。

（七）慢性盆腔结缔组织炎

炎症蔓延至宫底韧带处，使纤维组织增厚，变硬。即可产生慢性腰骶部和小腹疼痛，又使病程延绵反复发作。若蔓延范围广，可使子宫固定，宫旁组织增厚，妇科检查时局部有压痛感。

（八）骶髂关节炎

PID 发生骶髂关节炎者较为常见，造成腰骶部疼痛，在高原地区 PID 患者中可有 68% 发生此临床表现，常与宫颈炎并存。

（九）肝周围炎

在高原地区肝周围炎的发生并不常见，但发生则病情严重。一般为淋病奈瑟菌感染所致，少数为沙眼衣原体。病原体从输卵管扩散，沿结肠旁沟上升而达到膈下，发生腹膜炎和肝包膜炎。出现高热及上腹疼痛、右季肋部痛和墨菲征阳性，疼痛向肩部、臂内侧放射如同胆囊炎（极易误诊）。腹腔镜可发现在肝表面和周围组织之间有典型的“提琴弦”样粘连。

第二节　关于高原地区盆腔炎性疾病诊疗的相关问题

一、PID 流行病学

PID 在世界总发病率尚不清楚，各地发病率的报道差异较大且高低不同。如瑞典 1996 年报道 PID 的发病率为 0.4%，挪威 1990 – 2000 年 PID 报道为 3.5%。我国虽然是 PID 发病大国，但目前却没有 PID 的完整流行病学资料[4]。高原地区性混乱、多性伴是 PID 的主要发病因素，PID 多发于年轻、性活动旺盛的阶段，以 20 ~ 29 岁为高发年龄组，可达 20/1000 妇女，30 岁的妇女中，有 15% 不同程度地患有输卵管炎。

二、PID 病原学

高原地区 PID 的致病原目前普遍认为是从下生殖道上行感染所致。主要是由 3 类微生物引起：

1．性传播感染（sexually transmitted infection，STI）的致病微生物。

2．致病性需氧菌感染。

3．致病性厌氧菌感染。

50% 以上 PID 为混合感染，这是高原地区 PID 的特点。PID 是高原地区育龄女性多见的混合型感染的盆腔炎性疾病，通常分为外源性病原体和内源性病原体，并且往往是两者同时存在。外源性病原体包括淋病奈瑟菌、沙眼衣原体及支原体，支原体有人型支原体、生殖支原体及解脲支原体三种。淋病奈瑟菌感染以年轻妇女多见，多于月经期或经后 7 天内发病，起病急，可有高热，体温在 38℃以上，常引起输卵管积脓，出现腹膜刺激及脓性阴道分泌物。非淋病奈瑟菌 PID 起病较慢，高热及腹膜刺激征不明显。在高原地区外源性病原体的性传播感染（STI）中，主要致病微生物是衣原体占20%，支原体占33%，淋病奈瑟菌占10%。内源性病原体则为来自原寄居于阴道内的菌群，在一定条件下成为致病性病原体，包括需氧菌及厌氧菌，分别占19.3%和24.7%。年龄偏大患者可以仅为厌氧菌感染，容易多次复发，但高原地区PID内源性病原体通常为需氧菌和厌氧菌混合感染为多见。

三、PID诊断学

由于PID发生部位深藏于盆腔，病原微生物种类繁多而且不容易采集，其症状、体征轻重不一，临床上呈现多样化变现，因人而异，使其诊断不易明确，导致这类疾病在诊疗上不规范。

由于PID的临床表现各异，在高原地区临床诊断准确度不高，在延迟诊断后往往会增加一系列后遗症的风险。其诊断通常依据临床症状、体征和实验室检查而定。高原地区已婚生育期妇女（或称性活跃期妇女）及有性传播感染危险者，通常按照最低诊断标准、附加标准、特异标准等来综合性诊断。

根据我国的具体国情，中华医学会妇产科感染协作组在制定《中国PID诊治规范》时，制订了根据症状、体征、实验室检查及病原学检查确诊进行PID诊疗流程和按照下腹痛病征处理的方法进行PID的治疗方案。即按病征处理流程来进行PID的分层诊疗方案。

（一）PID最低诊断标准（minimum criteria）

在性活跃妇女及患性病传播疾病（STI）的高危妇女，如排除其他病因且符合以下条件中的一项，且同时有泌尿生殖道症状，诊断的特异性明显增加，应考虑PID的诊断，从而根据患者的性传播感染（STI）危险因素决定治疗方案。

宫颈举痛，子宫压痛，附件压痛。

如果患者有小腹痛，而没有其他引起小腹痛的疾病存在，患者为性活跃期女性或STI的高危人群，可以根据以上最低诊断标准诊断，开始应用抗生素治疗。但要注意的问题是，只单纯依靠最低标准可能会导致诊断敏感性下降。理想的诊断标准是既要敏感性高，还可发现轻微病例，又要特异性强，从而避免非炎性患者应用抗生素，尤其是慢性盆腔疼痛。

（二）附加标准（additional criteria）

为提高最低标准的特异性，需参考以下附加标准进行详细评价。

1．体温等于或超过38.3℃（口表）；

2．子宫颈或阴道异常黏液有脓性分泌物；

3．分泌物生理盐水涂片显微镜检查可见到白细胞增多；

4．红细胞沉降率升高；

5．C-反应蛋白升高；

6．实验室证实的宫颈淋病奈瑟菌或衣原体阳性。

在高原地区，多数PID患者由子宫颈黏液脓性分泌物或阴道分泌物镜检白细胞增多。若子宫颈分泌物外观正常且阴道分泌物镜检白细胞未检出，则不能诊断PID，需考虑其他可能引起下腹痛的病因。如果有条件，应积极寻找致病微生物，尤其是与STI相关的病原微生物。

（三）PID诊断的特异标准（specific criteria）

1．子宫内膜活检证实有子宫内膜炎的病理学证据；

2．阴道超声或磁共振成像检查显示输卵管增粗、管腔增厚、输卵管积液、伴或不伴有盆腔积液或输卵管卵巢肿块；

3．腹腔镜检查发现PID征象，包括：输卵管表面明显充血、输卵管壁水肿、输卵管伞端或浆膜面有脓性渗出物。还可采取感染部位的分泌物做细菌培养。在高原地区腹腔镜诊断的缺点是不容易接受，对轻的输卵管炎不敏感，子宫内膜炎无法诊断，临床应用有一定局限性。

四、PID治疗学

PID的治疗原则是以规范的抗生素为主的中西结合综合性抗感染治疗，必要时加用手术治疗。治疗的目的是为了消除PID症状和体征，防止后遗症的发生。高原地区绝大多数PID经规范而恰当的抗生素配合包括中药在内的综合治疗后可以彻底治愈。但如果未能彻底清除致病菌或治疗不规范，未能足量足疗程，就容易引起后遗病变。

（一）抗生素治疗

1．选用抗生素治疗的原则：根据药敏试验选用抗生素较为合理，但在高原地区通常需要在获得实验室结果前都需要给予抗生素治疗。因此，以临床经验、抗菌广谱、及时正确和个体化选择为原则。

（1）抗菌广谱：因为高原地区 PID 的病原体以需氧菌、厌氧菌及衣原体的混合感染为多见，而且需氧菌和厌氧菌又有革兰氏阴性及阳性之分，因此根据经验选用广谱抗生素则需要覆盖这些常见的 PID 致病菌。规范要求是：所有的治疗方案（选用的抗生素）第一要求都必须对淋病奈瑟菌和沙眼衣原体有效，即便子宫内膜和宫颈筛查无阳性发现并不能排除上生殖道感染；第二要求治疗方案抗菌谱应覆盖厌氧菌。

（2）及时正确：对 PID 一经诊断，应立即治疗 24 ~ 48 h，及时根据《中国 PID 诊治指南》正确地选用抗生素治疗，可尽快清除病原体，对改善症状及体征，减少后遗症有重要作用。

（3）个体化选择：针对每一位具体 PID 病例，在选择治疗方案时应综合考虑其有效性、患者对药物的依从性、费用和药物的敏感性，以及给药方法（如静脉或非静脉给药）和是否需要住院治疗。以下情况可考虑住院治疗：不除外需急诊手术者，输卵管卵巢脓肿者，伴有妊娠者，临床表现有眩晕、呕吐、高热者，或用药依从性差，药物耐受性差者。

抗菌药物的治疗至少持续 14 天。同时，还需要注意患者以往用药情况、药物过敏史、肝肾功能状况，所选用抗生素的副作用对患者的影响等。

2．抗生素的具体选择

（1）针对需氧菌（淋病奈瑟菌等）可选择：

广谱青霉素类：哌拉西林、阿莫西林或替卡西林；

头孢菌素类：头孢曲松（菌必治）、大观霉素（淋必治）；

氨基糖苷类：庆大霉素；

喹诺酮类：氧氟沙星、左氧氟沙星、环丙沙星、莫西沙星；

（2）针对厌氧菌可选择：

硝基咪唑类：甲硝唑、替硝唑、奥硝唑；

其他：克林霉素及林可霉素抗厌氧菌作用强。

（3）针对沙眼衣原体、支原体、可选择：

四环素类：强力霉素即多西环素、米诺环素；

大环内酯类：红霉素、罗红霉素、阿奇霉素；

喹诺酮类：莫西沙星。

2．抗生素具体给药方案，以下给药方案是有循证医学证据的用药方案。

（1）静脉给药：

①静脉给药 A 方案：以 β- 内酰胺类抗菌药物为主，即用第二代头孢菌素或第三代头孢菌素、头孢霉素类、氧头孢烯类抗菌药物，根据具体药物的半衰期决定给药间隔时间。

头孢替坦 2.0 ivgtt，1 次 /12 h × 14 d；

或头孢西丁 2.0 ivgtt，1 次 /6 h × 14 d；

或头孢曲松 1.0 ivgtt，1 次 /24 h × 14 d。

在高原地区如果所选药物不覆盖厌氧菌，需加用硝基咪唑类药物，如甲硝唑 0.5 ivgtt，1 次 /12 h。未覆盖非典型病原菌微生物需加用：

多西环素（强力霉素）100 mg po，1 次 /12 h × 14 d；

或米诺环素（美满霉素）100 mg po，1 次 /12 h × 14 d；

或阿奇霉素 0.5 ivgtt 或 po 1 次 /d，静脉滴注 1 ~ 2 d 后改为口服 0.25，1 次 /d，5 ~ 7 d。

注意事项：一是对输卵管卵巢脓肿的患者，在高原地区常需要在多西环素（强力霉素）或米诺环素（美满霉素）或阿奇霉素基础上加用甲硝唑或奥硝唑，从而更有效对抗厌氧菌。二是临床症状改善后继续静脉给药至少 24 小时，然后转为口服药物治疗，共持续 14 天。若疗程不足，则病情极易反复。

②静脉给药 B 方案：喹诺酮类药物与甲硝唑联合用药。

氧氟沙星 400 mg ivgtt，1 次 /12 h 或左氧氟沙星 500 mg ivgtt，1 次 /d

加用：甲硝唑 500 mg ivgtt，1 次 /12 h

③静脉给药 C 方案：以 β- 内酰胺类 + 酶抑制剂类联合抗菌药物为主。

氨苄西林 / 舒巴坦 3.0 ivgtt，1 次 /6 h；或阿莫西林、克拉维酸 1.2 ivgtt，1 次 /6 ~ 8 h；哌拉西林、他唑巴坦 4.5 ivgtt，1 次 /8 h。

加用：多西环素 100 mg po，1 次 /12 h

或米诺环素 100 mg po，1 次 /12 h

或阿奇霉素 0.5 ivgtt 或 po，1 次 /d

④静脉给药 D 方案：克林霉素与氨基糖苷类

药物联合。

克林霉素 900 mg ivgtt，1 次 /8 h

加用庆大霉素负荷剂量（2 mg/kg），ivgtt，维持剂量（1.5 mg/kg）1 次 /8 h

此方案对以厌氧菌为主的感染疗效较好，常用于治疗输卵管卵巢脓肿。在临床症状改善后继续静脉给药 24 h，后继续口服克林霉素 450 mg，4 次 /d × 14d 或口服多西环素 100 mg，1 次 /12 h × 14 d。

对输卵管卵巢脓肿的患者应用多西环素（或米诺环素或阿奇霉素）加用甲硝唑或多西环素（或米诺环素）加克林霉素，此方法比单纯应用多西环素（或米诺环素）对治疗厌氧菌感染更优越。

（2）非静脉给药：对于症状轻，能耐受口服抗生素，并有随访条件，可在门诊给予非静脉抗生素治疗。

①非静脉药物治疗 A 方案

头孢曲松 250 mg im，单次给药；

或头孢西丁 2.0 im，加用丙磺舒 1.0 po，均单次给药。之后改为其他二代或三代头孢菌素类药物，例如头孢唑肟、头孢噻肟等，口服给药，至少 14 天。

为治疗非典型病原菌微生物需加用：多西环素 100 mg po，1 次 /12 小时，米诺环素 100 mg po，1 次 /12 小时 × 14 天；或阿奇霉素 0.5 po，1 次 /d，1 ～ 2 d 后改为 0.25，1 次 /d，共 5 ～ 7 d。

如所选药物不覆盖厌氧菌可加用：甲硝唑 400 mg po，2 次 / 天 × 14 天

应用 A 方案注意事项：头孢西丁可以更好地覆盖厌氧菌，而头孢曲松可以更好的覆盖淋病奈瑟菌。

②非静脉给药 B 方案

A．氧氟沙星 400 mg po，1 次 / 天或左氧氟沙星 500 mg po，1 次 /d × 14 d。

加用：甲硝唑 400 mg po，2 次 /d × 14 d

B．莫西沙星 400 mg po，1 次 /d × 14 d

（3）给药注意事项

①静脉给药治疗者应在临床症状改善后继续静脉给药至少 24 h，然后转为口服药物治疗，总治疗时间需 14 d。

②如确诊为淋病奈瑟菌感染，首选静脉给药 A 方案或肺静脉给药 A 方案，对于选择非三代头孢菌素类药物者，应加用针对淋病奈瑟菌的药。

③选择静脉给药 D 方案者，应密切注意药物的耳、肾毒性。此外，有报道克林霉素和庆大霉素联用出现严重神经系统不良事件，应引起高度重视。

④药物治疗持续 72 h 时无明显改善者，应重新评估病情，进一步确认诊断并重新调整治疗方案。

（二）手术治疗

PID 的手术治疗有紧急手术和择期手术两类。紧急手术主要用于抗生素控制不满意的输卵管卵巢脓肿（TOA）或盆腔脓肿。手术指征：① 药物治疗无效；② TOA 或盆腔脓肿经药物治疗 48 ～ 72 h，体温持续不降，感染中毒症状未改善或包块增大者；③ 脓肿持续存在；④ 脓肿破裂腹痛突然加剧、寒战、高热、恶心、呕吐、腹胀，检查腹部拒按或有感染中毒性休克变现者（一旦考虑有脓肿破裂，感染有可能扩散情况，在有效抗生素应用的同时立即行剖腹探查术，若脓肿破裂未及时诊治，死亡率高）。

择期手术：经药物治疗两周以上，包块持续存在或增大，可选择期手术治疗。可选择腹腔镜或开腹手术方法。若盆腔脓肿位置低，突向阴道后穹时，可选择经阴道切开引流。近年来超声引导下脓肿穿刺引流术也在临床开展应用。

对手术范围，应根据病变范围、患者一般状况、年龄及有无生育要求等综合考虑。手术原则以切除病灶为主。年轻妇女应尽量保留卵巢功能；对年龄偏大、双侧附件受累或附件脓肿多次发生者，行子宫全切除术及双附件切除术，以绝后患；对极度危重或衰弱者需按具体情况决定手术范围。

（三）性伴侣的治疗

在高原地区，对 PID 患者出现症状前 60 日内接触过的性伴侣进行检查和治疗。这种检查和评价是必要的，因为患者有再次感染的风险，而且其性伴侣很可能是无症状型淋病及沙眼衣原体感染者。无论 PID 患者试验室分离的病原体如何，都应对其性伴侣进行性传播疾病的监测和治疗。并在治疗期间 PID 患者应采取保护屏障（避孕套）性生活。

（四）治疗随访

药物治疗患者，应在 72 小时内随诊，以明确临床情况是否改善和病情是否控制，主要包括：

退热与否、腹部压痛或反跳痛等腹膜刺激征有否减轻、子宫及附件压痛是否减轻、宫颈举摆痛有否减轻等。如果病情无明显好转则需进一步检查以及手术治疗。如果 PID 患者的病原体为沙眼衣原体或淋病奈瑟菌感染，在治疗结束后 4 ~ 6 周复查上述病原体。

（五）莫西沙星治疗 PID

喹诺酮类新药莫西沙星，不仅对革兰氏阳性，革兰氏阴性菌具有抗菌活性，而且对于非典型病原体及厌氧菌也有较好活性，更具有特点的是莫西沙星的盆腔组织穿透能力强、尤其对于治疗多种病原体感染的 PID 具有优势。

经循证医学研究提示，在无并发症的 PID 患者中，莫西沙星每日一次给药（400 mg 每日一次）治疗与氧氟沙星加甲硝唑每日两次的联合治疗方案相比，二者的临床学疗效相同，而且前者的细菌学疗效更好，细菌转阴率更高，发生不良反应和药物相关不良反应率也更低。

由于莫西沙星的抗菌谱广、优秀的抗菌活性及良好的安全性，彻底清除常见致病菌，快速治愈急性 PID，减少复发和转为后遗症，是目前治疗 PID 的最新选择之一。

（六）传统民族医药及物理疗法

高原妇产科临床研究显示，在规范的抗菌药物基础上，使用传统民族医药和物理治疗，在 PID 的康复中有重要作用，尤其在减少慢性盆腔炎疼痛后遗症发生等方面效果显著。具体方法参考复发性盆腔炎治疗。

第三节　复发性盆腔炎

复发性盆腔炎性疾病是由于 PID 造成的输卵管组织结构的破坏，局部防御机能减退，若患者仍处于或再次处于同样的高危因素，可再次发生急性感染而导致复发性盆腔炎性疾病[5]。高原地区一般有 PID 病史者，约 25% 将再次复发，并占慢性盆腔炎疼痛 50% 左右。

在高原地区，约有 20% 的 PID 者可能遗留慢性盆腔疼痛，定要与输卵管、卵巢及其周围组织粘连相关。慢性盆腔疼痛一般在 PID 急性发作后 4 ~ 8 周，如果复发性盆腔炎 3 次以上，则慢性盆腔疼痛发生率在 67% 以上。

一、复发性盆腔炎性疾病的病因学

PID 反复发作，常在患者免疫力下降，或某种诱因的激发下急性发作，使病史反复，病程绵缓，疗效欠佳而且难愈，可一年数次发作，甚则刚愈或刚停药即发作，患者十分痛苦。作为妇科医师必须深入了解和重视 PID 反复发作的相关因素，才能有利于 PID 反复发作的治疗。

（一）常见的相关因素：

1．PID 急性期治疗不规范或未能有效彻底治疗，许多患者由于各种原因在症状和体征稍有缓解就放弃治疗，不能坚持整个疗程（有效足量抗生素应用 14 天），使用抗生素疗程不足或用量不够。

2．医源性感染　由于有隐匿性感染，一旦生殖系统有医疗侵入性操作，即可导致感染扩散而发作；或由于医疗操作不规范，手术消毒不严或手术适应证或时间选择不当，（如宫腔或宫颈手术后）致 PID 再度发生。

3．下生殖道感染未经有效治疗，如反复发作的阴道炎、宫颈炎、衣原体、支原体感染等，以及中度以上的宫颈柱状上皮异位。

4．性卫生不良　PID 反复发作于性交年龄早、多个性伴侣、性生活过频、性伴侣有性传播疾病等。

5．经期卫生不良　如使用不合格或不洁卫生巾、经期性生活、经期坐浴、经期卫生习惯不良等都可能成为再次发病的上行性感染的诱因。

6．宫内节育器　在高原地区妇科文献中发现，使用宫内节育器（IUD）者较不使用者 PID 的相关危险性提高了 2.5 ~ 7.3 倍。且放置宫内节育器后患 PID 者，其治疗难度和复发率均显著提高。

二、复发性盆腔炎性疾病的诊断学

在高原地区临床上复发性盆腔炎性疾病的诊断比较困难，易被误认为是所有慢性盆腔疼痛的原因。在高原地区所有慢性盆腔疼痛中，复发性盆腔炎性疾病（慢性盆腔感染）引起的疼痛不超过 50%。

高原地区复发性盆腔炎性疾病通常有子宫旁、输卵管、卵巢的组织学改变，常有腹膜表面与附件的膜状或带状粘连以及输卵宫腔的纤维化改变，还可以出现输卵管积水和输卵管卵巢“复合体”状包裹性粘连。反复发作通常继发于以前的急性输卵管炎引起的病变，但也可以变现为急性再感染。

（一）临床表现

1．症状与体征　复发性盆腔炎性疾病通常和急性输卵管炎有相同的表现，并且常有盆腔感染病史。

疼痛的表现可以是单侧，也可以是双侧，伴有性交困难和不孕。一般发热轻微或无发热，但有急性再感染时则可发热并伴有心动过速。

宫颈、子宫、附件触痛，可出现附件肿块并伴有子宫旁组织增厚。

2．实验室检查　在高原地区宫颈细菌学培养常找不到淋球菌，除非是再感染。如果活动性感染和慢性病变重叠，白细胞计数增高。

（二）诊断依据

1．有急性输卵管炎、盆腔感染、产后感染或宫腔手术史。

2．急性再感染发作或急性输卵管炎治疗 6 周内复发；慢性感染无相应症状，或自述慢性盆腔疼痛和性交困难。

3．检查时全盆腔触痛，与急性感染相比较轻微。

4．附件组织增厚，经常伴或不伴输卵管积水。

5．常伴不孕。

（三）鉴别诊断

任何疑为复发性盆腔炎性疾病的患者，有盆腔触痛，不伴发热，应怀疑异位妊娠。

其他需要排除和鉴别者有：子宫内膜异位症、慢性阑尾炎、结肠憩室炎、局限性肠炎、溃疡性结肠炎、卵巢囊肿和急慢性膀胱尿道炎。

（四）常见并发症

复发性盆腔炎性疾病的常见并发症包括输卵管积水、输卵管积脓和输卵管卵巢包裹性肿块、不孕和异位妊娠、不同程度的慢性盆腔疼痛。

三、复发性盆腔炎性疾病的预防

及时充分的规范化治疗以及避免危险性性交再次感染教育很重要。

四、复发性盆腔炎性疾病的抗生素治疗

对高原地区大部分妇女的盆腔感染，即使作出了诊断，其致病菌也并不十分明确，且因病原菌种类繁多和反复感染，因此常给予经验性治疗。如果患者带有 IUD，在使用抗生素治疗后取出 IUD。

（一）根据美国 CDC 推荐并结合我国实际的门诊抗生素治疗方案：

1．口服药 A 方案　氧氟沙星 400 mg 口服，每日 2 次，或左氧氟沙星 500 mg 口服，每日 1 次，共 14 天；加服甲硝唑 500 mg 口服，每日 2 次，或奥硝唑 500 mg，每日 2 次，共 14 天。

2．口服抗生素药 B 方案　莫西沙星 400 mg 口服，每日 1 次，共 14 天。

3．肌注和口服抗生素方案 A　头孢曲松 250 mg 肌注或等量头孢菌素（如头孢噻肟或头孢唑肟）肌注，加丙磺舒 1 g 口服，后给予两周的多西环素 100 mg 口服，每日 2 次，加甲硝唑或奥硝唑 500 mg 口服，每日 2 次。

4．肌注和口服抗生素方案 B　头孢西丁 2 g 肌注，加丙磺舒 1 g 口服，随后给多西环素 100 mg 口服，每日 2 次，共 14 天，加或不加甲硝唑或奥硝唑 500 mg，每日 2 次。

在高原地区，如果 72 小时用药治疗后无反应，患者应入院治疗。对复发性盆腔炎性疾病的急性期治疗的妇女，有专家提倡应对其所有的男性伴侣接受性传播疾病的检查并进行治疗，对没有症状的淋球菌和衣原体感染进行有效的治疗。

（二）住院治疗方案

若患者有发热和炎性反应综合征表现，下腹痛有腹膜刺激征（压痛、反跳痛及肌紧张），应考虑住院治疗。这对于治疗和观察并发症或病情是否恶化很有必要。

住院应采取的措施有：

1．保持卧床休息。

2．限制饮食，以低盐、低糖、低脂肪饮食为宜。

3．静脉适度补液以纠正发热引起的脱水和酸中毒。

4．有腹胀时可给予配合康复理疗，或民族医药的外敷药包热敷脐及小腹部。

5．对复发性盆腔炎性疾病的急性期，建议采用以下方案的任何一种进行抗生素治疗。

方案一：多西环素 100 mg 静点或口服，每日 2 次，加头孢西丁 2 g 静注，每日 4 次或头孢替坦 2 g 静注，每日 2 次；当患者临床症状改善后至少再用 24 h，然后给予多西环素 100 mg 口服，每日 2 次，14 天为一疗程；或给予莫西沙星 400 mg，每日 1 次，14 天为一疗程。

方案二：克林霉素静点 900 mg，每日 3 次，加庆大霉素 2 mg/kg 静注，然后 1.5 mg/kg 静注，每 8 小时 1 次，也用庆大霉素每日单剂量，方案 B 需要肾功能正常者方能使用，也是待症状缓解后，给予多西环素 100 mg，每日两次或克林霉素 450 mg 口服，每日 4 次，共 14 天。

（三）复发性盆腔炎性疾病慢性期的抗生素治疗

由于高原地区慢性盆腔炎性疾病慢性期的病变组织中很少能培养出病原菌，也没有真正意义上的炎症，而只是盆腔炎性疾病的后遗症状。因此，抗生素治疗的价值值得怀疑，主要原因是在盆腔内已形成粘连和瘢痕组织，药物很难进入受累的部位。治疗可用联合口服制剂，可能偶尔有效，但多数症状的改变通常不是由于活动性感染，而是盆腔炎性疾病的后遗病症 - 慢性盆腔疼痛和性交痛。在治疗方面，西药基础上没有什么好办法和措施，抗生素治疗无效，而手术分离粘连的效果也不好，有时个别人还会引起更严重的粘连。使用止痛剂如布洛芬、双氯芬酸、英太青等能使症状减轻，有时需使用可待因。同时注意随访，有无输卵管卵巢包裹性脓肿的可能。

如果患者使用抗生素治疗 3 周后仍有症状，应考虑后遗病变或其他病因。选择腹腔镜检查或剖腹探查排除其他病因，如子宫内膜异位症。

如果存在不孕，宫腹腔镜检查逆行注射美兰液或子宫输卵管造影检查，来证实管道是否通畅。应注意在每次操作前后给予抗生素治疗很重要，因为手术操作过程会诱发急性再感染。

如果疾病属于非常晚期，美国 CDC 方案当患者症状明显或被证实存在附件包块，就有必要行经腹子宫全切除术 + 双附件切除术。如果希望保留生殖功能，应考虑脓肿切开或引流。也可以在 CT 或超声引导下经皮引流可避免剖腹探查。

五、复发性盆腔炎性疾病中药治疗

盆腔炎性疾病属中医“湿热入血室”“带下病”“癥瘕”等范畴。复发性盆腔炎急性期以湿热或湿毒之邪乘体虚而入侵胞宫，湿热或湿毒与气血相搏而成。慢性期则因湿热邪毒壅结下焦而伤及任带二脉，使带脉不固，任脉失约，导致的特点，气滞血瘀、或久病之虚实夹杂之症常见。临证当宜清热利湿、解毒祛瘀为大法。由于复发性盆腔炎性疾病无明确致病菌，抗生素治疗常常疗效欠佳，而中药治疗则有其明显的优势和确切的临床疗效[6]。根据复发性盆腔炎患者往往病情缠绵，反复发作的特点，单一治疗方法常难获良效，临床应采用综合疗法，如选择有效抗生素、中药口服或配合加用直肠中药、配合物理治疗等[7]。

（一）中医辨证治疗

1．复发性盆腔炎急性期

（1）复发性盆腔炎急性期中医辨证湿毒壅盛型。

临床证候特点：发热体温升高、伴小腹疼痛坠胀有压痛，带下量多，色黄质稠如脓，或夹杂血液，或浑浊如米泔，气味臭秽难闻；月经量多或淋漓不净；心烦口渴，咽干口苦，小便黄少，大便干结；舌红，苔黄厚，脉清数。

治疗原则：清热解毒，除湿活血，行气止痛。

方药选用：五味消毒饮或银翘酱解毒汤，加如下中药：生薏苡仁、土茯苓、白花蛇舌草、败酱草、银花、公英、野菊花、紫花地丁、生黄芪、赤芍、天葵等。

张氏回医协定处方：盆炎三号汤，以清热利湿：土茯苓 30 g，鸡血藤 20 g，忍冬藤 20 g，苡仁 20 g，丹参 30 g，桃仁 10 g，车前子 10 g，益母草 15 g，鱼腥草 20 g，黄柏 10 g，杜仲 10 g，桑寄生 10 g，骨碎补 10 g，元胡 12 g，金银花 30 g，地丁 10 g。十五剂一疗程，每日一剂水煎两次混合去渣，分成早晚两次服用，药渣再煎一次，睡前泡脚。

配合中成药：抗妇炎胶囊

（2）复发性盆腔炎急性期中医辨证湿热壅结型

临床证候特点：小腹疼痛并压痛、胀痛、发热时高时低；带下量多，色黄，质稠而味臭；经量多或经期延长并淋漓不净，大便或稀或燥结，小便黄少，舌红，苔黄，脉弦滑。

治疗原则：清热利湿、行气止痛、消癥散结。

方药选用：四逆散或金铃子散加如下中药：鸡血藤、三棱、莪术、皂角刺、桃仁、丹参、赤芍、生黄芪等。

张氏回医协定处方：盆炎一号汤，以清热解毒，消淤散结；生黄芪 60 g，三棱 15 g，莪术 15 g，生水蛭 3 g，当归 18 g，黄芩 15 g，炒桃仁 18 g，黄柏 15 g，黄连 10 g，栀子 15 g，双花 15 g，连翘 15 g，丹参 30 g，夏枯草 80 g，元胡 15 g。十五剂一疗程，每日一剂水煎两次混合去渣，分成早晚两次服用，药渣再煎一次，睡前泡脚。

配合中成药：金刚藤糖浆。

2．复发性盆腔炎慢性期

（1）复发性盆腔炎慢性期中医辨证湿热瘀阻型

临床证候特点：病程延绵，腰骶部疼痛、尤以劳累后或行走后加重，小腹隐痛，有时有低热，带下量多色黄，质黏稠；胸腹胀满，大便时干时稀，小便黄赤，舌胖大、红、苔黄腻，脉滑数或弦数。

治疗原则：清热利湿，祛瘀散结。

方药选用：逍遥散合三补丸加减，或银甲汤。另加：益智仁、鹿角霜、山药、莲子肉、牡蛎（煅）、龙骨（煅）等。

张氏回医协定处方：盆炎四号汤，以祛瘀散结，清热利湿：夏枯草 30 g，威灵仙 15 g，虎杖 30 g，黄芪 20 g，元胡 15 g，贝母 10 g，柴胡 12 g，玄参 20 g，金银花 20 g，瓜蒌 12 g，赤芍 15 g，淡昆布 10 g，牛膝 20 g，制黄精 20 g，木香 6 g，川续断 15 g，补骨脂 10 g，杜仲 10 g，桑寄生 12 g，十五剂一疗程，每日一剂水煎两次混合去渣，分成早晚两次服用，药渣再煎一次，睡前泡脚。

配合中成药：炎可宁胶囊

（2）复发性盆腔炎慢性期中医辨证气滞血瘀型

临床证候特点：婚久不孕，小腹胀痛或刺痛，经期腰腹痛加重，经量多伴有血块，瘀块排出则痛减，带下量多，经前期抑郁情绪低落伴乳房胀痛；舌体紫暗，有瘀斑或瘀点，苔薄，脉弦涩。

治疗原则：行气活血，化瘀止痛。

方药选用：益气化瘀止带汤，加如下中药；当归、川芎、丹皮、延胡索、白芍、香附等。

张氏回医协定处方：盆炎六号汤，化瘀止痛，行气通络：生黄芪 60 g，红藤 30 g，桃仁 10 g，薏苡仁 30 g，土茯苓 15 g，红花 10 g，丹皮 10 g，枳实 10 g，白花蛇舌草 15 g，香附 9 g，当归 12 g，川穹 10 g，元胡 15 g，皂角刺 15 g，白芍 30 g，牛膝 15 g，小茴香 15 g，甘草 10 g。十五剂一疗程，每日一剂水煎两次混合去渣，分成早晚两次服用，药渣再煎一次，睡前泡脚。

配合中成药：金刚藤糖浆

（3）复发性盆腔炎慢性期中医辨证肝郁脾虚型。

临床证候特点：面色萎黄，小腹一侧或双侧隐痛，缠绵不休，带下量多，或白或淡黄，绵绵不断而无臭；情态抑郁或烦躁，神疲乏力，四肢欠温，有时下肢水肿；胃纳欠佳，有时大便稀；舌苔薄白，舌质淡，脉虚弦或细弱。

治疗原则：健脾益气，疏肝理脾，升阳除湿，活血止痛。

方药选用：加减完带汤或逍遥散，另加：丹参、延胡索、制香附、姜黄、苍术、当归、狗脊等。

张氏回医协定处方：盆炎五号汤，以疏肝健脾，升阳益气：党参 30 g，黄芪 60 g，白术 15 g，桂枝 19 g，当归 10 g，白芍 15 g，熟地 15 g，土茯苓 15 g，白花蛇舌草 30 g，夏枯草 30 g，元胡 15 g，败酱草 15 g，薏米 15 g，酸枣仁 30 g，柏子仁 12 g，太子参 12 g，干姜 10 g，炙甘草 10 g。十五剂一疗程，每日一剂水煎两次混合去渣，分成早晚两次服用，药渣再煎一次，睡前泡脚。

配合中成药：妇康宁片

（4）复发性盆腔炎慢性期中医辨证肾虚血瘀型

临床证候特点：面色晦黄，小腹疼痛，延绵

不休，带增多，清稀如水状，色白无臭，腰骶酸痛如折，神疲乏力，形体畏寒，小腹发凉；夜尿频多，大便溏；舌淡或舌暗有瘀点，苔白或少苔，脉细数或沉迟。

治疗原则：补肾活血，固涩止带，祛瘀止痛。

方药选用：六味地黄丸或知伯地黄丸，另加川牛藤、丹参、川断、桑寄生、杜仲、补骨脂、川芎、赤芍、土茯苓等。

张氏回医协定处方：盆炎2号方，以祛瘀止痛，固涩止带：白花蛇舌草30 g，草河东12 g，薏米30 g，茯苓15 g，土鳖虫10 g，皂刺20 g，土茯苓15 g，猪甲30 g，细辛5 g，元胡15 g，赤芍10 g，败酱草15 g，夏枯草10 g，丹参30 g，桃仁10 g，三棱10 g，莪术10 g。十五剂一疗程，每日一剂水煎两次混合去渣，分成早晚两次服用，药渣再煎一次，睡前泡脚。

配合中成药：妇科千金片

（二）复发性盆腔炎的中药直肠给药疗法

作为给药的另一种途径，直肠给药是常用的疗效可靠的治疗方法，在盆腔炎性疾病中具有重要的作用。因盆腔炎性病灶在盆腔，直肠给予中药煎剂药物，经直肠黏膜吸收效果良好，可避免50%～75%的首过效应，比口服对人体的不良影响要小得多，不但可减轻对肝的毒副作用，避免对胃部的不良刺激，尤其是对中药口服不耐受者更为显著[8]。而且减轻了消化液的酸碱度和酶类对药物的影响和破坏，比口服吸收快而规律，作用时间长，药物常常可以“直达病所”。

目前常用的直肠给药方法有中药煎剂保留灌肠，张氏回医协定制剂保留灌肠或肛肠内点滴法给药。

方选：红藤败酱加味灌肠方：红藤30.0 g　败酱草30.0 g　穿心莲30.0 g　黄柏10.0 g　红花6.0 g　皂角刺10.0 g　白芍10.0 g　紫花地丁6.0 g　栀子6.0 g　丹皮6.0 g　甘草6.0 g

张氏回医灌肠协定方，以清热解毒，祛湿化瘀，活血止痛：公英15 g，败酱草12 g，土茯苓15 g，鸡血藤15 g，红藤30 g，薏仁15 g，黄连10 g，黄柏10 g，大黄15 g，生黄芪40 g，丹皮10 g，炒桃仁20 g，皂刺20 g，黄芩15 g，川朴10 g，柴胡丁15 g，木香10 g，元胡15 g，无花粉10 g。

同法：水煎两次去渣，分三次灌肠量，每日三次，保留灌肠：用16号导尿管插入肛门15 cm以上，用50 ml注射器注入。药渣可在煎后泡脚。

中药直肠栓剂：康复消炎栓、野菊花栓剂等。

六、复发性盆腔炎性疾病综合治疗方案

由于高原地区复发性盆腔炎性疾病的病程长，已有不同程度的后遗病变，单一的治疗方案往往效果欠佳，因此，对此症多主张中西医结合和多途径给药的综合治疗，使各种疗法的协同作用增强其治疗效果，以达到缩短疗程、提高疗效、减少复发的目的。

（一）抗生素配合中药治疗

PID的急性期以抗生素治疗为主，同时辅助以中回药治疗，可取得良好的疗效，尤其是可迅速缓解临床症状。抗生素应用应针对病原体选用抗生素，给予足量足疗程联合应用，而中药则根据临床症状辨证治疗，或根据病情应用张氏回医协定处方。

（二）多途径综合治疗

常用的多途径综合治疗方案有：

1．二联疗法　中回药口服配合中回药直肠给药；

2．三联疗法　中回药口服、中回药直肠给药配合中回药理子导入或配合针灸推拿；

3．四联疗法　即三联疗法配合物理治疗；

4．若复发性盆腔炎性疾病导致盆腔粘连较重，形成盆腔炎性包块、输卵管积水或不孕患者，可采用腹腔镜+宫腔镜联合手术治疗，松解粘连，术后配合中回药治疗。

七、预防复发性盆腔炎性疾病的相关问题探讨

（一）注重扶正固本和康复期的巩固治疗

由于高原地区复发性盆腔炎性疾病病情反复难愈，中回医称之为多虚实夹杂，而近年来的研究认为，复发性盆腔炎性疾病患者体内存在免疫调节机制异常，表现为免疫监视、免疫杀伤功能细胞和自然杀伤细胞、巨噬细胞等的细胞毒性作用减弱，免疫活性细胞释放的细胞因子增多而促

进盆腔结缔组织及纤维组织增生，因此在治疗过程中，应注重增强机体免疫力和抗病能力防止病情复发。而已有研究证实，治疗时间的延长可明显提高治疗效果，即使在临床症状消失之后，也应继续巩固治疗，以免复发，这就是为什么现代PID治疗方案要求抗生素使用不但要联用，还要疗程使用14天的机制[9]。中药应用也应以益气补骨、温经活血康复治疗PID愈后人群，可提高机体免疫力，降低复发性盆腔炎的发生。

（二）重视心理调节和多途径综合治疗

高原地区PID的发病常与患者过度劳累、精神压力或其他不良情绪导致的机体免疫力下降和抗病能力减弱有关。因此重视PID患者的心理疏导，以缓解精神压力和不良情绪，保持积极乐观的生活态度和对疾病的正确认识，有利于疾病的治疗和康复，可降低复发性盆腔炎性疾病的发生率。同时主张根据PID的症状体征特点，结合患者年龄、有无生育要求、病程和病情轻重、患者依从性和药物敏感性采用中西药结合、用药多途径综合治疗，以增加治疗作用，降低复发率。

（三）规范PID急性期治疗并积极防治性传播疾病。

PID初次发病的规范化治疗是阻断其转化为后遗病症的重要环节，也是预防复发性盆腔炎性疾病的前提。特别PID初次发病症状不典型的衣原体感染者应引起充分重视，避免失治或延误诊治。阻断病源是预防复发性盆腔炎性疾病的重要途径，而性传播疾病的病原体，如淋病奈瑟菌、沙眼衣原体、支原体感染可使病情隐匿反复、难以治愈，极易形成盆腔结缔组织广泛粘连，治疗不规范时易发生PID的后遗病症，妇女应注重性病防治，提高自我保护意识。

（四）制定切实可行的预防措施并进一步规范执业行为

由于高原地区PID的顽固性和复发性特点，应重视防重于治的理念，针对复发性盆腔炎性疾病的诸多诱发因素和感染途径，注重切实可行的预防措施的应用，避免和去除各种诱发因素，如注意经期和性生活卫生，积极而正确地治疗宫颈炎、阴道炎，正确选用避孕措施，减少不必要的阴道冲洗。加强医务人员的培训，规范执业行为，尤其是各种宫腔操作和计划生育手术的操作规范，避免医源性感染等，都是预防复发性盆腔炎性疾病的重要措施。

参考文献

[1] 吴文湘，廖秦平．盆腔炎性疾病的流行病学［J］．实用妇产科杂志，2013，29（10）：721-723.

[2] 金健．慢性盆腔炎妇产科治疗效果的观察与分析［J］．世界最新医学信息文摘，2019（60）：98.

[3] 牛力，纪国，李梅．复发性盆腔炎患者采用中药灌肠联合理疗的治疗效果分析［J］．医学理论与实践，2016，29（02）：225-226.

[4] Lei Yi，He Xueyun，Wang Jingshang，et．Effectiveness comparisons of acupuncture for chronic prostatitis/chronic pelvic pain syndrome：A Bayesian network meta-analysis protocol．［J］．Medicine，2019，98（17）：e15199.

[5] 许粉利．不同方法对慢性盆腔炎疾病的治疗效果分析［J］．中外女性健康研究，2019（13）：92-93.

[6] 邸志芳，吴佳欣，张楚洋，等．中医药治疗盆腔炎性疾病后遗症研究进展［J］．河南中医，2019，39（07）：1122-1125.

[7] Doiron RC，Nickelc．Evaluation of the male with chronic prostatitis/chronic pelvic pain syndrome［J］．Canadian Urological Association Journal，2018，12（6 Suppl 3）：S152-S154.

[8] 朴文青，刘兴晨．中西医结合治疗妇科慢性盆腔炎临床观 察［J］．Infection International（Electronic Edition），2018，7（04）：85-86.

第十五章

高原地区子宫内膜异位症诊疗进展

第一节 定 义

目前国内外尚没有统一的定义，但有不同学者提出并认可的定义有：

定义一：子宫内膜异位症指在子宫体外出现子宫内膜组织（腺体和间质）。

定义二：子宫内膜异位症是指子宫内膜腺体和间质在宫腔以外的组织器官生长，进行性加重的疾病。

定义三：子宫内膜异位症是指组织学上类似子宫内膜的组织在非宫腔部位的异常生长。

定义四：子宫内膜异位症是由有活性的子宫内膜组织，在子宫内膜和肌层以外的部位生长，并出现周期性出血而引起的一种常见妇科病。

定义五：子宫内膜异位症是指有生长功能的子宫内膜出现在子宫腔被覆黏膜以外的身体其他部位并进行性加重的疾病。

定义六：子宫内膜异位症是指子宫内膜腺体及间质细胞生长在子宫腔以外的部位，这种组织学上完全良性的内膜组织可像恶性肿瘤一样增生、浸润、扩散与转移，引起临床症状。

子宫内膜异位症主要是一种生殖年龄的疾病，虽然其确切病因尚不清楚，但它是激素介导的，与月经有关[1]。

第二节 病因学研究进展

子宫内膜异位症是一种雌激素依赖性的慢性的妇科疾病，发病率高，手术后复发率也高，需要长期管理[2]，影响妇女的整个生殖过程（有时甚至更久）。从 1885 年 von Recklinghausen 首次提出并命名子宫内膜异位症（内异症）以来，已长达一个多世纪，而内异症却成为“现代病”，已逐渐作为妇科最为常见的疾病之一[3]。正常情况下，女性子宫内壁和子宫内膜，只存在于子宫中。当患有子宫内膜异位症时，内膜组织会从子宫逸出，并生长在其他器官上，如卵巢、子宫外壁、输卵管、子宫韧带、子宫直肠之间以及子宫膀胱之间。甚至少数情况扩散到腹腔外，生长在其他器官，如肺等。溢出的子宫内膜组织对雌激素和孕激素有反应，生长并增厚。并每个月都会如同子宫内腔的子宫内膜一样发生出血，都无法正常排出，进而刺激周围组织导致囊肿、瘢痕和粘连，并导致不孕。内异症的病因学探讨是在 1921 年美国纽约州 John Sampson 医生提出盆腔子宫内膜异位症是由于卵巢子宫内膜异位组织种植所致，是由于子宫内膜组织通过输卵管逆流进入腹腔而引起子宫内膜异位症。由于近 20 多年的研究已经证实，内异症是一种雌激素依赖性疾病，其组织发生机制目前有六种学说，即：①子宫内膜组织的异位移植；②淋巴及静脉播散；③体腔上皮化生；④免疫因素；⑤遗传因素；⑥环境因素和二噁英。

没有一种学说可以完全解释所有病例中子宫内膜异位症的发生部位，而这些学说综合起来才更具有说服力。

一、移植学说

月经期脱落的子宫内膜碎片沿输卵管转运（称之为经血逆流），从而进入并种植于盆腔腹膜、卵巢表面或其他部位，种植生长而形成子宫内膜异位症，直接移植理论解释了医源性的会阴侧切剖宫产和其他手术瘢痕处形成的子宫内膜异位症。

在 20 世纪 20 年代中期，美国纽约妇产科医师 Sampson 发表了“月经期子宫内膜组织弥漫进入盆腔，引起腹腔子宫内膜异位症”的论文，首次提出了移植学说。Sampson 的结论基于以下事实：

1．所有月经期妇女，腹腔镜检查可见月经血从输卵管伞端流出。

2．子宫内膜异位症多发生于盆腔内组织器官，包括卵巢、前直肠子宫陷凹、宫骶韧带、子宫后壁及阔韧带后叶。

3．月经血中的子宫内膜碎片，既能在组织培养基中生长，注入腹部皮下后也能生长，并可在月经期妇女的腹腔液中发现。

4．当手术将恒河猴宫颈移位使经血流入腹腔后，可引起50%的恒河猴发生盆腔子宫内膜异位症。另外，通过将月经期子宫内膜注入腹腔的试验，也可引起腹膜子宫内膜异位症。

5．在临床上发现月经血引流不畅或梗阻的妇女，或经间期短、经期长的妇女易出现经血逆流，发生子宫内膜异位发病率较高。

6．某些医源性因素，如剖宫产术、子宫肌瘤剔除术，尤其是穿透宫腔者，可引起盆腔子宫内膜异位症或腹壁伤口的子宫内膜异位症。还有部分妇女阴道分娩后所致会阴、阴道伤口的子宫内膜异位症。

基于以上现象和理论，说明具有活力的子宫内膜细胞具有种植能力。认为月经期脱落的子宫内膜碎屑可随经血经输卵管逆流进入腹腔，然后种植于卵巢和邻近盆腔腹膜生长、蔓延，发展为子宫内膜异位症。

二、淋巴及静脉播散学说

有学者认为子宫内膜碎屑在偶尔情况下可经淋巴管及静脉引流至远处播散，子宫内膜的间质和腺体先侵犯子宫肌层的淋巴和血管，再向邻近器官和远处侵犯，而卵巢子宫内膜异位症可通过子宫向卵巢的淋巴引流发生。

盆腔外子宫内膜异位症虽然少见（1%～2%），可能是因为子宫内膜细胞经血管或淋巴管播散至许多生殖器官（如外阴、阴道、宫颈）和非生殖器官造成的，如包括肠曲（阑尾、直肠、小肠、疝囊）、肺和胸膜腔、皮肤（会阴侧切或其他外科手术瘢痕、腹股沟、手、足、脐）、淋巴结、神经和脑。有研究认为子宫内膜的腺体和间质细胞可以像恶性肿瘤那样，先侵入子宫肌层或肌束的淋巴管及微血管，然后再向邻近器官、腹膜后淋巴结及远处转移。

三、体腔上皮化生学说

1919年Meyer提出了体腔上皮化生的理论，认为原始体腔上皮有高度分化的潜能，如卵巢生发上皮、盆腔腹膜、腹股沟疝囊，脐、胸膜等都是由胚胎期具有高度化生潜能的原始体腔上皮分化而来，这些来源于体腔上皮的组织，在反复受到某些因素，如炎症、激素或经血等的刺激后，可向子宫内膜组织衍化，形成子宫内膜异位症。有文献报道称，应用雌激素治疗的男性也发生子宫内膜异位症，因此认为非特异性刺激促进体腔上皮转化为子宫内膜样腺体而发病。如以下现象支持这一学说。

1．无副中肾管畸形的青春期少女，仍可发生内异症，也可发生于初潮后几年内。

2．青春期前的幼女可发生内异症。

3．无月经妇女可发生子宫内膜异位症。

4．拇指、股部、膝盖等部位发生的子宫内膜异位症，可能为早期胚胎期，邻近体腔上皮的间充质肢芽发育而来。

5．大剂量雌激素治疗可引起男性子宫内膜异位症。

虽然这一学说可以解释病变的广泛性，但缺乏充分的循证医学证据和实验证明。

四、免疫学说

有研究认为，机体免疫反应的改变，可能会导致机体不能识别异位的子宫内膜组织，不及时清楚，从而引发疾病。1980年weed等发现子宫内膜异位症患者的宫腔内膜组织有淋巴细胞和浆细胞浸润，以及补体C3的沉积，提出内异症的发病可能与免疫有关。目前已知，大多数妇女在月经期均有经血经输卵管逆流至腹腔，但仅有少数人发生内异症（10%～15%）。这是因为大多数妇女在月经期逆流入盆腔的许多子宫内膜碎片通过腹腔的防御系统如白细胞，尤其是细胞毒性T淋巴细胞和自然杀伤细胞等来清除，而未发生内异症。在高原地区发现内异症患者的自身抗体检出率较高，且不少患者合并类风湿性关节炎、系统性红斑狼疮等自然免疫性疾病。

近年来大量的研究表明，内异症患者常伴有细胞免疫和休克免疫功能的异常，故认为内异症可能为一种自身免疫性疾病。研究发现，患者外周血和腹水中的自然杀伤细胞（NK）的细胞活性明显降低，病变越严重者，NK活性降低亦越明显，有研究发现NK活性还与雌激素水平呈负相关，雌激素水平越高，NK活性则愈低，细胞毒性T淋巴细胞的活性亦降低，因而使清除逆流经血中的子宫内膜碎片能力降低。同时发现患者腹水中的巨噬细胞明显增多且高度活化，释放大量具有不同生物活性的细胞因子、血清及腹水中免疫球蛋白IgG、IgA及补体C3、C4水平均增高，还出现抗子宫内膜抗体和抗卵巢组织抗体等多种自身抗体。

五、遗传学说

据高原地区妇科临床观察发现，子宫内膜异位症患者中，7% ~ 10% 有家族史，直系亲属中有患内异症者，其发病的危险性明显增高，如果母亲发生内异症，其女儿发生内异症的危险性增加7倍，提示本病有遗传倾向。最近研究发现HLA-B7等位基因可能在内异症的发病中起作用，HLA-B7的表达能够抑制NK细胞样T淋巴细胞的活性，说明异位内膜细胞的生长可能受到遗传控制。

北京协和医院郎景和教授新近报道：内异症具有遗传倾向及明显的家族聚集性，杂合子的丢失可达40% ~ 70%。他提出可以将内异症视为遗传性病症，并以此解释在位内膜不同的黏附、侵袭及生长能力，这也正符合在位内膜的遗传差异是根本差异的论断。他认为基因分析及蛋白质组学研究是现今疾病探索的重要途径，对内异症基因的差异表达与蛋白质功能分析，提示内异症在位内膜在细胞骨架、氧化反应、代谢、侵袭和转移及细胞凋亡等过程中存在的异常，可以更多地回答内异症的发病和遗传问题。

六、环境因素和二噁英及炎症反应异常

目前日益认识到生殖健康、不孕和环境污染及炎症反应异常之间存在潜在联系。其中二噁英污染及炎症反应异常在内异症发病机制中可能有一定的相关性。研究认为，遗传机制可能在接触二噁英及炎症反应异常和内异症的发生中起作用。有报道在内异症组织中有一种二噁英诱导基因CYPIA1基因转录产物比原位子宫内膜显著增高（高9倍）。最近的一项研究发现，环境毒素二噁英可以通过抑制内异症患者NK细胞、T淋巴细胞的活性使干扰素R（INF-R）浓度下降，影响免疫系统的调节，进一步抑制内异症患者免疫功能使其不能有效清除异位内膜。子宫内膜异位症是一种炎症反应性疾病，患者盆腔内发生炎症反应，导致一些与炎症相关的因子和酶含量异常，加重粘连，也是导致疼痛和不孕的原因之一。

第三节 发病机制研究进展

一个世纪以来，已提出了多种有关内异症的病因学说，但目前国内外学者达成共识的是可以把内异症的发病机制概括为转移理论（metastatic theory）和转化理论（metaplastic theory）。转移理论包括植入性（implantation）和侵入性（invasion），植入性指经血逆流种植；侵入性系内膜经血流及淋巴运送；转化理论是指体腔上皮或间皮化生。现今的研究已证明，内异症患者在位子宫内膜的芳香化酶表达明显高于非内异症者，因此局部的雌二醇来源途径也对内异症的发生起重要作用。目前的研究认为[4]，盆腔内异症的发生应有五个关键步骤：一是内膜细胞黏附到腹膜表面并侵入腹膜间皮细胞层，二是种植灶部位炎症细胞募集，三是病灶周围新生血管生成，四是内膜细胞增殖，五是异位病灶形成和发展。这一过程的完成是以不同的在位内膜的不同生物学特性，甚至基因差异为基础的。可以认为是“在位内膜决定论”，修正和完善了转移理论。

一、子宫内膜细胞与腹膜间皮细胞的黏附

目前研究结果认为子宫内膜间质细胞与腹膜间皮细胞黏附的主要机制有两个。

（一）腹膜内皮细胞损伤

1999年Groothuis等研究报道：子宫内膜仅定植于腹膜间皮细胞层缺损、损伤和基底膜暴露之处，推测完整的腹膜间皮细胞对子宫内膜细胞的

黏附起屏障作用，腹膜间皮细胞的损伤可能是内膜细胞黏附的先决条件。这也解释了为什么大多数妇女都有经血逆流而只有少部分人患内异症的原因。

（二）黏附机制

根据研究认为：在子宫内膜细胞黏附到腹膜间皮细胞的过程中，整合素、透明质酸、子宫内膜异位症蛋白（ENDO）等可能起重要作用。

1．2001 年 Witz 等报道　由于整合素是由 α 和 β 亚基组成的跨膜蛋白，主要起到介导细胞 - 细胞、细胞 - 基质间的相互作用，因此认为，整合素也能介导内膜细胞与腹膜间皮细胞的黏附。但实验发现，用抗体阻断整合素却不能干扰内膜细胞与间皮细胞黏附。因此，也认为整合素不是细胞黏附的必要条件，只起到辅助作用。

2．近年研究认为　透明质酸及其受体 CD44 可能参与内膜细胞和腹膜间皮细胞的黏附。腹膜间皮细胞分泌的透明质酸是构成细胞周围基质的主要成分，而 CD44 是透明质酸的主要受体[5]。试验结果表明：用透明质酸酶预先处理腹膜间皮细胞后，内膜细胞与间皮细胞的黏附减少约 40%，因此认为，透明质酸在内膜细胞和间皮细胞之间可能起非特异性的屏障作用。高原地区妇科临床研究中，在子宫内膜异位病灶手术清除后，局部应用医用透明质酸钠，不但有防粘连作用，也有一定的防止复发的作用。

3．子宫内膜异位症蛋白（ENDO）是一种子宫内膜间质细胞分泌的酸性糖蛋白，分为 ENDO- Ⅰ和 ENDO- Ⅱ。研究发现，子宫内膜的功能层和所有的异位病灶都有 ENDO- Ⅰ mRNA 的表达，而且内异症患者的在位子宫内膜 ENDO- Ⅰ mRNA 表达明显高于非内异症者的在位子宫内膜。现研究认为，ENDO- Ⅰ可通过糖基 - 糖基受体作用，使内膜细胞与腹膜间皮细胞黏附性增强，而且内膜细胞可能起关键作用。

二、子宫内膜细胞侵入腹膜间皮层

生理生化理论中提示：细胞表面蛋白水解和细胞外基质降解增强，在细胞侵入过程中起关键作用。近年来研究发现，基质金属蛋白酶（MMPs）是一组几乎能降解细胞外基质所有成分的内肽酶，对细胞外基质的重塑起重要作用，同时发现，孕激素可使在位子宫内膜 MMPs 的表达下调，而雌激素可使在位子宫内膜 MMPs 的表达上调，黄体期在位内膜细胞 MMPs 分泌受抑制[6-7]。最近的研究表明，内异症的异位子宫内膜细胞中 MMPs 的呈持续高表达，而且血清及腹腔液中 MMPs 的浓度也较非内异症者高。由于子宫内膜间质细胞能分泌高活性的 MMPs，表明其为一种具有侵袭力的细胞。

三、炎症细胞募集

经动物实验证实，内异症病灶部位炎症细胞的募集和随之继发的免疫反应及盆腔微环境的改变，是病灶生存和发展的重要影响因素。

（一）趋化因子

趋化因子在炎症细胞募集中，参与白细胞特别是巨噬细胞和淋巴细胞游走和活化，子宫内膜间质细胞能分泌多种趋化因子，包括单核细胞趋化蛋白 1（MCP-1）、IL-8 等，而内异症患者病灶中趋化因子明显增高，尤其是 IL-8 对中性粒细胞和 T 细胞具有较强的趋化作用，并促进细胞侵入、增殖和潜在的血管生成作用。

（二）炎症细胞募集效应

内异症患者病灶部位和腹腔内炎症细胞募集后即可激发机体免疫反应，使免疫细胞活性、数量改变，如巨噬细胞数量增加，但其受体表达减少，因而清除异位内膜的活性降低；NK 细胞在异位内膜中的细胞毒作用降低，并与病变的程度正相关，而内异症患者腹腔液和外周血中的 NK 细胞，其杀伤抑制性受体呈高表达，因此对自体和异体子宫内膜细胞的杀伤作用降低；在内异症患者的腹腔液和病灶部位，淋巴细胞数量增加，但其功能受到抑制，因而 T 淋巴细胞对腹腔异位内膜细胞的清除力下降。同时异位内膜细胞释放细胞因子和生长因子，如 IL-6 能上调异位内膜细胞合成和分泌 ENDO-1（子宫内膜异位症蛋白 -1），而 ENDO-1 能与巨噬细胞黏附，从而降低巨噬细胞黏附性，抑制其吞噬功能，同时 ENDO-1 又可上调 IL-6，这样，在病灶局部形成疾病发生的恶性循环，使异位内膜逃逸吞噬，得以生存和发展。

而IL-8上调子宫内膜间质细胞Fas配体的表达，促进T细胞凋亡。

由于炎症细胞募集效应，促进了免疫反应的一系列参与，如巨噬细胞的产物对自身又有趋化和激活作用，从而引起“瀑布效应”，而活化巨噬细胞分泌的生长因子、细胞因子、前列腺素类似物和补体片段等，与促进内膜细胞增生及局部血管生成有重要相关性。炎症细胞募集效应的发生一方面允许内膜细胞在腹腔内的生存，同时病灶部位和腹腔液中增加的细胞因子和生长因子对内膜细胞的生长起促进作用。

四、异位内膜病灶周围的血管生成

血管内皮生长因子（vascular endothelial growth factor，VEGF）是迄今为止发现的最为重要的血管生长因子。而近年来的研究发现，内异症患者腹腔液中VEGF浓度明显高于非内异症者，并与病变程度密切相关。现在研究已经证实，异位病灶周围的血管化程度是影响异位内膜的生长力和侵袭性的重要因素之一。目前研究发现，子宫内膜间质细胞具有分泌VEGF的功能，而雌激素对子宫内膜间质细胞分泌VEGF有显著的促进作用。由此认为，子宫内膜间质细胞分泌VEGF是内膜种植后周围血管生成的始动因子。

五、子宫内膜间质细胞增殖

经近年来的研究认为，异位内膜细胞的增殖与细胞的自分泌有关[8-9]。

（一）IL-8的自分泌

IL-8的自分泌是内膜间质细胞通过自分泌的方式分泌IL-8，而IL-8能显著刺激异位内膜间质细胞DNA的合成，并能使子宫内膜腺上皮及间质细胞存活。

（二）瘦素的自分泌

瘦素的自分泌是在异位的子宫内膜间质细胞中，有瘦素基因和蛋白的高度表达，从而促进异位内膜细胞合成瘦素。现已有研究证明，瘦素有促进细胞有丝分裂增殖和血管生成的作用。因此，认为瘦素是通过自分泌和旁分泌的方式进一步促进内异症的发生。

（三）内膜异位病灶周围局部激素环境的变化

近期研究发现，在异位内膜种植部位，芳香化酶mRNA及特异性表达的转录刺激因子—类固醇生成因子呈高度表达，但使雌二醇失活的17β羟类固醇脱氢酶2（17β-HSD-2）表达缺乏，导致病灶局部雌二醇浓度过高，对内异症异位内膜细胞的增殖起到了促进作用。

上述大量证据表明，随经血倒流的子宫内膜间质细胞是子宫内膜异位症发生和发展的重要“源头”，而个体基因差异是内异症患者的易感因素。子宫内膜间质细胞通过自分泌、旁分泌方式促进内膜细胞黏附、侵入及炎症细胞募集，进而激发免疫反应而引起“瀑布效应”，最终促进血管生成和细胞增殖。

第四节 病 理

子宫内膜异位的主要病理改变为异位内膜随卵巢激素的变化发生周期性出血，伴有周围纤维组织增生和粘连形成。术时所见病灶外观典型，有经验的手术医生足以据此诊断本症。

典型外观肉眼所见：高原子宫内膜异位病灶通常呈多样性，为多处生长，有表浅的，也可以有较深的浸润。最小的腹膜种植病灶呈红色、瘀斑样。随着病灶增长进展和月经内膜碎屑在病灶内积累，病灶会呈囊性深棕色、紫褐色、深蓝色或黑色表现。而邻近腹膜则变厚形成瘢痕。病灶直径大多为5～10 mm，称之为“火药烧痕”现象，也就是典型的子宫内膜异位症的外观。

随着病变的不断进展，病灶面积的逐步增大，数量的增加，深部浸润及广泛病变，可引起盆腔器官、腹膜表面及肠管的广泛粘连成团块状[10]。严重时的广泛粘连可使器官变形。好发部位有卵巢（约占全部病例的半数）、输卵管、乙状结肠、骶骨韧带、阴道直肠膈、膀胱子宫反折腹膜、圆韧带、阑尾、腹部瘢痕、脐、宫颈、阴道、会阴、外阴等部位。在非常少见的情况下可在远离盆腔的部位发病，例如肺、脑和肾可发现子宫内膜异位灶。胸膜种植与反复性经期右侧气胸的发病有关，称之为“月经期气胸”，而中枢神经系统病灶能导致“月经期癫痫”。

镜下见病灶组织学上类似于内膜腺体和间质的组织构成，这也是从病理学角度提示子宫内膜异位症名词的由来。由于采用这些严格的、不实用的组织学标准可能会造成大量的漏诊。目前认为内膜间质在内异症中可能比内膜腺体更具特征性。因此，镜下内异症的临床意义存在争议，目前尚未对其进行统一的标准。其病理镜下特点是：早期小病灶多似子宫正常内膜，随着病变的进展，囊肿形成和纤维化增多，囊壁内可覆以单层细胞，也可发现囊壁中有充满含铁血黄素的巨噬细胞。

第五节　病理生理

一、内异症与盆腔疼痛的关系

由于子宫内膜异位患者可以于月经前出现盆腔疼痛，所以认为子宫内膜异位引起疼痛的原因来自于月经周期中雌激素和孕激素的刺激。

异位的种植病灶增大并可能发生分泌变化和出血，但病灶周围纤维组织限制病灶进一步增大并阻止异位子宫内膜的血性液体的溢出。每次月经周期不断重复这样的病理过程。因此，引起盆腔疼痛的原因可以是：①病灶内和病灶周围的炎性刺激和压迫；②对病灶粘连部位的牵拉；③种植病灶数量多且接近神经末梢和其他敏感结构；④大病灶的整体作用。

因为有少部分患者虽然病变广泛却没有疼痛症状，所以说内异症导致疼痛发生和严重性与病灶的程度和分布没有明显的相关性。但高原妇科临床研究发现，子宫内膜异位症严重的盆腔疼痛与病灶浸润的深度相关，即病灶浸润的深度决定疼痛的程度。

二、内异症与不孕症的关系

在广泛的临床研究中已经证实[11]，中度和重度子宫内膜异位症可导致盆腔解剖破坏，正常输卵管卵巢的位置改变和包裹卵巢及输卵管伞端的盆腔粘连，以及种植破坏了卵巢和输卵管的正常组织，这些病变均可导致不孕。

轻度子宫内膜异位症导致不孕的原因可能有以下几种表现。

1．月经周期紊乱和排卵障碍　根据临床研究发现高原地区子宫内膜异位症患者的排卵率为11% ～ 27%，如果排卵障碍得到有效的治疗，高原地区患者约40% 患者可以妊娠。近些年来高原生殖医学的研究发现子宫内膜异位症患者卵泡有更为细微的变化，如①较低的雌二醇水平；②卵泡生长期间较小的卵泡形态；③助孕过程中较低的卵细胞受精率和受孕率。提示高原地区患者存在卵巢排卵和胚胎子宫内膜种植障碍。

2．内异症腹水中前列腺素 F2α 和前列腺素 F2 升高　前列腺素一般由子宫内膜和异位病灶分泌，如果升高会通过改变排卵、输卵管运动、着床和黄体期功能等方式减少受孕机会。高原妇产科临床研究已发现红色瘀斑状小种植灶比较大的火烧痕样病灶所分泌的前列腺素更多。

3．内异症患者腹水体积增加　腹水属血浆滤液，正常高原妇女盆腔内存量＜ 5 ml。但常在排卵后腹水可以瞬间增多至 20 ml 左右。现有研究报道，腹水体积增多和腹水中各种激素和其他物质的浓度改变可影响排卵、拾卵、输卵管功能等过程，从而导致不孕。

4．细胞免疫改变　在众多的研究发现：①内膜异位症病灶可诱发盆腔淋巴细胞释放细胞因子（包括白细胞介素 1 在内的炎性介质）而影响受孕率。②内膜异位病灶可诱发腹腔巨噬细胞数量和活性增加，从而引起巨噬细胞局部释放前列腺素增多，可使巨噬细胞攻击精子或影响其功能。③内膜异位病灶往往缺乏细胞免疫，这也会对正常着床和其他生殖过程构成不良影响。

三、临床类型与病理

在高原地区妇产科临床发现，卵巢子宫内膜异位症最为常见，约占 80%。其他常见部位包括直肠子宫陷凹、盆腔腹膜、腹壁切口、膀胱壁、子宫颈、输卵管、肠壁、外阴、阴道及其他部位。

对于内异症的临床分类国内外暂时还没有统一的观点，但大多数学者的研究结果倾向于卵巢型内异症、腹膜型内异症及深部浸润型内异症为三种互为独立的形式，在高原妇科学临床研究也提示这三种临床类型最为常见，而且有着不同的发病机制，甚至在治疗方面也因此而异。

（一）卵巢型子宫内膜异位症

卵巢型内异症最为多见，高原妇科临床发现发生在卵巢的内异症为 40% ~ 80%，其中 80% 累及一侧卵巢，一半左右同时涉及双侧卵巢。其病灶可分为微小病灶和典型病灶。微小病灶是指在卵巢表层的红色、蓝紫色或褐色的小囊，属于早期病变。典型病灶是指异位内膜侵犯卵巢并且在卵巢皮质内生长，形成卵巢异位囊肿，即“巧克力囊肿”。可以在单侧或双侧发生；可单房也可多房，大小不定，常与盆腔器官发生粘连。根据手术中卵巢型内异症的大体观察、囊肿内容性状、术中囊壁去除难易程度，将卵巢型内膜囊肿分为两种临床类型，其中Ⅱ型又分为 a、b、c 三型。

Ⅰ型：即原发性卵巢卵巢子宫内膜异位囊肿，这类囊肿为小于 2 cm 的卵巢表面的囊肿，内容物为黏稠的棕色半流状液体。术中难以用剥离法去除，常常需要用分割法去除。

Ⅱa 型：随着病变的发展，在卵巢皮质形成单个或多个囊肿，内含有暗褐色糊状陈旧血液或呈胶状凝块状，或呈拟巧克力状液体，故又称卵巢巧克力囊肿。由于这种囊肿在初期常有穿破的特点，所以直径常在 5 ~ 6 cm 以下。手术时包膜容易剥离，包膜表面可以有异位种植灶，但不突破包膜。并多数可见到黄素化的棕色斑块镶嵌。

Ⅱb 型：囊肿通常在 7 ~ 8 cm，也可少数到 12 cm 左右的，囊肿容易从卵巢上剥离，内含棕褐色液体或退变的血凝块，卵巢组织和囊肿包膜有粘连，并与盆壁及周围器官有粘连。

Ⅱc 型：由于经期囊肿内出血增多，囊内压力增高，囊壁可出现小的裂隙，并可有少量血液渗漏，裂隙随即被漏出物引起的腹膜局部炎性反应和组织纤维化所闭合，如此反复裂开渗出闭合，造成卵巢与周围组织如子宫、阔韧带或乙状结肠、直肠等广泛而紧密的粘连，被固定于盆腔内。此型的另外重要特点是卵巢表面有多个区域的异位灶浸润，剥除常会遇到困难。手术分离过程中囊肿往往破裂，这也是卵巢巧克力囊肿的特征之一。

（二）腹膜型子宫内膜异位症

腹膜型内异症现在国际上被接受的分类方法是根据病变颜色，将腹膜内异症分为红色（红色、粉红色和透明病变）、白色（白色、黄褐色）及黑色（黑色和蓝色病变）三大类临床类型。红色病变是指形态和隆起的丘疹，息肉样病变，红色或透明的囊泡，周围腹膜上有明显的血管形成，颜色发红。黑色病变是指病灶呈蓝色或黑色皱缩斑块状，病灶里面除了内膜腺体和间质外，还有纤维素和血管，病灶内可见有出血，是腹膜病变最典型的表现。白色病变是指属于陈旧性病变，病灶纤维化挛缩形成斑块或者结节。还可根据内异症病理发展过程的 4 个阶段，分为镜下病变、早期临床病变、进展活动病变和愈合病变 4 种类型。

1．镜下病变　肉眼无明显异常表现，但腹膜活检病理组织学检查可发现：①腹膜内病变为上皮细胞及纤维细胞代替了间皮细胞；②腹膜下病变为可以找到内膜腺体和间质。

2．早期临床病变　肉眼可见的活动性病变有：①丘疹型：为隆起病变，有时呈息肉状，非实性，腹膜上有明显的小血管，有腺体和周围的间质；②红色囊泡型：呈小泡状病变，内充有粉红色或红色血样液体，周围有明显的血管形成。病变尚未出现纤维化表现。

3．进展活动性病变　腹膜内异症的典型病变和晚期病变，呈黑色皱缩斑块状，为色素沉着及陈旧出血所致，可以有深部纤维肌肉组织或结节，纤维化与非纤维化的病变并存。

4．愈合病变　属非活动病变，呈退行性的白色病变，由纤维化所致，有时可是钙化瘢痕。

（三）深部浸润型内异症

高原妇产科临床发现，本型与痛经症状密切相关，病灶浸润深度大于 5 mm，常位于后盆腔，如宫骶韧带、直肠子宫陷凹、阴道穹、阴道直肠隔、直肠或者结肠壁。还有可能侵犯侧盆腔，包括输尿管，严重者可引起肾萎缩。有可能侵犯前盆腔，如膀胱壁等。

在发生学上与腹膜内异症有一定区别[12]，有两种学说：

1．深部浸润型内异症是腹膜内异症深部浸润的结果，由位于子宫直肠陷凹的腹膜型内异症发展浸润而来。

2．由苗勒氏血管残迹化生而成　由于深部浸润型内异症是一种腺肌结节，其组织发生与月经反流种植无关，腺肌结节具有结节样聚集的平滑肌包裹，存在有腺上皮和发育不良的基质。而基质的存在意味着深部浸润型内异症与腹膜内异症的区别。

根据内异症病灶在子宫直肠陷凹的浸润深度，可分为三种类型。

Ⅰ型：浸润深度＜ 5 mm，通常有比较大的腹腔内异症病灶浸入至子宫直肠陷凹，但盆腔解剖尚清晰完整，子宫直肠陷凹和宫骶韧带尚清楚。

Ⅱ型：主要表现是内异症病变使肠管受到牵拉而变形，由于有深部浸润，使子宫直肠陷凹不清晰。

Ⅲ型：内异症病变呈圆球形，浸润最深最重，填满整个子宫直肠陷凹，妇科触诊有明显触痛包块。

（四）其他部位的子宫内膜异位症

1．宫颈、阴道、外阴部的内异症　这些部位的内异症一般较少见，且症状不典型。一般有以下特点：①阴道内异症可能由直肠阴道隔内异症的病灶蔓延而来，病灶为紫蓝色硬结或多个息肉状突起；②宫颈内异症病灶可能由于经前宫颈电灼或激光等手术创面未愈合而月经来潮，由子宫内膜碎屑种植而致，宫颈深部病灶也可由直肠阴道隔内异症病灶直接蔓延而来。内异症病灶可见宫颈表面暗红或紫蓝色小颗粒；③外阴部的内异症可由于分娩时将子宫内膜种植于外阴伤口而致，外阴部可于病灶部位触及硬结，并随月经周期而变化，（经期增大、胀痛，经后缩小，疼痛消失）。

2．输卵管内异症　一般直接累及输卵管者较少见。文献报道输卵管内异症占 10%，输卵管系膜内异症占 10%。肉眼可在其管壁浆膜层见到紫蓝色斑点或小结节，输卵管与周围病变组织粘连，造成输卵管扭曲而影响其蠕动功能，但输卵管梗阻现象少见。

3．肠道内异症　肠道内异症很少见，可以累及阑尾、盲肠及乙状结肠和直肠等。病灶首先侵犯肠管的浆膜层，继而侵入肌层，形成坚硬的结节、瘢痕和粘连，造成肠管变形、狭窄甚至不全性机械性梗阻，但一般不侵及肠管的黏膜层，肠黏膜完整，一般梗阻是肠管牵拉变形所致。

4．泌尿道内异症　病变部位包括膀胱、输尿管、尿道和肾的内异症。泌尿道内异症占所有内异症的 1.2% 左右。其中主要累及膀胱，占 84% 左右。当病变累及膀胱三角区时，患者可出现尿频、尿急、尿痛，由于不侵犯膀胱黏膜，故一般不出现血尿。在膀胱镜下可见黏膜下肿块呈紫蓝色突起，经期色泽加深症状也加重。病灶侵及输尿管时，病灶大者可发生输尿管梗阻；如果输尿管周围组织如宫骶韧带、宫旁组织发生较明显的内异症病灶时，病变也可累及输尿管，使输尿管局部发生扭曲、狭窄和梗阻等，继而发生输尿管扩张或肾盂积水等。

5．腹壁内异症　一般发生于手术后数月至数年的腹壁瘢痕内，是手术时子宫内膜直接种植后缓慢生长所致。表现为在腹壁手术瘢痕的部位出现结节，月经期发生疼痛，硬结增大。病灶多位于腹直肌鞘的前后，并累及腹直肌和腹直肌鞘，可能与此部位血运良好有关。病灶如果向腹壁皮肤侵犯，可穿破皮肤，月经来潮时可见病灶出血。病灶切面呈灰白色或略带黄色，可见多个含棕色液体的小囊。个别患者侵犯整个腹壁，凹凸不平呈恶性肿瘤样发展。

6．身体其他部位的内异症　临床上极为少见的内异症还有腹股沟、脐、肺、膈等部位，这些部位的病灶可以发生周期性疼痛，并触及肿块，在月经期症状加剧、肿块增大。如为肺或膈部位病灶，可通过 CT 或 X 线拍片等发现，肺部的内异症可出现周期性咯血。如果脐部内异症可有周期性脐部疼痛，紫蓝色皮下结节，经期有血性或棕色液体从脐部溢出。

第六节 临床表现及检查

在高原地区任何不孕症的妇女，均有可能患有子宫内膜异位症，特别是诉有痛经和性感不快的患者，就应高度怀疑子宫内膜异位症[13]。依病灶数量、大小、范围、浸润程度及受检人群的不同，临床表现差异很大[14-16]。

既往无痛经和性交痛的妇女，开始出现继发性痛经和深部性交痛，也多提示子宫内膜异位症。

一、症状

根据病变部位的不同，而出现不同的症状，最常见的症状为痛经、月经失调、性交痛、不孕症等分述如下。

（一）痛经及慢性下腹疼痛

患者以下腹及肛门坠胀痛为主，以继发性、渐进性加剧的痛经为特点，多数患者诉有经前期持续性盆腔痛或腰骶部疼痛，月经开始后症状消退，也有的患者可于月经前1～2天开始，月经后消失，疼痛从腰骶部、腹部开始，放射至阴道、会阴、肛门或大腿内侧，疼痛的程度与异位灶的深部浸润有关，与异位灶的大小不成比例，有部分轻型患者，却诉有严重痛经，而有严重而广泛的内异症患者仅诉有轻微痛经或无痛经。因此，疼痛与可见的异位病灶间无明显相关性，但疼痛程度取决于异位病灶浸润的深度，另外，中线性病灶引起的症状，较侧面性病灶要明显。高原地区20%～30%的内异症患者有长期慢性下腹疼痛。腰骶部疼痛的内异症患者，与经前期点滴出血相关。

（二）月经失调

高原地区约18%的子宫内膜异位症患者可有经量增多，经期延长或点滴出血。这是由于卵巢被异位病灶所破坏、或卵巢被粘连包裹而致卵巢功能紊乱而引起月经失调。同时也有因患者常合并有子宫腺肌瘤或子宫平滑肌瘤导致月经失调者。高原妇产科临床研究发现卵巢巧克力囊肿病例中有10%合并有子宫腺肌瘤，而9%合并子宫肌瘤。

（三）不孕

子宫内膜异位患者常伴不孕，并已成为不孕症的重要原因之一，高原地区子宫内膜异位症患者不孕发生率为30%～75%。不孕的主要原因是由于内膜异位症造成盆腔粘连，输卵管及卵巢周围的粘连使输卵管功能和卵巢功能发生障碍。输卵管粘连使排卵机制及精子在输卵管内输送发生障碍而不孕，虽然内异症患者的输卵管多保持通畅，由于卵巢功能障碍，可引起无排卵周期、黄体功能不全、黄体化未破裂卵泡综合征等。此外，内异症患者免疫力功能异常以及盆腔局部生化内环境的改变，均可导致不孕。根据高原妇科临床研究发现，子宫内膜异位症患者卵泡发生中更为细微的变化，其中有较低的雌激素水平，卵泡生长期间较小的卵泡状态，助孕过程中较低的卵细胞受精率和受孕率。提示轻度的子宫内膜异位症引起不孕的原因可以是月经周期紊乱和排卵障碍，也可以是由于输卵管拾卵和胚胎子宫内膜种植障碍。

（四）性交痛

内异症患者常有性交痛，尤其是插入阴道时疼痛更为明显，这主要是与子宫内膜异位症腹膜下深部浸润有关。如果在宫颈、阴道、外阴、直肠或尿道表面或附近发生异位病灶，还可引起月经周期任何时候大小便和性交过程中发生出血和疼痛。高原地区有30%左右的内异症患者常诉性交痛。发生于子宫直肠陷凹、阴道直肠隔的内异症病灶，常使周围组织肿胀，纤维化，性交时使子宫收缩向上提升而发生疼痛。性交痛的程度与子宫内膜异位症的部位有关，如骶骨韧带部位的异位结节病灶与子宫粘连后固定，陶氏腔封闭者性交痛的程度则明显加重。

（五）急性腹痛

较大的卵巢子宫内膜异位囊肿，可因囊内压力骤增而发生破裂，囊内容物大量溢入腹腔刺激腹膜，则产生剧烈腹痛，常伴有恶心、呕吐及肠胀气，疼痛严重者甚至可出现休克。这种急腹症症状是目前高原地区妇产领域值得重视的新问题，常常被误诊为卵巢囊肿蒂扭转、异位妊娠破裂出血、阑尾炎、弥漫性腹膜炎等疾病而行急诊手术，术中才证实为卵巢子宫内膜异位囊肿破裂。因此，子宫内膜异位囊肿破裂需要与输卵管妊娠破裂、卵巢囊肿蒂扭转等急腹症鉴别。一般情况下，子宫内膜异位囊肿破裂多发生在月经期或月经前后。而阴道后穹穿刺若抽出咖啡色或巧克力色液体可明确本病诊断。

（六）直肠、膀胱刺激症状

如果内膜异位病灶位于子宫直肠陷凹及直肠附近或乙状结肠时，可出现与月经有关的周期性排便痛和排便次数增多，以及肛门和会阴部坠胀，如果病灶较大，压迫肠腔，可致排便困难。若病变累及直肠黏膜，则可出现月经期便血。病灶位于膀胱和输尿管者，可出现尿频、尿急和周期性血尿。一般来说，子宫内膜异位病灶极少累及输尿管，缓慢进行的输尿管阻塞多由于盆腔子宫内膜异位症造成盆腔周围组织粘连或较大的子宫内膜异位囊肿挤压，导致输尿管瘢痕扭曲、狭窄或阻塞。由于输尿管阻塞可能形成反复发作的肾盂肾炎和肾盂积水，最后可导致继发性压迫性肾萎缩。

（七）其他部位子宫内膜异位症状

如果身体其他部位发生子宫内膜异位种植和生长时，均在病变区发生周期性疼痛、出血和块物增大，如病灶发生于脐部、腹壁剖宫产伤口及外阴部等。如果病灶累及肺、胸膜或膈胸膜时，在月经期间可发生重复性月经性气胸；若累及肺实质时可出现经前咯血、呼吸困难和（或）胸痛。脑部的子宫内膜异位症则十分罕见，如果发生则可出现典型的复发性周期性头痛和神经功能缺失现象。

二、体征

子宫内膜异位症的典型体征为妇科检查时发现宫骶韧带及（或）子宫颈后上方、子宫直肠陷凹等处有 1 个或多个质地较硬的小结节，多为绿豆至蚕豆大小，常有明显触压痛。子宫大小正常，常因子宫与直肠前壁粘连而呈后位，活动受限。有的因合并子宫腺肌病或子宫肌瘤，其子宫也可以增大，一般不超过 3 个月子宫大小。子宫一侧或两侧附件区可触及与子宫相连的相对固定的囊性肿块，有轻压痛。有时在阴道（常见于后穹）、宫颈或会阴伤口、腹部手术伤口处、脐部等可见紫蓝色结节，月经期更为明显，且经期疼痛加重、包块增大，压痛也更明显[17]。

三、实验室检查

（一）血清 CA125（卵巢癌相关抗原）值测定

CA125 是一种存在于胚胎体腔上皮副中肾导管衍生物及其赘生物组织中的一种高分子糖蛋白，能与单克隆抗体 CA125 发生特异性结合，作为一种肿瘤相关抗原，对卵巢上皮性肿瘤有一定的诊断价值。但在子宫内膜异位症患者，血清 CA125 值也常增高，但多数都在 100 U/ml 以下。理论上讲，敏感度在月经期升高。由于 CA125 的升高并无显著的特异性，尤其是病变较轻者 CA125 值往往在正常范围（< 35 U/ml）。因此，一般认为 CA125 检测常常因阴性率太高而对轻度的子宫内膜异位症诊断帮助不大。

新近的高原妇科学临床研究发现，轻度子宫内膜异位症患者往往盆腔积液增多，此期很多患者尚未形成子宫直肠凹陷的明显粘连，可通过后穹隆穿刺抽取盆腔积液，化验盆腔积液 CA125 的值，往往可显著提高阳性率。

还有一项新的研究发现，虽然血清 CA125 值在正常值内（< 35 U/ml），但却常常是正常高值，若把正常值定在 ≥ 16 U/ml 时，再结合临床表现，特征诊断子宫内膜异位的敏感性可达到 80%，特异性可达到 94%，对早期或轻度子宫内膜异位症临床诊断有显著帮助。

（二）抗子宫内膜抗体（EMAb）

抗子宫内膜抗体是一种以子宫内膜为靶抗原，并引起一系列免疫病理反应的自身抗体，是子宫内膜异位症的标志性抗体。据高原妇产科临床研究发现，子宫内膜异位症患者血液、宫颈黏液、阴道分泌物和子宫内膜处有抗子宫内膜抗体，子宫内膜异位症患者抗子宫内膜抗体的检出率为 70% ～ 80%。因此，血清 EMAb 的检测为高原地区妇科临床对子宫内膜异位症患者的诊断及疗效观察提供了一定的诊断依据。

四、特殊检查方法

（一）B 型超声检查

B 型超声检查已成为高原地区妇产科常用的检查方法之一，而且对妇产疾病的诊断具有十分重要的作用。可明确对卵巢子宫内膜异位囊肿的诊断；并确定囊肿的位置、大小、形状及发现妇科检查时未触及的包块。声像图特征有：①在子宫直肠陷凹或子宫后壁下段可探及囊壁厚而粗糙的无回声囊性包块，肿块周围与子宫、圆韧带、盆侧壁有明显粘连；②囊肿呈椭圆形或圆形，囊内有细小的絮状光点，中央有衰减；③囊肿随月经周期变化而逐渐增大；④囊肿一般较为固定。卵巢子宫内膜囊肿的图像特征多为单房囊肿，位于子宫的一侧或双侧，囊壁较厚，囊内为均匀分布的细小弱光点。若囊肿新近有出血或出血量较多时囊内可出现液性暗区；如果陈旧性血块机化后，则可见液性暗区内有小片状增强回声区。有些囊肿可有分隔或多房，囊内回声不一致。根据高原地区妇科临床研究其图像特点可分为五种类型，即单纯囊肿型、多囊型、均匀光点型、囊内团块型和混合型。

（二）磁共振成像（MRI）

MRI 可多平面多方位直接成像，组织对比度好，分辨率高，直观了解病变的范围、起源和侵犯的结构，可对病变进行正确的定位，对软组织的显示能力增强，已被证明，与超声检查相比，具有更高的敏感性和特异性[18]。由于子宫内膜异位囊肿可反复出血，使 MRI 信号呈多样化的特征，囊内形成分层状结构，囊肿边缘锐利，高原地区妇产科临床研究报告根据① T_1 加权像显示高信号；② T_2 加权像部分或全部显示高低混合信号，对诊断子宫内膜异位囊肿、子宫内膜异位症及了解盆腔病变及粘连情况均有很大帮助。因此，MIR 能够直观、全面显示盆腔内异症，特别在显示深部内异症的部位、范围及浸润深度方面有显著优势，对彻底切除内异症病灶有重要意义[19]。

（三）腹腔镜检查

目前认为腹腔镜检查是诊断子宫内膜异位症的“金”标准。可借助腹腔镜直接窥视盆腔，见到异位病灶或可见之病灶进行活检确定诊断，并可根据镜检的情况决定盆腔子宫内膜异位症临床分期及确定治疗方案。腹腔镜检查可以发现影像学不能诊断的腹膜病灶，镜下异位灶的特点为：呈红色、青色、黑色、棕色、灰色、点状、小泡状、结节状或息肉样病灶。根据高原地区妇科临床研究发现，对无色素沉着的病灶和仅有腹膜粘连者，可用热盐水热敷变色试验加以识别，用热水局部加热后病灶成棕黑色，这是因为病灶中含有铁血黄素沉着，遇热显色，即可确诊为子宫内膜异位症。必要时可取活检证实。

五、子宫内膜异位症的分期方法

子宫内膜异位症有多种分期方法，公认中以美国生育协会 1997 年修订后的子宫内膜异位症分期法（ASRM）分期最常用，是在进行腹腔镜检查或剖腹探查时所见的病灶部位、数目、大小以及粘连程度予以记分。虽然也不是令人满意的分期方法，但对临床指导仍具有很大的价值。

（一）子宫内膜异位症分期评分法。见表 15-1。

评分方法：Ⅰ期（极轻）变重 = 1 ～ 5 分
Ⅱ期（轻度）病变 = 6 ～ 15 分
Ⅲ期（中度）病变 = 16 ～ 40 分
Ⅳ期（重度）病变＞ 40 分

（二）高原地区医院子宫内膜异位症分期表

本表引用目前国际通用的《美国生育协会子宫内膜异位症分类表》，为便于在临床上使用，将相关病理及推荐治疗方案等纳入表 15-2 中。

如果输卵管伞端完全包裹，评为改为 16 分，Ⅰ期（微型）1 ～ 5 分，Ⅱ期（轻型）6 ～ 15 分，Ⅲ期（中型）16 ～ 40 分，Ⅳ期（重型）＞ 40 分。

表15-1　子宫内膜异位症分期

			< 1 cm	1 ~ 3 cm	> 3 cm
	异位病灶		< 1 cm	1 ~ 3 cm	> 3 cm
腹膜	表浅		1	2	4
	深层		2	4	6
卵巢	右	表浅	1	2	4
		深层	4	16	20
	左	表浅	1	2	4
		深层	4	16	20
直肠子宫陷凹封闭		部分		完全	
		4		40	
粘连		包裹范围< 1/3		包裹范围 1/3 － 2/3	包裹范围> 2/3
卵巢	右	轻	1	2	4
		重	4	8	16
	左	轻	1	2	4
		重	4	8	16
输卵管	右	轻	1	2	4
		重	4※	8※	16
	左	轻	1	2	4
		重	4※	8※	16

说明：如果输卵管伞端完全纤维闭合，改评 16 分

表15-2　子宫内膜异位症分类表

患者姓名________床号________住院号________

患者年龄________生育情况________日期________

腹腔镜________剖腹探查________总评分________

	子宫内膜异位症		< 1 cm	1 ~ 3 cm	> 3 cm
腹膜	表浅		1	2	4
	深部		2	4	6
卵巢	右	浅表	1	2	4
		深部	4	16	20
	左	浅表	1	2	4
		深部	4	16	20
	直肠子宫陷凹消失	部分消失		完全消失	
		4		40	
	粘连范围	包裹范围< 1/3		包裹范围 1/3 ~ 2/3	包裹范围> 2/3
卵巢	右	膜状	1	2	4
		致密	4	8	16
	左	膜状	1	2	4
		致密	4	8	16
输卵管	右	膜状	1	2	4
		致密	4※	8※	16
	左	膜状	1	2	3
		致密	4※	8※	16

续表

其他子宫内膜异位症	相关病理
用于正常输卵管和卵巢	用于异常输卵管和（或）卵巢

预后________________________推符治疗________________

________________________评分者________________________

第七节 子宫内膜异位症的治疗

治疗的目标：2018 年《子宫内膜异位症长期管理中国专家共识》提出了“重在减轻和消除疼痛、促进和保护生育能力、降低和减少复发、警惕和早期发现恶变、提高患者生命质量”的内异症管理目标[20]。

治疗的基本考虑：倡导以临床问题为导向，以患者为中心，依据患者年龄、有无生育要求、症状的严重程度、病灶的范围和分期、既往治疗史以及患者及家属的意愿，分年龄阶段管理的综合考虑制订治疗方案。

内异症长期管理的原则和目标：①坚持以临床问题为导向，以患者为中心，分年龄段处理，综合治疗。②长期管理的目标，重在减轻和消除疼痛。促进和保护生育能力，降低和减少复发、警惕和早期发现恶变，提高患者的生命质量。③规范手术的时机、术式的选择、重视术后的综合治疗（包括民族传统医药），实施长期慢病管理，使患者的手术获益最大化、手术创伤最小化。④提高患者的生命质量，分阶段长期慢病管理，解决不同年龄阶段最主要的临床问题。

治疗措施：要遵照规范化，又要实行个体化原则。重视药物的长期管理，手术时机和方式的选择，尤其对盆腔疼痛、不育者及有盆腔包块者的治疗要分别对待，以及长期规范的随访。

治疗的方法：子宫内膜异位症应被视为慢性病，需要长期管理，使用药物控制病情，避免重复手术操作。方法可分为期待处理、手术治疗、中西药物治疗、介入治疗以及辅助生育等综合治疗[21-23]。必须强调：子宫内膜异位症需手术探查病灶做出正确诊断，必须肯定患者的症状是子宫内膜异位症引发所致。长期管理，综合治疗已成为子宫内膜异位症治疗的新策略。

一、期待处理

对极轻或轻度无症状者，仅有轻度不适者或不孕者，或在其他疾病剖腹或腹腔镜手术时发现轻度内膜异位者，病史中无症状者，宜期待处理。在理论上，虽然一般认为子宫内膜异位症属逐渐加重的病变，但目前研究仍没有证据表明治疗无症状患者能防止或改善日后出现的症状。根据高原地区妇产科临床研究发现，极轻度或轻度子宫内膜异位症的期待处理及观察随访与药物或手术治疗疗效相同。因此，对极轻度或轻度子宫内膜异位症的药物和手术治疗应视为过度用药或过度治疗，对患者有害而无利。定期随访时，可对有轻微症状者，给予前列腺合成酶抑制剂，如吲哚美辛、萘普生、布洛芬等。对于备孕的女性则应避免服药，尽快促使其妊娠，因为受孕后异位的子宫内膜病灶会发生坏死萎缩，分娩后症状缓解并有望治愈。

二、手术治疗

适应于药物治疗后症状不缓解，局部病变加剧或未恢复生育功能者，或有较大的卵巢内膜异位囊肿者。其中腹腔镜手术为首选治疗。

手术目的：一要去除病灶，二要恢复解剖。手术种类又分为：保守性手术、半根治性手术及根治性手术。

（一）手术种类的选择原则

1．保守性手术　主要用于年轻、有生育要求的子宫内膜异位患者。保留患者的生育功能，手术尽可能地切除或破坏所有的子宫内膜异位组织，包括剔除卵巢内异症囊肿以及松解所有的粘连并尽可能地恢复盆腔解剖结构。新近的高原医学临床研究表明，腹腔镜手术切除或剥除内异症病灶，能提高不孕妇女的生育能力。因此，保守性手术适合年轻或需要保留生育功能者。但手术后复发率约为 5%。

2．半根治性手术　无生育要求，病灶严重，而年龄 < 45 岁，尽量保留至少一侧或部分卵巢，切除子宫及盆腔内的病灶。这种术式可以保留部分卵巢内分泌功能。主要适合无生育要求但希望保留卵巢内分泌功能者。值得注意的是，半根治手术后切除子宫可去除具有活力的子宫内膜细胞种植来源，从而减少复发机会，但因保留卵巢，仍有复发再手术的可能性，再次手术盆腔粘连会比较严重，手术并发症（损伤、肠梗阻和切口感染等）可高达 30%。因此，对卵巢病变较轻又能将病灶剔除干净为适宜。

3．根治性手术　对年龄接近绝经期，尤其病情重，有过复发史者，应实行切除全子宫，双侧附件以及所有肉眼可见的病灶。适合年龄较大、无生育要求，疼痛症状重或其他方法治疗无效者。手术时尽可能避免卵巢内膜囊肿破裂，若囊肿流出时应尽快吸尽，冲洗。根治性手术对疼痛的缓解率可达 90% 以上。常能治愈本症。术后需要用激素替代疗法，可以应用雌激素 - 孕激素疗法，这种方法不会重新激活可能残留的子宫内膜异位病灶，但需要个体化治疗。

4．辅助性手术　如同时行子宫神经去除术（LUNA）以及骶前神经切除术（PSN），虽然目前国内外对此治疗效果尚有争议，但对中线部位疼痛明显的患者可根据需要行骶前神经切除术或子宫骶韧带部分切除术可以达到减轻疼痛症状的目的。另外保守性手术可施行子宫悬吊术，以防再次粘连，方法有圆韧带缩短术较为简单。

5．其他方法　在阴道 B 超引导下，行卵巢巧克力囊肿穿刺，在吸净囊液并用生理盐水洗净后再注入 98% 的乙醇（纯乙醇），注入量相当于吸出量的 80%。15 分钟后再吸出乙醇，如此反复 3 次，再行生理盐水冲洗囊腔后注入适量（1 ml）透明质酸钠，最后再后盆腔注入含有 2 ml 透明质酸钠的生理盐水 50 ml。

6．累及其他器官的手术切除　如阑尾、肠管或输尿管，需要术前做充分的术前准备。

（二）手术前准备

1．充分的术前检查、评估及准备十分重要。

2．充分的医患沟通和知情同意，如手术风险、手术损伤，特别是泌尿系以及肠道损伤的可能性，以及腹腔镜手术有可能转开腹手术等。

3．对深部浸润型内异症，特别是病变累及阴道直肠部位者，应做好充分的肠道准备。

4．有明显宫旁深部浸润病灶者，术前检查输尿管和肾是否正常，有无输尿管下段梗阻造成的肾盂积水。

5．必要时请泌尿外科及普通外科会诊和协助手术。

（三）手术实施的要点及技巧

1．子宫内膜异位症手术虽然没有规律可言，但可以遵循手术步骤三部曲，先易后难，恢复结构，进行解剖，切除病灶。首先分离盆腔粘连，以恢复解剖。分离粘连时应按照先易后难的手法进行。

2．腹膜型子宫异位症病灶要尽量切除或破坏，达到与卵巢癌手术相似的减灭病灶的目的。对较小以及比较表浅的病灶，可以进行烧灼或汽化，对深部浸润的病灶应进行切除。

3．卵巢内膜异位囊肿剔除术，术中应先分离与周围的粘连，剥离囊肿时要尽快找清层次，保证完整剥除，不留囊皮，减少卵巢组织的出血损伤；多房性病灶囊肿在手术时应尽量剥干净，以防遗漏，同时应最大限度保护卵巢正常组织，此时往往易使囊壁破裂，立即先吸净囊内巧克力样液体，并将囊壁冲洗干净，切除囊壁破口周围纤维组织环并将囊壁内膜完全剥除。手术时要尽量保护正常卵巢组织，尤其在腹腔镜手术时注意电灼止血时对卵巢组织的热辐射，危害较大。

4．合并有不育者可同时进行宫腹腔镜联合检查以及输卵管通流术。对输卵管伞部有粘连者给予析解。

5．对半根治手术或根治性手术时，或粘连严重时为避免损伤输尿管，应按宫颈癌根治术时的方法，打开盆腔后腹膜，暴露两侧输尿管走向，在能看到输尿管走向的情况下手术，手术可顺利进行并防止损伤输尿管。

6．深部浸润内异症处理比较困难。若病变未侵犯直肠或结肠壁，可尽量切除病灶；如果有肠壁浸润，但无肠管狭窄，一般不主张切除肠壁或者肠段，以病灶减灭为宜。如果病灶较大，造成肠道狭窄甚至肠梗阻，则酌情进行肠段切除及吻合术。根据病灶累及肠管的程度，< 1/2 切除病灶，行肠管修补手术；> 1/2 行部分肠断切除术 + 肠吻合手术。

7．对膀胱子宫内膜异位症根据病灶的大小施行病灶切除或部分膀胱壁切除后修补术，但要注意病灶与输尿管开口的关系。对输尿管的内异症病灶浸润，可根据病变情况以及输尿管梗阻程度施行粘连松解或部分输尿管切除及吻合术。

8．对瘢痕性内异症则以手术治疗为主，药物多不敏感。

9．对手术难以切除干净的内异症病灶或者有损伤重要器官可能性时，术前应用 GnRH-a 治疗 3 ~ 6 个月后再手术，效果更佳。

10．必要时术前在输尿管内放置输尿管导管，作为手术时的指示，以防输尿管的副损伤。

11．术后可应用防粘连制剂，如透明质酸钠。

三、中西药物治疗

药物治疗的目的：抑制卵巢的内分泌功能，阻止内异症的生长，减少内异症病灶的活性以及减少粘连的形成。

(一) 药物治疗的原则：

1．药物治疗主要应用于基本确诊的病例，不主张长期“试验性治疗”。

2．知情选择，根据患者的意愿以及经济能力选择。

3．因国内外目前尚无标准化药物治疗方案，也无特别有效的药物，而且副作用各有不同，所以在选择某一药物时要充分考虑药物的副作用，权衡利弊 [24-25]。

(二) 可供选择的药物

内分泌治疗主要分口服避孕药、高效孕激素、雄激素衍生物以及 GnRH-a 四大类，其他还有性激素受体拮抗剂，前列腺素制剂和中回医药治疗等。

(三) 常用的药物治疗方案、作用机制以及副作用

1．口服避孕药疗法

用法：连续或周期用药，共 6 个月及以上。

作用机制：抑制排卵。

副作用：较少，部分患者有消化道症状或肝功能异常等。

2．高效孕激素

甲羟孕酮疗法，又称假孕疗法

用法：剂量由少到多，连续服用 3 ~ 6 个月。第一周 4 mg，每天 3 次；第二周 8 mg，每天 2 次；以后 10 mg，每天 2 次。或者开始即 20 ~ 30 mg，分 2 ~ 3 次口服，持续用 6 个月（但此法副作用较大，应慎重）。

作用机制：甲羟孕酮（MPA）旧称安宫黄体酮，为合成高效孕激素，可引起子宫内膜组织蜕膜样改变，最终导致萎缩，同时可负反馈抑制下丘脑—垂体—卵巢轴，从而抑制排卵和导致闭经，类似假孕。

副作用：主要是突破性出血、乳房胀痛、体重增加、消化道症状及肝功能异常等。

3．达那唑疗法，又称假绝经疗法

用法：每天 600 ~ 800 mg，分 2 ~ 3 次口服，共 6 ~ 9 个月。

作用机制：本药为雄激素衍生物 17α- 炔孕酮的衍生物，可以作用于性调节中枢，抑制促性腺激素的分泌，抑制月经中期黄体生成素（LH）峰，使体内雌、孕激素水平降低，抑制排卵，也可直接作用于子宫内膜使之萎缩；还可抑制参与类固醇合成的多种酶的生成，并增加血液中游离睾酮的水平，使雌激素减少，雄激素增多。

副作用：主要为男性化表现，如毛发增多、情绪波动和改变，声音变粗、乳房缩小、潮热、性欲减退等。由于可能影响脂蛋白代谢，发生体重增加、水肿、肝功能受损等。本疗法可显著缓解疼痛，但应注意定期复查肝功能，有肝功能损害停药。

4．孕三烯酮或内美通疗法或地诺孕素

用法：在月经周期第一天开始，2.5 mg 口服，每周 2 ～ 3 次，连续 6 个月。

作用机制：是合成的 19 去甲睾酮衍生物，为 18- 甲基三烯炔诺酮，又称三烯高诺酮。国产为孕三烯酮。具有较强的抗雌激素和抗孕激素的作用，主要通过抑制卵泡生成素（FSH）黄体生成素（LH），还可降低性激素结合蛋白，造成雌、孕激素水平降低。另外，通过升高血中游离睾酮水平和直接作用于子宫内膜异位病灶使之退化、萎缩。

副作用：用药期间可以出现阴道不规则出血、体重增加、潮热等不良反应与达那唑相似，但较轻。停药后受孕率可高达 60%。

5．促性腺激素释放素类似物（GnRH-a）

用法：依不同的制剂有鼻喷雾、皮下注射或肌内注射等途径。注射制剂临床常用为亮丙瑞林或戈舍瑞林缓释剂，在月经第一日皮下注射亮丙瑞林 3.75 mg 或戈舍瑞林 3.6 mg，以后每隔 28 天 1 次，共用 3 ～ 6 个月。

作用机制：下调垂体功能，使垂体分泌促性腺激素减少，从而导致卵巢分泌的性激素下降，出现药物去势样暂时性绝经，也称为“药物性卵巢切除”，使体内出现低雌激素状态。

副作用：主要是低雌激素血症引起的围绝经期症状，如阴道干涩、性欲下降、潮热、失眠及抑郁等。若长期应用还可引起骨质丢失。

6．GnRH-a+ 反向添加方案（add-back）

理论基础：依据“雌激素窗口剂量理论”，不同组织对雌激素的敏感性不一样，将体内雌激素的水平维持在既不刺激异位内膜的生长而又不引起围绝经期症状及骨质丢失的范围，既不影响治疗效果又可减轻副作用，并能够延长治疗时间。在高原地区，对长期使用 GnRH-a（12 ～ 24 个月）者，一般在使用 GnRH-a 的第 3 ～ 4 个月，开始口服短效避孕药治疗，共计 12 ～ 24 个月，妈富隆、优思明等。

反向添加方案：（1）雌孕激素联合方案：每日结合雌激素（倍美力 CEE）0.3 ～ 0.625 mg + 甲羟孕酮（MPA）2 ～ 4 mg。

（2）替勃龙（利维爱）：每日 1.25 mg。

注意事项：应用 GnRH-a3 个月以上，应该应用反向添加，如果症状严重，可从用药第 2 个月开始。治疗剂应该按照个体化原则，有条件者应监测雌激素水平。

7．米非司酮（RU486）疗法

用法：米非司酮 10 mg，每天 1 次，在高原地区或用更低剂量，米非司酮每片剂量为 25 mg，可以每天 1/4 片口服，连续服用 6 个月。

作用机制：为孕激素拮抗剂，从而抑制卵巢功能而闭经。无雌激素样影响，因此没有骨质丢失的危险。长期疗效尚待循证医学证实。

副作用：可能有消化道症状，长期服用可面部色素沉着。

8．他莫昔芬疗法

用法：口服 10 mg，每天 2 次，连续服用 6 个月。

作用机制：又称三苯氧胺，具有抗雌激素作用。从而抑制卵巢功能而闭经，但服药期间有的患者也可有月经来潮和排卵，但疼痛缓解。腹腔镜检查提示异位子宫内膜可出现一定程度的萎缩。

副作用：停药后有部分患者很快复发，其他副作用与米非司酮类似。

9．雷公藤（棉酚）疗法

用法：应用国产雷公藤片，每片含雷公藤甲素 33 ug。口服 1 ～ 2 片，每日 2 ～ 3 次，连续 6 个月。

作用机制：雷公藤片为自卫矛科雷公藤的去皮根中提取，精制而得具有较强的抗炎及免疫抑制作用的有效成分。本药品可直接抑制卵巢功能和子宫内膜的增生，从而引起闭经。效果类似达那唑。

副作用：部分患者胃肠道症状一般较轻。少数患者发生周围血白细胞减少和血小板减少，停药即可恢复。对肝肾功能不全者慎用。

10．前列腺素合成酶抑制剂疗法

包括非类固醇类抗炎制剂和前列腺素合成酶抑制剂，如：双氯芬酸、吲哚美辛、布洛芬等，能对抗封闭异位子宫内膜合成 PG，对痛经有明显效果。适应于病灶小的轻度经前疼痛，盆腔检查无异常且无近期生育要求者，宜选用上述某一药物治疗。

11．中回医药物治疗

原则：养血疏肝、行气化瘀、止痛软坚。

方剂组成主要药物：选用《证治准绳》所载治“交加地黄丸”，加养血、泄热、通淤之鸡血藤、炒大黄、赤芍、桃仁，并配以行气消癥为主的三虫二甲散；次补兼施，养中有形，消中有滋。

方用：生地黄 30 g，老生姜 15 g，玄胡索 15 g，当归身 10 g，白芍 30 g，没药 10 g，三棱克、莪术各 10 g，桃仁 15 g，制香附 12 g，鸡血藤 15 g，炒大黄 6 g，白芷 10 g，炙甘草 10 g，水煎汁，送服三虫二甲散（炒九香虫 5 个，炒土鳖虫 5 个，水蛭 5 个，生鳖甲 15 g，炒山甲 5 g，山楂 15 g，共研细末使之均匀即成）每次 5 g，每天三次。21 剂为一疗程。

辨证加减方法：月经多者去桃仁，月经少者加蒲黄、五灵脂，止痛者加元胡、乳香、没药、小茴香、川楝子，软坚加昆布、海藻、生牡蛎、鳖甲、龟板、炎症加双花、连翘、败酱草。

经验方应用方法：月经前或非经期应用内异症 1 号方，经期用内异症 2 号方：

内异症 1 号方

桃仁 12.0 g 桂枝 9.0 g 积壳 9.0 g 芒硝 6.0 g 鳖甲 15.0 g 炒土鳖虫 10.0 g 三七粉（冲）10.0 g 炒大黄 3.0 g 甘草 3.0 g 益母草 20.0 g 三棱 12.0 g 莪术 12.0 g 香附 9.0 g 败酱草 12.0 g 杜仲 9.0 g 续断 9.0 g 寒凝者加干姜 9.0 g 吴茱萸 9.0 g

用法：经前 7 天始服至月经第 5 天止，每日 1 剂煎，早晚分服。3 月一疗程。

内异症 2 号方

生黄芪 30.0 g 三棱 15.0 g 莪术 15.0 g 皂角刺 15.0 g 海藻 15.0 g 昆布 15.0 g 夏枯草 10.0 g 白芥子 10.0 g 水蛭 4.0 g 川桂枝 10.0 g 刘寄奴 15.0 g 吴萸 10.0 g 鹿角片 12.0 g

用法：月经干净后服，日一剂煎，早晚分服，与内异症 1 号联用。

四、痛经的治疗

（一）治疗原则

1．合并不育以及结节或附件包块者，首选手术治疗

2．无合并不育以及无附件包块者，首选药物治疗

3．药物治疗无效可考虑手术治疗

（二）治疗方法

1．手术治疗 根据患者的具体情况选择保守性手术，半根治性手术或根治性手术。手术同时选用子宫去神经手术（LUNA）或者骶前神经切除术（PSN），以解除疼痛。

2．常用中西药物治疗方法

（1）一线用药：选用非甾体类抗炎药或者口服避孕药。口服避孕药可周期或者连续用药，有效者可持续应用 6 个月。无效者改用二线药。在高原地区，一线药实用而有效。

（2）二线用药：选用孕激素，雄激素衍生物以及 GnRH-a，其中以 GnRH-a+ 反向添加方案（add-back）为首选，长期用药的副作用可有效控制。

（3）中药治疗：中国传统回医药认为子宫内膜异位症引起的痛经为继发性痛经，主要病机在于邪气内状或精血亏虚，尤其在经期前后任脉气血变化急骤，导致胞宫气血运行不畅，“不通则痛”，或胞宫失于濡养，“不荣则痛”，故使痛经发作。常见分型有肾气亏损、气血虚弱、气滞血瘀、寒凝血瘀和湿热蕴结等类型。治疗给予：补肾填精、养血止痛、温经散寒、清热除湿标本兼治。一般用：肉桂 10 g，吴茱萸 20 g，茴香 15 g，元胡 15 g，当归 15 g，白芍 15 g，香附 15 g，五灵脂 10 g，白芷 12 g，生姜 12 g，坤草 15 g，艾叶 10 g，制没药 15 g，炙甘草 10 g，水煎服。经前 15 天始服用，共 20 副。

（4）如二线药无效：应考虑手术治疗

3．术前药物治疗 对病变较重，估计手术困难，难以切净或者手术有可能损伤重要器官者，或已有一次近期不规范手术而已经复发为重症者，术前可短暂用药 3 个月，使粘连程度松解，以降低手术难度。

4．术后用药原则 根据手术时的具体情况而定，如果病变较轻或者手术切除病灶比较彻底，可以暂时不用药；如果盆腔病变严重者或不能彻底切除病灶，术前有疼痛症状明显者，可用药 3 ~ 6 个月。

五、不育的治疗

（一）治疗原则

1．全面仔细的不育检查，排除其他不育因素。

2．腹腔镜检查可用于评估内异症病变及分期，以确定内异症生育指数（EEI）同时行病灶清除，术中大量生理盐水清洗，以改善盆腔微环境，

提高术后妊娠率。

3．单纯药物治疗无效，年轻、轻中度内异症，术后期待自然受孕半年，腹腔镜手术后半年内或术后 GnRH-a 药物治疗停药半年内，是内异症不孕患者的最佳妊娠时间，应对患者给予妊娠指导。

4．有高危因素者（年龄 35 岁以上，输卵管粘连、功能评分低，不育时间超过 3 年，尤其是原发不育者，中重度内异症、盆腔粘连、病灶切除不彻底者），应积极采用辅助生殖技术助孕。

（二）手术方法

复发性卵巢子宫内膜异位囊肿伴不孕者，不主张反复手术，再次手术不能提高患者的生育能力，反而有可能加重卵巢储备功能的损害，临床评估卵巢子宫内膜异位囊肿无恶变的前提下，可应用经 B 超引导下穿刺治疗、GnRH-a 2 ～ 3 个月预处理及 IVF-ET。有以下手术指征者可实施手术治疗：疼痛症状严重或可疑卵巢子宫内膜异位囊肿恶变、囊肿逐渐增大无法穿刺、穿刺无效、IVF-ET 治疗反复失败者，可行腹腔镜探查手术，并经病理检查确诊。高原地区妇产科临床观察认为，复发性子宫内膜异位症囊肿和深部浸润型子宫内膜异位症，手术本身可能不会增加术后妊娠率。

1．保守性腹腔镜手术要尽量切除病灶，分离粘连，恢复解剖。这对不育症的治疗至关重要。剔除卵巢内膜异位囊肿时要特别注意保护正常卵巢组织。

2．术中同时进行输卵管通液检查，了解输卵管的通畅情况。同时行宫腔镜检查，了解宫腔情况。

（三）辅助生育技术

内异症患者的辅助生殖技术疗法，其受孕成功率与因其他不育诊断而行助孕的患者相似，但病变严重者妊娠成功率下降。此方法治疗不育和内异症所需用时间相对较短，可能是高原地区子宫内膜异位症的不孕治疗方法中最为有效的方法。

一般应用控制性超促排卵 / 人工授精（COH/IUI），体外受精—胚胎移植（IVF-ET），根据患者的个体化情况进行具体选择。

1．人工授精（IUI）

（1）指征：轻度或者中度子宫内膜异位症；轻度男性因素（轻度少弱精等）；宫颈因素以及不明原因不育。

（2）IUI 疗程与成功率：在高原地区单周期妊娠率约为 15%，若 3 ～ 4 疗程不成功，应调整助孕方式。

2．体外受精－胚胎移植（IVF － ET）

（1）指征：中重度子宫内膜异位症，其他方法（包括自然受孕、诱导排卵、人工授精、手术治疗后）失败者；病程长，高龄不育患者。

（2）IVF ～ ET 助孕前 GnRH-a 治疗：高原妇科临床研究认为，在 IVF-ET 前使用 GnRH-a 预处理 2 ～ 6 个月，有助于提高助孕成功率。用药长短依据患者内异症严重程度，卵巢储备进行调整。

六、内异症患者的激素替代问题

子宫内膜异位症患者绝经后或根治性手术以后可以进行激素替代治疗，以改善生活质量。激素替代根据患者的症状，进行个体化治疗。

1．虽然子宫已经切除，如果有残存的内异症病灶，应用雌、孕激素两者联合，以防复发。

2．无残存病灶亦可只用雌激素替代（ERT）。

3．有条件者，每月监测血 E_2 水平，使雌激素水平符合“两高一低”的原则，即高到不出现症状，高到不引起骨质丢失，低到内异症不复发。

4．传统民族医药治疗：以养血疏肝为主，配合行气化瘀方法。

七、子宫内膜异位症恶变

子宫内膜异位症的特殊性中不但具有临床病变的广泛性，而且还具有病理表现的多形性，尽管它的造成的疼痛和不育对妇女的健康和生活质量有很大的不良影响，一般情况下对生命不造成威胁。它也不引起恶病质，因此基本上认为它是良性疾病。然而，子宫内膜异位症有与恶性肿瘤相类似的生物学行为，与恶性肿瘤一样的诸如浸润、破坏周围组织、远处转移和极易复发等表现。根据高原地区妇科临床统计资料显示，子宫内膜异位症有 0.5% ～ 1% 的比例发生组织学改变，成为癌瘤。

（一）子宫内膜异位症的恶性行为和癌变

由于子宫内膜异位症具有恶性肿瘤的生物学

行为，而癌变则是同时在病理上发生不典型增生上皮向恶性上皮移行的现象，并最终转化为癌瘤。

高原地区妇科临床研究发现，子宫内膜异位症恶变有80%的病例起源于卵巢，其他约20%是发生在盆腔腹膜、直肠阴道隔、阴道和直肠浆膜等，但也可发生在其他部位，如腹壁手术切口子宫内膜异位症恶变，成为肉瘤。而卵巢不典型子宫内膜异位症的概念是卵巢不典型内异症除了典型的子宫内膜异位症的形态，如包括子宫内膜样腺体、间质或陈旧性出血外，还具有腺上皮细胞核中度至重度的异型性，核质比增大，细胞拥挤、复层或出芽。因此认为不典型增生上皮向恶性上皮移行的现象，在合并子宫内膜异位症的卵巢恶性肿瘤的发生中起着重要作用。

（二）不典型子宫内膜异位症的概念和意义

不典型子宫内膜异位症是指异位内膜腺上皮的不典型或核异型性改变，其病理特点有3项：①细胞核深染或淡染、苍白，伴有中至重度异型性；②核/质比例增大、失调；③细胞密集、复层或簇状突。这些特点提示：不典型子宫内膜异位症属于癌前病变。

根据上述病理特点表明，高原地区妇科临床研究中发现，不典型子宫内膜异位症在卵巢子宫内膜异位症中的发生率为2.0%～3.0%，并不罕见。①根据高原地区妇科临床资料显示：不典型子宫内膜异位症是癌前潜在危险的病变；②不典型子宫内膜异位症恶变的机会明显高于典型的子宫内膜异位症；③最常见的转化是透明细胞癌和子宫内膜癌。

（三）子宫内膜异位症恶变的诊断标准

1．子宫内膜异位症的临床特点：

（1）恶变的发生以卵巢子宫内膜异位症为主。

（2）合并有子宫内膜异位症的卵巢癌以子宫内膜样癌和透明细胞癌为多。

（3）患者年龄常较年轻。

（4）很少有浆液性和黏液性癌

（5）卵巢以外癌变常以腺癌为主，包括直肠阴道隔、阴道、膀胱等，但均较少见。

（6）内异症恶变和外源性雌激素的应用无明显关系。

2．临床上出现以下情况，应注意恶变之可能：

（1）卵巢的子宫内膜异位囊肿过大，直径＞10 cm或有明显增长的趋势；

（2）于绝经后又复发，疼痛规律改变，痛经进展为进行性加重或呈现非经期的持续性腹痛；

（3）影像学检查，如B超、CT检查发现卵巢囊肿内有实质性或乳头状结构，或病灶血流丰富；

（4）查血清CA125水平过高（＞200 U/ml）。

3．如果有以上4种表现，手术时应送冰冻切片检查。子宫内膜异位症恶变的诊断标准共有

4条：

（1）癌组织和异位内膜组织并存于同一病变中；

（2）二者具有组织学上的相关性；

（3）排除其他原发性肿瘤转移的可能性；

（4）显微镜下可见到异位子宫内膜向恶性移行的形态学证据；

（四）子宫内膜异位症恶变的治疗

4．发生率　内异症可以发生恶变，在高原地区发生率约为1%。有以下情况应警惕恶变：①囊肿直径＞10 cm或短期内明显增大；②绝经后复发者应高度重视；③疼痛节律改变，痛经明显进展或呈持续性；④影像检查有实性或乳头状结构，彩超提示病灶血流丰富，阻力指数（RI）低；⑤血清CA125明显升高，（＞200 U/ml）。

5．诊断标准

（1）癌组织与内异症组织并存于同一病变部位。

（2）两者有组织学的相关性，类型于子宫内膜间质及腺体，或有陈旧性出血。

（3）排除其他原发肿瘤的存在，或癌组织发生于子宫内膜异位病灶，而不是其他部位转移而来的。

（4）有内异症向恶性病变移行的组织形态学证据或良性子宫内膜异位症与恶性肿病组织相接。

6．不典型增生型子宫内膜异位症

（1）为病理组织学诊断　系指异位内膜腺上皮的不典型或核异形增生改变，但尚未突破基底膜。

（2）诊断标准　异位内膜上皮细胞核深染或淡染、苍白、伴有中至重度异形性；核/质比例增大；细胞密集成团、呈复层或簇状突。

（3）意义　可能是癌前病变，或交界性肿瘤状态。

（4）病变部位　主要在卵巢，其他部位有阴道直肠隔、腹部切口或会阴切口等，但较为少见。

（5）治疗　遵循卵巢癌的治疗原则。

7. 采用手术治疗为主，激素治疗、化疗和放疗为辅的原则。

（1）手术治疗　参照卵巢恶性肿瘤的基本原则。

（2）激素治疗　术后可口服高效黄体酮、抗雌激素药物如他莫昔芬。另应用芳香化酶抑制剂可减少复发。

（3）化疗　联合化疗，最新的一线化疗方案为紫杉醇加铂尔定。其他化疗参照卵巢癌化疗。

（4）放疗　参照卵巢癌。

第八节　子宫内膜异位症治疗发展

由于子宫内膜异位症的病因不明或病因难以去除，高原地区妇女与平原地区妇女一样，子宫内膜异位症的发病机制目前倾向于是一种基因易感性疾病，如果女性的姐妹或者母亲患此病，她们的发病风险将明显增高。本病虽然是良性疾病，但治疗非常棘手，治疗包括手术、药物、内分泌调节、民族医药、心理疏导、辅助生殖等多重手段，即便是实施保留生殖功能的手术后，也仍然容易复发，难以彻底根治，尤其是本病灶具有侵袭性强而类似恶性肿瘤的生物学行为，通常容易累及肠管，泌尿系统等重要器官，使手术难度增大，更难以彻底切除病灶。此外，子宫内膜异位症被视为“慢性病”，需要长期临床管理，使用相应的药物控制病情，避免重复手术操作。在不同年龄阶段的子宫内膜异位症患者的需求和问题存在个体化差异，需要给予充分理解，并真正做到分阶段治疗，分层次治疗，才能面对错综复杂的临床问题时，始终保持诊疗思路清晰，对不同年龄阶段的患者给予最佳的处置和治疗。

一、更新治疗理念，综合治疗方案

根据中国医师协会妇产科分会子宫内膜异位症专业委员会 2018 年制定的《子宫内膜异位症长期管理中国专家共识》，采取新的诊治观念，强调、重视、推广和规范子宫内膜异位症的长期管理策略，以改善患者的生活质量为前提，而不是单纯地使用某种药物控制或者手术治疗，根据慢性疾病的定义为原则，以其病情具体阶段和有无生育要求等具体问题，来制定患者的个体化治疗策略。

专家共识认为[26]，子宫内膜异位症的治疗需要通过长期跟踪管理，综合评估手术治疗的收益和风险，中西药物的联合应用，以及不同时期人群的区别，综合决定治疗方案。例如，青少年内膜异位症的主要问题是控制疼痛，保护生育、延缓进展、预防复发，但需排除经血排出受阻性疼痛，如梗阻性生殖器官畸形：阴道闭锁或阴道斜隔综合征。对生育期妇女的子宫内膜异位症患者，需要控制疼痛的同时，注重保护，指导和促进生育，预防复发[27-29]。对围绝经期子宫内膜异位症恶变的可能，可采取根治性手术疗法。

二、子宫内膜异位症长期临床管理的原则和目标

1. 坚持以患者具体临床问题为导向，分年龄阶段给予综合治疗。

2. 长期管理目标：重在减轻和消除患者疼痛，促进和保护生育能力和生活质量，降低和尽量减少复发，警惕和早期发现恶变，提高患者的生命质量。

3. 根据患者个体病情，给予综合评估，规范手术的时机、术式的选择，重视手术后及时的综合治疗，进行长期随访与管理，使患者的手术能取得获益最大化、损伤最小化、复发率最低化。

4. 对不同患者采取分年龄阶段管理，根据病情解决不同年龄段中最主要的临床问题，最大程度的提高患者生命质量。

三、青春期子宫内膜异位症患者的长期管理

（一）临床特点

青少年子宫内膜异位症，要特别鉴别是否存在先天性梗阻性生殖器官畸形，如阴道闭锁或阴

道斜隔综合征。临床表现常有痛经或周期性小腹痛，可伴有胃肠道或膀胱刺激症状。患者可出现卵巢子宫内膜异位囊肿，但深部浸润型子宫内膜异位症则较少见。

（二）长期管理

由于青少年子宫内膜异位症的主要问题是疼痛和卵巢巧克力囊肿，长期管理的目标则主要是控制疼痛、保护生殖功能、延缓病情发展、预防复发。

1. 疼痛　疼痛的控制以药物治疗为主，口服避孕药是青少年子宫内膜异位症患者的最安全有效的一线治疗药物，也适用于年龄＜16岁的少女。由于孕激素长期可能会导致骨质丢失，故对青少年不采用单一的孕激素类药物治疗。

由于促性腺激素释放激素激动剂（GnRH-a）是目前公认为的治疗成年女性子宫内膜异位症最有效的二线药物，可以用于＞16岁的患者，但对＜16岁患者，其骨密度尚未达到峰值，应用GnRH-a对骨质的沉积有一定的影响，不宜采用GnRH-a方法治疗。

2. 巧克力囊肿　青少年子宫内膜异位症患者的卵巢子宫内膜异位囊肿，其手术方式应首选腹腔镜是手术治疗，但要注意掌握手术指征。

单侧卵巢囊肿，直径＜4 cm，可先经验性使用非甾体类抗炎药与口服避孕药合用，也可配合中药制剂以缓解经期小腹痛，减缓疾病进展。用药后，如症状缓解或改善，可长期用该方法治疗；需每半年随访影像学、妇科检查（未婚者行肛门指检）、肝功能、肿瘤标志物（CA125、CA199）等。如疼痛未能缓解，则建议行影像学检查，排除其他疾病，必要时行腹腔镜检查并治疗。

对双侧卵巢囊肿，要首先充分告知患者及家人手术的利弊，因双侧卵巢巧克力囊肿复发率高，手术可能会影响卵巢储备功能，建议手术由有经验的医师进行手术，术中创面用透明质酸钠涂抹，防止复发。术后需要药物辅助治疗，如用GnRH-a 6个月以防止复发，保护生育功能。对合并有先天性梗阻性生殖器官畸形患者，应及时手术解除梗阻。

青少年子宫内膜异位症的长期管理随访：根据青少年的特点进行心理治疗和健康教育。每6个月随访1次，随访内容包括：疼痛控制、药物副作用、妇科超声检查、肿瘤标志物及肝功能检验，同时给予健康教育。

四、育龄期妇女子宫内膜异位症患者的长期管理

高原地区育龄期妇女子宫内膜异位症的特点：集中的主要临床表现是疼痛和不孕。最典型的临床症状是盆腔疼痛，由于高原地区环境相对寒冷，盆腔疼痛程度也相对较重，有80%～90%的患者有不同程度的盆腔疼痛，包括最常见的痛经，慢性盆腔疼痛、性交痛、肛门坠痛、下腹坠痛、排便痛，以及对疼痛及极度敏感和中枢性疼痛等。痛经常常呈现继发性进行性加重。临床表现中，有50%～60%合并有不孕，40%～50%患者合并盆腔包块及结节，可伴有月经异常。

长期管理目标：控制疼痛，保护、指导和促进生育；预防复发。

（一）疼痛的长期管理

1. 子宫内膜异位症相关疼痛的治疗原则

（1）未合并不孕及附件包块直径＜4 cm的疼痛患者，首先药物综合治疗，包括民族医药西药相结合。

（2）合并不孕及附件包块≥4 cm的痛经患者，有手术指征者，首先腹腔镜微创手术治疗。

（3）药物治疗无效可考虑手术治疗，仍以腹腔镜手术为首选。子宫内膜异位症相关疼痛诊治流程图15-1。子宫内膜异位症合并不孕的诊治流程图15-2如下：

3. 手术治疗　当患者合并盆腔包块直径≥4 cm或不孕或药物治疗无效者，应进行手术治疗。手术以腹腔镜为首选，医生应用熟练的手术技术，对患者术前给予仔细全面的评估和术前准备，选择合理的手术方式，配有良好的腔镜手术准备，以及术后有合适的处理方案，手术切除内膜异位症病灶，特别是深部浸润型子宫内膜异位症（DIE），可有效缓解疼痛症状。

对于DIE病灶切除不彻底者疼痛复发率高，但对病灶完全切除干净，有可能增加手术风险，如肠道或泌尿系器官的损伤。

4. 子宫内膜异位症相关疼痛的术后长期管理

（1）对有生育要求者，应该明确建议患者积

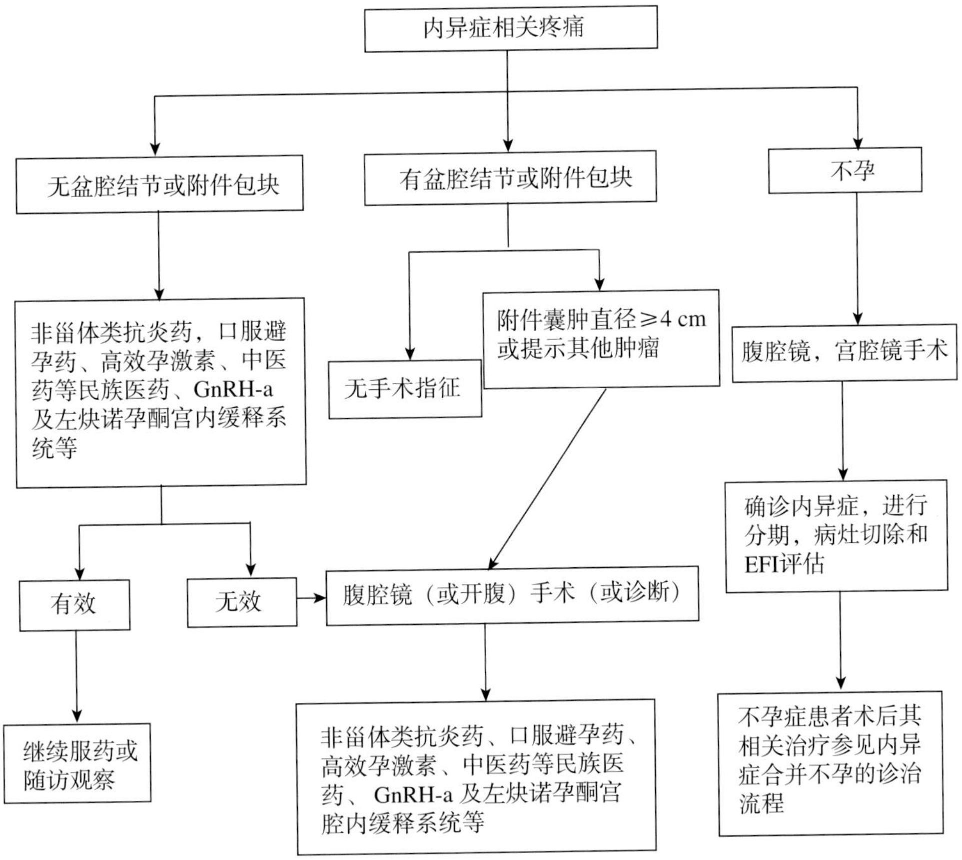

图 15-1　子宫内膜异位症相关疼痛诊治流程图

注：内异症：子宫内膜异位症；GnRH-a：促性腺激素释放激素激动剂；EFI：内异症生育指数

极妊娠，由医生指导妊娠是长期管理中的重要内容。

（2）对无生育要求的患者，术后长期管理应该是综合治疗，其中包括中西结合的药物治疗，定期随访和复查，健康教育及心理问题咨询。在药物治疗中应注意药物副作用的管理。

（3）药物治疗：一线药物有非类固醇抗炎药（NSAID）、口服避孕药、高效孕激素（如醋酸甲羟孕酮），以及中医药等传统民族医药治疗。高原地区妇科临床的经验显示，子宫内膜异位症术后＞ 12 个月长期口服避孕药，不仅可以控制经期疼痛，还可以显著减少复发。但口服避孕药对于40 岁以上妇女或有高原地区高原红细胞增多症、高黏度血症、高血压、糖尿病、血栓史、吸烟等患者，要注意血栓栓塞的风险。

二线药物有促性腺激素释放激素激动剂（GnRH-a）、左炔诺孕酮宫腔内缓释系统（曼月乐，LNG-IUS）以及中医中药。

GnRH-a 目前仍然是子宫内膜异位症药物治疗的“王牌”，临床上常用的 GnRH-a 有戈舍瑞林、亮丙瑞林和曲普瑞林等，常用醋酸亮丙瑞林 3.75 ～ 7.5 mg 肌注，每月一次 ×6 个月。高原地区妇产科临床实践表明，子宫内膜异位症保守性手术后 GnRH-a 的 6 个月长程治疗比短程用药更能显著降低复发的风险。因此，GnRH-a 是目前所有治疗子宫内膜异位症的药物中最能够彻底降低血雌激素水平的药物，在子宫内膜异位的长期管理综合治疗中，结合中医中药等民族医药，可发挥迅速减轻症状，萎缩病灶的作用。术后长期管理中 GnRH-a 可以口服避孕药联合，也可与 LNG-IUS 联合，中药方剂有莪红妇康汤，能够有效预防内异症的复发。

由于 GnRH-a 的只要副作用为低刺激素引起的

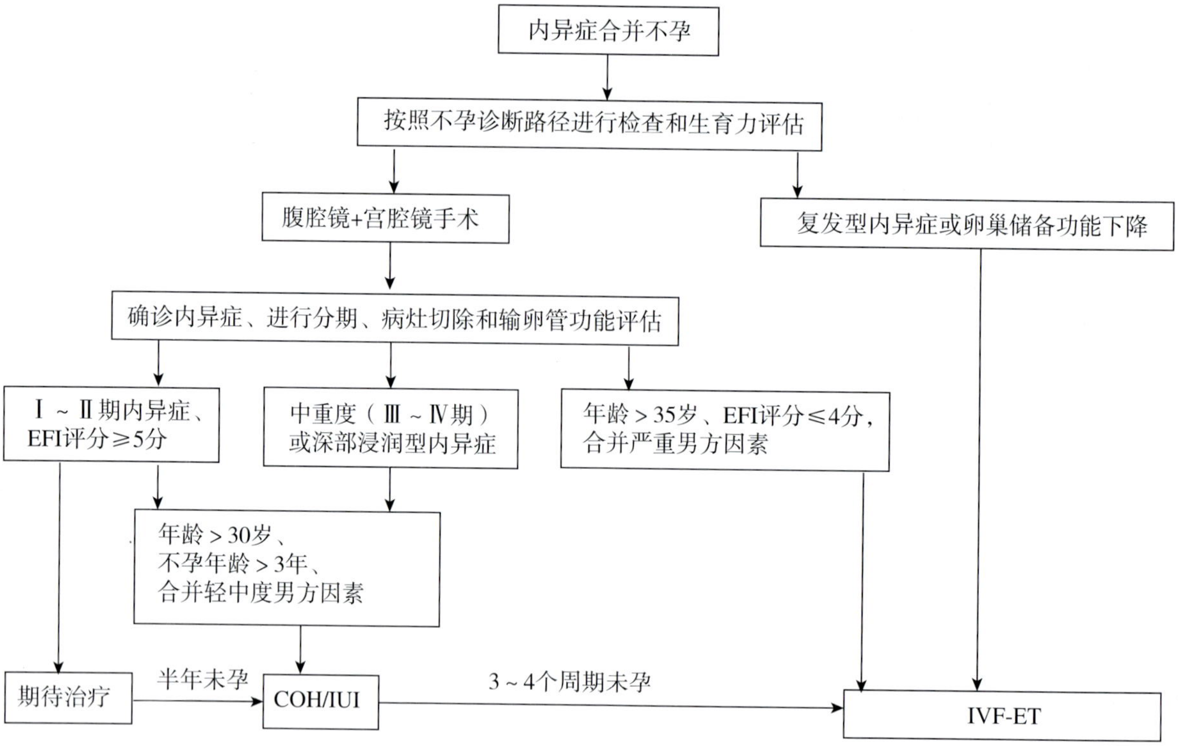

图 15-2 子宫内膜异位症合并不孕的诊治流程图

注：内异症：子宫内膜异位症；EFI：内异症生育指数；COH：超促排卵；IUI：宫腔内人工授精；IVF-ET: 体外受精 - 胚胎移植

围绝经期症状及骨质丢失。导致潮热、汗症、阴道干燥、性欲下降、情绪不稳定、睡眠障碍等症状长期应用还可导致妇女骨密度下降，若应用 6 个月以上，可使妇女骨量丢失 4% ～ 6%。因此，需要反向添加，以维持疗效并降低潜在的副作用。

中华医学会妇产科学分会 2015 年《子宫内膜异位症的诊治指南》推荐的反向添加方案有：①雌孕激素方案：雌孕激素连续联合用药，戊酸雌二醇 0.5 ～ 1.5 mg/d，或结合雌激素 0.3 ～ 0.45 mg/d，或半水合雌二醇每 7 天 1/2 ～ 1 贴，或雌二醇凝胶 1.25 g/d 经皮涂抹；孕激素多采用地屈孕酮 5 mg/d 或醋酸甲羟孕酮 2 ～ 4 mg/d。也可采用复方制剂雌二醇屈螺酮片（安今益片），每天一片，效果好，使用方便。②单用孕激素方案：每天醋酸炔诺酮 1.25 ～ 2.5 mg。③连续应用替勃龙 1.25 ～ 2.5 mg/d。

高效孕激素，包括口服孕激素以及子宫腔内局部作用的 LNG-IUS。高效孕激素一般常用醋酸甲羟孕酮（又名：甲羟孕酮）20 ～ 30 mg/d，分 2 ～ 3 次口服，连服 6 个月。地屈孕酮与孕酮结构相似，具有单纯孕激素活性，无雌激素、雄激素或盐皮质激素活性，在青春期，生孕期有生育要求及围绝经期患者的疼痛治疗方面具有独特的优势，且对肝功能影响较小，是子宫内膜异位症长期药物治疗的新选择。地屈孕酮 10 ～ 20 mg/d，分 2 次口服，连续 6 个月。

孕酮能够引起内膜样组织蜕膜样改变，最终可使异位的内膜样组织萎缩，同时能负反馈抑制下丘脑 - 垂体 - 卵巢轴。从而抑制黄体生成素而抑制排卵，最终诱导闭经。但要注意其副作用，包括子宫突破性出血、乳房胀痛、体重增加、肝功能异常以及消化道症状等。

（4）育龄期子宫内膜异位症患者术后随访：患者手术后半年内每 3 个月随访 1 次，半年后每 6 个月随访 1 次。随访重点在于坚持药物治疗，药物副作用监测及管理、病情的监测、生育功能的指导。随访内容包括妇科常规检查、盆腔超声检查、卵巢储备功能监测、CA125 监测等。

（二）子宫内膜异位症合并不孕的长期管理

由于子宫内膜异位症的是进行性发展性疾病，

常常以多种因素共同作用导致不孕。所以在治疗时机上主张积极治疗，不宜姑息等待。治疗方案应根据男方精液的检查情况、患者年龄、病情程度、既往治疗过程、卵巢囊肿的大小、卵巢储备功能，以及子宫病变情况等进行充分评估，制订个体化的治疗方案。

子宫内膜异位症合并不孕的长期管理，首先应该按照不孕症的诊疗路径进行全面的不孕症检查，排除其他因素导致的不孕。

1．卵巢储备功能评估　对患者年龄＞35岁，双侧卵巢子宫内膜异位囊肿，有月经紊乱等高危因素者，如果已经存在卵巢储备功能低下者，应直接进行体外受精 - 胚胎移植（IVF-ET）。

2．腹腔镜手术治疗　手术前需对患者进行子宫内膜异位症类型，分期以及内异症生育指数（EFI）评分，对子宫内膜异位症病变的严重程度和生育预后进行评估，并根据EFI评分给患者生育指导。对在临床上存在子宫内膜异位症可疑合并不孕的患者，应进行腹腔镜探查，以确定诊断和分型、分期以及ETI评估，同时进行子宫内膜异位症的病灶消除，术中应给予大量生理盐水清洗盆腔，以改善盆腔微环境，提高术后妊娠率。

对腹腔镜探查EFI评分≥5分患者年轻、分期轻中度的子宫内膜异位症的患者，可于术后在生育指导下自然试孕，如果未孕，可建议行促排卵加宫腔内人工授精（IUI）3～4个周期治疗。对EFI评分≤4分，有高危因素者（如年龄≥35岁，不孕年限≥3年，尤其是原发性不孕症患者；输卵管梗阻不通畅者，重度子宫内膜异位症、病灶经手术切除不彻底者），男方因素不孕，以及促卵加IUI治疗3～4个周期未孕者，建议患者行IVF-ET。

3．最佳妊娠时间　大量的高原地区妇科病例表明，腹腔镜手术后半年内或术后使用GnRH-a药物治疗停药半年内，是子宫内膜异位症合并不孕者的最佳妊娠时机，应及时对患者进行妊娠指导。

4．复发性卵巢子宫内膜异位症囊肿伴不孕的处理　大量的高原地区妇科临床病例证实，反复手术并不能提高患者生育能力，反而会加重卵巢储备功能的损害。临床实践经验认为，在临床评估卵巢子宫内膜异位囊肿无恶变的前提下，实施经超声引导下穿刺治疗。GnRH-a 2～3个月预处理后及时给予IVF-ET。二次手术指征为：疼痛症状严重或高度怀疑卵巢子宫内膜异位囊肿有恶变可能，囊肿逐渐增大无法穿刺，超声介入穿刺治疗无效，IVF-ET治疗反复失败者，可再次行腹腔镜手术探查及病灶去除术，术后需要病理检查。

5．深部浸润型子宫内膜异位症（DIE）合并不孕的治疗　由于手术创伤下，并发症多，且手术不会增加手术后的妊娠率，如果患者疼痛症状不明显，应首选IVF-ET治疗不孕，手术则作为IVF-ET失败后的二线补救治理方法。

6．子宫内膜异位症合并不孕的诊治：同图15-2。

7．子宫内膜异位症合并不孕患者长期管理的随访　每3～6个月随访一次，重点包括：子宫内膜异位症症状的控制情况，对子宫腺肌病及卵巢囊肿的监测，以及再生育的临床指导。具体内容有妇科常规检查，盆腔超声检查，卵巢储备功能监测等。

（三）复发型子宫内膜异位症患者的长期管理

1．治疗原则　子宫内膜异位症复发的长期管理重点应在初治时规范，预防复发。当规范的药物治疗后疼痛复发，应考虑手术治疗；若是手术后疼痛复发，给予规范的药物治疗无效，也应经评估后考虑再次手术。对年龄较大的围绝经期患者，无生育要求且症状重者，可考虑根治性手术治疗。

对卵巢子宫内膜异位囊肿（巧克力囊肿）复发，尤其是有生育要求或合并不孕的患者，有必要先进行卵巢储备功能和生育能力评估，对卵巢储备功能已经下降者选择超声介入引导下穿刺治疗。对无生育者要求者可行手术治疗，术后给予GnRH-a治疗，之后再换用其他药物长期维持治疗。

由于反复手术会对卵巢功能有破坏性作用，会进一步降低卵巢储备功能，甚至导致卵巢功能衰竭。因此，对复发者行IVF-ET其妊娠率是再次手术后的2倍。

对未合并卵巢子宫内膜异位囊肿的不孕症患者，原则上是先行GnRH-a治疗3个月后进行IVF-ET。对深部浸润型子宫内膜异位症（DIE）复发伴不孕的患者，也应先给予GnRH-a治疗3个月后再考虑进行IVF-ET。因再次手术损伤周围器官风险较大，且手术并不能提高妊娠率。

2．复发型子宫内膜异位症长期随访　无论是症状复发还是卵巢囊肿的复发，应每 3 个月随访 1 次，重点包括：症状的控制情况、生命质量、卵巢囊肿情况、卵巢囊肿良恶性质的监测、应用药物副作用以及生育的指导。内容有妇科常规检查、盆腔超声检查、卵巢肿瘤标志物、卵巢功能等，对围绝经期患者，或者连续使用 GnRH-a 6 个月以上患者，需要监测骨密度。

五、围绝经期子宫内膜异位症的长期管理

由于围绝经期子宫内膜异位症有恶变的风险，主要恶变部位在卵巢，文献报道为 0.5% ~ 1.0%，称之为内异症相关的卵巢恶性肿瘤（EAOC）。子宫内膜异位症会增加卵巢上皮性癌，如卵巢子宫内膜样癌和透明细胞癌的风险。治疗上仍遵循卵巢癌的治疗原则。由于 EAOC 发病年龄相对较轻，如果期别较早，其预后相对较好。也有少数病例的恶变部位在腹壁或会阴切口、阴道直肠隔等。

对围绝经期子宫内膜异位症患者长期管理的重点是警惕子宫内膜异位症恶变。因此，需要关注以下情况：

（1）围绝经期患者的疼痛节律改变；

（2）卵巢子宫内膜异位囊肿过大、增长过快、直径＞ 10 cm；

（3）超声影像学检查发现卵巢囊肿内部呈实性或乳头状结构，病灶血流丰富，阻力指数低；

（4）患者血清 CA125 水平过高，≥ 200 U/L（除外感染或子宫腺肌病）。

对高原地区围绝经期卵巢子宫内膜异位囊肿患者出现以上表现时应积极手术治疗，行子宫加双侧附件切除术，对 DIE 病灶也尽可能切除，或至少活检进行病理检查。

对围绝经期子宫内膜异位症患者长期管理的随访，应在每 3 ~ 6 个月随访 1 次，重点包括：内异症的症状控制情况及变化情况、卵巢囊肿变化情况、卵巢囊肿良恶性质的监测、盆腔其他肿瘤的监测。内容有妇科常规检查、盆腔超声检查、卵巢肿瘤标志物尤其是（CA125、CA199）、卵巢功能及储备功能等。

六、子宫腺肌病患者术后的长期管理

子宫内膜异位症和子宫腺肌病已被认为是慢性病，需要长期管理，不但需要医疗手段的治疗，也需要心理健康辅导和患者对月经相关生理知识、内异症发病高危因素及相关症状、各项检查的必要性等知识的了解。管理细则有以下几点。

1．有生育要求者　可直接给予 4 ~ 6 个月的 GnRH-a 治疗，停药后可直接进行 IVF-ET 或自然妊娠。

2．无生育要求者　在 GnRH-a 治疗 6 个月后放置曼月乐宫内环（LNG-IUS）或口服避孕药，或孕三烯酮，或高效孕激素等治疗，进行序贯或交替治疗，配合中药等民族医药的治疗，以获得长期治疗的目的。

3．子宫腺肌病患者长期管理的随访　需每 3 ~ 6 个月随访 1 次，重点包括：子宫腺肌病症状的控制、生命质量的改善情况、使用药物的副作用、对生育需求的指导等。具体内容有：妇科常规检查、盆腔超声检查、肿瘤标志物（CA125）监测、血常规等。并对使用 GnRH-a 6 个月以上的患者，应常规监测骨密度。

参考文献

[1] 戴毅，郎景和．T 淋巴细胞分泌的受体激活调节因子在子宫内膜异位症患者和在位及异位子宫内膜组织中的表达［J］．中华妇产科杂志，2004，39（12）：830-831．

[2] 中国医师协会妇产科医师分会子宫内膜异位症专业委员会，中华医学会妇产科分会子宫内膜异位症协助组．子宫内膜异位症长期管理中国专家共识［J］中华妇产科杂志．2018，53（12）：836-841．

[3] 郎景和．子宫内膜异位症的基础与临床研究．北京：中国协和医科大学出版社，2003，228-232．

[4] 郭志荣，柏素霞，郎景和，等．基金金属蛋白酶 -26 在正常妇女和子宫内膜异位症患者子宫内膜中的时空变化［J］．生殖与避孕，2003，23（4）：195-199．

[5] 金仙玉，冷金花．复发性子宫内膜异位症诊断治疗．见郎景和．子宫内膜异位症的基础与临床研究．北京：中国协和医科大学出版社，2003，249-254．

[6] 郎景和．第七届 GnHR-a 在癌瘤及人类生殖的应用：国际研讨会纪要．中华妇女科杂志，2003，38（9）：590-592．

[7] 郎景和．子宫内膜异位症基础与临床研究的几个问题［J］．中国实用妇科与产科杂志．2001，18（3）：129-130．

[8] 郎景和．子宫内膜异位症研究的任务与展望（之一）［J］．中华妇产科杂志，2006，41（5）：289-290．

[9] 冷金花，郎景和，张俊吉，等．腹腔镜在附件包块治疗

中的价值和安全性［J］. 现代妇产科进展,2006,15（3）：173-176.
[10] 冷金花，郎景和，赵学英，等. 盆腔子宫内膜异位症病灶分布特点及其腹腔镜诊断准确性的评估［J］. 中华妇产科杂志，2006，41（2）：111-113.
[11] 李艳，郎景和. MMP9 和 TIMP-1 在子宫内膜异位症患者腹水及血清中的表达［J］. 现代妇产科进展，2005，14（4）：293-296.
[12] 栾英姿，郎景和. 不同部位子宫内膜异位症发生机制. 见郎景和，子宫内膜异位症的基础与临床研究. 北京：中国协和医科大学出版社，2003，153-159.
[13] 谭先杰，刘东远，郎景和，等. 子宫内膜腺上皮及基质细胞分离、培养作为子宫内膜异位症体外细胞模型的探讨［J］. 现代妇产科进展，2002，11：30-32.
[14] 唐斌融，内异症复发的诊断及治疗。现代妇产科进展，2006，15（3）：171-174.
[15] 王立杰，郎景和，子宫内膜异位症相关基因的研究。现代妇产科进展［J］，2004，13（3）：190-193.
[16] 王巍，郎景和，冷金花，等. 子宫内膜异位症慢性盆腔疼痛与盆腔病变特点分析［J］. 中国实用妇科与产科杂志，2006，22（4）：274-276.
[17] 朱兰，郎景和，杨隽钧，等. 切口部位子宫内膜异位症的临床特点［J］. 中华医学杂志，2003，83（19）：1710-1711.
[18] 陆菁菁，金征宇，郎景和，子宫内膜异位症的 MRI 诊断［J］. 中华放射学杂志，2008，42（5）：555-556.
[19] 王芳，陆菁菁，冯逢，等，子宫内膜异位症的磁共振表现［J］. 中国医学科学院学报，2017，31（3）：374-377.
[20] 中国医师协会妇产科医师分会子宫内膜异位症专业委员会，中华医学会妇产科分会子宫内膜异位症协助组. 子宫内膜异位症长期管理中国专家共识［J］. 中华妇产科杂志. 2018，53（12）：836-841.
[21] Fu CHW , Lang JH. Serum soluble E ～ Cadiherein level in patients with endometriosis［J］. Chin Med Sci J, 2002，17（2）：121-123.
[22] Germeyer A，Giudice L. How does endometriosis cause infertility . In：Tulandi T , Redwine D , eds . “Endometrionsis”. New York：Marcel Dekker Inc，2004，151-164.
[23] Liu HY，Lang JH，Dan SH，et al. Detection of endometriosis using plasma protein profiles by SELDI ～ TOF［J］. Fertil Steril，2006（impress）.
[24] Johnson MM. Catamenial pneumothorax and thoracicmanifestions of endometriosis［J］. Clin Chest Med，2004，25（2）：311-319.
[25] Leng JH，Lang JH . Cancinosarcoma arising from atypical endometriosis in a cesarean section scar［J］. Int J Gyn Cancer，2006，16（1）：432-435.
[26] Nishida M，Watanabe K，Sato N，et al. Malignant transformation of ovarian endometrosis［J］. Gynecol Obstet Invest，2000，50（Suppl 1）：18-25.
[27] Tulandi T，Redwine D . Endometriosis. Advances and Controversies. New York：Basel Marcel Dekker Inc，2004，19-44.
[28] Winkel CA . Evaluation and management of women with endometriosis［J］. Obstet Gynecol，2003，102（2）：397-408.
[29] Wright JT，The diagnosis and management of infiltrating nodular recto ～ vaginal of Endomenetriosis. In：Redwine DB，ed. Surgical Management of Endometriosis. New York：Taylor and Frances Group Plc. 2004，175-189.

第十六章

高原地区子宫腺肌病

第一节　定　义

目前尚没有统一的定义，但大家普遍认可的定义有两种：

定义一：子宫内膜异位为子宫内膜腺体和间质位于子宫肌层深部。

定义二：子宫内膜侵入子宫肌层生长，但未超过子宫范围时，称为子宫腺肌病。

子宫腺肌病为妇科的一种常见疾病，以往称为内在型子宫内膜异位症。在高原地区，多发生于 30 ～ 50 岁的经产妇，但也可见于未婚女性。子宫腺肌病的特点为子宫内膜异位于子宫肌层生长，且常与盆腔子宫内膜异位症同时存在[1]。

第二节　病因与发病机制

关于子宫腺肌病的发展原因、理论很多，但其确切的机制尚不完全清楚。最为广泛接受的理论是，肌层内的内膜组织起源于米勒管[2]。子宫腺肌病是宫腔内膜直接向下蔓延所致。高原妇科病理研究通过对子宫腺肌病组织连续病理切片显示，子宫腺肌病区域内的内膜基底部和内膜小岛之间是直接延续的，有时异位的内膜蔓延甚至穿过肌肉全层到达子宫浆膜层。高原地区妇科临床研究发现，浆膜下子宫腺肌病常伴有盆腔子宫内膜异位症，并可导致内膜碎片的淋巴播散。这些证据表明多次妊娠和分娩、多次人工流产和宫腔手术等导致子宫壁的创伤而引起此病的发生。另外，还有子宫本身的手术，如剖宫手术、子宫肌瘤剔出手术、子宫畸形整形手术等，均可将子宫内膜移植于子宫肌层而引发子宫腺肌病。

子宫腺肌病的发生还有一个重要因素就是患者雌激素水平和对雌激素反应的敏感程度。研究发现[3]，子宫壁内的内膜小岛通常与子宫基底层内膜有着相同的组织学表现，并对雌激素刺激反应敏感，表现为增殖或呈囊性增生模式。由于子宫壁内的内膜小岛对孕激素反应较差，腺体内的分泌性改变较少见，除非妊娠时可见间质的蜕膜反应，一般对孕激素反应低下。子宫腺肌瘤与子宫内膜异位症最大的不同是，子宫腺肌病病灶没有明显的出血倾向或炎症反应，而且细胞的非典型增生也很少见。当没有雌激素刺激的情况下，子宫腺肌病灶可较快地萎缩。

第三节　发病年龄及发病率

子宫腺肌病的发病年龄，高原地区妇科临床研究统计认为在 30 ～ 50 岁为发病高峰，并有半数合并有子宫平滑肌瘤，约有 13% 的患者合并盆腔子宫内膜异位症，且患者绝大部分是经产妇，但也可见未孕妇女，甚至是未婚女性[4]。高原地区妇产科临床研究中发现，在对尸检及因病切除子宫的标本做连续切片检查中发现，子宫腺肌病单单通过肌层的组织切片就能明确术后诊断，这也取决于诊断标准和子宫组织切片检查的彻底性，例如按传统标准，当内膜肌层接合部下方（> 4 mm）见到内膜腺体和间质即可确立诊断，而现在国外某些专家提出更严格的标准，异位内膜至少必须延伸到离基底层 8 mm 处的子宫肌层。

直到目前为止，对于腺肌病的发病原因，仍然无确切的依据，但目前比较肯定的说法认为：宫腔内在某种情况下压力的升高，子宫肌层较薄弱，以及体内雌激素水平的升高，是造成腺肌病发病的重要因素。一般情况下，当妊娠分娩、流产或剖宫产以及在宫腔手术操作时，均有可能因增加宫腔压力而促使子宫内膜向子宫肌层侵袭；另外，生殖道阻塞造成经血在宫腔内潴留而致宫腔内压升高也是造成腺肌病发病的重要原因之一。

第四节 临床表现

子宫腺肌病的临床表现与子宫内膜异位症基本相似，是一种伴随的病理表现，也可以完全没有症状，而当腺体浸润超过 80% 或更多时[5]，则子宫腺肌病比子宫内膜异位症更加明显，其主要症状为痛经、月经量增多等。而且疼痛可能是剧烈的、痉挛性的或刀割样的。

一、症状

痛经和月经量增多是子宫腺肌病的非常重要的症状。痛经产生的原因可能为深部的异位内膜小岛内随卵巢周期改变出血而产生病灶局部压力增高，其周围平滑肌组织受到刺激而发生痉挛收缩产生疼痛。近年来的研究认为疼痛可能与腺肌病异位灶前列腺素（包括 6-ketoPGFla，TXB_2，PGF_2 和 PGE_2）含量增高有关，特别是 6-ketoPGFla 的增高在疼痛发生中十分重要。

关于月经量增多的发生原因，虽然传统观点认为是子宫体积内膜面积增多可使出血量增加，但目前尚缺少研究依据，因为高原地区妇科临床研究发现，腺肌病的子宫常小于妊娠 3 个月大小，与相同大小子宫的子宫肌瘤患者对比，不能圆满解释月经量增多的原因。因此，子宫腺肌病月经增多的原因极有可能与前列腺素相关，尚待进一步地研究证实。

二、体征

在妇科检查时触诊常发现子宫可能非常硬，通常增大不超过正常的 2 倍（均匀性增大，一般小于妊娠 3 个月大小）。子宫变硬可能是由于病灶弥漫加上病灶处反复出血、纤维化，尤其病灶处子宫较正常处坚硬。子宫腺肌病子宫增大常发生于前后径，由于通常主要累及子宫后壁，常使子宫后壁突出饱满更明显。如果是弥漫型子宫腺肌病，子宫均匀性增大呈球形改变，而有包膜的子宫腺肌瘤则可使子宫不规则或不均匀，更难与子宫肌瘤鉴别[6]。子宫腺肌病在触诊时增大的子宫常有压痛，在月经期更为显著。

第五节 诊 断

痛经和月经过多症状渐进性加重的生育期妇女通常应考虑到子宫腺肌病[7]，尤其当子宫均匀增大、质硬和有压痛时。因此，诊断主要依靠临床症状和特征，辅助检查手段包括：子宫输卵管碘油造影、B 超（彩超）、CT 及磁共振成像检查，宫腔镜下子宫肌层活检，腹腔镜下子宫肌层活检及血清 CA125 检测。

一、子宫输卵管碘油造影

子宫输卵管碘油造影在妇产科不育检查中应用较为广泛，该方法可用于了解输卵管及宫腔内情况。1995 年 Barbot 提出，想通过子宫碘油造影了解子宫肌层病灶的穿透情况，将子宫输卵管碘油造影方法用于子宫腺肌病的诊断，尤其对症状相似的功血和多发性子宫小肌瘤患者在术前鉴别有困难时，因有时造影可显示从子宫腔延伸到肌层的多发性尖样或成丛缺损，但由于血管和淋巴渗出的病例也有相类似的表现[8]，而且随着宫腔镜检查的普遍开展，造影的应用则越来越少。

二、阴道超声（彩超）检查

经阴道彩色多普勒检查仪的应用，是通过检查腺肌症病灶处特殊血流情况，以及发现直径 1～3 mm 的圆形无回声区内出现无包膜、子宫肌层回声不均等可作出较明确的诊断。

新近开展的经阴道 B 超诊断子宫腺肌病再经

B超介入法穿刺获取病灶组织送病理检查的特异性可达95.9%，但这种B超介入下子宫肌层活检诊断腺肌症经验尚少。

三、磁共振成像（MRI）

MRI在许多妇科疾病诊断中十分重要，尤其是对腺疾病的诊断。MRI显像可高度准确地区分子宫腺肌病和子宫肌瘤，尤其在T_2增强显像时，子宫腺肌病表现为包埋于稀疏的高信号强度光点中有界限不清、相对均一的低信号强度区。因此，MRI是准确而无创的检查手段。

四、宫腔镜下子宫肌层活检

近10年来，国外开展了宫腔镜下子宫平滑肌瘤组织活体检查技术用于子宫腺肌病的诊断，国内北京天坛医院妇产科冯力民主任也开展了此项技术。目前认为这种方法是行之有效的，因为对月经过多而宫腔镜下未见异常者给予肌肉活检发现66%有腺肌病，而且病灶深度与子宫出血严重程度相关[9]。

五、腹腔镜下子宫肌层活检

腹腔镜下子宫肌层活检诊断子宫腺肌病是近10年来开展子宫腺肌病诊断的新技术，特异性可达100%，但由于报告病例尚少，尚难对此方法的推广作出定论。对不孕症或盆腔疼痛妇女腹腔镜探查时给予粗针头穿刺子宫后壁取活检，可以发现大约18%的患者并发有子宫腺肌病。因此，此方法应该是简单而安全的检查方法，故提出今后在高原地区妇科临床应有更多的临床观察，以便对高原地区腺肌病的诊断提供更有价值的依据[10-11]。

六、血清CA125检测

血清CA125检测在评估卵巢上皮性癌患者治疗效果或推测复发有重要的临床应用价值。而在子宫腺肌病的诊断中血清CA125也有较高的应用价值。由于子宫腺肌病患者多数情况下血清CA125值升高，但并非诊断的特异性指标，高原地区典型重症子宫腺肌病妇女血清CA125平均值为102.1 U/ml，子宫腺肌病患者血清CA125阳性率为80%。

CA125是一种胚胎体腔上皮衍生细胞表面所表达的大分子量糖蛋白，在子宫腺肌病中度到重度患者的黄体末期和月经期常升高。据高原地区妇科临床观察，80%盆腔痛和疑有轻度子宫腺肌病患者CA125滴度超过16 U/ml，当CA125超过35 U/ml时，子宫腺肌病存在的阳性预测值为0.58，而阴性预测值为0.96。

据高原地区妇科临床研究认为，CA125浓度升高与子宫腺肌病病灶深度和病灶范围有特别的相关性。

第六节 治 疗

以往子宫腺肌病主要发生在30～50岁妇女群体中，绝大多数患者已完成了生育，而且该病临床症状痛经和月经过多表现严重，所以多年来一直认为子宫切除是子宫腺肌病最有效的治疗方法。

但近几年来，该病的发病有显著的年轻化倾向，而且患者常迫切要求保留生育功能，所以单纯以全子宫切除的治疗显得简单而不够全面，而且无法达到提高术后生活质量的目的[5]。因此，必须根据患者实际状况和要求，综合考虑采用保守药物治疗及保守手术治疗或根治性手术治疗。

一、手术治疗

手术切除子宫是治疗子宫腺肌病的最为有效而彻底的方法。手术指征是主要依据月经持续过多和痛经，而不是根据子宫的大小或者诊断明确的子宫腺肌病或肌瘤。因为对子宫腺肌病导致的异常出血最后治疗方法是全子宫切除术。

子宫切除的方式应该是全子宫切除，虽然有人报道行部分子宫切除术（即子宫全切除术），但高原妇科临床研究认为宫颈的保留有时可能会造成病灶切除的不彻底而导致子宫腺肌病的复发，所以主张行全子宫切除术，并根据患者年龄大小而保留或切除卵巢。

关于全子宫切除术采用哪种术式则有不同的研究报告，以往常用经腹部全宫切除术，现在有腹腔镜辅助可经阴道全子宫切除术、腹腔镜下全子宫切除术、经阴道全子宫切除术等。这需要根据患者盆腔粘连情况子宫大小情况和术者各类手术熟练程度综合考虑而定。

一般情况下，如果子宫大小适当，没有其他盆腔病变存在，首选经阴道全子宫切除术。高原妇科临床观察发现，经阴道手术比经腹手术的手术后发生体温升高及感染要少，但有些并发症也不能完全杜绝。但若有盆腔子宫内膜异位症的存在或其他病变引起的盆腔粘连，行阴式子宫切除会增加损伤膀胱的危险性，而腺肌症患者常伴有盆腔粘连。

由于近些年来腹腔镜技术的广泛推广，子宫腺肌病全宫切除术方式更为扩大，其手术创伤小、术后康复快的微创手术优势凸显，无疑是广大患者的福音。高原地区妇科腔镜手术的应用，已完全能够解决子宫腺肌病的各类手术问题，成为21世纪高科技手术发展趋势的代表。但如果手术技巧和熟练程度不高则也会发生相关并发症，不容忽视。

对月经过多者行宫腔镜下子宫内膜切除术，虽然是一种新型手术治疗方法，但只能对穿透肌层较浅的病灶切除而达到治疗目的，对深层病灶无效，所以应该严格掌握手术适应证，术前行阴式超声检查，了解异位病灶在肌层的深度后再综合考虑手术方式的选择。

腹腔镜下或经腹手术行子宫腺肌病病灶切除，是近些年来保守性手术的进步。高原地区妇科临床研究认为，子宫腺肌病可行包括病灶剔除或大部分病灶切除的保守性手术治疗。实践经验已经证明，保守手术可以明显地提高子宫腺肌瘤患者的妊娠率，也同时改善患者的生存质量，但弥漫性子宫腺肌病患者效果较差，但仍可能受孕。有些年轻患者虽然没有妊娠，但手术后数年内症状显著改善，包括面部黄褐斑的消退均有显著效果，推迟10年左右的子宫切除时间对一位年轻患者的一生来讲是十分重要的。但最终子宫腺肌病保守手术后病灶复发仍是不可避免的。

随着腹腔镜技术的不断提高，对病灶边界清楚的腺肌病患者（尤其是腺肌瘤）行腹腔镜下病灶切除术，手术后痛经和月经过多现象均得到明显改善，对希望保留生育功能的患者是十分有益的，但仍然不能最终达到根治子宫腺肌病的目的。据国内外学者研究报道，对伴有严重的和伴有肠道子宫内膜异位症的子宫腺肌病患者，实施完全切除了子宫以外和生殖道以外的内膜异位病灶和部分子宫后壁之后，年轻患者可以获得50%的妊娠率。有些学者在手术前应用GnRH激动剂，使病灶缩小可减少手术的损伤。

国外有学者将阴道直肠隔内膜异位结节归于腺肌症的范围内，实施腹腔镜下病灶切除取得了良好效果，但易损伤肠管的并发症应引起重视。

由于子宫的大多数神经是穿过宫骶韧带的，高原地区妇科临床观察认为，用宫骶韧带切断术来治疗顽固性痛经患者，可以使子宫内膜异位和子宫腺肌病引起的痛经，在手术后约70%的患者症状得以减轻或消失。所以，在子宫腺肌病的手术治疗中，存在着几种主要以缓解疼痛等症状为目的辅助手术治疗，如腹腔镜下子宫神经切除术（LUNA）、腹腔镜下骶前神经切断术（LPSN），即在腹腔镜下用电刀烧灼切断宫骶韧带内的神经或骶前神经，造成子宫部位痛觉神经上传的通路阻断，疼痛信号无法传入大脑，从而患者不会再产生疼痛感并达到治疗痛经的目的。

腹腔镜下子宫动脉阻断术（UAB），是近几年的一项新技术，是通过腹腔镜手术的方法阻断两侧的子宫动脉，从而使子宫腺肌病的病灶出现缺血、坏死来达到治疗的目的，高原妇科临床已成功开展了此项技术，为那些不愿意切除子宫的腺肌病患者提供了一条治疗的新途径和手段。

对于无生育要求的患者，可考虑选择LUNA（或LPSN）+UAB；对还有生育要求的患者，则可仅行LUNA或LPSN。

二、非手术治疗

激素受体的研究显示，子宫腺肌病灶中存在甾体激素受体。雌激素受体比孕激素受体存在更持久，而且约有40%的患者中孕激素受体完全缺失[12-13]。因此，药物性非手术治疗是对子宫腺肌病的另一种重要手段。

（一）孕激素治疗

一般认为子宫腺肌病患者不同于子宫内膜异位症患者，其腺体来源于子宫基底层的子宫内膜而对孕激素治疗不敏感。但目前又有新的认识，有部分患者可以应用孕激素治疗，如果应用孕激素治疗腺肌病时需先排除合并子宫肌瘤，否则可导致肌瘤生长。

国内外新近的研究报道是放置左旋18-炔诺孕酮宫内缓释系统（LNG-IUS），以治疗腺肌病月经过多和子宫增大以及减轻痛经等取得了明显疗效，其副作用为阴道点滴出血。这种方法适合对年轻不育需保留生育功能的患者。也有报道，在子宫内膜电切除术后置入曼月乐（Mirena，LNG-IUS的商品名），术后1年闭经的发生率明显增高，未见其他副作用，提示这种联合治疗的疗效好，适用于月经过多已近绝经的妇女。

（二）丹那唑

丹那唑是17—乙炔睾酮衍生物，可通过抑制下丘脑的作用，引起闭经。已很早应用于治疗子宫内膜异位症。近十几年来用于子宫腺肌病的治疗，取得了比较肯定的疗效，口服片剂丹那唑400 mg/d，共4个月一疗程，可使血清中自身免疫指标发生改变，特别是C_3补体水平下降，临床症状也有显著改善。有学者将丹那唑悬浮液局部注射子宫颈而治疗子宫腺肌病，在4周后患者临床症状有所症状改善，24周后全部症状得到改善，证实局部用药效果也非常好，但需进一步和大量临床观察。

丹那唑的副作用主要为男性化多毛表现，以及可能出现的肝功能异常。

（三）促性腺激素释放激素激动剂（GnRHa）

GnRHa为十肽化合物，是目前用来治疗子宫内膜异位症及子宫腺肌病的最有效的药物。商品名有：达必佳、诺雷德、达菲林和亮丙瑞林等。均为长效缓释或控释剂。国产目前有短效药，如阿拉瑞林和那法瑞林。

亮丙瑞林每月3.75 mg皮下注射，6个月为一疗程。应用3个月后同时加用利维爱每日1.25 mg或倍美力每日0.3～0.625 mg加甲羟孕酮2～4 mg。主要是防治亮丙瑞林的主要副作用绝经期潮热、多汗和骨质疏松表现，这种方法又称反向添加治疗。

新近国内外报道提示，在应用GnRHa基础上，加上控制性超排卵和宫腔内人工授精，妊娠率达到了75%，提示GnHRa可以通过使子宫大小形态恢复正常等作用显著改善子宫腺肌病患者的妊娠率。

（四）内美通

内美通为一种合成的19-去甲睾酮衍生物-三烯高诺酮或称18-甲基三烯炔诺酮，又称孕三烯酮。该药为孕激素受体拮抗剂，在子宫内膜异位症治疗中有一定作用，目前也有报道用于子宫腺肌病的治疗。其主要作用机制是通过抑制垂体促性腺激素，从而进一步抑制卵巢功能，降低血清中雌、孕激素水平，达到闭经状态，同时也使异位病灶受体拮抗，雌孕激素对病灶的支持下降或减少，使病灶逐步退化。

内美通每周两次口服，每次2.5 mg，月经第一天开始，6个月为一疗程。如果出现阴道点滴出血现象，可在短期内将剂量增加到每周7.5 mg。

内美通的副作用主要有肝功能异常和男性化表现，也有阴道不规则出血、体重增加、潮热等。肝功异常除保肝外（可用葡醛内酯、联苯双酯等），应考虑停药。

（五）子宫动脉栓塞术

子宫动脉栓塞术是近些年来治疗子宫腺肌病的一种新方法，适用于诊断明确、有症状、希望保留子宫，尤其是希望保留生育功能的子宫腺肌病患者。高原地区妇科临床采用放射介入法双侧子宫动脉栓塞术经。临床观察发现：可使96.5%的患者痛经明显减轻，97%的患者月经量明显减少，子宫体积平均缩小35.5%，临床观察认为近期疗效明显，中远期疗效还有待继续观察，少数患者在1～2年后有复发现象。另外，放射介入栓塞时的放射线对卵巢的影响有待进一步评估和研究。

（六）其他

由于子宫腺肌病主要表现为痛经，为缓解疼痛，可采用抗前列腺药物如双氯芬酸、芬必得、布洛芬等非抗炎镇痛药物，以对抗病灶组织中的前列腺素刺激。服用时忌空腹，且不要连续用药在一周以上，可间断使用，防止其毒副作用的发生。

参考文献

[1] 刘欣燕，黄惠芳，黄荣丽，等．子宫肌腺病保守手术的临床分析 [J]．中国医学科学院学报，1998，20（6）：440-444．

[2] Morita M，Asakawa Y，Nakakuma M，et al．Laparoscopic excision of myometrial adenomyomas in patients with adeno ～ myosis uteri and main symptoms of severe dysme norrhea and hypermenorrhea [J]． J Am Assoc Gynecol Laparosc，2004，11（1）：86-89．

[3] Ota H，Igarashi S，Kato N，et al．Aberrant expression of glutathione peroxidase in eutopic and ectopic endometriun in endometriosis and adenomyosis [J]． Fertil Steril．2000，74（2）：313-318．

[4] Uduwela AS，Perera MA，Aiqing L，et al．Endometrial ～ myometrial interface relationship to adenomyosis and changes in pregnancy [J]． Obstet Gynecol Surv，2000，55（6）：390-400．

[5] 冯力民，陈瑞芬，夏恩兰，等．应用宫腔镜电切术诊断子宫腺肌症 [J]．中华妇产科杂志，1998，33（7）：435-436．

[6] 钟刚，何福仙．子宫腺肌症的内分泌和手术治疗 [J]．国外医学妇产科学分册，2005，32（5）：328-329．

[7] Atri M，Reinhold C，Medhio Ar，et al． Adenomyosis：US features with histologic correlation in an invitro study．Ra-diology，2000，215（3）：783-790．

[8] Ferenczy A． PathopHysiology of adenomyosis．Hum Reprod Update，1998，4（4）：312-322．

[9] Fong YF，Singh K．Medical treatment of a grossly enlarged adenomyotic uterus with the levonorgestrel-releasing intrau-terine system [J]． Contraception，1999，60（3）：173-175．

[10] Igarashi M，Abe Y，Fukuda M，et al． Novel Conservative medical therapy for uterine adenomyosis with a danazol-loaded intrauterine device [J]． Fertil Steril，2000，74（2）：412-413．

[11] Kim MD，Won JW，Lee DY，et al． Uterine artery embolization for adenomyosis without fibroids [J]． Clin Radiol，2004，59（6）：520-526．

[12] 何淑明，韦明秀．释放左旋 18- 炔诺孕酮 IUD 治疗子宫腺肌病 29 例 [J]．广东医学，2004，25（8）：944．

[13] 陈春林，刘萍，吕军，等．子宫动脉栓塞术在子宫腺肌病治疗中的应用 [J]．中华妇产科杂志，2002，37（2）：77-79．

第十七章

高原地区子宫内膜息肉及复发性子宫内膜增生症

第一节 子宫内膜息肉的病因及相关因素

子宫内膜息肉是子宫局部内膜过度生长，由子宫内膜腺体、间质和血管组成，数量可单个或多个，直径从数毫米到数厘米，可分无蒂或有蒂。根据不同研究群体的研究报道子宫内膜息肉患病率为 7.8% ～ 34.9%。

子宫内膜息肉发生的高危因素包括年龄、高血压、肥胖及他莫昔芬的使用。其发生可能与子宫肌瘤、宫颈息肉及子宫内膜异位症相关。

目前认为，子宫内膜息肉的恶变率在 0 ～ 12.9%，恶变的风险随着年龄的增加而增加，而绝经前妇女息肉恶变风险低。异常子宫出血及息肉大小可能是子宫内膜息肉恶变的风险指标。有报道指出，其他已知的子宫内膜癌的高危因素诸如肥胖、糖尿病、高血压也可能是子宫内膜息肉恶变的风险因素。他莫昔芬的使用提高了内膜不典型增生及子宫内膜息肉恶变的风险。

第二节 治疗子宫内膜息肉的主要策略和方法

目前，尚无明确证据显示药物能治疗子宫内膜息肉。约 25% 的息肉可自发消退，尤其是长度 < 10 mm 的息肉更容易消退。由于绝经后无症状息肉极少恶变，因此，在与患者讨论并充分告知的基础上，可以选择观察保守治疗。通过盲目刮宫去除子宫内膜疾病的成功率少于 50%，且大多不能将息肉完全去除，因此，盲目刮宫不应该作为诊断或治疗子宫内膜息肉的有效措施。

宫腔镜手术已成为子宫内膜息肉治疗的金标准手术。宫腔镜息肉切除作为诊断和治疗性干预是有效和安全的。根治性手术治疗（子宫切除术）后无息肉复发及恶变可能性，但成本较高、患者依从性差且有一定的手术并发症。只有与患者讨论该手术意义并且明确风险后，才能恰当地应用该项手术。对于保守和根治性治疗方法目前无可比较的数据。

第三节 子宫内膜息肉治疗后预防复发的策略

宫腔镜下子宫内膜息肉电切手术能在直视下将息肉及其根部完整切除，而保留周围的内膜组织。因此，所谓的“复发”应为“新生”息肉，尽管很难明确新生息肉远离还是接近原来的息肉。而例如单纯诊刮这类盲操作，在 60% ～ 87% 的息肉病例中无法完整切除之，这些患者残存的息肉不应认为是真正的复发。

一些潜在的复发高危因素如年龄、孕产次、体重指数（body mass index，BMI）、高血压史、糖尿病史、激素替代治疗（hormone replacement therapy，HRT）及他莫昔芬治疗，多囊卵巢综合征等病史均不影响复发。而且，是否合并异常子宫出血（abnormal uterine bleeding，AUB）、绝经及宫腔镜下的病灶特征（息肉的数量，直径）等也均与复发无关。尽管肥胖引起的高水平的雌激素可能会造成异常的内膜增生，但 BMI 的升高并不增加子宫内膜息肉的复发率。但肥胖可能在子宫内膜息肉的形成过程中潜在地起一定作用。有学者特别强调，宫腔镜手术后随访（26.3 ± 19.7）个月，组织病理学显示无不典型增生的增生性息肉复发率（17/39）高于良性息肉者（20/240），复发率与年龄、孕产次、体重、其他人口学特征及宫腔镜下表现无关。而台湾地区学者的一项研究发现，43%（73/168）的息肉患者在接受宫腔镜息肉切除术后复发。多因素回归分析显示，息肉数量越多（P=0.015）、随访时间越长（P=0.004），术后息肉复发率越高。而息肉类型与复发无关。对于该研究报道的复发率高于其他报道，作者分析其原因：首先，该研究纳入了门诊行宫腔镜检查和手术的患者，部分术后患者未随访；其次，该研究为防止内膜深部损伤引起的术后宫腔粘连，术中仅用环电极钝性切除病灶，因此，部分息肉的根部可能未切除；此外，该研究报道的息肉平均数为3.6个，高于其他报道。

Preutthipan等报道使用电切镜手术治疗子宫内膜息肉的术后复发率为0，而使用微型剪刀、抓钳或电极治疗的术后复发率为2%～15%。但Paradisi等认为电切镜不能“预防复发”，而是“降低复发率”。之前有研究证实，宫腔镜下息肉切除术后息肉复发率为2.5%～3.7%（随访时间最长9年），且认为宫腔镜手术能完整切除病灶，总并发症发生率为0.38%。而Alhilli等的研究表明，与宫腔镜下子宫内膜息肉切除相比，宫内粉碎术后子宫内膜息肉复发率更低（10.6% vs.4.5%，随访4年），但AUB复发与手术方法无关。

Henriquez等的研究表明，宫腔镜下同时行息肉切除与内膜切除对改善复发率更有效。Gao等报道76例使用他莫昔芬的绝经后子宫内膜息肉患者，行宫腔镜下息肉切除同时内膜切除，随访（74.91±20.84）个月，4例复发，复发率5.3%。其中41例有AUB症状的患者中3例复发，对AUB症状的改善率为92.7%。这7例复发患者，4例再次接受息肉切除和内膜切除，1例行再次内膜切除，2例行宫腔镜检查发现宫腔粘连。

另有学者指出，没有核异型的子宫内膜增生性息肉近一半复发，且复发常有症状，或复发时呈癌前病变或癌，因此，需根治性治疗，例如全子宫切除。而良性息肉复发率少于10%。目前还难以解释为何部分患者息肉易复发，可能与基因突变导致的子宫内膜呈息肉样背景有关。但也有一些文献指出，部分小的息肉会出现“消失”现象，因此，子宫内膜息肉很可能出现过度诊断现象，尤其是合并有AUB的患者。无症状的子宫内膜息肉是否需治疗有一定争议。一些观察性研究发现伴或不伴症状者息肉恶性发生率相似，尤其是绝经后。而另一些基于宫腔镜下息肉切除的回顾性研究则报道，患者不伴有临床症状与子宫内膜息肉恶变无关。因此，复发的无症状息肉是否需手术值得商榷。同时，宫腔镜息肉切除术后的复发情况也与手术者的经验、技术、训练等有关。

需要特别指出的是，使用他莫昔芬的乳腺癌患者宫腔镜手术后子宫内膜息肉复发率略高，为29.7%。10%接受他莫昔芬的患者会在5年后发生相关内膜病变，并需手术干预。内膜病变，尤其是赘生物形成甚至恶变等均与暴露于他莫昔芬的持续时间有关。子宫内膜息肉是绝经后使用他莫昔芬患者罹患内膜不典型增生的高危因素，通常需手术干预。但其复发是不容回避的问题，他莫昔芬多使用1年，息肉复发率升高5倍，使用他莫昔芬的绝经后妇女子宫内膜息肉的复发率为7.7%。这些患者息肉复发机制至今不清。因此，如何对这部分患者的内膜进行保护仍有一定争议。

宫腔镜息肉切除联合子宫内膜去除术可以预防接受他莫昔芬治疗的乳腺癌患者子宫内膜息肉复发。Jesus等的报道使用宫腔镜下子宫内膜息肉切除联合内膜切除治疗绝经后子宫内膜息肉并预防其复发，6、18、42.60个月的成功率分别为99.5%（n=395）、97%（n=385）、95.7%（n=380）、95%（n=377）。而对于其中有特殊因素如使用他莫昔芬的患者，成功率分别为93%、90%、88%、87%。他们认为，使用该联合法后，即使子宫暴露在雌激素作用下，由于内膜破坏，息肉一般不再复发。患者对该法的接受度和满意率分别为90%和84%。

一项最新的统计表明，对于使用他莫昔芬治疗的乳腺癌患者，经左炔诺孕酮宫内缓释系统（LNG－IUS）保护内膜，无论是短期（12个月）的观察（OR 0.22，95%CI 0.08～0.64，2项研究，n=212），还是长期（24～60个月）的观察（OR 0.22，95%CI 0.13～0.39，4项研究，n=417），LNG－IUS都能减少子宫内膜息肉的发生。一项Meta分析报道，经大量回顾性研究证实，使用LNG－IUS不会增加乳腺癌复发率和因乳腺癌导致的病死率，但目前尚缺乏大规模的随机对照研究。此外，从卫生经济学角度，LNG－IUS较宫腔镜下息肉切除要节约费用。一项研究表明，LNG－IUS的治疗费用为650欧元，而宫腔镜下息肉切除的费用为2200欧元。

此外，国内有专家提出，孕激素类药物可用于功能性息肉的治疗和非功能性息肉切除后复发的预防，其可对抗雌激素对子宫内膜的促增殖作用，转化子宫内膜，达到抑制息肉生长和预防息肉复发的目的。因此，口服避孕药等可能通过保护内膜预防子宫内膜息肉的复发。

总之，子宫内膜息肉治疗后复发的处理，还需要更多的循证医学研究数据的支持，为临床选择最优化的方案提供更有说服力的理论和实践依据。

第四节 复发性子宫内膜增生的临床表现和组织学分类

一、定义

子宫内膜增生是指子宫内膜腺体的不规则增殖，同时伴有腺体、间质比例增加病理改变的器质性疾病。这种器质性疾病又通常由于生殖内分泌疾病所导致，以长期雌激素无对抗性刺激密切相关。

复发性子宫内膜增生是指形成子宫内膜增生之后，虽经孕激素周期治疗，达到了止血目的，但因病因并未去除，停药后即复发，再次发生子宫内膜增生。包括由内膜反复过度增生至原位癌的一系列病变。尤其是子宫内膜不典型增生，其发展成为子宫内膜癌的风险高达 25% ~ 100%。复发性子宫内膜增生，具有明显的子宫内膜癌的癌前病变生物学行为，尤其是中、重度不典型增生，对孕激素药物治疗反应较差、较慢，具有停药后可能复发的特点。本文就复发性子宫内膜增生的相关问题进行了讨论。

二、临床表现

复发性子宫内膜增生是在原有子宫内膜增生基础上发病的，其症状仍是异常子宫出血，包括月经血量增多、月经期间出血、子宫不规则出血，或在应用无对抗性雌激素补充治疗中无规则的子宫出血，以及绝经后子宫出血。

三、组织学分类

子宫内膜增生根据组织学表现分为 4 种类型：单纯型增生、复杂型增生、单纯型不典型增生和复杂型不典型增生。复杂型不典型性增生发生子宫内膜癌风险约为 25% [1]。2014 年修订版的 WHO 分类，将子宫内膜增生分为 2 类：无不典型子宫内膜增生和子宫内膜不典型增生。

复发性子宫内膜增生发展为子宫内膜癌的风险，与内膜增生的细胞有无不典型增生及其严重程度有关。据 Kurman 等的 170 例内膜活检情况并随访了 2013—2014 年的报道，发现 1% 的单纯型增生，3% 的复杂型增生，8% 的单纯型不典型增生和 29% 的复杂型不典型增生进展为子宫内膜癌。增生的恶变潜能受患者年龄、潜在的内分泌病变、卵巢病变、肥胖或外源性雌激素因素影响。

第五节 复发性子宫内膜增生诊断和监测方法

一、诊断与检测

复发性子宫内膜增生的确定诊断依靠再次内膜组织学检查，所需的组织学标本需要通过内膜活检获得。在用普通内膜活检标本未能获得标本或所取标本未能得到足够诊断证据时，用诊断性宫腔镜更有获得标本的优势。另外，若在检查中发现子宫内膜息肉，或有分散的病灶内存在内膜增生，也需要在宫腔镜直视下进行内膜定位活检，使获得的组织学标本更有意义。

二、经阴道超声多普勒对子宫内膜增生具有诊断和监测意义

正常的子宫内膜厚薄呈周期性变化，子宫内膜超声形态的标准分为 A、B、C 型。A 型：呈三线型，外层和中央为强回声线，外层与宫腔中线之间为低回声区或暗区，见于增生早期，内膜厚度为 4 mm 以上；排卵前内膜厚度为 8 mm 左右。B 型：为均一的中等强度回声，宫腔强回声中线断续不清，见于增生晚期和黄体早期，内膜厚度可达 8 ~ 12 mm。C 型：为均质强回声，无宫腔强中线回声，见于黄体期，内膜厚度为 10 ~ 14 mm，“三线征”消失。月经期，内膜厚度为 5 mm 以下。

女性月经期间，子宫内膜刚刚剥脱完全，内膜处在最薄阶段，超声表现为内膜呈“线状”。一般情况下，月经期间量最多阶段结束之后，内膜厚度应≤ 5 mm。如果生育期妇女月经接近结束之

后，子宫内膜厚度仍然超过 7 mm，说明子宫内膜剥脱不完全和有内膜增生，绝经后妇女子宫内膜厚度在 4 ～ 9 mm，则需进一步确定诊断。由于子宫内膜增生导致的子宫内膜厚度增加，经阴道超声多普勒可作为子宫内膜增生的监测指标。在其他检查手段中，如 CT、MRI、生物标志物等，由于诊断价值证据不充分，因此不常规推荐应用。

第六节　复发性子宫内膜增生的管理与治疗

一、无不典型子宫内膜增生的管理及治疗

（一）无不典型子宫内膜增生的管理

由于不典型子宫内膜增生大多数病例均能在随访中自发缓解，其进展为子宫内膜癌的风险在 20 年内低于 5%。因此，对无不典型子宫内膜增生，尤其是那些存在有明确的、可逆的因素者，如肥胖、激素补充治疗（HRT），可以考虑只进行临床观察和定期的组织学随访，以确定子宫内膜增生状态是否得到了缓解。对无不典型的复发性子宫内膜增生一经诊断，即可纳入组织学评估和随访，临床观察和组织学随访可根据患者的具体临床表现进行个体化的随访，随访间隔时间至少为 6 个月。在至少有连续 2 次间隔 6 个月的组织学检查结果为阴性后，方可考虑终止随访。对于存在子宫内膜增生有复发高危因素的患者，尤其是体重指数＞ 35 或接受 HRT 治疗者，与单纯的临床观察和组织学随访相比，给予孕激素规范治疗能够获得更高的缓解率[2]。同时，对于随访中没能自发缓解或存在异常子宫出血表现的患者，给予应用孕激素治疗。

（二）孕激素治疗方法

1．孕激素作用机制　由于孕激素可以抵抗雌激素引起的有丝分裂效应，并诱导二次分化。因此，孕激素是能够使无不典型子宫内膜增生状态获得有效缓解的药物治疗方法，包括连续口服孕激素或宫腔内局部应用孕激素［左炔诺孕酮宫内缓释系统（LNG-IUS）］。

2．连续口服孕激素治疗方法　由于孕激素治疗能够使绝大多数患者获得组织学和症状上的缓解，并且同时避免了与手术相关性的不良事件。可选用醋酸甲羟孕酮 10 ～ 30 mg/d，或炔诺酮 10 ～ 15 mg/d，至少持续应用 6 个月。孕激素治疗方法，不推荐周期性口服孕激素的方法，因为与连续用药或持续 LNG-IUS 相比，周期用药法诱导缓解的效果不佳。

3．LNG-IUS 治疗子宫内膜增生　原理是其在宫腔内缓慢释放左炔诺孕酮，局部作用于子宫内膜使其萎缩，疗效肯定，安全性和耐受性好，避免了全身用药副作用大的危害。接受 LNG-IUS 治疗的患者，在应用 6 个月之后，若对副作用可以耐受且无生育要求，推荐继续应用 LNG-IUS 5 年，可以显著降低复发的风险，同时可以减轻异常出血的症状。

（三）手术治疗方法

实施子宫切除手术，应严格掌握手术适应证，不应将子宫切除手术作为无不典型复发性子宫内膜增生的首选治疗手段。

需要子宫切除的指征包括：①对无生育要求的患者，无论是单纯型还是复杂型，只要在随访中进展为子宫内膜不典型增生，都应手术切除子宫。②接受孕激素药物治疗 12 个月以上无组织学缓解。③孕激素持续治疗 6 个月完成后，再次出现内膜增生。④子宫不规则出血症状持续存在。⑤拒绝或不能坚持规范的孕激素药物治疗或不能坚持定期进行子宫内膜组织学随访者。⑥绝经后复发性子宫内膜增生。子宫切除手术以腹腔镜手术为首选，具有住院时间短、手术出血少、康复快、术后疼痛轻的特点。对绝经后患者在子宫切除同时，给予切除双侧输卵管，以降低未来卵巢恶性肿瘤的发生风险，是否同时切除卵巢应进行个体化选择。在复发性子宫内膜增生的手术治疗中，不推荐应用诺舒等子宫内膜消融术，因为这类治疗方法不能保证完全和持久的子宫内膜毁损，而且术后常因继发的宫腔粘连对未来子宫内膜组织学检测造成障碍。

二、子宫内膜不典型增生的管理及治疗

（一）子宫内膜不典型增生的管理

由于子宫内膜不典型增生存在潜在的恶性变以及进展为内膜癌的风险，如果组织学分类为子宫内膜不典型增生，筋膜外子宫切除手术为首选治疗手段。如果临床情况允许，对子宫内膜不典型增生患者行子宫切除术，无论在治疗癌前病变，还是在进行病情明确评估方面都具有绝对优势。

（二）手术治疗

对子宫内膜不典型增生的子宫切除术，可选择经腹、经阴道或者腹腔镜手术等方式的子宫切除手术。手术同时切除双侧附件没有必要，尤其是绝经期女性。有研究表明，如果没有确切的证据表明患有妇科恶性肿瘤，而对绝经前或围绝经期女性行双附件切除，反而会增加女性的患病率和死亡率。

（三）保守性治疗

一部分希望保留生育和不适于手术治疗的子宫内膜不典型增生患者，需要非手术方法的保守性治疗。对于有生育要求的女性保守性治疗，目标是彻底清除病变、逆转器质性病变的子宫内膜变为正常的子宫内膜，并预防癌灶出现。对于因合并症等其他原因，而无法手术切除子宫者，治疗目标为：稳定病变，尽量去除危险因素，转变为慢性病治疗模式。目前，保守性治疗方法仅限于孕激素治疗，保守性治疗方法应首选 LNG-IUS。有研究表明，患子宫内膜增生者（包括 33% 的无不典型子宫内膜增生和 67% 的不典型子宫内膜增生的女性）应用 LNG-IUS，治疗有效率 90%；其次为持续口服孕激素。

（四）保守性治疗的注意事项

首先，在保守性方法治疗前，应充分告知患者，子宫内膜不典型增生存在潜在恶性变和可能进展为子宫内膜癌的风险，并同时对患者进行全面评估，排除是否存在子宫内膜浸润癌和可能合并存在的卵巢癌。其次，应请多学科会诊，结合组织学、影像学特征和肿瘤标志物表达情况，制订个体化定期的子宫内膜组织学检查的随访方案。再次，常规方案为每隔 3 个月随访 1 次，直至连续 2 次获得子宫内膜阴性组织学结果，方可将随访间隔延长至 6 ~ 12 个月，直到可以手术切除子宫为止。因此，虽然子宫内膜不典型增生患者可因特殊原因选择保守治疗，但鉴于保守治疗有较高复发率，一旦患者能放弃生育力的保留，应及时进行手术切除子宫，以防后患。

第七节　复发性子宫内膜增生的相关问题

一、HRT 与子宫内膜增生

对于接受 HRT 治疗期间有异常子宫出血，应及时复诊，并重新评估治疗方式[4]。在口服药和 LNG-IUS 之间的选择上，英国《子宫内膜增生管理指南》认为，LNG-IUS 很有可能成为一种有效的口服孕激素替代品，其有效性和安全性均高于口服药物。

二、生育要求与子宫内膜增生

对以往有子宫内膜增生要求再次生育者，在开始尝试受孕之前，至少应该有一次子宫内膜的组织学评价，有病理证据证实内膜病变已得到缓解，再由生殖医学专家会诊指导，了解尝试受孕的相关事项、孕期的评估内容以及必要的治疗措施等。对复发性子宫内膜增生患者，推荐根据个体化情况选择辅助生殖技术受孕，不但可以提高胚胎着床率、妊娠率、活产率，还可以避免子宫内膜增生的复发。

三、其他治疗药物最新进展

国内最新进展中还包含促性腺激素释放激素类似物、米非司酮、雷洛昔酚、促排卵药物和二甲双胍等。

（一）促性腺激素释放激素类似物

这是一类人工合成的促性腺激素，包括促性

腺激素释放激素激动剂（GnRH-a）和促性腺激素释放激素拮抗剂（GnRH-ant）。GnRH-a 的作用原理是以外源性 GnRH-a，占据垂体的 GnRH 受体，使垂体不对正常 GnRH 起反应，从而阻断下丘脑 - 垂体 - 卵巢轴，卵巢激素分泌大幅减少至绝经后水平，常用药物有：戈舍瑞林、曲谱瑞林、亮丙瑞林等。GnRH-ant 的作用原理是通过快速竞争性结合 GnRH 受体来阻断 GnRH 与其受体结合，阻断二聚体复合物的形成和信号的传递从而抑制黄体生成激素（LH）及卵泡刺激素（FSH）的释放。常用药物有：西曲瑞克，加尼瑞克等。有研究报道，GnRH-a 有直接抑制子宫内膜增生作用，用于治疗子宫内膜不典型增生有良好的效果，对轻度不典型增生的有效率达 100%，中度不典型增生有效率 87.5%，与孕激素治疗效果无明显差异[5-6]，但对于重度不典型增生治疗效果低于孕激素组。用 GnRH-a，可每个月 1 次注射，避免了孕激素需要每天服用的缺点，从而提高患者的依从性，同时对肝肾功能损伤小，缺点是价格相对较高。

（二）米非司酮

米非司酮是 19- 去甲睾酮的衍生物，为孕激素拮抗剂，可在受体水平拮抗孕激素，从而发挥内膜萎缩作用。作用原理是米非司酮作用于人体的下丘脑，抑制促黄体激素释放激素的分泌，进而影响卵细胞的雌二醇等分泌，使子宫内膜萎缩，同时可直接对子宫内膜中的血管产生干扰作用，降低子宫内膜雌激素的受体敏感性，引起子宫内膜增生细胞的凋亡。

（三）雷洛昔芬

系第二代选择性雌激素受体调节（SERMs，Rloxifene），对不同靶器管有雌激素和（或）抗雌激素样双重作用，第一代药物他莫昔芬仍广泛用于治疗乳腺癌。雷洛昔芬在乳腺和子宫内膜细胞中为雌激素受体拮抗剂，而在骨组织、心血管系统中，为雌激素受体激动剂。虽然目前应用于治疗子宫内膜增生性疾病病例尚少，但理想的选择性雌激素受体调节剂是在骨、心血管及中枢神经系统发挥雌激素样作用，而在乳腺及生殖器官发挥抗雌激素样作用，故 SERMs 仍不失为治疗子宫内膜增生症较好的药物。

（四）促排卵药

由于促排卵药在使人体卵巢排卵后产生内源性黄体酮，从而对抗雌激素的内膜增生作用，适用于青春期及育龄期患者，只用于无不典型子宫内膜增生者，而不适应于子宫内膜不典型增生患者，且不宜长期应用，常用药物有氯米酚、人绒毛膜促性腺激素（HCG）、尿促性腺激素（HMG）、FSH 等。

（五）二甲双胍

由于胰岛素抵抗、高胰岛素血症、代谢紊乱等不仅与子宫内膜癌有关，而且也与子宫内膜增生和复发性子宫内膜增生、子宫内膜不典型增生有关，因此，葡萄糖和胰岛素代谢在子宫内膜增生和子宫内膜癌的发病机制中有重要作用。目前这方面的研究数据尚少，以二甲双胍为治疗药，为进一步研究影响患者生活方式因素以及子宫内膜增生和子宫内膜癌之间的联系，包括肥胖、糖尿病和久坐不动，并专注于内源性性激素、胰岛素和炎症反应增加的调节机制，此类研究前景广阔。

参考文献

[1] Chang K，Xiao D，Huang X，et a1． Chronic hypoxia increases pressure ～ dependent myogenic tone of the uterine artery in pregnant sheep：role of ERK/PKC pathway [J]． Am J pHysiol Heart Circ pHysiol，2009，296（6）：1840-1849．

[2] Chang K，Xiao D，Huang X，et a1． Chronic hypoxia inhibits sex steroid hormone ～ mediated attenuation of ovine uterine arterial myogenic tone in pregnancy [J]． Hypertension，2010，56（4）：50-757．

[3] Julian CG，Galan HL，Wilson MJ，et a1． Lower uterine artery blood flow and higher endothelin relative to nitric oxide metabolite levels are associated with reductions in birth weight at high altitude [J]． Am J pHysiol Regul IntegrComp pHysiol，2008，295（3）：906-915．

[4] 王慧，郭秀玲．子宫内膜增生症中不同因素及治疗方法与临床效果的相关性研究 [J]．泰山医学院学报，2018，39（02）：136-138．

[5] 任王静，刘娟，万晓丽，闵爱萍，夏秀英，罗晓．子宫内膜增生的治疗进展 [J]．重庆医学，2017，46（34）：4862-4865．

[6] 邵楠．曼月乐及孕激素治疗子宫内膜增生症的临床疗效比较 [J]．当代医学，2018，24（31）：131-132．

第十八章

高原地区妇产科麻醉

第一节　麻醉对高原地区人体的影响

在高原低氧低气压环境中，人体所发生的一系列病理生理改变几乎涉及各个系统，其中与麻醉相关的病理生理改变主要是呼吸系统、循环系统、泌尿系统、血液系统和水、电解质酸碱平衡。高原地区低气压、低氧、寒冷、干燥和日辐射强，极易造成机体低压性缺氧、热丢失、体表水分丢失、代谢率和耗氧量增高等一系列病理生理改变，且海拔越高，对机体的不良影响越大[1]。对大多数产科患者来讲，平原常用的麻醉方法均可在高原使用，但由于高原低氧环境导致的病理生理改变，可给手术和麻醉的顺利进行带来更多的困难和不确定因素。因此，需要妇产科医生及麻醉医生了解高原低氧对人体的不良影响，采取积极的预防和治疗措施，才能正确实施麻醉和手术，达到让患者安全救治的目的。

一、呼吸系统

在肺通气功能上表现为过度通气，严重时引起呼吸性碱中毒。虽然肺弥散功能增加，但绝大部分移居高原者有不同程度的肺动脉高压，严重者可使右心室负荷过重导致高原心脏病及高原肺水肿。高原低氧环境可影响肺泡Ⅱ型细胞肺泡表面活性物质的分泌，使之分泌减少，从而肺泡表面张力增加，对肺功能产生不利影响。

高原低氧环境下的麻醉可发生以下不良因素：

（一）残余镇静剂

应用芬太尼的患者其 CO_2 反应曲线的斜率在复苏室内恢复正常后，可在随后的 30 ~ 90 min 内再度下降，而不伴有氧分压的升高。这种现象的发生往往是对高原地区麻醉复苏的特点不了解，认为麻醉剂已从体内完全清除，而疏忽了可再发生呼吸抑制的现象，从而导致在送术后患者回病房的途中或患者术后返回病房后发生意外死亡[2]。因此，在全麻之后的最初几小时内，必须密切观察患者呼吸功能，并持续吸氧。

（二）呼吸驱动力的变化

吸入性麻醉剂、地西泮、巴比妥类都可使肺通气的驱动作用降低，$PaCO_2$ 升高和 CO_2 反应曲线的斜率下降。吗啡的抑制通气作用可持续到镇痛消失之后，因此，应用吗啡之后的患者，在吗啡的镇痛作用消失之后，仍会存在由吗啡引起的通气抑制。如果患者合并呼吸道阻塞或不够通畅，可因缺氧加重而出现严重后果。

（三）肺通气功能低下

机体麻醉复苏伴有肺过度通气时，可因机体 $PaCO_2$ 减少而导致通气减弱并发生血氧饱和度降低，而这种过度通气后的缺氧现象在高原地区十分常见而又易被忽视。因此，在高原低氧环境下麻醉恢复以后，当 $PaCO_2$ 减少时，经鼻或面罩供氧十分重要，尤其在患者由手术室移送复苏室或病房途中，应倍加注意，此时患者的肺通气功能极为微弱，易导致严重缺氧。

二、循环系统

在高原低氧环境下长期慢性缺氧，导致机体肺血管因缺氧而收缩，使肺动脉压增高，并逐渐引起肺小血管肌化、管壁增厚、管腔狭窄，进而产生肺动脉高压。在缺氧性肺动脉高压、红细胞增多、心脏血管紧张素系统活化、慢性持续缺氧等不良因素对心脏的直接影响下，则发生右心室肥大、心脏功能不同程度衰竭[3]。因此，在高原地区手术患者麻醉时心脏意外的发生显著升高。

三、肾功能

在高原低氧环境下，高原人体肾血流量比平原人体低 40% ~ 50%，肾功能的降低表现为尿量减少和尿液成分的异常。因此，高原地区麻醉患者要特别注意尿量的观察。

四、血液系统

（一）血红细胞及血红蛋白

高原低氧环境的慢性缺氧导致促红细胞生成素含量增加，使红细胞数目和血红蛋白量增多，增多适量时对人体适应高原有重要意义。但红细胞过度增多，则可使血液黏滞性增加，血流阻力增大，血液流动缓慢，组织血流量减少，更加加重了组织缺氧。由于在高原低氧环境下人体红细胞膜 ATP 酶活性降低，红细胞变形性下降而刚性增强，导致微循环障碍，进一步加重组织缺氧。

（二）氧解离曲线

高原低氧环境下使红细胞内 2,3- 二磷酸甘油含量增加，氧解离曲线右移，使血液内氧向组织释放，但同时也降低肺毛细血管中血红蛋白与氧的结合力。因此，高原麻醉时注意保持氧供十分重要。

（三）凝血和纤溶系统

由于高原地区低气压、低氧分压等环境因素对人体的影响，机体红细胞代偿性增加，使血液黏稠度增高，流速减慢，微循环呈淤滞状态，同时累加慢性缺氧对血管内皮细胞功能的损害，削弱了血管内皮细胞固有的抗凝、抗血栓功效，多种因素导致高原人的血液呈现高凝状态；而患者在手术麻醉、应激等刺激下，机体通过激活内、外凝血途径、损伤血管壁及因脱水术后卧床等原因造成血流缓慢、血液黏稠度增高等血液流变学特征性改变，使人体血液这种高凝状态进一步恶化。因此，在高原地区进行手术和麻醉，由于患者血小板容易聚集，应考虑这种高原特有的高凝、低纤溶状态对手术和麻醉的影响。尤其是在高原地区进行抗休克治疗和使用止血、抗纤溶药物时必须慎重用药，以免诱发 DIC。高原地区临床经验提示，适度的血液稀释或适当的低分子肝素的应用，可降低血液黏稠度，改善微循环状态，从而有助于减少术后血栓形成的可能性，这一点应值得引起高原地区麻醉和手术时高度重视。

在高原地区各类手术的麻醉选择，以全面控制通气为佳，可减少缺氧所致的有害活性物质的释放，改善机体微循环，有利于患者术中、术后平稳安全。

五、水、电解质平衡

由于高原低氧分压、低气压、寒冷、风大、干燥、太阳辐射强等特殊环境，初入高原最初数日内，患者呈水代谢负平衡状态。因此，手术及麻醉时应予以充分考虑，以便恰当给予处置。

第二节 高原地区患者的麻醉原则

一、一般原则

（一）初入高原者

高原低氧、低气压环境，对初入高原者围术期缺氧的可能性大。人体对急性低氧血症的代偿反应是心率和呼吸加快，麻醉时应用阿片类激动药，对心动过度和呼吸深快均有抑制作用，在自主呼吸时而无吸氧条件下会导致严重后果。因此，高原低氧环境下以全身麻醉行机械控制呼吸，术后辅以氧气吸入可显著减少麻醉并发症的发生[4-6]。由于低氧环境可使静脉应用硫喷妥钠后患者苏醒延迟，并增加麻醉后头痛的发生率，所以，围术期的关键是确保患者不发生低氧血症。

（二）世居高原者

虽然世居高原者对高原低氧耐受力较强，但是世居高原者在高原习服过程中已发生了生理病理改变，如红细胞增多、血液黏稠度增高、肺动脉高压、$PaCO_2$ 及血中碳酸氢盐浓度降低等不同程度的变化，均需要手术及麻醉医生高度重视。麻醉处理的关键是将患者的 PaO_2 和 $PaCO_2$ 水平保持在术前的基础水平，而不是传统意义上平原地区的正常水平，为术后顺利恢复到高原环境打下基础。

二、麻醉前准备

在高原低氧环境下，所有的麻醉药和麻醉方法都可影响患者生理状态的稳定性，手术创伤和术中失血在高原低氧环境下可使患者的生理应激比平原更剧烈。为确保麻醉和手术的安全性，在麻醉前应对患者全身状态做出充分评估，并尽可能的加以维护和纠正。

（一）麻醉前访视

麻醉前必须访视患者，全面评估患者对高原的适应程度。访视时要对患者作必要的解释工作，消除其顾虑和恐惧，并抓住重点询问病史，掌握患者以往的健康状况、过敏史、麻醉史，进行必要的相关体检，查看患者病历及辅助检查结果，了解已用药及治疗情况。

（二）麻醉前准备

进行必要的相关辅助检查，包括X线（胸片）、心电图、心肺功能测定、血氧饱和度测定，并对血、尿常规及出、凝血时间以及肝肾功能等血生化检验。根据病情、手术性质、范围、对麻醉的要求、技术力量及相关设备，配备麻醉人员，并准备同血型的血。麻醉前可根据患者的病情、精神状态、体质、麻醉方法和手术需要，有目的的选择麻醉前用药，还可加用654-2及地塞米松等药物，防止高原肺水肿的发生。预计麻醉对患者的影响和可能出现的意外，认真准备麻醉器械、药品，确保麻醉和手术治疗安全顺利。

三、麻醉方法的选择

虽然高原低氧是影响患者疾病康复的重要因素，但对大多数患者来讲，平原常用的麻醉方法，高原基本都可采用。麻醉方法选择的原则是保证安全无痛、方法简便、维持患者正常生理功能，为手术创造良好条件，并根据麻醉者技术及设备条件全面考虑。

（一）局部麻醉

包括神经丛及神经干阻滞，方法简单而实用，但如果阻滞不全，因疼痛、挣扎，即增加机体耗氧量，又不能满足手术要求和避免各种不良反射，加重机体缺氧，使在高原低氧环境下增加医疗风险。因此，在高原低氧环境下采用局部麻醉技术，并不是绝对安全可靠。另外，高原低氧可使人体血管扩张，应严格控制局麻药物的用量和浓度。

（二）硬脊膜外麻醉或蛛网膜下腔麻醉

要严格控制阻滞平面，由于高原地区机体肺总量和功能残气量代偿性增加，当麻醉平面过高，肋间肌阻滞后，呼吸功能缺乏进一步的代偿能力，易发生缺氧。因此，麻醉平面过高抑制呼吸和循环的危险性明显高于平原地区，对此要有足够的认识。如果不具备有效给氧条件时，应强调不宜在高原选择此类麻醉。

（三）全身麻醉

气管内插管、静脉复合麻醉多用，可以根据患者具体情况控制呼吸，调节吸入氧浓度等。高原患者在手术时处在低氧环境中，麻醉诱导前给氧去氮要充分，以提高肺泡氧浓度，尽量缩短气管插管时的操作时间。只要具备必要的麻醉设备和临床经验，全身复合麻醉适应于高原各类中大手术患者，尤其对体弱、休克、病情复杂、并存有高原疾病的患者可能是最安全的麻醉方式。在全身复合麻醉中，因为氧化亚氮不利于提高吸入气中氧气浓度，故高原低氧环境下不宜选用。同时，由于高原气压较低，挥发器输出的实际麻醉蒸气浓度及各种气体实际流量略偏高，麻醉时需严密注重观察麻醉深度。

（四）控制性降压与低温

由于高原低氧环境下缺氧造成人体红细胞增多、血液黏稠度增高、血流缓慢，容易发生血栓形成，所以控制性低血压无适用指征，应慎用。一般控制性降压仅仅适应于心脏直视手术或低温适应于心肺脑复苏。

第三节　高原地区患者的麻醉实施

一、高原低氧环境对麻醉器械和药品的影响

高原低氧环境的气压较低，吸入麻醉药物容易挥发，所以挥发器输出的实际麻醉蒸气浓度要比挥发器刻度所指示的浓度高，但吸入麻醉药分压不变，因此其麻醉效能受海拔高度的影响较小[7-9]。

高原低氧环境的气体密度低，海拔越高，空气越稀薄，可使各种气体流量计的标定值比实际流量值小，海拔 3000 m 以上测量氧气和氧化亚氮流率，发现所读流率比实际流率要低，最大差别可达 20%。海拔每升高 350 m，流量的实际值可升高 1% 左右，这在氧化亚氮麻醉中尤其显著，故在高原地区其麻醉效能低[10]。因此，在海拔高度超过 2000 m 时，不宜应用氧化亚氮麻醉，需引起重视。

虽然局部麻醉药不受高海拔的影响，但如果局部麻醉药用于蛛网膜下腔麻醉，作用时间将缩短，麻醉后头痛发生率也增高。

在高原低氧地区使用吸入麻醉药欲达到预期麻醉深度时，所需的麻醉蒸气要比平原地区高，例如氟烷在平原地区用 1% 时，在 3000 m 以上海拔则需用 1.7%[10]。

高原地区患者除长期生活在慢性低氧环境下已产生一定程度的生理功能改变外，各民族群众中常普遍有饮酒、吸烟等嗜好，使机体各组织、器官功能不同程度的受损，尤其是中枢神经系统、肝，对静脉麻醉药的耐受力低下。因此，在高原低氧地区应慎重并减量使用吗啡、巴比妥或苯二氮卓等药物。

二、高原地区患者的麻醉监测

高原低氧地区患者由于全身各系统都已发生不同程度的改变，必须重视麻醉中及麻醉后各项指标的监测，以便及时发现病情变化。麻醉监测应结合病情及高原低氧地区的特点选用监测指标，如血流动力学参数、血气分析、血氧饱和度、呼吸末二氧化碳浓度、电解质、心功能、体温及尿量等。

（一）实施全身麻醉时注意要点

1．要特别重视防止低氧血症，严防肺通气不足、药物过量、呼吸抑制（易见于硫喷妥钠、氯胺酮、地西泮、芬太尼等药物）、呼吸道梗阻、肌松药残余效应，高热或低血压等诱发或加重低氧的各种不良因素。

2．麻醉或休克期，高原地区患者对休克和酸碱紊乱的耐受能力都很脆弱，因此，需要保证患者的各项生理指标尽可能在允许的限度以内波动。

3．因高原紫外线强烈，很多患者皮肤黝黑，可严重妨碍肉眼判断是否缺氧。麻醉后必须持续氧疗 24 ~ 48 小时，以预防低氧血症和低血压并发症。在停氧时，应缓慢减低流量、浓度，逐渐停止，避免突然停氧，否则可使高原地区患者动脉氧分压迅速下降，导致术后患者因缺氧而出现意外。

4．高原地区全身麻醉患者必须等待完全清醒后拔除气管导管，拔管后鼓励患者尽量咳嗽排痰，并早期活动，术后镇痛应控制使用麻醉性镇痛药，可选用神经阻滞镇痛。

5．对小手术或有创检查，可选用氯胺酮麻醉，高原低氧地区使用氯胺酮麻醉未发现对低氧性代偿生理反应有抑制作用，对咽喉反射也无不良影响，如果术前用药选择咪达唑仑，可避免噩梦等副作用。在偏远的高原低氧环境无吸氧条件时，氯胺酮麻醉相对安全。

6．实施局部浸润和神经阻滞麻醉时注意要点　在高原低氧地区应用局麻药本身并无危害，但若复合辅助药物使用，或在处理局麻药物中毒、气胸、过敏、误注蛛网膜下腔等并发症时所用的药物，却有加重缺氧的可能，应用时应特别慎重而仔细观察病情变化。在选用对呼吸功能有抑制作用的吗啡、哌替啶、芬太尼、苏芬太尼、阿芬太尼等药物时，应尽量减量使用，防止低氧血症的发生。

（二）实施椎管内麻醉时注意要点

1．在不具备相应麻醉条件下，尤其是维持呼

吸功能设备（包括气管插管、给氧机械呼吸）等条件不足时，应停止实施椎管内麻醉。

2．在高原低氧地区必须严格控制麻醉平面，防止麻醉平面过高，并常规给氧。

3．手术结束时，必须在各项生命体征指标于正常范围，并稳定一段时间后，再安全送回病房。

4．手术结束时，严密观察麻醉平面，如果仍在胸 7 ～ 8（T7 ～ 8）以上者，应继续吸氧并在复苏室严密观察，暂时不回病房。

5、高原低氧环境下，温度偏低，易致硬膜外导管变硬变脆，置管拔管时容易发生断管意外，应强调每根导管只能做一次性使用，杜绝反复消毒使用。

三、高原地区妇产科特殊患者的麻醉

（一）高原红细胞增多症患者的麻醉

高原红细胞增多症是指人体长期在高原低氧环境下生活，由于慢性缺氧引起的红细胞增生过度。临床表现为红细胞增多、血红蛋白值升高、红细胞比容增高。病理改变为各组织脏器充血、血液淤滞及缺氧性损害。高原红细胞增多症的患者，因为其化学感受器敏感性降低，致使肺通气量明显下降，动脉血氧饱和度降低及二氧化碳分压升高等缺氧现象的特点，加之手术刺激、麻醉的干扰，可进一步加重患者已有的低氧血症。

高原红细胞增多症患者，均有不同程度心脏功能不全的生理病理改变，术前根据实际情况，给予适当的综合治疗，积极施行血液稀释，包括活血化瘀的中药以及应用防治血小板凝集药物等，必要时采用静脉放血 200 ～ 400 ml，同时输入等量晶体溶液，以改善患者微循环障碍，增加肺组织循环血量与流速，降低血液黏度，以达到尽量纠正患者低氧血症，为术中安全创造最佳条件。

麻醉以静脉复合全麻较为安全，由于机械通气的控制，可充分给氧，不影响患者吸氧浓度和肺泡氧分压。在麻醉期间应确保呼吸道通畅，可适当提高气道压力，一般应维持在 25 ～ 35 cmH_2O，呼吸频率保持在 18 次 / 分，潮气量稳定在 15 ～ 17 ml/kg，同时给予 4 L/min 的纯氧吸入，保证吸入氧浓度大于 45%。根据患者病情，必要时可应用呼吸末正压通气扩大弥散面积，提高患者动脉血氧分压。由于患者组织细胞长期供氧不足，使凝血和纤溶功能受到不良影响，术中、术后出血问题也要加以重视。

（二）高原地区失血性休克患者的麻醉

高原低氧地区妇产科急性出血性疾病包括异位妊娠破裂腹腔内出血、腹腔卒中性出血、妊娠晚期出血（前置胎盘、胎盘早剥）、产后大出血等，往往病情复杂、危重、出血量多，加上高原低氧等因素，失血性休克发展迅速[12-14]。虽然高原世居妇女生育期对失血的耐受力较强，心肺及肝肾功能储备潜力大，能够承受快速大量输液扩容，量控制在 3000 ml 左右，但需观察患者心肺功能状况，防止发生心衰及肺水肿、ARDS 等。相反，移居高原者对大量出血耐受力较差，有些患者在低氧作用下少量出血，即可使血压降低，并很快进入休克状态，进一步加重机体缺氧，加上急性轻症高原病等因素，心肺储备力下降，应激能力差，承受输液量则减少，极易发生心衰和肺水肿、ARDS 等并发症，救治难度增大。

对这类危重、出血量多、休克患者，术前往往准备不充分，且手术以探查或切除子宫为主，故麻醉应选用全身麻醉为主，气管插管、机械通气，保证气道通畅，充分给氧。全身麻醉维持要平稳，着重监测血流动力学参数、血气、血氧饱和度、体温、呼末二氧化碳浓度，电解质及尿量等指标，注重加强呼吸道管理，充分给氧，维持适当的灌注压，保护重要脏器功能。在输血、输液方面，要根据高原人体具有红细胞增多、血红蛋白高、红细胞容积值大、血液黏稠度高、血液流动缓慢等特点，输注平衡盐和等渗糖盐溶液等晶体溶液更适合高原人体的生理，有利于增加血容量及缺血区组织灌注。而对移居高原的妇女则要根据失血情况，尽量补足血量，以保证患者机体组织的氧供。在高原低氧地区，血源十分困难时，急症输血则更困难，应考虑积极收集无污染的自体血回输，这对部分失血性休克患者的救治有着十分重要的意义。

四、高原地区患者的麻醉后处理

（一）充分掌握全身麻醉后拔管时机

由于高原地区患者麻醉后出现低氧的可能性很大，全麻拔管应掌握更严格的拔管指征，应等待患者完全清醒后再拔出气管导管，拔管后仍需给氧，并鼓励患者尽量咳嗽排痰，保证血氧饱和度在 90% 以上，防止肺部并发症的发生。

（二）加强各项生理指标的监测

在高原低氧地区，术中麻醉药可抑制机体通气量增加的代偿反应，由于麻醉后仍有麻醉药的残留作用，在麻醉后可导致严重的低氧血症。因此，在患者呼吸功能未恢复到术前水平之前，术后应强调充足给氧，待患者呼吸功能完全正常后，逐渐使患者恢复到空气环境。患者术后低氧血症表现出易怒、躁动和意识模糊，往往易被误认为是手术后疼痛引起，经验不足者会追加镇痛药，使患者缺氧加重，危害极大，应引起高度重视。因此，术后一定要加强对患者各项生理指标的监测，发现问题及时处理。

参考文献

[1] Moore LG, Charles SM, Julian CG. Humans at high altitude: hypoxia and fetal growth [J]. Respir pHysiol Neurobiol, 2011, 31; 178 (1): 181-190.

[2] West JB. English translation of "Nomenclature, classification, and diagnostic criteria of high altitude disease in China [J]". High Alt Med Biol, 2010, 11 (2): 169-172.

[3] 格日力. Life on the Qinghai Tibetan Plateau. 北京：北京大学医学出版社，2007，10-15.

[4] Bennett A, Sain SR, Vargas E, et al. Evidence that parent of origin affects birth weight reductions at high altitude [J]. Am J Human Biol, 2008, 20 (5): 592-597.

[5] Julian CG, Vargas E, Armaza JF, et al. High altitude ancestry protects against hypoxia associated reductions in fetal growth [J]. Arch Dis Child Fetal Neonatal Ed, 2007, 92 (5): 372-377.

[6] Wilson MJ, Lopez M, Vargas M, et al. Greater uterine artery blood flow during pregnancy in multigenerational (Andean) than shorter term (European) high altitude residents [J]. Am J pHysiol Regul Integr Comp pHysiol, 2007, 293 (3): 1313-1324.

[7] Gustavo F Gonzales, Vilma Tapia. Birth weight charts for gestational age in 63, 620 healthy infants born in Peruvian public hospitals at low and at high altitude [J]. Acta Paediatr, 2009, 98 (3): 454-458.

[8] Van Patot MC, aldez M, Becky V, et al. Impact of pregnancy at high altitude on placental morpHology in non native women with and without preeclampsia [J]. Placenta, 009, 30 (6): 523-528.

[9] Cartwright JE, Keogh RJ, Tissot van Patot MC. Hypoxia and placental remodelling [J]. Adv Exp Med Biol, 2007, 618: 113-126.

[10] Patel J, Landers K, Mortimer RH, et al. Regulation of hypoxia inducible factors (HIF) in hypoxia and normoxia during placental development[J]. Placenta, 2010, 31(11): 951-957.

[11] Walsh SK, English FA, Johns EJ, et al. Plasma mediated vascular dysfunction in the reduced uterine perfusion pressure model of preeclampsia: A microvascular characterization. Hypertension, 2009, 54 (2): 345–351.

[12] Osol G, Mandala M. Maternal uterine vascular remodeling during pregnancy[J]. pHysiology(Bethesda), 2009, 24: 58-71.

[13] Browne VA, Toledo Jaldin L, Davila RD, et al. High end arteriolar resistance limits uterine artery blood flow and restricts fetal growth in preeclampsia and gestational hypertension at high altitude. Am J pHysiol Regul Integr Comp pHysiol, 2011, 300 (5): 1221-1229.

[13] Gonzales GF, Steenland K, Tapia V. Maternal hemoglobin level and fetal outcome at low and high altitudes [J]. Am J pHysiol Regul Integr Comp pHysiol, 2009, 297 (5): 1477-1485.

[14] Kita N, Mitsushita J. A possible placental factor for preeclampsia: sFlt-1 [J]. Curr Med Chem, 2008, 15 (7): 711-715.

[16] Burton GJ. Oxygen, the Janus gas; its effects on human placental development and function [J]. J Anat, 2009, 215 (1): 27-35.

第十九章

高原地区围绝经期

第一节 生殖健康

一、定义

生殖健康是指人类在生殖系统、生殖功能和生殖过程的各个方面处于健康和良好状态。世界卫生组织（WHO）根据健康的定义给予生殖健康的定义为：在生命所有阶段的生殖功能和过程的身体、心理和社会适应的完好状态，而不仅仅是没有疾病和虚弱。

其内涵强调：

1．人们能够进行负责、满意和安全的性生活，而不是担心传染病和意外妊娠。

2．人们能够生育，并有权决定是否生育、如何生育和生育间隔。

3．妇女能够安全地通过妊娠和分娩，妊娠结局是成功的，婴儿存活并健康成长。

4．夫妇双方能知情选择和获得安全、有效和可接受的节育方法。

生殖健康是人类健康的核心，新的生殖健康概念涵盖了夫妻性和谐、家庭和睦、母亲安全、计划生育、性功能正常、性传播疾病预防、儿童生存与成长等多个方面。是夫妻双方共同参与以及应有权利与义务。

二、关于人类的性的研究

人类的性是人们作为有性的个体的经历和表达自我的方式。意识到自己是男性还是女性是人们的性的一部分，因为它反映了我们有性经历和性反应的能力。无论男性还是女性是否有性体验或性幻想，也无论多大年龄。甚至即使由于疾病失去了生殖器的感觉，性始终会伴随自己，并是每个人一生很重要的一部分。

人类性学的研究吸引了来自人类学家、生物学家、医学科学研究者、社会文化理论家和心理学家等多个领域的专家。这些学科都对人类性学研究做出了贡献，因为人类的性反映了人的生物性的能力，以及心理特征和社会、文化的影响。人类学家重点研究行为的跨文化相似性和差异性；医学科学告诉我们关于性传播疾病和性功能失调的生理基础；社会文化理论家研究性行为与宗教、种族、社会阶级之间的关系；心理学家研究我们的性行为和人格相关的内容；生物学家告诉我们性唤起和性的反应的生理机制。

三、关于人类的性的观念和角色

科学能给我们提供信息，但仍不能替我们做出关于性的决策，在做关于性的决策时，我们还需要考虑我们的价值观。

关于性别角色，找到的资料不多，但无论西方文化还是东方文化中，以往传统习俗男人的传统角色是负起养家的责任，而女性则被认为在家中操持家务和养育孩子。

因此，传统的性别角色还是对性关系作了定义，男人被认为是自信独立的、是主动的，而女人是顺从的、是被动的。

男人是浪漫建议的发动者，而女人被认为是扮演着“看门人”的角色，并决定她们将要接受哪项提议。

现代，随着社会的进步与发展，这些传统已经发生了很多改变，如今女性与男性一样工作和劳动，甚至走向了更多的重要岗位，经济独立是最重要的方面。所以，在性行为方面也发生了一些变化，更多的女性比以前开始主动提出性约会和性接触。

四、关于人类的性的多种观点

由于人类性行为十分复杂，人们可以根据自身的价值观取向从多种观点和角度去理解性。每种观点（比如历史的、生物的、跨种族的、跨文化的、心理学的、社会文化的、宗教的），都能让我们了解一些东西。基于这些观点，有专家学者总结如下：

1．人类的性是反映了生物、文化、社会和心理诸因素之间复杂的交互作用。

2．虽然有道德文化的约束，但很少有统一模式的性行为，对错观念也存在很大的差异性。

3．人类社会虽然有很强的文化价值观及宗教信仰对人们的非常深刻的影响力，但关于性行为，仍然没明确什么是正常的、自然的或道德的。

因此，人类的性的复杂性，对于科学家来说都显得有些困惑，随着社会的发展，还在增加着人类性行为的奇妙与丰富性。

五、婚姻的必要性

婚姻能满足个人以及社会文化的双重要求，并使性关系合法化，同时为情感深厚、负责任的爱情关系提供法律保障。婚姻使家庭生活得以维持，为孩子提供了一个生长、社会化的平台。包附着爱情、平等这样的现代婚姻的概念激发男性和女性追求真理，婚姻为人们提供情感上，心理上安全保障，也给予人们与特殊的自己的伴侣分享感情、生活经历以及理想的机会。对相依相伴和亲密感的渴望才是现代婚姻的关键。但性生活的和谐与满意是婚姻生活中情感上的满足的基础。因此，今天人们结婚是因为他们认为结婚能使自己更快乐和幸福。

六、婚姻的时代差别

传统婚姻与现代婚姻有很大差别见表 19-1。

表19-1　传统与现代婚姻的比较

传统婚姻	现代婚姻
强调传统的、宗教的夫妻角色	强调相依相伴
夫妻婚前不住在一起	夫妻婚前可能住在一起
妻子要冠上夫姓	妻子保留原来的名字
丈夫的角色是统治性的，妻子是顺从的	不存在统治或顺从的一方
丈夫与妻子的家庭角色是严格不变的	双方都可能灵活多变的角色定位
只有一个经济来源 - 丈夫赚钱	可以有两个经济来源，夫妻双方可分担财政压力，甚至妻子赚钱养家
性行为都是由丈夫发起，妻子配合	双方都可以提出或拒绝性行为
妻子照顾孩子和操持家务	双方共同照顾孩子和家务
丈夫接受教育很重要，妻子则不是	受教育对双方同样重要
丈夫的职业决定了家庭的社会地位	双方职业共同决定地位

第二节　性与绝经

一、性贯穿于妇女整个生命周期

性欲，是指对性幻想和性活动的欲望。现在医学研究认为性欲是正常女性的终生行为并伴有不断变化和发展的，从出生时（可能更早，即宫内胎儿期）就开始，直至死亡时结束。以往那种认为性欲会伴随着衰老而结束的观点是错误的和不符合逻辑的。

胎儿在 14 周完成性别的发育，使女性生殖器形成，此过程不可逆。正常胎儿中枢神经系统发育的另一作用是在性激素的作用下使性欲在性腺发育成熟之后更容易被异性唤起，而不是被同性唤起，形成了先天性的异性恋倾向。而这种倾向还会由于出生的情绪体验及学习经验而不断增强，促进性心理向正常的方向发展。这也就是说如果女性胎儿在母体内时，其母亲周围都是女性同伴而无异性时，女婴出生后的性心理可能会受到不良影响。

“性”贯穿于妇女的整个生命周期。很多妇女到了中年（40 ~ 65 岁）产生强烈的性情感和性欲是很正常的。因为此时，孩子们长大成人，其精力从为子女和家庭操劳中被释放和解脱出来，妇女会重新对性产生了兴趣。由于家务事减少，生活节奏放慢，夫妻俩有更多的时间在一起交流和欣赏生活，从而增进感情。科学研究表明，此时期夫妻感情和婚姻满足感并不是随着年龄的增长而下降，而是上升的夫妻之间相互的信赖更加明显。虽然此时传统观念会认为：女性到了中年已没有多少吸引力了，并作为快当祖母外祖母的人，必须庄重，总是让人感觉到中老年妇女没有性要求等，这些对中老年妇女来说是个可怕的束缚。从人性和社会进步的角度，传统观念应改变，中老年妇女应该与年轻妇女一样要承认、赞美并享受性生活，把中老年妇女的美与性感从传统形象中释放出来，让她们的生活变得更精彩。

当然，随着年龄的增长，中老年妇女同样能够在“性”方面享受更多的乐趣和对机体产生有益作用。保持正常而和谐的性生活能改善盆腔静脉回流受阻和血液淤积，并可维持和改善阴道血管和生殖器官的微循环功能。由于年龄的增长，卵巢功能的持续下降，体内雌激素的逐渐降低和消退，阴道也会产生变化，如阴道壁会变薄，弹性会减弱，隆出部分变平，阴道会变短变窄，还可能感到干、涩、痒，从而使性交出现不适和痛苦，有时还导致疼痛，由于局部抵抗力下降，容易感染发炎。这种情况一般在绝经5年左右出现。一部分妇女在绝经后因没有性活动而提前出现，而保持性生活正常的人则可能到50岁或更晚些才会有这些不良感觉。维持和改善阴道的润滑功能主要是靠让中老年妇女产生性兴奋的所有活动，包括正常性生活和自慰、按摩、运动等，这些有助于保持阴道肌肉的弹性。即便是因为寡居、离婚和丈夫失去性兴趣的中老年妇女，发生阴道干涩后仍可以在重新有和谐的性生活之后得到逆转和改善。但中老年妇女阴道润滑需要较长时间，这与性激发缓慢有关，可以采用植物油和非激素类的润滑剂。另外，用维生素E软膏既可润滑又可止痒，也没有副作用，效果较好。

老年期性活动很大程度上受文化和性观念的影响，而非受自然和生理（或激素）因素的影响。影响老年性活动的两个最重要因素是性伴侣的亲密程度和性伴侣的体质状况。国外权威机构研究表明：老年人性活动水平的稳定程度高于中青年时代，而且性生活开始早的人进入老年期后仍能保持良好的性活动。对老年妇女，如果有性伙伴，不论性活动是否频繁高低，均能保持终身，唯一能影响老年妇女性活动的因素是失去性伴侣。

老年妇女应该有活跃而和谐的性生活，而活跃的性生活反过来又可延缓衰老，并增进中老年妇女的健康长寿。即使由于躯体的情况损害了性功能，仍可用其他方法来弥补功能上的不足。例如：部分妇科手术影响妇女性生活是常见的，包括外阴切除术、子宫颈癌根治术和乳房切除术。这不仅仅是由于手术过程和生殖器官疾病，造成的不良生理和解剖学影响，还因为由于身体任何部位疾病改变了自我形象所发生的心理障碍。经妇产科临床研究发现，大多数因病进行的子宫切除术后的妇女没有性功能损害，完全可以进行正常的性生活，但却有部分妇女由于自身心理障碍而不能进行正常的性生活。另外，在没有配偶的情况下，不妨用手淫或按摩的方式来达到性满足，这也是有利于心身健康的。不要认为这是一种“可耻”的行为，用现代社会进步的和科学进步的观点来说，年老和有病不应该妨碍一个人过完整而尊严的生活，当然也包括和谐而健康的性生活。

二、绝经后妇女要重视性教育

绝经后老年性教育十分必要，因为在各种因素影响下，我国多数绝经后中老年妇女不能过正常的性生活。

（一）旧观念

传统思想、封建意识和社会舆论等均给老年妇女带来极大的性压抑，她们被毫无科学根据的“无欲则长寿”“从一而终”所束缚；一些旧的观念和不正确的社会舆论也认为绝经后老年妇女的性活动是“不正经的”“下流的”，甚至自己的子女或亲友直接阻止丧偶老年妇女的再婚，从人性社会学的角度来看，这是极不人道的表现，是违背人性的。

（二）不良心理

绝经后老年妇女存在多方面的不良心理。第一是衰败心理，由于全身各脏器不同程度的衰老，增加了心理上的衰老，尤其是对性心理产生压抑，错误地认为自己的性功能丧失。由于性能力减退导致性兴趣降低，这在绝经后妇女中表现比较突出。有的妇女甚至拒绝过性生活。第二是羞耻心理，由于传统习惯和世俗偏见以及传统性禁锢的束缚，她们认为过性生活是可耻行为，而上了年纪的妇女有性生活更是“为老不尊”，尤其在子女面前要显示自己的“圣洁”，就进一步导致性欲减退。第三是恐惧心理，绝经后妇女大多会有些身体不适，却会由于疾病造成心理负担过重，对性生活产生恐惧，况且很多医务人员也在这方面缺乏正确而科学的知识，甚至有偏见，也劝说患者远离性生活，从而使这部分妇女导致了怕病情加重而回避性生活，而事实是很多疾病对性生活没有直接的不良影响，而正常和谐的性生活还会促进患者的某些疾病的康复。第四是我国传统观念造成的禁欲心理，过分相信“纵欲伤身”之说，其实这种观点是不科学的，也已经过时，适度和谐的性生活是有益于健康和长寿的。

（三）缺乏性知识

绝经后妇女缺乏性知识，科学的调查研究发现，性知识的缺乏对性功能有不良影响，尤其在绝经后不知道有关性的正常生理解剖和性功能是什么，更没有心理准备去处理由于年龄增长而发生的性功能不全，很多老年人不了解这些变化更不知道如何协调性生活，也不知道如何去改善性生活，更不知道到哪里去寻求帮助，所以当她们性生活稍有不适应或发生某些变化时，就以为应该停止性行为。

（四）缺乏性兴奋

有些妇女在绝经后，尤其在退休后由于社会角色的转变，表面上很高兴退休在家休息，相夫教子，但心理上却不能适应现实生活，认为自己已经成为了无用之人，明显感到自己衰老，从精神上削弱了自发的性兴奋，并且在性交时由于不良心理影响而有不适感增加，出现不同程度的性生活困扰及痛苦。这些都会使绝经后妇女产生不适应或失落感，甚至有忧郁、绝望和无助感等，如果同时伴有围绝经期综合征时，则容易导致精神疾病的发生。

（五）没有和谐性生活

这包括夫妻性生活不和谐，丈夫不能体谅和默契配合等。和谐的性生活是夫妻双方需要共同努力和参与的，这就要强调夫妻双方在性生活过程中交流的重要性，有良好的交流、体谅和默契的配合，才能获得和谐满意的性生活。由于此时身体上生理性的变化，性行为会和年轻时有所不同，如性欲低和性兴奋性较缓慢，而彼此间的交流和理解对和谐的性生活就显得非常重要。夫妻双方应该了解，如果在进入老年期之前就注意提高性行为质量，就会使在老年期仍然有和谐的性生活。据相关研究发现，女性在40岁以后可能才达到性生活的高峰期，围绝经期以后更容易出现女性性高潮。因此，维持正常的性功能是绝经后妇女健康的重要指标之一。

三、围绝经期妇女性功能衰退的预防和保健

（一）性教育

对围绝经期妇女进行有关性知识的健康教育是预防性功能衰退的一项有意义和重要的工作。要使围绝经期妇女和绝经后妇女认识到绝经后的性行为并不是随着月经的停止而停止，而是和机体的其他器官系统一样是逐渐衰退的过程[1]。美国的一项研究报告提示，70岁以上的妇女仍有半数以上继续对性生活感兴趣。所以，绝经后妇女不必为此担心，要对自己的性能力树立信心，要知道性行为是人的一种自然本能，是和心理、社会、科学知识和环境等多种因素有关系的自然生理活动。满意的性行为是靠夫妻双方共同努力完成的。绝经后妇女继续保持性要求，维持适当的、适度的、和谐的性生活，可以提高神经和心血管等系统的代偿功能，增强机体免疫功能，减缓阴道和生殖器官的萎缩，有助于延缓机体其他脏器的老化。

在整个生命周期中，妇女能采取积极而科学的措施保持健康，减少疾病或慢性病对妇女老年时的影响。这就要求中老年妇女要重新考虑自己的保健方法，寻求对绝经后有益的新的生活习惯，可以戒烟、限酒、多运动，尽量在饮食上保持营养均衡，减少对咖啡因、糖、酒、镇静剂的依赖。现在越来越多的证据表明，绝经后妇女的很多变化，即使是那些过去认为是生理上不可避免的变化，都是可以在生活习惯的改变和心理调理之后加以防止的，有些甚至产生逆向转变。关键是我们不仅要长寿，而且要在有生之年获得最高的生

命质量。

性生活消失并不是衰老的必然产物，针对这个问题的研究已经取得显著的成果：只要身体健康，绝大部分人直到生命终止之前都保持着正常而有规律的性行为和性功能。因此，因为年纪大而剥夺老年妇女的性生活是不人道的，子女因父亲或母亲年老而阻止再婚也是违背自然规律的。70 岁以上的健康老年妇女中，70% 以上的妇女还保持着性活力，1 周可以过 1 次或 1 次以上性生活。

受传统观念的影响，许多人认为，人到中年以后性生活就不再重要了，但事实恰恰相反，当人们慢慢老去，性生活应该变得更加重要了。在老年的生活中，性生活仍然是夫妻感情的重要媒介，并能减轻围绝经期（更年期症状）的不良影响。还应认识到：性是人体在老年期最后一项能带来快乐的生理功能，当快乐变得越来越少时，性是潜在而持久的快乐之源，这是人性化的具体体现，能让人经常回想起年轻时的幸福时光而使老年夫妻感情更深。对于老年人来说，这些都是主观幸福感的重要成分。因此，这就需要加强老年性知识教育，要让老年人知道，要维持和谐性生活，对晚年生活质量的提高非常重要，夫妻间对性保持兴趣并相互支持是很重要的。

据有关专家研究认为：只有大约 10% 的幸福与收入、财产或其他财政因素有关，而 90% 的幸福来自于诸如生活态度、自我控制以及人际关系的影响。研究证明，像住房、穿着和食物这些基本需要一旦得到满足，额外的财富很少增加人的幸福感。经济学家认为由于经济尺度的变化，财富的增加不会保证你的幸福也会增加。那么到底是什么才会让一个人感受到幸福呢？从医学科学角度来讲，在诸多因素中，除了睡眠、锻炼以及享受休闲和天伦之乐外，那就是性生活了。

新近的研究中，对 1000 名职业妇女进行的调查发现，和谐的性生活能产生最大的幸福。有人认为“夫妻关系、亲情关系和其他人际关系好的人更幸福”。新近美国的一项研究发现，如果把夫妻性生活从每月 1 次增加到每周 1 次，人们将产生相当于增加 5 万美元所带来的幸福感。因此认为：中老年妇女更多的夫妻之间美好和谐的性生活会让她们更幸福。

（二）适当而正确的医疗保健

对于老年妇女由于雌激素缺乏引起的阴道干燥、萎缩和润滑作用下降而导致性交疼痛和性交困难者，可以局部应用含有雌激素或维生素 E 的润滑剂，但需要在妇产科医生的指导下使用。

正常女性的骨质全盛期在 35 岁，以后每年流失 1% 的骨质，到 65 岁以后减至每 10 年流失 3% ～ 4%。一般来说，当妇女在围绝经期时，由于以下原因中的一个或几个而骨质不足时，才会产生危险性。

2/3 的骨质疏松患者，主要是在较长时间内缺乏重要的营养成分造成的。在人为医源性绝经（切除卵巢，或由于化疗及放疗使卵巢功能丧失）和自然绝经后，就可能产生骨质疏松，这意味着由雌激素水平的低下的原因使钙丢失加速。骨骼中的主要元素——钙在代谢中依赖雌激素的作用，因为成骨细胞和破骨细胞中都有雌激素受体的存在。身体绝大部分钙离子储存于骨骼之中，如果血液中的钙浓度降低，甲状旁腺激素就分泌增加而导致骨骼中的钙离子向血液中转移，使骨质疏松。而雌激素的水平降低会使骨骼对甲状旁腺素更加敏感。因此，在绝经后妇女骨质破坏的速度会大大加快。而长期用类固醇药物，如治疗关节炎的皮质激素（可的松，地塞米松等）也可引起骨质疏松。有较大危险患骨质疏松症的妇女有以下特点：在 60 岁以上的小骨架而身体纤巧的妇女，又习惯于久坐而不经常运动和非体力劳动者；尤其是在 45 岁以前做子宫切除时和双侧卵巢被同时切除者；曾在身体发育期缺钙或者早婚早育多产者，在十几岁至 20 岁左右时就母乳喂养过 3 个以上的孩子的妇女；中年以后经常过量吸烟和饮酒者。

骨质疏松患者的症状，在早期可以没有任何症状或只有轻微症状，如背痛或背部肌肉痉挛。年纪偏大的妇女，可能在小小摔了一跤就造成脊椎、股骨或手腕骨折时，才意识到自己患了骨质疏松症。要引起重视的是：绝经后妇女如果脊椎上部或下部疼痛连续数日后停止，就可能是一个征兆，可能是因骨质疏松的脊椎骨自然压碎造成的表现，这时要尽快寻找医生就诊，以防进一步加重。另一个更为严重的症状，是脊椎上部压缩性骨折引起的通常人们称为“老妇峰”的老年性驼背，这会造成胸部缩短，使呼吸系统功能和循环系统功能受到不良影响，甚至使消化食物更为困难。

在诊断此病方面，一般的小医院的普通 X 线检查不能清楚显示骨质疏松的表现，一般的医生也不能对可能的骨质疏松症做出精确诊断，有些医生甚至很难考虑到这一点，所以需要你自己要提醒医生，并主动要求做这方面的检查，或找这方面的专科医生进行诊疗。而城市大医院都设有这种专科，并有相应的设备可供诊断。

在治疗上和预防上，要在围绝经期开始适当补充维生素 C、维生素 D 和钙，以钙尔奇 D 效果良好，因为该药在补充了钙的同时也补充了维生素 D，促进钙的吸收；多运动（尤其多步行和游泳），中老年妇女有条件进行水中运动有利于提高身体的柔韧性，还可以减少对关节的压力。

维生素 D 的主要来源是阳光、多脂肪的鱼、强化牛奶和强化谷类，如果每天喝不足 1 kg 鲜牛奶的妇女，在冬天晒阳光不足时就应该补充维生素 D，以每天 800 国际单位为标准摄入量，过多则有害。要保证每天 1200 mg 的钙的摄入量，含钙丰富的酸奶和奶酪是高原地区的特色食品，钙虽然含量高但却不含维生素 D，因此高原地区中老年妇女适当补充维生素 D 是非常必要的。

现有最新国际研究报道，对提前绝经的妇女服用雌激素可以在绝经后 10 年内预防骨质快速流失，而在正常年龄自然绝经妇女应用雌激素可以在 6 年内预防骨质快速流失，以便可以在接近 65 岁时骨质流失减少后仍保持较高含量的骨质。

当然，对骨折的预防，主要是采取安全措施和思想重视、防止意外，减少摔伤；注重加强营养和有氧运动，以获得并保持足够的骨质；避免吸烟，尽可能地避免太过年轻时子宫和卵巢切除等其他引起骨质流失的事发生。例如，患子宫肌瘤患者可采取尽可能保留子宫的肌瘤剔除术，而不是一味地行子宫全切除术；而卵巢良性病变尽可能行病变剥离法而避免将整个卵巢切除。

（三）运动

运动越来越重要，不但是保持性功能的重要措施，也是保持骨密度的重要措施，现代最新研究认为骨密度与性能力成正相关。有些妇女在 35 岁左右骨质开始流失，这可能主要是缺乏运动所致。科学研究表明：负重劳动和规律的有氧运动可增加骨质密度。

进行有规律的体育锻炼可防止潮热，因为有氧锻炼可极大地改善血液循环，使身体能够承受温度的急剧变化并能迅速降温，运动还可能增加血液中脑啡肽的含量，脑啡肽可显著改善心情，减轻精神压力。可以试着每周锻炼 3 次，每次 20 分钟。有研究表明有氧运动健身运动可以使 55% 的绝经期和绝经后期妇女减轻潮热的程度。

锻炼对老年妇女的许多好处已经十分明显。例如能够降低血压，缓解动脉粥样硬化，减少心脏病、中风、哮喘、肺气肿和骨质疏松症的发生和减轻其程度，同时能增进性功能。当然，保持适中的体重极为重要，而运动也同样有益，同时运动更有助于改善绝经后妇女的睡眠、还有通便、保持精力和良好的心态的作用，运动还常常能解除抑郁，促使心情愉快。而医学研究认为，运动使血液涌到皮下，带来更多的养分，提高皮肤的温度，增加皮肤的骨胶原，使皮肤增厚，更富有弹性，可达到较少和延续皱纹发生的作用，因此，经常运动可延缓皮肤衰老，有明显的驻颜作用。

令人高兴的是任何时候开始运动都不算晚。《现代健康养生精要》一书中介绍的有各种形式的运动，几乎能适应身体任何部位的锻炼，而且实用宜行。

几个忠告：开头慢慢来；少看电视，或者边运动边看电视；最好和一位或几位朋友做伴，一起运动互相帮助，共同增进兴趣；试一试与亲友一起去锻炼，有助于克服爱坐着不动的不良习惯。

（四）加强营养

虽然人的一生都需要营养，但随着年龄的增长，绝经后妇女对营养的需求会有一些不同，研究与实践都已经证明，吃一些富含重要营养成分的“正确”食物，可以降低某些绝经期症状的发生率，并且可以维持一个理想的体重。

1．蛋白质　由于随着年龄的增长，消化吸收蛋白质的能力下降，所以应该尽量多吃富有高蛋白的食品。但同时要保证有足够量的合成碳水化合物来平衡，高原地区的奶制品、牛肉、蛋类可提供很优质的蛋白质，而高原地区妇女有条件时经常食用鱼类则更易使蛋白的消化和吸收。

2．钙、磷、镁等营养素的均衡　对高原地区绝经后的妇女来说，钙是非常重要的营养素，它可以预防骨质疏松症，但是35岁以上的妇女钙的吸收是随运动量的多少而改变的，运动小的或不运动的妇女钙的吸收就少或不容易吸收，而且骨质钙的快速流失则加快。在高原地区有优质的奶制品，是钙质丰富的食品，应该提倡，同时适量补充维生素D和多参加运动。

磷的摄入量应等于或小于钙的摄入量。如果磷的成分过高，就会刺激甲状旁腺从骨质中释放钙，造成骨丢失。饮食中注意，吃肉的同时饮用可乐等高磷性饮料，可能会导致有过高水平的磷，从而影响钙的吸收和加速钙的流失。高原地区中老年妇女应尽量避免喝含磷的饮料，如可口可乐等，以避免低钙和骨质钙流失。

镁的摄入量应该是钙的一半。镁的水平低时，钙就会受到损失。随着年龄的增长，年龄越大就越需要镁，尤其是工作或生活压力大而造成紧张状态时，镁有助于肌肉和神经的放松，比任何镇静剂都安全，而水果和蔬菜都含有丰富的镁。因此，高原地区妇女应保证足量水果和新鲜蔬菜。

3．维生素D　经科学研究认为，绝经期妇女每天需维生素D为400至800国际单位，而高原地区妇女应该是取高值，即800国际单位的维生素D，以利于钙和磷的吸收。在人们的心目里，维生素D往往是一种能强壮骨骼的维生素。最新的科学研究发现维生素D还具有减少老人跌倒的危险、预防自身免疫性疾病、减少牙龈出血性炎性病变和牙齿脱落、预防糖尿病与癌症等多种功能。

腿软是体内严重缺乏维生素D的常见症状。40岁以后的妇女一般会出现一定程度上的肌肉损耗，而大腿的力量与血液中维生素D的含量成正比，高原地区老年妇女每天摄入800国际单位的维生素D，能使老年妇女跌倒危险减少50%。美国的一项大规模的科学研究已经证明，维生素D有防止多发性硬化症的作用。有自身免疫性疾病者血T淋巴细胞活性过度增强，不仅能对入侵人体身体的物质、受感染的或变成恶性的自身细胞发动免疫进攻，而且也对自身正常细胞发动进攻，引起自身免疫性疾病。如多发性硬化病、红斑狼疮、结肠炎和1型糖尿病等，服用1,25-二羟基维生素D，可降低T淋巴细胞活性，从而使上述症状减弱或消失。现代科学研究发现，人体血液里维生素D浓度持续过低的人，牙龈炎发病率增高以及牙齿与牙龈间的附着力量显著降低。因此，补充维生素D可预防牙龈炎及有显著的固齿作用，这对高原地区绝经后妇女至关重要。新近的研究报道认为，1,25-二羟基维生素D能抑制为新肿瘤提供营养的血管生长，从而使肿瘤消退。还有最新研究认为维生素D缺乏与2型糖尿病的发生有关。如果血液中维生素D浓度持续过低，血液胰岛素浓度也低，甚至机体细胞对胰岛素的敏感性也降低。

正常情况下，机体有维生素D_2和维生素D_3两种类型。维生素D_2的来源是受阳光照射后，通过食物（如动物肝）摄入的麦角甾醇可以在皮肤里转化为维生素D_2。而维生素D_3的来源则也是通过皮肤接受阳光照射后，使皮肤里的7-去羟基胆固醇转化为维生素D_3。因此长期不能接受阳光照射的人，容易缺乏维生素D，而高原地区城市大多数妇女害怕皮肤晒黑很少通过晒太阳使血液中的维生素D达到满足身体需要的浓度。所以要想发挥维生素D的多种保健作用，高原地区的人们尤其高原地区妇女需要的经常摄入每天每人800国际单位量的维生素D，才能满足生理的需要。

在传统的高原医学研究中提示：由于高原地区大气层与平原地区相比吸收太阳紫外线能力弱，因此，高原地区紫外线强是高原特色之一，所以导致公众认为高原人皮肤因受阳光照射易出皱纹，也就是说容易皮肤老化，同时因紫外线强而使白内障发病率增高，同样由于紫外线的作用可使人体皮肤易发生皮肤癌，尤其是致命的恶性黑色素细胞瘤，甚至将有关免疫性疾病也认为是高原阳光强烈所致。正因为这些观念，导致曾风靡世界的日光浴也招致坚决地反对，由此使“健康的棕褐色”不再流行。原本受人欢迎的阳光引起人们恐惧，这样做真的对吗？

根据美国《新闻周刊》2005年1月17日刊登的一篇题为“一种被忽视的营养素”文章提示：由美国科学家近十年来的最新研究表明，人的健康有一种经常被忽视的物质，那就是维生素D，而晒太阳是使体内产生这种物质的最经济、最方便、最有效的方法。研究显示，现在大多数人由于日晒不足，都不同程度地存在维生素D不足的危险，尤其是妇女儿童及中老年人更为显著。众所周知，维生素D是帮助人体钙吸收的基本营养成分。现代生活中，虽然通过牛奶中添加钙和维生素D或食品中加入维生素D，使有条件饮用牛奶和这类奶粉的儿童发生佝偻病的机会很小了。但对中老年妇女由于缺乏维生素 D，又没有进行合理适当日晒的条件的，会引发骨质疏松症、风湿性关节炎、体内某些癌症和某些自身免疫性疾病，甚至是健康的年轻人，若长期不接受阳光的普照，仍然会出现维生素 D 缺乏症。因此，美国克赖顿大学的维生素 D 研究专家罗伯特·希尼说："我并不想夸大其辞，但我认为我们可能会发现缺乏维生素 D 会引发公众的健康危机"。

现代医学研究已经证实：维生素 D 可通过降低细胞分裂速度，因此可能会有助于预防乳腺癌、前列腺癌和卵巢癌。而经过 25 年前开始的一系列医学研究显示，维生素 D 缺乏易导致结肠癌。多伦多大学生物化学家莱因霍尔德·维特说："我研究维生素 D 已经 30 多年了，一个了不起的事实是，它的确有效。我疑惑不解的是为什么大家不补充维生素 D，这真让我发疯"。

最近的研究表明：风湿性关节炎以及其他自身免疫性疾病会随着维生素 D 摄取量的增加而有所减少，尤其是对多样性硬化症的疗效更为显著。这也提示了高原寒冷及高纬度地区的冬季，由于寒冷促使人们着衣多，不喜欢外出，皮肤接受日晒机会少，维生素 D 合成减少而导致缺乏，而现代医学研究证明，维生素 D 缺乏可能会使风湿病易发生并易加重。而其夏季由于阳光充足和天气转暖，使人着衣少且使人体皮肤日照的机会多，维生素 D 合成增多，这类疾病自然会减轻或缓解。所以，高原的夏季不但是神奇和美丽的，更是有利于身体健康和更有利于促进疾病康复的。

近年来的一项研究提示：维生素 D 能够作用于人体大脑从而提升人的情绪，能让人有个好心情，甚至对患有抑郁症者有缓解作用。从此项研究结果可以解释为什么高原人对高原夏季的如此珍爱，每当夏季是那么热衷于结伴出游、野餐、野外聚会等，这都是高原阳光作用于人的皮肤，使无效的维生素 D_3 前体 -7- 脱氢胆固醇变为有活性有效果的维生素 D。而维生素 D 不但具有强骨健身防病之功效，还能作用于大脑，使人精神振奋、心情愉悦，还具有促使人的心理健康作用。

补充维生素 D 是一项促进健康工程，而最便捷最便宜的方式是利用阳光。高原夏季的阳光更加明媚，适当的阳光浴能促进健康，每日三次，每次 20 分钟左右即可。由于高原紫外线较强气温却较低，注意保持眼睛及面部，注意不要让皮肤过久的暴露在强阳光下，以免造成轻度烧伤或日光性皮炎，同时注意着衣不易太少，以免受凉感冒。如果有些体弱、婴儿、产妇或老年人无法到室外晒太阳，也可以开窗在室内晒太阳。青海农村在冬天农闲季节男女老少都有"晒阳娃"的习俗，其实这种方法对身体健康颇为有利。

如果仍然没有条件或时间晒太阳，可以口服维生素 D，一般年轻人适当低些，50 岁以上成年人可适当高一些，但总体摄取量应在每天摄取量 1000 ～ 4000 单位，分三次口服，这种水平的维生素 D 是安全的。不宜再过大剂量，除非有医生证明患有佝偻病或骨软化病可用至每天 1 万～ 2 万单位。因为长期大量服用维生素 D 可引起高钙血症，可能会导致食欲不振，呕吐和腹泻，软组织异位骨化；若已经有肾功能受损者，维生素 D 过高可降低肾尿浓缩功能而致多尿、蛋白尿等肾功减退现象。

美国波士顿大学的维生素 D、皮肤及骨骼研究实验室主任迈克尔·霍利博士曾说："适当的日光浴促进健康，因为人体每一个组织和细胞都需要维生素 D，而大多数人都存在维生素 D 不足的危险，这种情况将对人体的整体健康带来影响。"所以适度的高原阳光促进健康，中国的夏都—西宁，夏季不但气候清爽宜人，景色神奇而迷人，夏都的阳光也在促使人体强身健骨、防癌、促进精神和生理健康方面起到显著的作用。

让我们有机会就到高原神奇而美丽的野外在观光风景的同时，以"晒阳娃"的形式，享受阳光、吸收阳光，让我们的生活在大自然的奇妙造化下更加美好。

4．纤维素 纤维素是一种植物的细胞壁中含有的不可消化的残余物，以前所说的"粗粮"就是今天所说的纤维性食物的一部分，其他纤维性食物还有蔬菜、水果、保麸谷类中的纤维素。纤维素又分可溶性纤维素（水溶性纤维素）和不可溶性纤维素。可溶性纤维素能够显著降低血液中有害的脂肪，而维持有益的血脂，食物来源有：胡萝卜、苹果、橘子、香蕉、无花果、各种豆类。不可溶的纤维素，不影响血脂的代谢，但能吸收水，软化粪便、缓解便秘，减少了消化食物在肠内运送的时间，降低致癌物的含量，从而对癌症起预防和降低发病率的作用。食物来源有：各类蔬菜、小麦和玉米及其谷类麸皮。

现在认为纤维素是一种有效的对人体进行解毒以及清除机体垃圾与废物的物质，其主要作用是：一是纤维素可加快食物在消化系统内的运转速度，减少运送时间，因此缩短了致癌物质与肠壁接触的时间。二是消化和吸收脂肪需要胆汁中的脂肪酶，然而其中某些混合物会导致肠癌，纤维性物质产生的纤维素可降低这些致癌物质的含量，并且促进其排出，从而减少患癌症的概率，同时也促进肠道内细菌产生的内毒素排出，减少内毒素吸收可防止肝功能受损，防止肝纤维化的发生，同时减少自我中毒的机会，延缓衰老的发生。三是纤维素被认为是一种有效的动脉清洁工，也是一种新型抗氧化剂，可以帮助绝经期妇女重新建立引起抵抗氧自由基侵蚀的免疫力，恢复正常而充满活力的生活方式，以及和谐的性生活。

5．脂肪　由于绝经后妇女过胖和过瘦都会影响妇女的内分泌功能，尤其对性激素的影响很大。因此控制体重也是高原地区中老年妇女和围绝经期妇女生殖健康的重要保障。

高原地区围绝经期妇女和绝经后妇女在饮食中一定要警惕食物中过多的脂肪。当体内摄入过多脂肪时，人体代谢系统的负担就会加重，就需要一定的能量来燃烧和分解代谢吸收的脂肪。然而，在负担过重的脂肪代谢过程中，由于过度的氧化反应就会产生过多的氧自由基和脂质过氧化物，而这些脂质过氧化物及氧自由基可腐蚀细胞膜，人体细胞遭破坏的同时又会产生更多的氧自由基。这些氧自由基会使免疫系统受损，也会使内分泌细胞受害，包括卵巢的卵泡膜细胞，从而使生殖内分泌功能受损害，发生月经过少、排卵障碍、闭经等月经不调现象。过多的脂质过氧化物会沉积在皮肤和黏膜之中，形成所谓褐色的“老年斑”，同时脂肪过多和代谢产物也容易导致心血管疾病易感性增加。

解决办法：将脂肪的摄入量减至到最低限度，增加抗氧化剂的摄入量，这些抗氧化剂将减轻自由基对细胞膜的破坏，还会加速脂肪和自由基的代谢及清除，减弱它们的威力和不良反应，增加有益血脂，即高密度脂蛋白的含量，保护心脏和血管。

（1）维生素 C：是一种有效的清除脂肪的抗氧化剂，在人体细胞内产生强有力的抗氧化反应，溶解和清除氧自由基。

（2）维生素 E：可以增加血高密度脂蛋白含量，并且可以溶解过量脂肪的代谢产物 - 脂质过氧化物，同时也有溶解和清除血中过量脂肪的作用，从而降低血脂。

（3）硒元素：在人体内的一种特殊的酶，是在硒元素的作用下产生的，称为谷胱甘肽过氧化物，可使有害的过氧化物变成水排出体外，同时硒元素有溶解脂肪粒子的作用，还帮助修复细胞的破损处，防止动脉硬化及其他危险条件的形成[2]。硒元素是一种不为人知的但却越来越重要的抗氧化剂，新近的研究认为硒元素是一种可减缓细胞分裂的物质，涉及 DNA 的修复过程，可帮助清除体内有毒的垃圾和碎片，从而预防、治疗动脉硬化。硒元素的来源，在食物中的洋葱、麦麸、大蒜、西红柿中含量丰富。

四、妇产科临床问题和药物对中老年女性的影响

在围绝经期妇女和绝经后妇女有很多妇产科临床问题及内科用药都会不同程度地影响性功能。常见的问题如下：

（一）盆腔损伤

生育期妇女在分娩时，有可能引起外阴损伤（如会阴裂伤或不规范的侧切缝合、阴道血肿清除缝合等），造成的会阴阴道的瘢痕，以及产程时间长致使盆腔韧带受损，引起盆腔松弛综合征，都有可能引起持续和间断性的性交痛。

而长期骑自行车时体位、高度不恰当可能会损伤外阴神经，过窄的自行车车座会对供应骶部的神经和血管、阴蒂和阴唇产生不良压力，进而影响达到性唤起和性高潮的能力。

（二）药物的不良影响

很多处方药和非处方药均可影响中老年妇女的性功能。而有相当部分的围绝经期妇女和绝经后妇女患有各种不同程度的内科疾病，长期服药也比较常见，因此，很多药物对她们的性功能产生了不同程度的不良影响。如任何改变人体血流的药物（如抗高血压药、扩血管药等）、影响中枢神经系统的药物（如治疗精神病药、中枢神经镇

静剂、抑制剂等）或干燥皮肤和黏膜（抗组胺类）药物均可能干扰正常的性功能。目前了解到影响性欲的药物包括抗精神病药物、治疗心血管疾病或抗高血压药物；影响性唤起的药物包括抗乙酰胆碱药物、抗组胺药物、抗高血压药物、精神兴奋药物等；影响性高潮的药物包括食欲抑制剂、减肥药物、抗抑郁药物等。因此，在以上各类药物治疗时，适当选择，或加少许或间断应用雄激素制剂，进行适当调节和减少药物的不良反应，以使性功能趋于正常。

（三）恶性肿瘤根治性手术

患妇科恶性肿瘤疾病的妇女，常在有手术时机时进行妇科肿瘤根治性手术，手术创伤很大，不仅影响患者的身体状况，也影响患者的精神状态，从而影响患者的生存质量。而且手术后常常不能使用激素替代疗法，如乳腺癌或内膜癌患者，会严重影响患者的性功能。有些患者术后得知根治术的范围之后，从心理上认为自己丧失了性功能，从此在思想上也就不再考虑性问题。因此，目前国内外专家在妇科恶性肿瘤根治术上仍然在手术范围和手术创伤进行探讨。在祛除疾病灶的同时，尽可能减少患者的手术创伤，并尽量保证患者术后生活质量（其中也包括性生活质量）。例如：作者在实施宫颈癌根治术时不但尽量保留卵巢内分泌功能，还创新性地进行阴道延长术等，从而使患者术后生活质量显著提高。

（四）良性病变时子宫切除术

切除子宫后是否会严重影响妇女的性功能一直意见不一，但目前因子宫肌瘤、子宫腺肌病等子宫良性病变而切除子宫者已非常常见。因此根据作者的经验和研究认为，有子宫肌瘤（平滑肌瘤）的妇女，如果子宫形态正常，有保留价值，无论年龄大小肌瘤数目多少，非黏膜下肌瘤，均可先行肌瘤剔除术，尽量保留子宫。作者曾为一名 40 岁妇女剔除子宫肌瘤 68 枚，术后随访三年，效果良好，无论是患者自觉症状和精神状态，其生活质量显著好于术前。如果必须切除子宫，可采用筋膜内子宫切除方法，不切除宫颈周围韧带，并用宫颈外环保留法完整保留阴道长度，还可以“宫颈再造”，既有子宫次全切除的优点，又不会因留下宫颈以后有患宫颈癌的危险，不但使盆底功能少受影响，而且有足够的阴道长度，对保证术后患者性生活质量有重要意义。

对必须行筋膜外子宫切除患者，需要切除少部分阴道和阴道窟窿部的患者，作者也采用阴道壁侧身缝合法，而非传统的前后缝合法，可使阴道愈合时瘢痕小，经研究认为两者对比阴道长度前者较后者多 4 厘米左右，这对于手术后性生活时成功地、舒适地阴道插入很重要。现代医学的理念应该包括既治疗疾病，又要重视患者的生活质量，是非常重要的。

对于在子宫切除手术时保留卵巢问题，有些专家认为 40 岁以上保留一侧即可，50 岁以上无需保留。而作者的经验认为，如果手术中检查卵巢为正常，40 岁以上两侧均予以保留，50 岁以上保留一侧，60 岁以上两侧卵巢可与子宫一起切除。因为卵巢是妇女青春的根源，具有多种内分泌功能，而患子宫肌瘤者卵巢肿瘤的发病并没有因果关系，若卵巢外观正常，给予保留，其利更大于弊，肯定具有其正常的生理意义。

可以肯定的是，在围绝经期妇女或绝经前期切除双侧卵巢后会导致突然的雌激素和雄激素撤退症状，与自然的绝经相比，围绝经期综合征（更年期症状）要来得更严重、更快，让患者难以耐受。虽然子宫切除保留卵巢手术也会因手术中的缺血和子宫动脉的结扎，使卵巢的血液供应受到不同程度的影响，从而影响卵巢功能，但肯定要比不保留卵巢的内分泌紊乱程度要小得多。

经高原妇产科临床研究提示，很多妇女子宫切除后其性功能常常有所改善，这可能与术前疾病引起的痛苦的状况相关，包括令人讨厌的出血、疼痛、精神压力等。这些妇科疾病的不良症状刺激会严重影响妇女的性功能，当这些症状在手术后消失并康复，性生活质量自然就会有所提高。但也有研究发现，确实有部分妇女认为性高潮在子宫切除后明显减少或消失了，这也可能与手术造成这部分妇女心理不良影响有关。因此，术前的心理咨询和疏导对术后性生活质量有重要价值。

（五）其他疾病

许多疾病都会影响中老年妇女的性活动。虽然有些特殊的因疾病导致的活动受限会影响性生活，但性和爱意的表达及关爱并不会受影响。一般认为，疾病和残疾所带来的心理对妇女性的影响要比残疾本身对身体的影响更大。正所谓“置人于死地的不是疾病，而是患病后那种消沉烦躁的心情”。因此，强调建立自己的自信心和新的性表达方式，并与爱人真诚亲密的沟通，则会对因身体疾病而影响妇女性生活有很大的有益的帮助。这就是说，与其看重疾病所带来的不利方面，不如更注重我们自己能做些什么，因为性不仅是生殖器官的刺激，它还包含了所有人类的接触和交流，性活动是人们自我选择和表现自我的一种方式。对某些老年慢性病患者来说，性仅保存为一种美好的记忆，而且变得非常理想。疾病缠身的老年妇女可因为与丈夫相互关爱，用不同的爱的替代方式，如拥抱、爱抚、抚慰、接吻，对爱的回忆等，从而产生性的幸福感觉。

（六）围绝经期及绝经后妇女性功能异常的治疗

根据高原妇产科临床医学调查研究表明，调查3086名55～85岁的妇女（包括农民、城市居民、公务员、职工、工人等）结果发现：有泌尿生殖道症状者占51.2%，大约有15%的人报道有性交痛和（或）阴道干涩，而45%的妇女没有到医院就医，有26%的人自己购药解决泌尿道相关问题。很少人用激素替代治疗（HRT），只有约2%。这就提示高原地区有不少中老年妇女对性的问题十分忽视。

应当提示围绝经期妇女和绝经后妇女，当性生活确实使自己和性伴侣感到担心或挫折，并无法自己摆脱困扰的话，或者性生活感到痛苦或不舒服时，就应当及时地去医院就医，因为规范化的医院妇科（妇科内分泌）医生是完全可以帮助中老年妇女解决这些问题的，当然这决定于自己和自己的伴侣。

目前，围绝经期妇女和绝经后妇女的性障碍治疗主要包括激素替代治疗和性心理治疗。

1．激素替代治疗（HRT） 由于绝经后妇女的主要激素变化是缺乏雌激素和孕激素。性激素替代治疗对于治疗性激素水平低下而引起的性功能异常是非常重要的。雌激素替代治疗对泌尿生殖道有良好的保养作用，并可通过间接作用去除血管舒缩症状改善睡眠和情绪。如果绝经后患者持续感到性欲低下，而又无其他原因引起，应考虑在雌孕激素治疗中加用雄激素，“妇复春胶囊”正是这种激素合体，适应于围绝经期妇女的应用。雄激素具有增加性欲望、增加性幻想和维持性欲的作用。但很多人错把女性性激素当做肾上腺皮质激素，认为服用雌孕激素会导致体重增加而发胖，无论从理论上还是实际应用中这都是不会发生的。

高原地区妇产科临床观察发现，当雌二醇降到50 pg/ml时，妇女则有明显的性交痛、阴道干涩和灼热感，如果雌二醇达到50 pg/ml以上时，上述症状将显著缓解。临床研究发现，口服的性激素替代治疗可以明显改善阴蒂的感觉和性高潮的频率，对缺乏性欲的中老年妇女也有显著的改善。经过3～6个月的性激素替代治疗可以使90%左右的中老年妇女性欲增加和性活动频率增加。因此，如果绝经后妇女或因其他因素导致性激素水平下降引起的阴道干涩和性交痛，则雌激素的治疗效果非常好。另一项调查也发现，应用性激素替代治疗者比没有应用性激素替代治疗者对性生活的满意度要高得多，性激素替代治疗对性高潮、润滑度的提高和消除疼痛有明显的作用。同时值得注意的事项在前节也已提到的是，坚持规律和持续的性活动本身是可以防治阴道干涩和疼痛的。

在妇科临床上，为减少和预防子宫内膜癌的发生，对有子宫的妇女需加用孕激素。但常用的孕激素，如甲羟孕酮（MPA），在保护子宫内膜的同时，却可能降低骨、大脑、心脏和生殖器官的雌激素受体，从而产生某些不良影响，如抑郁、减少性欲和子宫孕激素撤退性出血。而具有雄激素特征的孕激素（如炔诺酮），则在这方面还有有利的一面。

雄激素对女性性功能仍然有着重要的作用，在围绝经期前，许多妇女能感受到月经中期的睾酮峰值而在排卵期有性生活的欲望。而当雄激素下降常会有性感觉、性欲和性反应的下降，最常见的表现是性冲动的不稳定或消失。高原地区妇女的雄激素水平一般在25岁左右达最高水平，而从40岁左右则开始下降，雄激素水平降低要比雌激素早得多。

妇女体内的雄激素水平对妇女本身的肌肉和骨的作用、血管内膜功能、能量水平、阴道血流和润滑度的维持，都有着重要而不可缺少的作用。另外，雄激素还涉及大脑的雌激素的合成，对妇女整体状态的心理调节、情绪波动和性欲都有重要影响。重要的是妇女体内雄激素的水平又受雌激素的调节，可上调雄激素受体，因此，二者相互协调而增加其良好的生理作用。

高原妇产科临床医学研究显示，睾酮可增加围绝经期妇女和绝经后妇女的性冲动、性欲、性幻想及阴蒂勃起，增加阴道血流和润滑度，也增加性活动和性高潮的频率，明显增加性的愉悦和满意度，增加围绝经期妇女和绝经后妇女的活力和自信心，从而改善情绪和健康。同时雄激素尚可增加身体的肌肉和骨矿的保持，从而有减少妇女的总体脂肪的效果。

大剂量睾酮对围绝经期妇女治疗的潜在危险有水潴留、痤疮和多毛，严重时有肝细胞损害和男性化，如阴蒂肥大和嗓音变粗。但一般目前医生推荐的常用剂量，却很少出现上述表现，除非自己不规范用药。国内目前临床应用较多的“利维爱”（7-甲基异炔诺酮，又名替勃龙）是一种化合物，体内代谢具有雌激素、雄激素和孕激素活性的产物，每天服用半片到一片的小剂量，即可获得良好的雄激素作用而无雄激素的其他不良副作用，临床使用效果良好，是一种可供高原地区中老年妇女选择的良好药物。

2．其他治疗　对于绝经后妇女，如果性激素替代治疗不能改善性功能异常时，应当除外躯体原因并提供性咨询服务，其中包括心理治疗和咨询。心理咨询前首先需要了解的几个方面。

（1）自己以往是否有过心理症状并可能已经有心理障碍，而导致性功能异常。自绝经后到现在有没有这些症状？如果有则会因规范的治疗而使该障碍消除并获益。

（2）绝经后自己能够感受到自己精神紧张和焦虑或情绪低落，并且已经影响到正常的性生活，能给医生诉说并寻求医疗帮助，在正确而规范的治疗后，则会有效改善这些表现。

（3）绝经后数年，自己仍然感到有围绝经期综合征症状（即更年期症状），一般在医生问诊时才感觉出可能在心情压抑时，精神紧张时和饮酒后有潮热、出汗等类似血管舒缩的表现，而同时性功能也表现为异常。这种情况一般对性激素替代治疗无效，可用作者的中药方剂进行调理常有显著效果。

（4）有些慢性持续到老年的疾病，在绝经后容易发展为抑郁，从而影响性生活质量，也非药物能够起作用。

大脑是身体内最重要的性器官，而这方面的功能是受文化、习惯、宗教、经历不同而功能也会有大小。由于性唤起和性欲都是由大脑对性意念、幻觉、图像、气味和触觉的反应所启动。因此，中老年妇女性生活质量的改善，也可以通过自己主动地接受再次性教育、身体生理学和获得性高潮的一些增加性刺激的技艺来获得。绝经后妇女可采用行为治疗的方法改善非激素低下的性功能异常，如通过自己训练的练习，用非性器官的触摸或没有性交的感觉按摩以增加性愉悦。这些训练的中心是在刺激上而不是在性交上。

由于女性外生殖器与男性外生殖器在胚胎发育时来源相同，所以对男性勃起异常的有效治疗药物常常对女性也是有效的。因此，从理论上讲，“伟哥”虽然是男性性生活的有效药物，对女性也应当是有效的，但需平衡利弊和进一步使用研究。

对于某些围绝经期和绝经后妇女的生理性潜在的异常原因，也可以通过治疗而改善性生活质量。如绝经后妇女的性交困难可能需要阴道润滑剂。为增强阴道肌肉的能力或增加性激素的作用，可能需要一些简单的训练，如提肛训练就比较有效，不但可使阴道肌肉增强，而且还能使骨盆底肌肉和韧带的功能增强，防止子宫脱垂和直肠膨出，是十分有益的锻炼方法。当然，还有自慰、使用振荡器或刺激阴蒂的器具也能够增加性刺激。其他的有益建议包括戒烟、增加水的摄入、经常变换性交的位置等。

对由于使用药物引起的性功能异常，应与医生进行沟通和交流，明确哪些药物对性功能有不良影响，而哪些药物是单独使用还是联合用药对性功能有改善。这对于改善围绝经期妇女和绝经后妇女的性生活质量、提供综合的生殖健康保健是十分必要的。中老年妇女的性反应在很大程度上是对自己的性伴侣的感觉有关，如果自己不喜欢或厌烦，则性唤起和性反应自然不正常。所以，还是需要自我和医疗调节，当心理和生理同步正常时，性生活质量才会提高，性生活才会有益于心身健康。女性天生有与伴侣亲密接触和交流的愿望，因此，丈夫妻子的亲密接触，如触摸对性的前奏是十分必要的，思想开放的与伴侣交流自己的感受有助于相互的沟通和发现，有利于性和谐。

尽管妇女性的问题是多因素的，女性它们通

常是可以通过自身调节和治疗后能够改善的。但必须对自己充满信心，不正常的想象力会限制自己的性生活。女性45岁以后并不意味着性生活该走向尾声，因为年龄并不能限制性欲。即便到60岁以上性生活也不应该终止，只要自己有想象力，和谐的性生活就能继续，中老年妇女最大的敌人是对自己缺乏信心。如果仍然有医学方面的问题就与自己熟悉的医生交流，从而了解自己性解剖学和身体对女性刺激的生理反应，对于重新获得性健康至关重要。

第三节 围绝经期综合征的防治

仅仅在过去的100年间，女性的寿命已经延长了一倍，科学社会的进步，现在能让我们关注绝经期和围绝经期的中老年妇女。女性的激素平衡是人体内激素演奏出的一曲令人不可思议的管弦乐，而围绝经期和绝经后妇女的激素平衡被打破了，出现了一系列让人难受的症状，但可以通过科学而规范的方法，重新获得健康、愉快地生活。

一、围绝经期综合征的概念

围绝经期一词是1994年世界卫生组织（WHO）推荐采用的替代“更年期”一词的。围绝经期综合征是指接近绝经的一个时期内到绝经后1年中发生的有关神经内分泌、心理和代谢变化所致的各器官的症状和体征的症候群，1994年WHO概括为以下4个方面。

（1）血管舒缩症状：潮热、潮红和易出汗。

（2）泌尿生殖器官的萎缩：阴道变短且干涩、性交困难、排尿困难、尿痛、尿急或压力性尿失禁。

（3）月经不规律。

（4）其他可能伴随的症状：抑郁、精神紧张而易激动、心悸、头痛或头晕、失眠、乏力、颜面及肢体肿胀、腰背痛、注意力不集中和易遗忘。

二、围绝经期综合征的表现

（一）血管舒缩失调症状

潮热和潮红是血管舒缩功能不稳定的表现，也是围绝经综合征最典型而突出的症状。但由于许多中老年妇女对此综合征认识不足，往往到妇科就诊时，并不知道这些症状是妇科内分泌疾病的范畴，而医生如果也不注意询问，就容易漏诊。潮热一般大多始于前胸，涌向头颈部和面部，然后这些部位的皮肤有弥漫性或片状发红，称为潮红；随后出汗，出汗后由于热量从皮肤蒸发，有人会有畏寒感。一般持续数秒至数分钟，发作频率每天数次至30次或到50次左右，伴有皮肤表面温度升高、头痛、耳鸣、心悸、胸闷、烦躁、口干等。由于夜间出汗明显，常常被称之为“夜汗”，可以影响睡眠，甚至失眠。这种症状可以发生在绝经前，也出现在绝经后。

（二）泌尿生殖器的萎缩症状

由于生殖泌尿系统是女性雌激素的靶器官，雌激素缺乏时，可引起局部皮肤黏膜及软组织的萎缩性病变，如外阴逐渐萎缩，脂肪、弹性纤维和腺体减少，阴毛脱落而逐渐稀少，大小阴唇变平而与周围皮肤融合在一起，常伴有瘙痒症状，严重时外阴可变得皲裂和干皱，稍有外力损伤就发生裂痕及轻度出血。这些症状的出现一方面是因为绝经后雌激素水平降低，另一方面是因为年龄老化而皮肤黏膜自然的退行性变。

由于雌激素水平降低，阴道壁萎缩，上皮细胞内糖原含量逐渐减少，阴道酸碱度也有所改变，由酸性环境抑制病原微生物的生长被打破了，即pH值由4～5上升至6～8，使阴道内局部抵抗力下降，致病微生物容易侵入、繁殖而引起炎症。由于高原地区妇女较平原地区妇女早绝经2年左右，所以高原地区绝经后妇女有1/3患者患有老年性阴道炎。而雌激素对维持妇女膀胱、尿道黏膜的完整性起着非常重要的作用，如果绝经后雌激素不足，其黏膜、黏膜下组织和血管会不同程度地萎缩或硬化，引起老年性膀胱炎、尿道炎。单纯应用抗生素是不起治疗作用的。

（三）月经紊乱

妇女自卵巢功能开始减退至月经完全停止这段时间内，月经的表现大致分为 3 种类型。

1．间歇性停经　月经间歇期延长，经期缩短，经量减少，然后慢慢停止。

2．月经周期不规则　经期延长，经量增多，甚至表现为阴道大出血，有时则淋漓不断，然后逐渐减少直至完全停止。

3．突然闭经　月经突然停止，以后不再来潮，这种情况只占 10% 左右。

一般情况下，围绝经期综合征妇女有以上前两种情况者占 90% 左右。这主要是由于卵巢功能衰退，雌激素水平失调所致。多数高原地区妇女绝经前经历 2 ～ 8 年的无排卵性月经，由于卵泡发育和闭锁交替进行而且没有规律，月经也就会不规则。有时雌激素水平波动而无排卵加之脑垂体分泌卵泡刺激素水平增高，临床上出现子宫内膜增生过长及严重的功能性子宫出血，此时雌激素水平可能是升高的，即便不高于正常，其水平也应是正常的，否则就不会出血，因此，临床上不但不能周期性补充雌激素，而且持续过高刺激子宫内膜，还会有发生子宫内膜恶变的可能。所以，此时要注意除外生殖器官器质性病变的可能。而有的医生给患者雌激素的周期疗法是不恰当的。由于大多数绝经前妇女属无排卵月经，缺乏孕激素，给予规范的孕激素治疗是绝经前功血有效而迅速的方法。

（四）其他症状

主要有心血管系统的症状，如不稳定型高血压和心律不齐。血压虽然有随年龄增长而有升高的趋势，但围绝经期高血压的特点为收缩压升高而且波动较明显，忽高忽低，血压波动时常伴有潮红发作，而舒张压不高，收缩压的升高常常呈阵发性发作，并与情绪波动有关。高原地区妇女在围绝经期约 15% 的患者出现此类轻度波动、阵发性、舒张压不高的高血压表现，采用妇科内分泌激素和镇静剂治疗即可起良好治疗效果，无须内科降压治疗。但往往有许多围绝经期妇女先去内科进行了降压治疗，又效果不稳定，属于不规范治疗或称过度治疗。

有的围绝经期综合征妇女到医院往往主诊心悸不适，心前区心窝痉挛感，甚至疼痛明显，有时阵发性心动过速或过缓，约 30% 的患者有这种假性心绞痛，被内科医生诊断为冠心病。这些围绝经期妇女的表现为：

1．经常存在的心前区闷压感，有时伴有内心恐惧；

2．整个胸部不适不畅感；

3．有时有心前区疼痛或压榨感，但与体力活动无关，也不能用硝酸甘油酯解除，但用救心丸等活血化瘀的中成药却可能缓解；

4．有时气喘气急，但不是因为用力活动或与活动时间有关；

5．常常自己发出深长的叹息样呼吸，而可能稍感舒适；

6．躯体和四肢出现各种感觉异常，如走蚁感，和肢体酸胀、麻等不适，影响睡眠，这些感觉异常有时会有转移性；

7．医生检查时心律正常，但仍然感到心悸心慌；

8．心电图检查时，可能会出现三个肢体导联中有 S-T 段压低现象；

9．伴有围绝经期其他症状，如精神萎靡及体力衰弱、肌痛、关节痛、消化障碍及潮红潮热等典型症状；

10．在使用雌孕激素的替代疗法后，可在 24 ～ 48 h 内症状缓解，但需与内科医生会诊，注意与冠心病的鉴别。

高原地区围绝经期妇女有 25% 左右的人有关节疼痛的表现，因此也称为围绝经期骨关节炎，一般多累及膝关节，可能与卵巢的分泌功能不足有关。由于雌激素是女性一生维持骨矿含量的关键激素。在雌激素水平下降时，骨质吸收及钙的流失加速，逐渐导致骨质疏松。这种骨质疏松病变多见于绝经后 5 ～ 10 年的妇女，但在高原地区也有很多 45 岁左右妇女就已发生骨质疏松，并主要累及脊椎，所以临床表现为腰背痛。因此，骨密度的检查必须是脊椎的检查为主，只用手足检测骨密度是不准确的。因此，高原地区中老年妇女适当补充雌激素可阻止骨矿含量的丢失，具有预防骨质疏松和骨折的重要作用。雌激素保护骨矿含量的机制主要是对骨生成的直接作用和其对抗甲状旁腺的骨吸收作用，以及雌激素对维生素 D 代谢、肾保钙、小肠吸收的多种综合性重要作用，是其他任何物质所无法替代的。

皮肤是女性雌激素的活性的最终靶器官之一，也是重要靶器官之一，进入绝经期后，由于雌孕激素的持续降低，皮肤黏膜受雌激素的滋润减少，尤其是高原地区妇女，因气候干燥，高寒低氧，皮肤更容易逐渐出现干燥、瘙痒，出现皱纹、色素沉着、老年斑、毛发干枯、脱落等老化现象。同样由于雌孕激素的不足，高原地区围绝经期妇女乳房会萎缩变小，弹性降低，其组织变软下垂的程度要大于平原地区。而绝经后妇女发胖占 60% 以上，脂肪主要沉积在下腹部和臀部，腰 / 臀比例和腹部内脏脂肪组织显著增加，易发生代谢综合征。

综上所述，围绝经期综合征是围绝经期妇女出现性激素减少为主的神经内分泌、心理、生理和代谢变化所致各器官的症状和体征的症候群，其发生原因主要是因为生殖内分泌的退行性变化所引起。

三、围绝经期综合征的评分

由于围绝经期综合征的临床表现是多种多样的，为了客观地评价围绝经期综合征的程度，国际上常用的是 Kupperman 量表，但在数十年的应用中，感到此评分法有很多缺陷，且有些内容已经过时而不实用。由于围绝经期综合征是可以用性激素治疗后改善的，而评分若能够让妇女自己参与，则能够更好地评价症状的程度，以便协助医生了解病情进而正确地指导用药治疗。专家们认为不仅潮热及生殖道萎缩对性激素治疗有适当的反应，其他症状如睡眠障碍、神经过敏、烦躁、抑郁情绪、心脏疾病的不适表现、虚弱、性功能障碍等对性激素治疗亦有显著效果，所以，找到一种更好的更科学的评分标准十分重要。经过多年实践，1994 年德国绝经学会组织专家研究的围绝经期综合征等级评分表 I 公布，(menopause rating scale Ⅰ，MRS Ⅰ)，使评分更加实用和量化，见表 19-2。1999 年又公布了围绝经期综合征等级评分表Ⅱ（MRS Ⅱ），以便进行补充，见表 19-3。MRS Ⅱ是让患者本人在就诊前自己先描写她们的症状并准确地记录她们的情况，让医生根据表Ⅱ（MRS Ⅱ），在充分了解患者病情进展情况之后，再由医生填写 MRS Ⅰ，进行更准确的等级评分。

由于围绝经期综合征的症状花样繁多，如：关节痛或僵硬、乏力、精神紧张、背痛、睡眠障碍、

表19-2 围绝经期综合征等级评分表Ⅰ（MRSⅠ）

同时填写：	1）用过的性激素类药物名称和剂量： 2）子宫存在与否：存在 / 不存在 3）子宫异常出血发生情况：有 / 无 4）卵巢存在与否：存在 / 不存在
对围绝经期综合征的解释： 1）向上蔓延的潮热、出汗（每 24 小时的频率 / 强度） 2）心悸、心跳加快、不规则心跳、胸闷 3）难入睡、半夜醒、醒得早 4）精神不振、悲伤、有被害心理、流泪、虚弱、情绪波动 5）神经过敏、内心紧张、好斗、易怒 6）身心精疲力竭，难以集中注意力，记忆力显著下降、易忘 7）性欲和性生活或性满意度下降 8）尿频，小便时尿道口烧灼感，有时不自主排尿 9）感觉阴道发干，性交困难，有痛感 10）在手指关节区域疼痛，风湿样疾病，刺痛感	

表19-3　围绝经期综合征的评分表Ⅱ（MRSⅡ）

姓名		失调情况										
年龄		无		轻度		中度		严重		非常严重		
		0	0.1	0.2	0.3	0.4	0.5	0.6	0.7	0.8	0.9	1.0
1	潮热、出汗											
2	功能性心脏疾病											
3	睡眠障碍											
4	抑郁情绪											
5	神经过敏、烦躁											
6	虚弱、记忆力下降											
7	性功能受损											
8	泌尿系统障碍											
9	阴道干											
10	关节和肌肉疾病											
	日期											
	平均得分											

目前你有以下哪些症状？请在症状栏中，根据症状有无及严重程度画X

症状	无	轻度	中度	严重	非常严重
评分	0	1	2	3	4
潮热、出汗（向上蔓延的潮热、出汗）	□	□	□	□	□
潮热、出汗（向上蔓延的潮热、出汗）	□	□	□	□	□
功能性心脏病（心悸、心跳加快、不规则心跳、胸闷）	□	□	□	□	□
睡眠障碍（难入睡、半夜醒、醒太早）	□	□	□	□	□
抑郁情绪（精神不振、悲伤、流泪、虚弱、情绪波动）	□	□	□	□	□
烦躁（神经过敏、内心紧张、好斗）忧虑（内心焦虑、惶恐）	□	□	□	□	□
身心精疲力竭（虚弱、难以集中注意力、易忘）	□	□	□	□	□
性功能受损（性欲、性生活及性满意度下降）	□	□	□	□	□
泌尿系统障碍（排尿有问题、尿频、不自主排尿）	□	□	□	□	□
阴道干（感觉阴道发干、性交困难）	□	□	□	□	□
关节和肌肉疾病（手指关节区域疼痛、风湿样疾病）	□	□	□	□	□

头痛、无精打采或闷闷不乐、潮热出汗、不能集中精力、手脚发麻、针扎样感觉、身体局部肿胀、气短、嗓子痛、排尿不适、腹泻或便秘、反胃、心跳快、持续咳嗽、晕眩反复发作、出冷汗、食欲不好、膀胱感染症状等，而且往往查不到器质性改变。因此，重要的是分清楚哪些是与性激素变化有关，哪些是与老龄有关。主要区别在于女性与绝经的平均年龄密切相关的、显著的潮热和多汗。

许多因素与减缓围绝经期综合征有关。如果受教育时间长，对健康的自我评价高、没有慢性疾病、人际关系的压力小、不吸烟、每周坚持至少锻炼身体一次、对年龄和绝经态度正确并对人生的态度积极、有使用一些维生素和植物类保健品等，都是减少围绝经期综合征发生的良性因素。而在围绝经期前就有明显的不适症状、围绝经期时间长、受教育时间程度低、对年龄和绝经抱消极恐惧心理、吸烟、家庭不幸福或离婚等会增加围绝经期综合征的发生频率和程度。

四、围绝经期综合征的自我保健

由于多数高原地区中老年妇女在围绝经期会出现不同程度的围绝经期综合征的表现，如果学会自我保健措施，提高自我保健意识，或许能够预防和减轻这些症状的发生[3]。

（一）潮热

不良饮食的诱因：许多食物可以引发潮热，如含糖、含盐量高的食物和过度辛辣的食物，还有酸性食物，如泡菜、巧克力、酒类及咖啡类饮料和可乐等，还有辛辣较重的火锅等。这些食物要少吃，尤其低盐低糖、少辛辣、少酒精极为重要。

抗潮热食物有：柑橘类食物有橘子和柚子，还有所有含黄酮类物质，对身体有补充植物雌激素的效应，尤其是各种豆类食品中的异黄酮物质，对中老年妇女有明显的保健作用，而我国的食谱中，有中老年妇女多喝豆浆和各种豆制品的习俗，则有可减轻潮热反应的作用；亚麻子也是有益的食物，高原地区胡麻油及其油渣食物是天然优质亚麻子食物。对降低有害胆固醇和提升有益脂蛋作用，同时有减轻围绝经期的潮热症状的作用。

维生素 E 有帮助雌孕激素合成的作用，可以在食物中不足时，额外补充一些常规剂量的维生素 E 十分有益。因为潮热和代谢消耗了大量的维生素 B 和维生素 C、镁和钾，高原地区围绝经期和绝经后妇女应该适当额外补充这类维生素。

在饮食上还应该注意的是：首先是每餐应少吃，如果吃得多和过饱，营养过剩和营养不均衡都会引发微血管扩张以及导致体内代谢负担过重而诱发潮热。其次，要注意多喝水，特别是有汗症时更应多补充水分，如果夜尿呈深茶水色，而不是轻微的干麦秆黄色，则表明已经有明显脱水了。最后，如果体重过轻或太瘦，应考虑增加体重，因为过瘦的妇女几乎没有脂肪细胞产生和储备卵巢外的雌激素，体内雌激素过低，可能潮热发作更为频繁和更为严重。

有专家新近研究认为：促进肝代谢和保肝的物质可以对围绝经期综合征的缓解有很有益的帮助。如早上在吃早餐之前先做一份特色饮料，方法是：鲜橘汁 100 ml 与柠檬汁 20 ml 混合在一起，加 250 ml 由苹果、两瓣大蒜、一片鲜姜组成的鲜榨汁，加一汤匙橄榄油或胡麻油，混合后喝完。然后再吃早餐。

有条件者可用暖瓶自制草药茶：将黄芪 10.0 g、人参或高丽参 10.0 g、蒲公英 10.0 g、荨麻 10.0 g、薄荷 10.0 g、大蓟 10.0 g、白头翁 10.0 g、黑升麻 15.0 g、枸杞 15.0 g、西洋参 10.0 g 放入暖瓶中，然后冲入开水，浸约 1 小时，代茶全天饮用，每天一剂，喝五天，休息两天，再重复五天。此方法方便有效。

生活方式：第一需要戒烟限酒，因为烟酒过度可影响血液微循环而加重潮热。第二就是要减轻生活和工作压力。因为，无论是工作压力还是生活压力都会诱发潮热的发作。找机会放松或转移压力可以预防潮热并能减轻发作的程度。在潮热频发时段可以找一个凉爽、安静的地方闭目养神，早晚各 15 分钟，静静地坐着，慢慢地训练自己腹式深呼吸，尝试平静地想象在吸气时凉爽的空气会充满自己的身体，呼气时体内多余的热量会从手和脚排出去。腹式深呼吸时要求胸廓静止不动，利用腹肌的力量使膈肌上下移动，并舒张及收缩腹部的肌肉群，吸气 8 秒钟然后呼气 8 秒钟。每当感觉潮热发作时，就随时可以运用这种节律性的腹式呼吸直至潮热消失。第三是围绝经期妇女要有规律的、主动的和谐性生活是非常有益的。如果保持规律而和谐的每周至少一次的性生活，则会明显减少潮热的发生，即便有程度也很轻。最后是着装和服饰，要求尽量穿自然纤维制成的衣服，如纯棉或亚麻制品，并且衣着要宽松，而且避免穿戴那些围绕在颈部、紧紧贴在脖子上的衣服或首饰。另外，不要总待在热的浴缸里，尽量不去洗桑拿浴，而炎热环境可引发热潮。在夏秋季节，非高原人可到高原来度假，尤其是夏都西宁在夏天是天然空调，凉爽宜人，有益健康。而高原地区的围绝经期和绝经后妇女应尽量避免在夏秋季节去炎热地区出差和探亲。

穴位按压：当潮热发作时，可自行按压行间穴，即双足的第 1.2 脚趾缝之间，按压和揉搓此穴位可以使热量从身体顶部排出去，使身体凉下来。

而为预防潮热发生，可以按压太冲穴，即行间穴的后方 2 cm 左右的地方（第 1.2 脚趾缝上方二横指处）。经常按压这两个穴位可以减轻发作程度及减少潮热发作频率。

（二）出汗（或称夜汗）

围绝经期综合征患者常常夜间出汗，甚至湿透被褥和睡衣，并且伴有焦虑和恐惧感。高原地区有些部分围绝经期妇女在出汗之后除了感到寒冷之外，还常常失眠。由于高原低氧本身使人睡眠浅而易醒，这会加重高原地区围绝经期和绝经后妇女的睡眠障碍。

如果夜晚有潮热和出汗，可以用温湿的棉制毛巾擦拭身体，以使面部和胸部以及腋下感到凉爽，但不要用非常凉的冷水，因为冷水可以引起皮下小血管收缩影响散热。有条件者可在这时洗适中温度的温水淋浴，避免洗热水澡或热淋浴，让温水顺着脊柱上下喷洒进行水疗，通过水刺激血液循环，使最靠近皮肤的血液冷却，会使自己感到凉爽而舒适。

睡觉前卧室的温度最好保持在 18℃左右，不宜过高，睡觉时用一条薄毯子保持体温。白天要多喝水，常温下每天至少喝 12 杯水以降低身体温度和保持机体水分，并排除体内代谢废物和毒素。晚上睡觉前喝一杯水，不要喝酒、喝咖啡及吸烟。晚饭不要大量饮食或过饱，但也不能空腹，睡前在两小时内不吃食物。睡前尽量不要做任何重体力劳动和剧烈活动。

（三）失眠

无论男女，随着年龄的增加，都会出现睡眠问题，但高原地区围绝经期和绝经后妇女则更显著。此阶段多数妇女开始失去良好睡眠，再加上高原低氧造成大脑轻度缺氧更容易导致睡眠不好，表现为入睡困难、睡眠浅，或半夜醒后难以再次入睡或清晨早醒。此阶段的另一常见并发症是多动腿综合征，其突出表现为夜间腿有针刺样或虫爬样感觉，酸胀不适，极为难受，更难入睡，甚至出现一种不可抑制的腿部抽动和抖动以减轻不适。

如有以上症状，给予补充镁、B 族维生素、维生素 D、维生素 E 和铁的保健品，症状常常会减轻。在饮食上，可以在夜里加餐，如喝一杯热牛奶或小米粥或吃点香蕉、花生等。但不能吃腌制的肉类、奶酪、巧克力、泡菜及大豆等含酪氨酸较多的食物，这类物质可使人大脑皮层兴奋，晚上应尽量避免吃这些东西。

围绝经期和绝经后妇女睡觉时应注意的事项有：确保卧室安静凉爽，不要在床上读书、听音乐或看电视。按时睡觉，最好在晚上八点以前上床睡觉，养成早睡习惯，不要轻易改变作息时间。不要在睡觉前 5 小时内体育锻炼和体力劳作。睡前吃一点富含色胺酸的酸奶、牛奶或香蕉等。睡前不要看剧情太激烈的电视剧、电影，可以做一些轻松的事情，如叠叠衣服，读些轻松的文章等。一旦上床后，无论是躺下还是夜里起来时都不要看表。睡前可以用手按摩足底和头部，以促进睡眠。

（四）疲乏

疲乏是围绝经期最常见的症状，导致疲乏的主要因素是失眠。由于围绝经期和绝经后妇女体内的雄性激素也是随卵巢功能降低而开始降低，同时伴随着精力充沛和健康快乐的感觉也会降低。

虽然卵巢功能的降低使雌激素水平下降可以引起睡眠障碍，但饮食不当却是引起睡眠障碍的第一个重要因素。有些高原地区中老年妇女或因宗教原因，或因个人习惯喜吃素食，但长期素食肯定会有害健康，并且影响睡眠质量。例如高碳水合物低脂肪饮食引起身体代谢紊乱。由于大量的米类和面食等高碳水化合物的食品转化为血糖的速度快而且量多，就会刺激机体分泌大量的胰岛素来降低血液中高水平的糖，使过多的糖转化脂肪储存。目前科学研究已经证实，米类和面食类高碳水化合物的食品也称高血糖指数的食品，会导致胰岛素水平的升高，从而加速机体饥饿感和体重增加。因此，围绝经期妇女和绝经后妇女在饮食上注意少吃高血糖指数的食物，而保持吃低的或中度血糖指数的食品，如：全麦面包、麦片粥、酸奶、牛奶、坚果、西红柿、胡萝卜、大多数的豆类、豆腐和豆制品等食物可以缓和地、持久地供给人体能量，并且不会增加血脂也不会增加体重，但能使机体精力更充沛，使机体更具有活力，更利于健康。另外再补充高蛋白食物和低脂肪食物，因为充足的脂肪和蛋白质是维持健康细胞的功能所必需的，尤其是人体免疫系统和中枢神经系统不能缺乏脂肪和蛋白质，否则功能将受影响。如橄榄油和高原特有的胡麻油，胡麻油是亚麻子油中的佳品，瘦肉、家禽肉、水产类及豆制品等含蛋白质的食物。常吃鱼类，尤其是鱿鱼，含丰富的二十二碳六烯酸（DHA）和二十碳五烯酸（EPA）不饱和脂肪酸，鸡蛋和蛋黄制品是富含胆碱的食物，同时注意适当补充复合维生素B。

在高原低氧地区，人体在慢性低氧状态下，对大脑皮质会造成一定的影响，中度以下海拔可使其兴奋性增高而影响睡眠，而高度海拔因缺氧严重则可能会导致大脑抑制。在高海拔地区工作的白领阶层在工作和生活节奏不断加快的条件下，又加上高原低氧的不良影响，如睡眠不足或质量低，或由于工作压力加大，或由于生活不规律，则更容易使人们在精神上产生过大的压力，虽然在舒解精神压力方面已经报道过很多行之有效的方法。而最近一项新的研究表明，多吃鱼可能会有效舒缓精神压力，增强体质。

很多人爱吃鱼，也有不少科学研究证实吃鱼对人体有诸多好处。而最新科学研究认为吃鱼对缓解白领阶层精神压力有较好的作用，当然若不能吃鱼，多吃鱼油也有同样的效果。

据以往的科学研究已经发现并证实了鱼油中所含的Ω-3脂肪酸有益于人体的心脏，但最近的研究发现鱼油中的Ω-3脂肪酸还可增加人情绪的自我控制能力，诸如抑制不良情绪的发生，增加压力的耐受能力，舒缓神经紧张、抑制冲动行为，控制不良情感暴发和提高集中注意力等。

通过另一项研究认为，高原地区人群由于地理环境所限，吃鱼或鱼油的比例明显低于沿海，从而造成高原人体体内Ω-3脂肪酸含量也低于沿海地区人群，本身再加上高原低氧因素，若精神压力过大可能会使心理疾患的发生率明显升高。同时经调查研究认为高原地区白领阶层人群中存在不同程度地心理健康问题比率也较高。因此，若通过增加饭桌上鱼肉或通过口服鱼油等方法，能够使体内Ω-3脂肪酸水平升高，从而舒缓精神紧张和抑制不良情绪的发生，并抑制和改善由于慢性缺氧导致的大脑皮质兴奋性增加，从而改善睡眠，增强体力，同时由于提高了集中注意力，也会增强工作能力和生活的情趣，促进家庭和谐。高原地区围绝经期妇女要注意至少每周吃一次各种素菜、海带、海苔类海产植物，因为这些均衡的食物可以营养神经系统、免疫系统和内分泌系统。

围绝经期的疲乏可以食用灵芝和人参以增加身体的抵抗力，增强免疫系统的功能。高原地区妇女在此期服用一些高丽参或西洋参不会引起所谓的“上火”，对增强精力、改善睡眠、减轻疲劳具有良好作用。现代研究认为中老年人失眠实际上是一种体质虚弱的表现，应用人参类或用“参芪口服液”后，有改善睡眠和增强体质的作用。

缺少运动就会没有活力，就会越来越疲乏。围绝经期和绝经后妇女应该用适度的运动来保持活力和健康，适度运动可以减缓疲乏。有时去室外散步和行走15分钟也会显著改变困倦和疲乏的心情，提高精力。围绝经期妇女最好的运动方式是练习瑜伽、太极拳和气功。实在是不愿意活动者，去做按摩来疏通经络，也会消除疲劳感，使精力充沛。如果哪都不愿意去，或没有条件，也可以模仿婴儿姿势呼吸运气法来消除疲乏，即屈膝跪在软垫子上，面部贴向垫子，上肢放松，置于身体两侧，手掌朝上，然后进行深呼吸，深呼吸的情况下排除杂念、静心想，从而达到缓解疲乏的作用。

（五）烦躁和情绪波动

有围绝经综合征的妇女常会有心情恶劣、沮丧、焦虑和烦躁的体验，这与体内激素水平功能失调性变化和其他多种因素所引起有关。大脑可以分泌5-羟色胺，这种物质对于调节心情极为重要。由于雌激素可以增加5-羟色胺的分泌量，5-羟色胺又能使脑神经细胞含有黄体酮受体。如果围绝经期妇女雌激素水平过低，使5-羟色胺的浓度减低，从而导致了心情的变化，再加上围绝经期妇女体内黄体酮水平也明显下降，就会发生经前期综合征患者普遍存在的抑郁症状，而应用5-羟色胺选择性再摄取抑制剂—百优解，对经前期综合征和围绝经期综合征的抑郁症有良好的效果。此时，就应该及时就医，在医生指导下调整由于激素失衡引起的情绪不稳，给予短期的激素补充治疗，这样可以维持激素正常的水平，又助于保持心态正常。而积极采用自己的一切自助的保健措施和方法可以协助驱散消极情绪。

在饮食方面，牛奶和奶酪以及鱼肉中含有的苯丙氨酸可以平衡大脑内的化学物质，中老年妇女应注意摄入。在许多坚果，如杏仁、核桃等以及蘑菇中含有硒，海洋食物和鸡蛋中含有锌和铬，这些微量元素经常摄入对中老年妇女保持良好心态有积极作用。小米和大米粥也有助于驱逐抑郁、缓解紧张和精神压力的作用。

某些心情烦躁可能与营养缺乏有关。尤其是高原地区的许多围绝经期和绝经后妇女缺乏B族维生素，如维生素B6可以帮助大脑摄取5-羟色胺，维生素B12和叶酸也有很强的稳定心情的作用。每天服用自制的2杯麦芽汁或口服商品名“小麦胚芽油软胶囊”对于轻度或中度的抑郁有效，甚至可以使部分妇女不用其他处方药。常服用适当的银杏或商品名“银杏软胶囊”，可以调节心情，银杏是促进脑部微循环，促进葡萄糖代谢的食物，并有增强记忆力和防止老年性痴呆作用。

心理调节上，应多想些生活中愉快的事，以“人生十有八九不如意，常想一二”的心态对待生活，“知足者常乐”，是保持精神愉悦的重要思想基础。应该想办法清除心中的烦躁和担心，以及尽可能排除失败和其他消极的想法。为了使你排除不良的杂念而让思维集中于一件事，尤其是静下心来办一件自己喜欢的事，是最有效的有益于身心健康方法。也可采用冥想的方法，冥想的练习可以把精力集中于一句诗文，如果实在静不下心来，可以找你信任的医生进行专业咨询，这种谈话疗法很有效，不但有助于解决问题，和还可以使自我感觉更好，更容易进入冥想状态。另外，提高自己的文化修养，包括道德、宗教、文学艺术等，也是养生长寿和心理调节的重要措施。孔子说：“大德必得其寿”，以仁爱心对待他人，以善养心，并以诚心而不懈努力地工作和生活，也能养心长寿。

围绝经期妇女的有氧健身运动有助于调节心情是提高脑内的内啡呔水平的自然而有效的方法。内啡呔具有明显抗焦虑和抑郁作用。所以，围绝经期妇女每周应有了3次每次不少于3千米的轻松散步，或每周3次每次30分钟以上的有氧锻炼，可以显著提高脑内内啡呔水平而促进心情愉悦。

1．国内外心理学家总结了现代城市上班族（包括中年知识女性）的流行职业病不良的负面压力造成职业枯竭的五大表现：

（1）生理耗竭：工作和生活能力枯竭的生理维度。主要表现特征为：处在围绝经期的中老年妇女，感到持续的极度疲乏无力、精力不足、自己对身体健康失去信心，抗病能力下降，常感到身体虚弱和劳累，难以胜任平时完全能轻松完成的工作，伴有经常性的失眠、头痛或偏头痛、腰背痛、肝区隐痛或两肋下钝痛、消化功能失调、胃肠不适等症状，同时伴有围绝经期综合征的症状，潮热、出汗、形成恶性循环，有的人体重减轻、消瘦。常疑心自己患了不治之症或自己身体的能量已耗竭将尽，已无法再进行工作和正常的生活。

（2）情绪衰竭：工作和生活能力枯竭的压力维度。主要表现为中老年妇女不但对工作和生活原有的热情已完全丧失，而且对工作和生活产生厌烦，甚至对亲朋好友或家人的情感资源也耗尽了，无法关怀他人。出现对任何顺利的事情不感兴趣，冷漠麻木，不顺利的事情又会烦躁易怒、悲观沮丧和疑虑心理加大，稍有挫折就感到自己命苦无人关心，深感无助，甚至有被迫害的感觉，并发脾气责备亲人或迁怒于别人。工作和生活稍有难度便感到巨大的压力难以承受，怨天尤人，本身惧怕工作或家庭中的困难却到处讲工作和家庭劳务负担过重，压力过大等。难以完成正常工作任务和难以过正常的家庭生活，出现经常与家人吵闹和单位同事之间的冲突之中。

（3）心智枯竭：工作和生活能力枯竭的认知维度。主要表现为中老年知识女性丧失理想和信念，在工作和生活中没有乐趣，心理空虚，认为什么都是假的，什么都没意思，怀疑一切，缺乏热情、缺乏自信、缺乏动力，面对他人的成功，往往就对自己的能力产生怀疑，自认自己不行，退缩，心里充满失败感、沮丧、自我评价降低，从心理上甘认自己无能，从而难以树起自信心。在工作上无法主动和独立去完成任务，在生活中无法主动和独立处理家庭事务，依赖性越来越大。

（4）仁善化消退：工作和生活能力枯竭的人际维度。主要表现为：失去以人为善的正常思维，人际关系恶化，对自己周围的人和服务对象都一律以一种消极的、否定的、麻木不仁的甚至是敌对态度去对待，不但对他人的理解力下降，对他人的信任度下降，而且也失去了同情心和仁爱心。对同事或部下或家人经常以冷嘲热讽，肆意贬损，而且还处于敌意和猜疑的弊导思维方式之中，使自己无法快乐地与他人真心沟通，甚至连亲友也无法有效沟通，总是与他人保持相当大的距离，只要别人甚至是家人稍有不敬，立刻产生过度的反击反应，甚至出现攻击性行为或自残行为，导致人际关系甚至包括家庭成员之间的关系越来越恶化，严重影响工作和生活能力。

（5）价值枯竭：工作和生活能力枯竭的评价维度。主要表现为：由于日复一日的枯燥、烦闷、失望而扼杀了生命的意义，对自己工作和生活的意义及价值的评价明显下降，工作变得机械化而且效率低下，家庭生活变得毫无情趣，不关心任何家庭成员，时常出现沮丧和自怨自艾，时常感到无法胜任工作和生活中应承担的义务而自觉感到无用，因此自己不再付出努力和抗争，任其工作和生活质量下降，无论是对单位或家庭，都消极怠工，甚至厌恶工作和生活，有离职、离婚或离家出走的倾向，无法正常从事原来已熟悉的工作。

以上心理疲劳和职业枯竭是一种信号，从预防保健的观点和现代养生学的观点来看，它提醒处在围绝经期和绝经后的中老年妇女，以及中老年知识女性中担任企事业单位的管理者，自己和员工无论是在心理还是生理上都要随时学会调整和调养，并应用现代医学科学方法，从而阻断不良刺激和恶性循环。以上五项表现也并不是让我们放弃工作，放弃竞争，更不应该消极地理解休养就是不工作而在家睡觉或静坐，而是要提倡积极的动态的心灵灌溉，让身心重新滋润起来，充分享受工作的快乐，充分享受生活的快乐。因此，围绝经期和绝经后的职业女性更要经常注重身心的滋润和养护，预防心理疲劳和职业的枯竭。世界卫生组织提出“让工作变得更感情、更健康、更愉快”的理念对我们改善工作和生活的态度是有益的。

2．现代中年知识女性心理养护五步法　由于社会在加速发展，城市生活日新月异，现代中年知识女性在职业工作和生活过程中，虽然可以通过勤奋刻苦和不断努力得到丰厚的收入、骄人的业绩和令人仰而视之的地位，但同时，也由于工作和生活中各种压力和长期的精神紧张、反复的心理刺激、家庭的负担、复杂的恶劣情绪影响，若不及时调整和化解会逐渐耗尽中年知识女性的能量，形成心理疲劳，久而久之，就会造成心理障碍、心理失控甚至精神失常，加上正处在围绝经期的生理变化中，进而引起多种心身疾病，让身心枯竭，加速衰老进程。世界卫生组织曾针对心理疾病对人类造成的严重危害断言，“没有任何一项灾难比心理障碍带来的痛苦更深重”，世界卫生组织预测，在21世纪影响中国最严重的疾病将是心理疾病。而严重的是当中年知识女性或企事业单位的中年知识女性管理者或领导心理处在亚健康状态时，会给自己和员工造成更大的精神压力和职业压力。因此，有关专家认为，职业压力养护已成为21世纪企事业管理中以人为本的最为迫切的课题之一。

现代中年知识女性管理者或领导更多共同的体验是，每当调整工作岗位都会经历相似的职业发展阶段：即先是工作的“蜜月期”阶段，干劲十足，即便是有很多困难和阻碍，也努力刻苦地充满激情去干好工作，身心都很满足和喜悦；然后是进入职业适应阶段，最初的激情开始退去，学习也不像从前那么刻苦，虽然对工作岗位已经比较熟悉和胜任，却每天真实地面对高度重复的工作、枯燥简单的程序和固定乏味的环境，同时又要完成上级交代任务的压力、对应同级同事之间的竞争，还可能有家人的不理解等，工作能力开始下降，工作态度逐步表现为冷淡，对工作没有积极性，开始消极地应付性地工作；第三阶段是心理疲劳阶段，虽然没有什么疾病，却又感觉不健康，不舒服，知识女性到了中年阶段什么都可能拥有，可就是缺少快乐，经常存在着焦虑感、疲劳感、烦乱感、无聊感、无助感、乏味感、无用感和对任何事情缺乏兴趣，有时表现出愤怒和抑郁，以及对丈夫的疑心等，有时又是随波逐流，缺乏判断力，人云亦云，自信心明显降低；最后一个阶段称为“撞墙阶段”，不但出现多种心身疾病，消化系统功能紊乱、失眠、心血管及肝肾功能也出现异常，腰背胸部疼痛不适，性格情绪反常，无法继续正常工作，出现严重的心理衰竭状况。作为企事业单位的女性领导和管理者如何进行自我调节和对员工的不良职业负面压力进行疏导及心理养护呢？我们必须首先了解职业压力对人体心身健康所造成的危害。

（1）第一步：大脑决定健康——管理好自己的情绪。在人生的道路上，谁都不可能一帆风顺，我们每个人，尤其是作为家庭女主人的中老年妇女，更应该把受到的挫折和困难当做“良药苦口”来对待，也就是我们有意识地指导自己和引导家庭其他成员进行利导思维，利导思维就是遇到对自己不利的事情时，把思考导向对自己有利的方面去思考，即向着积极、美好的方面去想。不愉快的感受其实对我们反而有着正性的提示作用，接受到这些感受我们需要利导思维，并提示我们进一步深入了解自己，反省自己，理解他人也关注自己的身心反应，用利导思维的方式疏导自己的情绪是非常有益于健康的。大脑决定健康，因为大脑具有决定健康的物质基础：脑内β—内啡肽，这是一种由脑内产生的荷尔蒙，相当于吗啡的物质，这种物质不仅可以使人产生愉快的心情，还可以预防、治疗疾病，提高身体抵抗疾病和治愈疾病的能力。无论遇到什么事情，都从积极的意义上去考虑，即利导思维或称正面思维，大脑就会产生有利于身心健康的α波，而α波的出现会促使大脑分泌β-内啡肽。快乐产生β-内啡肽，β-内啡肽产生快乐，这就是真正意义上的大脑放松所产生的良性循环，对身心健康的效果妙不可言。

（2）第二步：欲速则不达——管理好自己的时间。防止体力不足的最好方法是给自己留点空闲时间，即便是工作狂也应为自己抽出一点放松休息时间，否则就会损害长期保持良好工作成果的机会，也是仍在工作岗位上中老年妇女职业枯竭最大的元凶。因此，因为中老年知识女性往往有着女强人的性格，即要照顾家庭又要在事业上拼搏，往往要比男性付出更多的精力和心血。科学地管理好自己的时间是每个中年职业女性必须学会的一项技术。比如：

①确定事情的轻、重、缓、急，对自己开列3张清单，一张是必须做的事，一张是想做的事，另一张是既非必须而又不想做的事情。然后把第三张单子上的事全部忘掉。

②培养自己的耐性，因为耐性是一个人抵抗生命中严酷状况能力的素质。面对较大的困难时，不要被难度大吓倒或退缩，而是用耐力分解它。要学会将复杂事情分解成几个小部分来完成，或通过分析制定出现实可行的完成计划，然后逐步应用女性坚韧不拔的毅力特征去完成。

③正确使用时间，对自己不要有过度的期望，不要被周围的事物羁绊，根据个人的能力若一次完成一件事情效率更高就不要同时去做几件事情，因为生活经常是必须做些妥协的，但不要做时钟的奴隶，尽可能地在时间限制内完成工作。

④有规律的生活和工作，尽量减少夜生活，即便是为了放松的娱乐（超过4小时就是过度）。每天应尽量保证有效睡眠7小时左右，尤其是需要在晚上11点以前上床睡觉，久而久之则能使睡眠质量有保障，而早起可以干头天晚上没干完的事效率更高。当然还必须保证每日吃早餐。

⑤学会放松和休息的调节，进行以松弛为目的的生物反馈训练，对矫正紧张、焦虑、忧郁情绪及改善睡眠质量有显著作用。具体方法有：

循序式肌肉放松法

中老年女性在松弛生物反馈训练中，被国内外专家所推荐的是：循序式肌肉放松法，由于简便易行、可靠有效，可使一个平常紧张而不知自制的人能学到在行、住、坐、卧、工作与说话时皆可以同时进行“松弛反馈”。一般情况下跟着下列的要点练习大约一星期，就可以掌握到放松自己的要诀。

①安排一段大约30分钟的时间，保证在这段时间内没有人、猫、狗、电话或门铃等骚扰。

②安排一个宁静的而且最好是能够调解成黑暗的、内设有一张舒适的床或沙发的房间。

③穿着松身的睡衣，或将自己的紧身衣裤解松，然后平身躺在床或沙发上。

④深呼吸三次。每一次吸气后，尽可能忍气不呼出，并全身紧张用力，手握拳头，这一过程让自己体会到“紧张是怎么一回事”。直忍到每次在忍无可忍或实在不能继续忍的情况下，将气缓缓呼出，尽可能导引自己有“如释重负”之感，这一过程让自己体会到“松弛是怎么一回事”。

⑤在这种活动中尽量用心去感受紧张用力的不适与松弛释负的舒适那种强烈的对比，从而更深刻地用心身感受舒适的快乐。

⑥然后逐一部位去给予“松弛的自我催眠命令”。这些部位依次序是手指及掌、前臂、手臂、头皮、前额、眼、耳、口、鼻、下颚、颈、背、前胸、后腰、肚、臀、耻骨及以下生殖器官、大腿、膝关节、小腿、脚及脚趾。要依着这些部位的次序，给它们以下的命令：“放……松……松……弛……”。并自我暗示，“我现在感到非常舒畅……我的大脑现在非常松弛……舒服……”。

⑦每当完成手指到脚趾的松弛过程时，自己就要想象有一股暖流，由头顶缓缓流下经过头、胸、肚、腿及脚尖。这暖流带来的舒适，大大加深身体的松弛程度。

⑧静静地躺在床或沙发上感觉和享受这种从未有过的松弛状态，深切地体会这种状态的美好。

⑨除了⑧这步骤是不限时间之外，由于手至脚这逐步放松的过程需要 6 ～ 7 分钟。如果少于 6 分钟，就不能达到真正的松弛了。

此项“松弛反馈”活动之所以要安排 30 分钟时间去做一个基本上 7 分钟左右的程序，是希望操练者不要操之过急，不要为时间急迫所限而不能尽量放松。如果已能够掌握到松弛的要点，练习者可以在每天工作之余和生活中抽出 10 分钟之内的空当充分松弛。

（3）第三步：人生最大的财富 - 管理好自己的健康。由于生理和心理息息相关，所以现代中老年妇女的心理疲劳和职业枯竭防治的要点着重在坚持科学的合理的生活方式，适度的体育锻炼，足够的高质量睡眠、均衡的营养饮食和必要的心理保健以及合理的休息，当然，如果通过医学检查或本人有围绝经期综合征的临床表现，科学而规范的妇科内分泌治疗是必需的。因此，必须注重以下要点：

①生活规律，合理膳食：现代医学研究证明，饮食合理的人疾病就难以侵入。因为目前现代生活中，没有任何一种食物能全面包含人体所需的营养，所以食物必须选择多样化，多吃不经常吃的，山珍海味要有，牛奶要喝，粗粮、杂粮、蔬菜、水果更不能少，利用合理多样的饮食摄取营养，才符合科学合理均衡营养观念。但一定要做到饮食不过量，饮食与体力活动相适应，保持适宜的体重，戒除吸烟、酗酒等不良嗜好，有助于新陈代谢，有助于生理功能的最佳发挥。有规律地生活和工作，遵循“大道自然”法则，就是顺应生物钟的运转规律作息，工作与休息时间相对稳定，每年定期休假，不但不会影响工作和事业，反而还会提高效率，增强信心，工作能力得到进一步提高。

②充足的睡眠：现代人尤其是中老年妇女的睡眠透支已成为目前最流行的都市病。其实，充足的休息最重要的是保持高质量的睡眠，因为质量好的睡眠可以胜过任何一味最有益身心健康的滋补品。由于伴随着社会的变革和人们生活方式的改变，睡眠不足也已成为现代人尤其是中老年妇女最普遍的健康和社会问题，世界卫生组织确定“睡得香”为健康的重要客观标志之一。

③培养多种兴趣爱好：充分利用紧张工作中的零碎时间，多培养一些业余爱好，找一些怡情的放松形式，循序渐进，持之以恒，会使人的身心健康受益无穷。广泛的兴趣爱好可增加人的活力和情趣，使生活更加充实，生机勃勃。如培养自己听音乐、钓鱼、养花、绘画写书法、各类收藏鉴赏、学写诗词散文等多种兴趣。不仅可以修身养性，陶冶情操，提高自身文学和艺术素质，对健康也十分有益，而且能够减轻工作压力，辅助治疗一些心理疾病。因此，笔者认为，妇女应与男性一样一般在 40 岁左右开始搞一项收藏，到 60 岁左右其收藏已经成为系列，在此期间这样做的意外收获不仅是身心放松和有益健康，20 年的积累而成的崭新的成就感会使退休后减少失落感而更利于晚年的身心健康。经研究表明，兴趣的转移和持续保持可以减轻围绝经期综合征的症状发生程度对中老年妇女极为有利。

④适当锻炼：现代中年知识女性热衷于都市生活忙于事业，而身体锻炼的时间越来越少，久而久之易导致各种心理和生理上的非健康状态。健康的精神状态来自自身的思想意志，人的精神要依靠躯体的各种力量的养护，所以人的形养还在于自身体育锻炼，使人的思维、内脏各器官功能都保持兴旺状态，人才能显得精神无比。中老年妇女每个人根据自身和环境条件，寻找一种适合自己的简单的锻炼方式，打球、游泳、慢跑、做操、练气功等，都可起到加强自我运动锻炼的效果，不但能减轻精神压力，防止职业枯竭，增强工作能力，而且还防病治病，延缓衰老。

⑤科学的药物辅助疗法：在医师指导下科学地使用中西药物以帮助身体疲劳的恢复虽然是辅助性的，尤其是帮助围绝经期和绝经后妇女伴有围绝经期综合征表现者进行妇科内分泌治疗，却是十分必要的。如果在焦虑或心理疾病出现后，抗抑郁和抗焦虑药的应用，对矫正心理疲劳效果显著；而由于慢性疲劳综合征与免疫失调有关，因此适当应增加免疫功能的药物或保健品，如六味地黄丸、大剂量维生素 C、参芪丸、冬虫夏草，铁皮枫斗等，具有增加免疫力，促使睡眠安稳的作用。

（4）第四步：认知影响行为 - 管理好自己的信念。我们人体的健康不但需要生理的营养，更需要心灵的营养，我们健康与否全在于我们对生活的态度、信念影响行为和情绪，健康的信念可以改变不良的认知方式和不良生活方式，我们才可以从根本上杜绝心理疲劳和职业枯竭的出现。

①信念是健康的保护神：信念是人类灵魂的力量，甚至比意念更高的力量，心里常存在健康的信念，就会不断调整心态，使神经内分泌系统、机体免疫预防机制得到不断修正和调整，使其功能趋向正常，达到防病治病的目的。这就是为什么有很多信仰宗教者用虔诚信念，促使疾病康复的原因。

②放弃对事事完美的迷恋，学会超脱：人生活在大千世界，万事如意是不可能的，人生十有八九不如意，要接受人生本来就不是完美的事实，经常采用能量排解法和自我鼓励法，进行恰当地自我暗示，就会发现许多事虽然不能尽如人意，可用生活中的哲理或某些明智的正向利导思维来鼓励和安慰自己，让不良情绪的破坏能量转化为有用的能量，然后去做自己喜爱的任何工作或事情，因为热爱工作并能深入其中是防治各种情绪不良病的良药，甚至是特效药。

③消除对他人的嫉妒心理：接受他人的成功是其比自己更刻苦更努力的结果，承认自己的不足，而理解和敬重、钦佩比自己能干的人，不但可激励自己努力向成功靠近，也会得到别人的爱和尊重，从而换回自己真正的快乐。让我们多一些宽容和感恩，少一些抱怨和嫉妒，对心理正面护理才是真正的修身养性。

④注意调节应激，善于放松和休息：因为人的价值并不会以忙碌与否来计算。工作生活的快节奏，是社会发展的必然，随着节奏加快的适度紧张，对人的身心健康不但无害反而有益，因为机体为适度紧张会使免疫系统和神经内分泌系统的调节更加趋于正常。但是，如果不善于自我适应自我调节，使得长时间的应激和心理紧张处于失代偿状态就会造成极度心理疲劳。善于自我适应自我调节应激，注重放松和科学休息是十分重要的。休息有两种方式：一是运动和娱乐，称为积极的休息；二是睡眠，称为消极休息，二者均不可偏废。科学地安排时间休息，不但有效恢复精力和体力，而且能明显提高工作效率和生活质量。

⑤学会感恩：追随热情，心生感恩之情，你将会有富裕的人生。我们生而为人，要感谢父母养育的恩惠，感谢丈夫在夫妻生活中的恩爱的恩惠，感谢国家和平的恩惠，感谢师长教诲的恩惠，感谢各级领导或老板给我们工作机会和薪酬的恩惠，感谢同事和朋友信任和支持的恩惠，感谢子女给我们天伦之乐的恩惠，感谢部下支持拥戴的恩惠，感谢大众给我们助益的恩惠，如果没有这些恩惠，我们何能存在于天地之间？因此，感恩对自己是不花成本的心身健康的重大投资，对心理养生和未来人生都有助益。它是一种深刻的感受，能增强个人的魅力，开启神奇的力量之门，发掘出无穷的智能。每天都用几分钟时间，为自己能有幸有自己施展才能的工作平台而感恩，为自己遇到这样一位知遇的领导而感恩，为自己有能干的部下和助手而感恩，时常怀有感恩的心情，我们就会变得更谦和，可敬且高尚。如果你每天能带着一颗感恩的心去工作，相信工作时的心情自然是愉快和积极的。感恩是积极思想的表现，是一种积极的心态，积极的心态像太阳，照到哪里哪里亮，是对付亚健康、心理疲劳，职业枯竭的最有效的武器，它会使你的人生观进行全面大调整，使你永远不为压力、烦恼所累，并为你创造未来生活的健康与幸福！

（5）第五步：坚持以人为本 - 管理好自己的观念。根据社会学研究表明，在职业生涯中一个人受尊重的程度越高，他受到的职业压力、精神压力就会越小，而承受各种压力的能力就越强。事实也证明，无论是公司的女性职业经理人还是企事业单位的女性管理者，如果坚持以人为本的管理模式，采取尊重人、理解人、关爱人、相信人的平等式管理和自主式管理，以及主动式管理和开放式管理，就会使管理者自己和员工的职业压力保持在一个合理而适度的水平上，而这种来自于工作目标，任务方面的压力又称为正面的职业压力，适度的正面职业压力是有利于身体健康的，而那种来自上级领导的指责、批评和团队内部争权夺利、流言蜚语以及各种内耗造成的压力称之为负面压力，这种负面压力则对心身健康有极大的危害。因此，在知识女性中，从事管理工作的中老年妇女，要在改善公司或企事业单位管理中尤其是要抓紧解决当前引起职业负面压力增大的突出矛盾，并尽可能引导正面压力，把负面压力降到最低程度，这不但对自身的心身健康有益，也使女性员工保持高效、健康、愉悦和昂扬向上的职业状态。其重点有以下四个方面。

①改善劳资关系紧张状态。这方面的矛盾主要是资本负面，代表资本的企事业经营者，尤其是围绝经期妇女经营者必须顺应以人为本的时代潮流，以劳资互相尊重，合作共赢的新观念，与员工和劳动者为善，摒弃死抱着资本原始的血腥不放，无止境地追逐绝对剩余价值，以及侵害劳动者权益的旧观念，不但对双方心身健康有益，而且资本的赢利才会更长久。

②改善干群关系紧张状态。这方面的矛盾主要是处在围绝经期和绝经后的女领导，要能转变观念，当领导就要学会做好服务者、设计师和教练的角色。进入21世纪的信息化时代，尤其是知识经济时代的不断深化，那种女强人形象的上尊下卑的命令式、悍妇式的独断专行以及女英雄崇拜式的管理观念已经过时。如果不及时更新观念，不但不能适应新时期领导潮流，而且还会对自身造成严重的心理障碍，极大地影响心身健康。

③改善员工的工作环境和条件。作为企事业单位的知识女性管理者，响应国际劳工主席提出的“让每一个人都能体面的工作”，同时让工作变得更安全、更健康、更愉快，变成对改善企业管理更为有益。还不仅是以人为本观念的体现，更能够提升员工的工作激情，增强工作积极性，同时由于工作条件的改善对员工的技能和整体素质的培养具有重要意义，从而提升员工的职业能力，减轻职业压力。另外，这也是企业形象和品牌的象征之一。因此，要放弃“血汗工资、血汗工厂”的方式，放弃让员工越长的时间、越重负荷的过劳行为作为成本优势的不人道观念和短命企业做法。也会让管理逐步形成和谐的心态，有利于心身健康。

④打造优秀文化。把人本文化融入到管理之中，通过变革企业和单位旧的管理体制，在破旧立新的过程中建立并完善有利于形成部门间相互尊重与合作、同事间相互尊重与合作、上下级间相互尊重与合作。在企业和单位内部营造出一种蓬勃向上的氛围和提倡感恩文化，让全体员工在了解企业和单位发展目标和方向的同时，激发员工“超越自我，挑战每一天”的内在活力和创造力，形成全员共谋事业发展的机制和优秀企业和单位文化的氛围。

健康的工作方式。中老年妇女领导者来说，工作不仅是事业，而且是自己心身健康的生活，更是实现自身价值和理想的转换过程。由于中老年妇女领导者的工作充满了风险、充满了艰辛、充满了压力、充满了一个又一个未知数的挑战与冲击，这就要求自己有开阔的视野、广阔的胸怀、女性的细心、女性的温柔、若定的风度、从容的态度、雄才的胆识；并在法律知识、自身修养、历史文化等方面多加努力，才能在激烈的市场竞争和比拼中始终如一，与时俱进，随机应变，牢牢把握机会，勇于直面挑战，坚持从细节入手，识大体、抓大事、顾大局。因此，我们的工作方式应该是：紧张而有序和衷而共济，尚德而显义，仁爱而克己，择优而舍取，有节而有利，感恩而进取，健康而愉悦，修养而生息。

在我们今天生活的这个时代、这个社会，妇女的心理健康早已超越了个人是否能正常生活的狭义，因为家庭的心身健康在于女主人，所以中老年妇女的心理健康影响全家人的健康。尤其是围绝经期和绝经后妇女的心身健康已成为现代家庭生活、现代人类社会关注的主题。妇女健康已成为构建和谐社会之必须，健康和谐多美好！代表和体现了我们构建和谐社会共同愿望和主题口号。家庭女主人的健康是创造美好家庭生活之必需，全家人拥有健康、珍惜生命是要创造幸福美好的新生活，人本贵在健康之本。社会在进步，事业在发展，围绝经期和绝经后妇女拥有健康才能拥有一切，围绝经期和绝经后妇女拥有健康才能拥有自己。因此，任何具有远见卓识和爱惜人才的各级女性领导者和企事业单位的女性管理者都不可掉以轻心，不但要注重自己的心理健康，也要关爱员工心身健康，因为女性管理者和员工的心身健康与企业和单位的健康发展在今天是息息相关、互动影响、共同成长。

第四节　中老年女性骨质疏松症及其防治

一、有关骨质疏松症的基础知识

（一）正常的骨组织代谢

人体骨组织含有无机成分和有机成分。无机成分主要为结晶状态的羟基磷灰石，约占骨组织的 70%。有机成分约占 30%，其中 98% 为 Ⅰ 型胶原蛋白，2% 为细胞成分如成骨细胞、破骨细胞和骨细胞。

人体骨组织中无机和有机成分的总量称为骨量。人体骨量从胎儿期开始增加，出生后的幼年、童年及青少年时期继续增加，30 岁左右达最高峰，此时的骨量称为峰值骨量，此后骨量逐渐减少。峰值骨量因性别、种族、国家和地区、职业、生活习惯等不同而有较大差异。在亚洲，日本人的峰值骨量最高。在世界范围内，美国黑人的峰值骨量最高。中国人的峰值骨量偏低，峰值骨量高的国家和民族在同等条件下更易于发生骨质疏松，因而防治骨质疏松的任务也就更加艰巨。

人体一生中的骨含量是不断变化的。骨组织发育成熟之后，总是处于不断吸收和不断形成的重塑过程中，破坏旧的骨组织，形成新的骨组织，以适应人体的各种变化。在健康状态下骨吸收和骨形成过程处于动态平衡。当各种原因使这种动态平衡被打破而出现骨吸收大于骨形成时，就会导致骨质疏松。经常从事体育活动和体力活动的人，常可以保证良好的骨形成过程而长期保持这种动态平衡。

参与骨组织代谢的主要功能细胞有成骨细胞和破骨细胞。成骨细胞的主要功能是参与人体骨形成的过程，负责骨质的合成、分泌和矿化。破骨细胞的主要功能是吸收已经矿化了的骨组织，这种吸收功能是维持正常骨骼成熟健康所必需的。这两种细胞活性在多因素的调节下维持着动态平衡，保持着正常人骨组织的健康。

（二）参与骨组织代谢调控的主要因子

人体骨组织代谢调控是个十分复杂的生理过程，有多种因子参与其中各司其职，互相协调。人们对这些调控因子的了解成为骨质疏松预防和治疗的理论基础。所有关注骨质疏松防治的人对此都应当有所了解。对于女性围绝经期及绝经后骨质疏松的防治而言，当患者出现临床症状时可能首先去看妇科医师，而且女性绝经后骨质疏松症的发病原理及防治措施与男性有着很大的差别，所以各级妇科医师对此应有更多的了解。

1．甲状旁腺素　甲状旁腺素由人体甲状旁腺的主细胞合成和分泌，其主要功能为调节血中钙离子的浓度。当血钙浓度低于正常时，甲状旁腺素的分泌增加，使血钙浓度升高。反之，高血钙也可抑制甲状旁腺素的分泌。在骨组织中，甲状旁腺素既促进骨吸收，又促进骨形成。当血中浓度高于正常时破骨细胞活性高于成骨细胞，导致骨丢失大于骨形成。适当浓度的甲状旁腺素可使成骨细胞的活性超过破骨细胞，骨形成大于骨吸收。

2．降钙素　降钙素由人体甲状腺滤泡旁细胞所分泌，是人体参与钙代谢调节的重要激素，可降低血钙浓度，抑制破骨细胞的活性并抑制骨吸收的过程。反之，降钙素可增加成骨细胞的活性而促进骨形成和骨矿化过程。药理剂量的外源性降钙素可完全抑制破骨细胞的骨吸收作用而有效防治骨质疏松。

3．维生素 D　维生素 D 是调节钙磷代谢的最主要的激素前体，广泛参与骨代谢和机体的细胞代谢，是调节细胞的生长、发育、分化与增殖的主要内分泌激素，也是调节神经系统功能和免疫功能的最重要的激素之一。它的主要生理作用是升高血钙和血磷，有利于类骨质矿化和骨的形成。医学实验表明，维生素 D 对卵巢切除大鼠有逆转骨质疏松的作用，这种作用是通过调控 Ⅰ 型胶原和骨钙素等的合成、抑制骨转换、改善骨小梁的微结构和增加骨盐沉积来实现的。此外，维生素 D 还是促进肠道钙吸收的有力调节因子。

4．性激素　大量研究结果表明，性激素（包括雌激素、孕激素和雄激素）女性在骨质疏松的发生、发展、预防和治疗中起着非常重要的作用。研究证实，成骨细胞和破骨细胞的表面都有性激素受体。性激素可以增加成骨细胞的活性，使骨组织的合成代谢和骨形成增加，同时降低破骨细胞的活性而抑制骨组织吸收的过程。女性体内的性激素主要来自卵巢，当卵巢被手术切除（人工绝经）或因卵巢萎缩而自然绝经后，体内性激素水平迅速降低，导致成骨细胞活性减弱和破骨细胞活性增强从而导致骨质疏松症。其他影响骨组织代谢的激素还有甲状腺素、胰岛素和糖皮质激素等。

（三）人体骨组织相关的矿物质

人体骨组织中的矿物质为羟基磷灰石，因而钙和磷是与人体骨组织关系最为密切的矿物质，是构成骨基质的基本原料。钙和磷都是从食物中摄取的。食物中钙磷含量的不足或吸收障碍都会影响到骨组织的正常代谢。正常人每日钙的需要量为 1000 mg 左右，磷的需要量约 800 mg。此外，镁与骨骼生长和骨质疏松也有密切关系。镁缺乏可以导致骨生长受损，成骨细胞活性降低，骨形成和骨体积下降，骨的强度降低和脆性增加，因而是骨质疏松的危险因素之一。矿物质的摄取和消化吸收与个人的生活习惯密切相关，将在骨质疏松的预防一节详述。

（四）人体骨骼及分类

正常成人有 206 块骨，依据骨的形态特征一般分为扁骨、短骨、长骨和不规则骨 4 种。如人体的颅顶骨、盆骨、肋骨、肩胛骨等属于肩骨。短骨多位于承受压力较大而又需要复杂活动的部位，如人的手腕骨。长骨多位于四肢如股骨、胫骨、肱骨、桡骨等。手掌骨和指骨也属于较短的长骨。形态不规则的称不规则骨，如人体的脊椎骨等依据骨结构和密度的不同，又可将人体骨组织分为密质骨和松质骨。密质骨多在骨外层构成骨的皮质，故又称皮质骨，其骨板为实性，排列紧密。松质骨位于长骨的两端（干端）、骨干的内侧、椎体内等部位，其束状或板状结构构成三维的分支网架，对皮质骨起着复合力学支撑作用。密质骨是松质骨体积的 4 倍，但松质骨较密质骨有更大的表面积，在骨代谢中发挥重要作用。此外，骨髓的造血功能是由松质骨完成的。骨质疏松患者的骨质破坏也常常先从松质骨开始。松质骨含量较多的骨如人体的脊椎、骨盆、手腕、股骨颈等部位更易于发生骨折。

（五）骨质疏松症的定义及分类

原发性骨质疏松症是以骨量减少、骨的微观结构退化为特征，从而导致骨的脆性增加并易于发生骨折的一种全身性骨骼疾病。其中骨量减少应包括骨的矿物质和骨基质等比例的减少。如果只有骨的矿物质减少而不伴有骨基质减少则称为骨软化症，对于儿童来说则为佝偻病。骨的微结构退化是由骨吸收所致，表现为骨小梁变细、变稀乃至断裂，实际上是一种“显微骨折”，可引起周身骨骼疼痛。由于骨的强度下降，脆性增加，故难以承受正常状态下的身体负载，在正常人不至于引起骨折的轻微外力的作用下就可发生前臂远端（手腕部）或髋部（骨盆部）骨折，甚至悄然发生脊柱的压缩性骨折。

骨质疏松可分为三大类，第一类为原发性骨质疏松症，它是人们流着年龄的增长必然发生的一种骨组织的生理性退行性病变。这类骨质疏松症又分为两个类型，Ⅰ型为绝经后骨质疏松症，Ⅱ型为老年性骨质疏松症，一般发生在 65 岁以上的老年人。国外把 70 岁以上老年妇女的骨质疏松列为Ⅱ型骨质疏松症。第二类为继发性骨质疏松症，它由其他疾病或药物的不良反应所诱发，如长期应用肾上腺皮质激素等。第三类为特发性骨质疏松症，多见于 8 ～ 14 岁的青少年，女性多于男性，是一种基因缺陷具有遗传倾向的疾病。本章讨论的主要是原发性骨质疏松症的防治。

（六）骨质疏松症的发生率及对人体的影响

骨质疏松是全世界最流行的人类疾病之一，曾被认为是老年人特别是绝经后妇女特有的疾病[4]。我国不同地区，不同的研究者所报道的发生率也不尽相同。2000 年中国朱汉民等对上海市区 5002 例 20 岁以上居民的调查结果显示，骨质疏松症总的发病率男性为 13.4%，女性为 40.1%，60 岁以上的女性发病率为 61.8%[5]。沈汝枫等 2004 年对北京地区 2429 名围绝经期妇女的调查，骨质疏松症的患病率为 37.9%[6]。在美国，50 岁以上女性的患病率为 25%，60 岁以上为 31% ～ 52%，70 岁以上为 66.7%[7]。

骨质疏松症对人类的最大影响是易于发生骨质疏松性骨折。所谓骨质疏松性骨折是指人体在骨质疏松的基础上，在轻微外力（这种外力在正常人不可能引起骨折）的作用下而发生的骨折。如不小心跌倒而发生的腕部骨折、髋部骨折、股骨颈骨折甚至腰椎骨折等。也有在完全没有外力作用的情况下，由于自身的日常活动所引发的骨折是更为严重的一种骨质疏松性骨折，多见于重度骨质疏松患者。骨质疏松性骨折的治疗难点是难度高而疗效差。患者常因骨折难以愈合而长期卧床，出现褥疮、肺炎等并发症甚至由此导致死亡。美国每年由于骨质疏松造成的骨折达 150 万人以上，平均每天发生 4110 例，或每 20 秒发生 1 例。50 岁以上女性骨质疏松性骨折的发生率占到骨折的 50% 以上，全美平均每天有 145 人死于骨质疏松性骨折。就女性而言，每年死于骨质疏松性骨折的人数已超过乳腺癌和卵巢癌死亡人数的总和。我国老年人口远远超过美国，理论上每年发生骨质疏松性骨折并因此而导致死亡的人数也会远远大于美国，但目前尚无该领域的精确统计数字。总之，骨质疏松性骨折的预防将是防治骨质疏松症的主要目标。骨质疏松症对人体的其他影响将在临床表现一节详述。

(七)骨质疏松的病因

骨质疏松的病因是多样化的。只有清楚地了解病因及危险因素，才能有效地预防骨质疏松症。

1．遗传因素　骨质疏松的发生与峰值骨量有关。峰值骨量高的，骨质疏松可能出现的比较晚，比较轻。50% ～ 90% 的峰值骨量是由遗传因素和种族决定的。中国人的峰值骨量平均低于美国人，尤其是美国黑人。不同性别的峰值骨量差异很大。女性约为男性平均峰值骨量的 75% ～ 80%，或女性较男性低 1/5 ～ 1/4，因而女性较男性更容易发生骨质疏松症及骨质疏松性骨折。

2．绝经　女性绝经后，由于卵巢功能的衰竭，体内性激素（主要是雌激素）的水平迅速下降，导致成骨细胞活性降低和破骨细胞活性增强，使骨吸收大于骨形成而出现骨质疏松。女性体内性激素水平的下降从围绝经期或更年期开始，绝经 3 年后达最低水平，但绝经半年内骨量丢失的速度最快。女性绝经 3 年后，总骨量丢失可达 15% ～ 20%。因此，绝经是导致女性骨质疏松的重要原因。除自然绝经外，女性卵巢早衰（40 岁以前绝经）或手术切除双侧卵巢（人工绝经）会使女性体内性激素水平较早下降并较早出现骨质疏松，这种情况会比自然绝经后出现的骨质疏松更严重，骨折等并发症更多更应当引起重视并加强防治。

3．衰老　衰老是人体自然的生理过程，这个过程伴随着各种生理机能的减退，例如钙、磷等矿物质及微量元素的摄入不足或吸收障碍，使得合成骨基质的原料不足。老年人户外活动少，导致维生素 D 的不足并加重钙吸收障碍。

以上原因综合作用的结果，均使得成骨细胞的增殖分化受到抑制且活性下降，而破骨细胞的活性相对增强，骨吸收大于骨形成，出现不同程度的骨量丢失，骨的脆性增加并易于发生骨折。

4．骨质疏松的其他危险因子　包括体育或体力活动少，钙、维生素 D 或蛋白质摄入不足，抽烟，过量饮酒（酒精度 > 40% 的高度酒每天超过 100 毫升，折合啤酒超过 1000 毫升），患有类风湿性关节炎，曾经或正在使用糖皮质激素类药物等。其中体育或体力活动少是最值得重视的危险因子，因为绝大多数人都可以通过持之以恒的适量运动来去除这一危险因子，并作为预防和治疗骨质疏松的积极手段。

(八)女性骨质疏松的特点

男女骨质疏松从病因到发生发展都有着很大的差别，了解这些差别对女性骨质疏松的防治具有指导意义。

1．女性的值骨量低于男性　峰值骨量是人一生中骨组织最高的骨含量，女性平均为男性的 75% ～ 80%，由于女性的峰值骨量或骨含量低，所以在同等数量和同等速度丢失的情况下，女性比男性更容易患骨质疏松症。我国北京、上海、广州、西安等大城市的调查结果，在已确诊的骨质疏松患者中，女性占 70% ～ 75%。女性发患者数约为男性的 3 倍或更多。这些数字告诉我们，就骨质疏松的防治而言，女性比男性面临更大的挑战，需要医务工作者（主要是妇科医师）和广大女性患者组成团队，密切配合，共同努力，才能取得良好的效果。

2．女性骨质疏松的发病比男性更早　男性骨质疏松是在衰老的过程中逐渐出现的，一般于 65 岁以后发病率逐渐增高。而女性骨质疏松围绝经期（45 岁左右）开始出现，绝经后（49 岁左右）发生率迅速增高，平均比男性骨质疏松的高发期早出现 15 ~ 20 年，因而女性骨质疏松的防治应较男性更早开始。

3．性激素的应用女性比男性更为重要　男性骨质疏松的发生是随着衰老的过程逐渐出现的，不存在因男性激素水平突然降低而加重的过程。而女性卵巢功能是从更年期开始衰退，到绝经后基本衰竭的过程，这个过程最长仅为短短的 3 ~ 5 年。此后骨质疏松的发生率迅速增高，主要是因为体内性激素（主要是雌激素）缺乏所致。因而在骨质疏松的防治中，适时适量地补充性激素成为女性患者必须采用的重要手段。

4．女性骨质疏松症的程度比男性更为严重　因男女峰值骨量存在先天差异，且女性骨质疏松的发病比男性更早，故女性患者的病情往往比男性更重。骨质疏松性骨折是该病最严重的并发症。同年龄组的女性骨质疏松性骨折的发病率远远高于男性。据不完全统计，女性约为男性发病率的 2 ~ 3 倍，所以女性防治骨质疏松的任务更为艰巨。

二、骨质疏松症的临床表现及诊断

（一）骨质疏松症的临床表现

原发性骨质疏松症的临床表现和体征主要是疼痛，其次为身高下降、驼背、骨折及呼吸系统障碍等。

1．疼痛　疼痛是骨质疏松症最常见、最主要的症状。其原因主要是破骨细胞活性相对增强，骨转换加快，骨吸收增加，骨小梁破坏甚至部分消失，这些病变刺激骨膜而引起全身骨痛，以腰背痛最为多见。此外，在脊椎的椎体因骨质疏松而出现压缩性骨折时，虽无明显的外伤史，也会出现严重的腰背疼痛。也有部分患者主诉在步行后出现脚后跟痛。此外，根据负重能力的调查表明，健康人负重力平均达 76 千克，而骨质疏松患者仅能负重 26 千克，明显低于正常人。当这些患者的负重只有常人一半时，他的腰背部肌肉就必须进行超常的活动，经常处于紧张状态，逐渐导致肌肉疲劳，出现肌肉痉挛，从而产生肌肉及肌膜性腰背疼痛。这种疼痛虽然不是来自骨骼，但和骨质疏松密切相关，其治疗也需要从骨质疏松的治疗入手。骨质疏松引起的腰背部疼痛应注意同腰扭伤和腰肌劳损相鉴别。

2．身长缩短和驼背　在由松质骨和密质骨组成的骨骼中，松质骨更易于发生骨质疏松改变。组成人体脊椎的脊柱骨主要由松质骨组成。脊柱由 7 节颈椎、12 节胸椎、5 节腰椎和骶尾骨组成，每一椎体高约 2 厘米。骨质疏松时，椎体内部骨小梁被破坏，数量减少，变得疏松而脆弱，正常压力下即可导致椎体变形。经过数年或更长时间，整个脊椎可以缩短 10 ~ 15 厘米，从而导致身长缩短，头到耻骨与耻骨到足根的比例小于 1.0。

人体脊椎椎体的前部，几乎全部由松质骨组成，24 节椎体，每节前方压缩 1 毫米，即可导致脊柱前屈。那些活动度大且负重量较大的椎体如第 11、12 胸椎和第 3 腰椎，可出现显著变形或压缩性骨折而使脊柱前倾并加重背屈而形成驼背。随着驼背程度的加重，患者腰背痛会更加明显。驼背本身也是身长缩短的原因之一。

3．易于发生骨折　骨质疏松性骨折的特点是在常人不足以引起骨折的轻微外力作用下即可发生，或是在扭转身体、持物、开窗等室内日常活动中，即使没有较大的外力作用也可发生骨折，且骨折发生的部位比较固定好发部位为胸、腰椎椎体、桡骨远端、股骨近端、踝关节及骨盆等。骨折的发生与患者年龄、绝经时间及骨质疏松的程度密切相关。

首先是脊椎的压缩性骨折，女性明显多于男性，以绝经后妇女最为多见，60 ~ 70 岁发病率最高。骨折主要发生在胸腰椎的移行处，以第 12 胸椎多见，其次为第 1 腰椎和第 11 胸椎。由于此种骨折的部位仅限于椎体，不影响椎弓，故很少导致脊髓损伤。主要临床表现为疼痛，身长缩短及弯腰驼背。

其次是桡骨远端骨折，女性多于男性，发病率自更年期开始上升，绝经后至 65 岁左右发病率剧增，最常见的原因是手腕着地（例如平地摔倒时）或负重。骨折后出现腕关节上方明显肿胀、疼痛，桡骨远端压痛明显，腕关节活动功能部分或完全丧失。手指做握拳动作时疼痛加重。

最为严重的是股骨颈骨折，它是股骨头下至股骨颈基底部之间的骨折是骨质疏松性骨折中症状最重，并发症最多，治疗最为棘手的一种，多发生于 60 岁以上的女性，70 岁以上发病率剧增。股骨颈含有丰富的松质骨，是骨质疏松症进展过程中较最受累的地方。骨折发生后手术治疗的效果不好，断端难以愈合，患者常卧床不起。长期卧床易发生肺炎、压疮和静脉炎等并发症，这些并发症常常成为导致患者死亡的直接原因。

此外尚有踝关节骨折、髋部骨折等，其发病原因、表现及后果有很多相似之处，不再赘述。

4．呼吸功能障碍　骨质疏松症患者胸椎的变形和压缩性骨折使脊柱后弯，胸廓变形，肺容量缩小，肺活量和最大换气量均缩小。在残气量不变的情况下，肺部有效的气体交换面积缩小，患者较易出现胸闷气短等。当患者并发上呼吸道感染时，易于出现呼吸困难和发绀。严重者会出现呼吸功能衰竭。

（二）骨质疏松症的诊断与分度

1．根据病史及临床表现　首先应当仔细询问病史，了解生活习惯中有无骨质疏松的高危因素，如体育活动少、矿物质摄入不足、抽烟、过量饮酒或长期应用肾上腺皮质激素类药物等。绝经后女性出现身高降低、弯腰驼背，甚至无明显的外力作用而发生骨折时，基本可以考虑患有不同程度的骨质疏松症。当绝经后女性出现不明原因的全身骨组织疼痛尤其是腰背部骨痛时，应高度可疑由骨质疏松症引起。对于高度可疑的病例可以开始治疗，同时采用骨密度仪检查以最终确诊及分度。

2．骨密度或骨矿含量检测　骨密度降低或骨矿含量减少是诊断骨质疏松症的基本依据。根据1994年世界卫生组织提出的诊断标准，结合我国国情，制订出我国目前通用的骨量诊断标准。该标准以峰值骨量的平均数为依据，较均数减少1个标准差以内为正常，减少1～2个标准差为骨量减少，减少2个标准差以上为骨质疏松症，如伴有1处或多处骨折为严重骨质松症。减少3个标准差以上时，虽无骨折亦可诊断为严重骨质疏松症。

此外，亦可用骨量丢失的百分率进行诊断。骨量较平均数减少12%以内属正常，减少13%～24%为骨量减少，减少25%以上为骨质疏松症，如伴有一处或多处骨折为严重骨质疏松症。骨量减少375以上，即使无骨折，亦可诊断为严重骨质疏松症。

3．X线照相法　此法是应用X线机对可疑骨质疏松的患者进行拍片，观察不同部位骨骼的密度、形状、骨小梁的数量、形态及分布等，对该病做出初步诊断。

骨骼密度在X线片上表现为光密度的差别。骨质疏松患者由于骨量减少、骨密度下降、X线片的光密度增加，椎体与椎间盘的光密度差减少或消失，脊椎横向骨小梁减少或消失，纵向骨小梁稀疏或消失。当出现上述情况时即可诊断为骨质疏松症。如骨骼强度进一步下降，致使骨骼形状改变，椎体呈扁平状、楔状、鱼椎状甚至出现压缩性骨折的变化时，可考虑为严重骨质疏松症。

骨质疏松患者的骨丢失达到一定程度时，才会在X线片上有所表现，因而此法不适用于该病的早期诊断。但在尚不具备骨密度仪的基层医院，X线照相仍不失为一种方便实用的辅助诊断方法。

4．与骨矿含量有关的生化检查　对可疑骨质疏松症的患者，有条件时应测定血、尿、便中有关矿物质的含量来间接了解骨矿代谢情况。骨组织中的矿物质主要是由无定形的钙磷混合物和羟基磷灰石晶体构成，故常用的检测指标有血清钙、磷及24小时尿钙、尿磷定量等。更年期或绝经早期（绝经3年内）可抽血查血中性激素的水平，为治疗用药提供依据。

三、骨质疏松的防治

（一）牢固树立防重于治的理念

骨质疏松的发生发展是一个漫长的过程。当一个人的生活中出现了骨质疏松的高危因素时，骨组织中的矿物质和总的骨量就开始逐渐丢失。如果这些高危因素持续存在，人体就会在几年或十几年内出现不同程度的骨质疏松。如果人们有足够的科学知识，就可以从自己的日常生活中去除这些高危因素，使自己体内的骨质丢失过程非常缓慢，以致不会出现明显的骨质疏松症，在80或90岁高龄时亦不发生骨质疏松性骨折。经过努力，这种目标是完全可以达到的。

根据流行病学调查，骨质疏松的致病因素可以通过改善生活方式和生活习惯，及时适量地补充性激素和必要的营养元素而彻底加以消除，从而在各个年龄段上有效预防骨质疏松及骨质疏松性骨折。我们要求树立防重于治的理念，更为重要的理由是，一旦发生骨质疏松症，治疗效果并不理想。换句话说，人体骨组织中的骨基质一旦丢失，不论用什么样的方法都难以让它再长回来。

对于骨质疏松症的治疗，迄今尚未发现完全有效的方法去重建已经疏松的骨质，只能使残留的骨小梁增粗、增厚，小孔得到修补，但不能使断裂的骨小梁再连接，也不能使骨组织的受力程度恢复到骨质疏松症发生以前。因此可以说，预防是目前唯一经济有效的降低骨质疏松症发生率的手段。

（二）青少年时期争取获得理想的峰值骨

1．食物中应有足量的钙摄入　婴儿期是骨骼生长最快的时期，钙摄入为每天 1200 mg，钙存量为每日 400 ~ 500 mg。青春期是骨骼生长的第二高峰期，是一生中骨量增加的最关键时期，应每天摄入 1200 ~ 1500 mg 的钙，骨钙存留量可达每天 200 mg，35 岁左右达到骨量的高峰值，这将作为一个人生中的骨库。骨库的存量越大，所能承受消耗的时间也就越长。美国食品药物管理局 1994 年提出：儿童期、青春期和成年早期足够的钙摄入能获得最佳的骨峰值，从而减少生命后期患骨质疏松的危险。至于如何从食物中摄取足量的钙质我们后面再谈。

2．应有适量的体育运动　研究结果表明，适量的体育运动不仅能增加骨量，还能改善骨的力学性能，增加骨的硬度和承重力，减少骨折的风险。30 岁以前的人群处于骨量增长期，尤其是青少年时期处于骨量快速增长期，每周应运动 5 ~ 7 d，每次运动 30 ~ 180 min。运动方式推荐游泳、长跑、体操等，以加强骨骼和肌肉的强度。

（三）保持良好的生活习惯及合理营养

1．合理膳食　合理平衡的膳食和科学的烹调是提高钙摄入量的关键。应注意避免进食高盐及高动物蛋白的饮食，避免过量饮酒（高度酒每日大于 100 毫升或啤酒每日超过 1000 毫升），减少饮用咖啡和可口可乐等碳酸饮料，以减少尿钙和粪钙的排出。含钙量高的食品有：芝麻酱、虾皮、海米、紫菜、海带、银耳、牛奶、豆制品、奶酪等。其中牛奶含钙量高，且易于消化吸收被认为是饮食中最好的钙剂来源。维生素 D 可促进钙的吸收和利用，鱼肝油、动物肝和蛋黄中含有较多的维生素 D。中老年人在摄入动物肝和蛋黄时还应考虑高胆固醇的因素。

在光照的作用下，人体皮肤可以合成维生素 D。一般在柔和的阳光下步行 40 分钟就可保证机体所需的维生素 D。在我国南方，由于平均气温高，人们穿着少，皮肤暴露在阳光下的机会较多，因而较少出现维生素 D 的缺乏。但在北方或高原地区情况却恰恰相反，年平均气温低，着装厚，皮肤直接暴露于阳光下的机会少，应更加注意饮食中维生素 D 的摄入。

2．坚持适量的体育运动　人体运动时，肌肉组织对骨骼的牵拉及骨骼负载的增加，都会引起骨组织的适应性变化，通过复杂的调节机制来增加成骨细胞的活性。大量的研究成果和实践证实，在青春发育期从事适度的体育运动可以提高人一生中的峰值骨量。中老年妇女坚持适量的体育运动可以有效减少绝经所引起的骨量丢失。研究结果还证实，人一生中的任何时候开始体育运动对维持骨量和防治骨质疏松都是有利的。

围绝经期及绝经后女性体育运动的方式和运动强度都有一定的科学要求。适宜的运动方式有慢跑、快走、走跑交替、游泳、骑自行车、登山、登楼、中老年健美操、舞蹈、太极拳甚至广播体操等。最需要科学掌握的是运动强度。人体对运动强度的刺激存在一定的值。在此值以下时，骨密度随运动强度的增加而提高，超过此阈值时，骨密度非但不能增加，反而可能导致疲劳性骨折。就预防骨质疏松的效果而言，起决定性作用的是运动的形式和质量，而不是单纯的运动量。持之以恒的适量运动不仅能防治骨质疏松，而且能增进健康，增强体质，对预防心脑血管疾病也有良好的作用。适量的运动以呼吸和心率的增加为衡量标准。中老年妇女运动时的最佳心率范围 =（22 − 年龄）×（60% ~ 70%）。一般每周运动 5 ~ 7 次，每次 30 ~ 60 分钟。美国运动医学会推荐的骨质疏松预防运动方案是健身跑和快速行走。

（四）认识骨质疏松的高危因素

随着人体的逐渐衰老，骨丢失是一个不可避免的缓慢过程。即使如此，人们仍可通过努力来减少骨量的丢失，延缓骨质疏松的出现，减轻骨质疏松的程度，从根本上消灭骨质疏松性骨折。因而认识并消除骨质疏松的高危因素，对骨质疏松的预防来说，显得尤为重要。女性骨质疏松的高危因素中最重要，危害最大的是性激素缺乏。性激素包括雌激素、孕激素及雄激素等，对体内成骨细胞和破骨细胞的活性调节起着重要作用。

女性青春期以后及男性青少年时期内分泌活动开始后的一段时间是人体一生中骨量增加最快的时期，此时在性激素的作用下成骨细胞的活性远远大于破骨细胞，骨形成远远大于骨吸收。但当女生手术切除双侧卵巢、卵巢早衰（40 岁以内绝经）或自然绝经后，体内雌激素的水平迅速降低，使成骨细胞活性减弱而破骨细胞活性增强，骨吸收大于骨形成而出现骨质疏松症。雌激素缺乏被认为是女性骨质疏松的第一高危因素。

其他高危因素有：家族中母亲有髋部骨折的历史、过于消瘦（体重指数低于 19 kg/m^2）、长期低钙高钠高蛋白饮食、以往有骨折病史（尤其是髋部、椎体或腕部骨折）、身高变矮和胸椎后突等。次要高危因素有：抽烟、过量饮酒、过多咖啡因摄入等。此外，一些疾病造成的骨质疏松高危因素也应重视，如长期使用糖皮质激素治疗（泼尼松每天 75 mg 使用 1 年或 1 年以上）、精神性厌食、消化吸收不良、原发性甲状旁腺功能亢进、慢性肾衰竭、甲状腺功能亢进、长期制动（卧床）和内源性皮质醇增多症等均可导致继发生骨质疏松症。对于不能消除的高危因素，应在医师的指导下采取相应对策，把骨质疏松的危险降到最低，尽可能减少骨量丢失。

（五）及时适量地补充性激素

性激素，主要是雌激素缺乏被认为是绝经妇女患骨质疏松症的第一危险因素，因而及时适量地补充性激素成为防治更年期女性骨质疏松的最主要手段[8]。补充外源性的性激素称为素替代疗法，是围绝经期女性减轻或消除更年期（也称围绝经期）综合征的重要手段，骨质疏松的预防只是围绝经期女性保健的一个环节。关于围绝经期女性的激素替代疗法在本书第六章已有详细说明，本节只在用药的具体方法如下。

1．倍美盈　倍美盈为天然的结合雌激素口服片剂，每片粟色片含结合雌激素 0.625 mg，每片淡蓝色片含结合雌激素 0.625 mg 和醋酸甲羟孕酮 5 mg。倍美盈适用于围绝经期月经紊乱，或绝经 3 年以内仍希望自己有定期月经而子宫又无器质性病变的妇女。于月经周期的 1 ~ 14 天每日口服粟色片剂 1 片，周期第 15 ~ 28 天每日口服淡蓝色片剂 1 片。一般周期治疗最多不超过 3 ~ 5 年。

2．倍美安　倍美安为复方雌孕激素制剂，每片含天然结合雌激素 0.625 mg 和醋酸甲羟孕酮 2.5 mg，适用于绝经 3 年以上，子宫无器质性病变，或围绝经期月经紊乱，希望在短期内收经的妇女。倍美安片口服，每日 1 次，每次 1 片，可长期服用。

3．倍美力　倍美力为天然结合雌激素片，每片含量为 0.625 mg，适用于子宫已切除，经检查证实体内雌激素水平低于正常的女性。每日 1 次，每次 1 片，长期服用。

4．尼尔雌醇　本品为雌三醇的衍生物，是雌激素的长效制剂。尼尔维醇的片剂规格有两种，即 5 mg 片和 2 mg 片。口服 5 mg 片每月 1 次，2 mg 片每 2 周 1 次，适应证同前述倍美力。

5．克龄蒙　为戊酸雌二醇加醋酸环丙孕酮的复方制剂，每板 21 片，其中 11 片为戊酸雌二醇，每片 2 mg，另 10 片为 2 mg 戊酸雌二醇加 1 mg 醋酸环丙孕酮的复方制剂。克龄蒙自月经第 5 天开始服用，先服 11 天维激素，再 10 天雄孕激素复合片，停药 2 ~ 4 天会有撤药性出血，停药 7 天（不论月经是否来潮，也不管经血是否已干净）开始服另一周期的药物。使用克龄蒙的适应证与前面介绍的雌孕激素序贯制剂倍美盈相同。

6．其他口服雌激素制剂　其他口服雌激素制剂有戊酸雌二醇片和氯烯雌醚胶囊。戊酸雌二醇的片剂有两种，一种商品名为协坤，每片 0.5 mg，每盒 30 片。每天口服 1 片，长期连续服用。另一种商品名为补佳乐，每片 1 mg，每盒 21 片。每天口服 1 片，连服 21 天后停药 1 周。氯烯雌醚的商品名为泰舒，制剂有 4 mg 胶囊及 12 mg 胶囊。优点是剂量可以个体化，根据雄激素缺乏的程度，每天口服 4 ~ 24 mg 不等。每日 4 ~ 8 mg 的剂量可以连续应用。每日 12 ~ 24 mg 剂量时，连服 2 天停药 1 周，然后继续下一疗程。

7．雌激素的外用制剂　雌激素外用制剂的种类很多，常用的有爱斯妥凝胶和雌二醇控释贴片。爱斯妥凝胶为天然雌激素的透皮吸收剂，经皮吸收后暂时储存于皮下组织缓慢释出。每天早晨或晚间涂于上臂、肩颈、腹壁、大腿等处，每次总量 2.5 g，含雌激素 1.5 mg，每日 1 次，连续使用。雌二醇控释贴片的制品有伊尔贴片或松奇贴片。伊尔贴片每片含雌二醇 2.5 mg，松奇贴片每片含雌二醇 1.5 mg。贴片贴于皮肤无损伤的下腹部或臀部，每周 1 次，长期连续使用。

8．替勃龙 替勃龙又名利维爱，化学名称为7-炔诺孕酮。替勃龙兼有雌激素、孕激素及雄激素的作用，是一种新型的组织选择性雌激素活性调节剂，能全面治疗绝经后的更年期症状，有效预防绝经后骨质疏松症，对子宫内膜和乳腺无刺激作用，因而不增加子宫内膜癌和乳腺癌的风险，被认为是防治更年期综合征及绝经后骨质疏松症的首选药物。替勃龙每片2.5 mg，每盒7片（进口分装）或30片（国产），每天在同一时间口服1片，长期服用。

（六）激素替代治疗的注意事项

使用性激素防治骨质疏松期间，应根据患者的具体情况选择最适宜的药物，并根据病情选择最佳药物剂量。有条件者可根据血清中性激素水平调整药物剂量，把患者血中的性激素维持在正常范围内的较低水平，以最大限度地减少副作用。用药期间发生异常子宫出血时应停药观察，在医师的指导下排除子宫内膜病变。长期用药者应定期检查乳腺。绝经后女性至少2年应有一次全面体检，有条件者应每年体检一次。体检项目中应包括子宫、附件及乳腺，发现异常应即停药，并由相关科室的医生做进一步处理。

1．注意早期治疗 研究结果证实，绝经半年内开始激素替代治疗者，骨质疏松发生的时间平均推迟9年。和绝经3年后采用激素替代治疗的对照组相比，前者骨量丢失更少，骨质疏松的程度更轻微。

2．注意雌孕激素联合治疗 单纯应用雌激素适用于已切除子宫的患者。长期单纯应用雌激素对子宫内膜有刺激作用，会增加子宫内膜癌的风险。雌孕激素联合应用对子宫内膜有一定的保护作用，可降低子宫内膜癌的风险。

3．注意禁忌证 绝对禁忌证包括：近期曾患雌激素依赖性肿瘤，如乳腺癌、子宫内膜癌、卵巢癌、输卵管癌、外阴癌等恶性肿瘤；严重的肝肾疾病；近半年内患有血栓栓塞性疾病；不明原因的阴道出血等。相对禁忌证即慎用情况包括：患有子宫肌瘤、子宫内膜异位症、子宫内膜增殖症或有子宫内膜癌（已治愈）病史；慢性肝病、家族性高脂血症、严重高血压、糖尿病；有乳腺癌（已治愈）病史及乳腺癌高危因素，如家族中有乳腺癌病史，或本人患有乳腺囊性纤维性疾病；严重的下肢静脉曲张、血栓栓塞史及血栓形成倾向及胆囊疾病等。

4．注意足量的钙剂摄入 性激素可促进人体对食物中钙剂的吸收，更重要的是通过调节成骨细胞的活性而促进人体对钙剂的利用，促进钙剂向骨组织沉积。如果食物中钙剂的含量不足，性激素防治骨质疏松的作用就会减弱甚至完全丧失。除了食物中选择含钙量高的食品（已如前述）外，不少患者甚至健康人选择补充易于吸收利用的钙制剂，不失为一种保证足量钙剂摄入的好方法。作为保健品的钙制剂种类很多，此处不再一一介绍。

5．注意治疗的连续性 性激素的替代治疗应是连续的，长期的。其防治骨质疏松的作用得缓慢而持久的。早期停药会导致类似绝经后的正常速度骨丢失或加速丢失。晚期停药会导致全身各部位的快速骨丢失，且大部分发生在停药第一年内。因而，激素替代治疗不要轻易开始，开始前一定要向患者讲明利弊及注意事项，取得患者的理解和配合。在没有出现绝对禁忌证的情况下不要轻易停药。出现相对禁忌证时要慎重停药。当一种药物长期应用而表现出明显副作用时，可考虑更换另一种或另一类药物，最好不要使治疗中断。

6．长期用药者应每年进行利弊评估 有条件者应每年进行全面体检内容应包括乳腺数字化摄影检查，全面认真的妇科检查，血液的生化检查等，根据检查结果决定治疗是否继续。

7．治疗方案要做到个体化 激素替代治疗所选择的药物、剂量、剂型等要做到个体化。要根据患者的年龄，有无绝经，绝经时间长短，乳腺及子宫情况等选择最佳药物和剂量，把药物的不良反应降到最低。老年妇女和绝经时间较长的妇女，在决定采用性激素替代治疗时，其药物剂量一般应低于年轻妇女或绝经时间较短的妇女。

（七）其他防治骨质疏松的药物及用法

1．选择性雄激素受体调节剂 选择性雌激素受体调节剂是一类必须通过和雌激素结合而发挥作用，且对不同组织（器官）具有不同或特殊作用的一类化合物。第一代选择性雌激素受体调节剂为三苯氧胺（他莫昔芬）。有不少研究结果证实，三苯氧胺可防止绝经后女性腰椎骨的丢失，这是因为三苯氧胺可在体内雌激素水平较低的情况下对骨组织发挥雌激素样作用而减少骨吸收。

但在应用三苯氧胺治疗乳腺癌的过程中人们发现，在连续用药2年以上的患者中，子宫内膜增生、息肉和子宫内膜癌的发生率增加，因而在应用选择性雌激素受体调节剂防治绝经后骨质疏松时，尽管三苯氧胺有价格便宜的优势，但仍不作为首选。对已切除子宫的患者来说，三苯氧胺仍然是一个良好的选择。

雷洛昔芬是第二代选择性雌激素受体调节剂，能选择性地和体内不同部位的雌激素受体相结合，表现不同的药理作用。与骨组织中的成骨与破骨细胞、心血管内皮细胞、中枢神经系统的雌激素受体相结合，表现出雌激素作用而抑制破骨细胞介导的骨吸收，预防和治疗女性骨质疏松症。它能降低血清总胆骨醇和低密度脂蛋白胆骨醇而预防心脑血管的硬化。与乳腺细胞和子宫内膜细胞中的雌激素受体结合后表现出抗雌激素作用，抑制乳腺细胞和子宫内膜细胞的增生，这是雷洛昔芬和第一代选择性雌激素受体调节剂的最大区别，大大提高了它用于女性骨质疏松防治的安全性。雷洛昔芬可以减少全身所有骨组织的丢失，但其预防和减少脊椎骨丢失的作用优于其他任何药物。长期应用雷洛昔芬可以使已患有轻、中度骨质疏松的女性发生椎体骨折的危险性降低35%～39%。对已有严重椎体骨折的息者，雷洛昔芬治疗3年还能使非椎体骨折，包括锁骨、肱骨、腕骨、骨盆、髋部以及腿部等处的骨折危险性下降47%。目前尚未发现雷洛昔芬有严重的毒副作用，已在35个国家获准用于女性骨质疏松的防治。推荐剂量为每天60 mg（1粒），长期应用。

2．植物雌激素　植物雌激素是自然界中一类具有弱雌激素活性并能与人体雌激素受体相结合的非甾体激素类物质，广泛存在于人类摄入的各种植物食品中，在绝经后女性骨质疏松防治中应用最多的是大豆异黄酮。大豆异黄酮主要来自膳食中的大豆及大豆制品，如豆粉、豆腐、腐乳、豆酱、豆浆（豆奶）等。目前的研究结果已知：大豆异黄酮与人体的雌激素受体蛋白结合后，表现出激素活性和抗雌激素活性。对于雌激素水平低于正常者。大豆异黄酮表现为弱雌激素样作用，可与成骨细胞内的雌激素受体蛋白结合，加强成骨细胞的活性，促进骨基质的产生、分泌和骨矿化过程，同时抑制破骨细胞的活性而起到预防或治疗骨质疏松的作用。大豆异黄酮与雌激素受体结合后使更具活性的过多的天然雌激素不能再与这些受体结合而表现为抗雌激素作用，对与雌激素有关的乳腺增生、乳腺癌、子宫内膜增殖及子宫内膜癌等疾病有一定的抑制作用。大豆异黄酮对雌激素活性的双相调节作用类似于前述三苯氧胺及雷洛昔芬，被称为植物来源的选择性雌激素受体调节剂。其防治女性骨质疏松作用的特点是对脊椎骨的作用更明显。目前市场上供应的大豆异黄酮片每瓶60粒，每粒500 mg，每日口服1～2粒，长期服用。

3．双膦酸盐类　应用双膦酸盐不等剂量补充磷。双膦酸盐类是无机的焦磷酸盐的有机类似物，在骨质疏松的防治机制上与雌激素、降钙素等骨吸收抑制剂有相同或相似的作用。所不同的是雌激素和降钙素在用药时有效，停药后疗效迅速下降或消失，而双膦酸盐不但用药时有效，停药后疗效还能维持一定时间，维持时间的长短与用药的剂量和用药时间长短有关。如阿仑膦酸盐每天5 mg或10 mg用药2年，腰椎和髋部骨密度的增加在停药后可维持1年。如每天20 mg或40 mg用药1年，停药后腰椎和髋部骨密度的增加可维持2年，这就是双膦酸盐独有的后续作用，因而可采用不同间歇期的周期性间歇性治疗。

双膦酸盐类的制剂和用法介绍如下：①阿仑膦酸盐（阿膦）是迄今为止研究最多、使用最广泛的双膦酸盐类药物，最佳用药剂量为每日口服10 mg，连续用药2～3年后停药间歇1年。近来，国外研究者试用70 mg口服每周1次或35 mg口服每周2次，其效果与每天口服10 mg者相同；②依替膦酸盐（依膦）是最早开发出来的双膦酸盐药物，推荐使用方法为200 mg口服，每日2次，连续2周，然后服用11周的钙剂（每天50～1000 mg）和维生素D，再开始下一个治疗周期，共连续治疗2年以上；③克洛膦酸盐（克膦）400 mg口服，每日1次，连服1个月后停服2个月，然后重复这样的周期至少1年。有报告停药4～6年后患者的骨密度还在增加；④帕米膦酸盐（帕膦）150 mg口服，每日1次，或30 mg静滴，每3个月1次，治疗持续1～2年。

4．甲状旁腺素　甲状旁腺素是由人体甲状旁腺主细胞合成分的一种多肽类激素，其分泌量主要受血钙浓度的调节。血钙升高可抑制甲状旁腺素的分泌，血钙降低则可促进其分泌。数十年的研究结果证实，甲状旁腺素具有明显的促进骨生成作用。因其口服后易被胃及胰蛋白酶所消化，所以目前药用的甲状旁腺素仅为注射剂，通过皮下注射的方法给药，用于治疗骨质疏松症的推荐剂量为每天 20 mg，疗程一般不超过 2 年。目前甲状旁腺素主要用于已确诊的绝经后骨质疏松症的治疗，其适应证还包括其他药物疗效不好，在治疗过程中骨密度继续降低或发生骨质疏松性骨折的患者，或用于不能使用双膦酸盐类药物及此类药物疗效不好的患者。研究结果提示，甲状旁腺素与雌激素、降钙素、钙剂或双膦酸盐联合应用的效果优于其单应用。目前认为，甲状旁腺素和雌激素联合治疗对增加绝经后骨质疏松症患者腰椎骨骨密度并预防和减少腰椎骨骨折发生率方面优于单纯使用雄激素。长年使用甲状旁腺素的患者大多是自己注射，这种给药方法限制了该药的广泛应用。当其与雌激素联合应用时，停止甲状旁腺素 1 年而未停雌激素者并未发现骨丢失，这可能与联合治疗期间骨量增加较多有关。

5．降钙素　降钙素是人体多部位多系统组织均可产生并分泌的一种肽类物质，对人体骨质的动态平衡起着十分重要的作用，是骨吸收的关键调节因子。降钙素能快速抑制破骨细胞的活性，使其伪足收缩，形成一个小的不会动的细胞，从而减少并阻止骨吸收过程，稳定骨组织，被认为是非常有效的治疗骨质疏松的药物。和甲状旁腺素相同的是，口服给药会被胃及胰蛋白酶所破坏，长期的注射给药会使患者感到极为不便而降低其依从性。目前应用较多的是鲑鱼降钙素的喷鼻剂。围绝经期或绝经 3 年以内的妇女可以隔日用药 1 次，每次 200 国际单位。对于绝经时间较长且已确诊为骨质疏松症者，应每日用药 1 次，每次 200 国际单位，连续治疗 2 ～ 3 年。

6．含氟制剂　氟是人类营养所必需的微量元素之一，最具亲骨性，对含钙组织有刺激生长和维持骨量的作用。此作用有两种机制：一是氟可以取代羟基灰石中的羟离子而生成氯磷灰石，从而增加其晶体性而抵抗破骨细胞的作用；二是直接刺激成骨细胞增殖而形成新骨。氟化物的骨量增加作用主要表现在脊椎的小梁骨，其次为股骨近端和骨盆，而对四肢骨的骨皮质作用不明显，这可能与全身骨量的重新分布有关。正因为如此，含氟制剂仅适用于治疗已确诊的绝经后骨质疏松症患者中骨量很低的患者。目前临床应用的剂型和治疗方案有：①氟化钠肠衣片或氟化钠缓释片，每日口服 50 mg 加钙剂每日口服 1000 mg；②特乐定（每片含单氟磷酸骨氨酰胺 134 mg，葡萄糖酸钙 500 mg 和枸橼酸钙 500 mg）每日 3 次，每次 1 片口服，长期应用。最近一项临床研究成果证明，联合应用雌激素和氟化物可协同增加椎骨和髋骨的骨密度并降低骨折发生率。近年来，许多研究证实，氟化物联合应用双膦酸盐、雌激素、钙和活性维生素 D3 取得了满意的临床疗效。

7．活性维生素 D 类药物　维生素 D 属于类固醇药物，在人体内需经过肝和肾两次羟化后，转化为活性维生素 D3 才能发挥其生物学效应。人体维生素 D 的来源有两条途径，内源性途径经食物中摄取，外源性途径乃人体皮肤在阳光照射下经紫外线的作用后，其中的 7 ～脱氢胆固醇转化为活性维生素 D3。大多数人维生素 D 的来源以内源性途径为主，尤其是高原地区和北方寒冷地区。

维生素 D 对骨组织的代谢呈现双相作用。较小剂量或常规剂量时，维生素 D 能促进钙的吸收，为骨矿化提供钙的来源，间接促进骨形成；另一方面，它与成骨细胞的特异性受体结合后，可促进成骨细胞合成和分泌骨钙素，加速骨的矿化，同时促进骨桥蛋白和 I 型胶原的合成，直接促进骨形成。大剂量的维生素 D 可直接促进破骨细胞的前体细胞转化为破骨细胞而促进骨吸收。

维生素 D 的推荐剂量为每日接受室外日光照射 30 分钟，或每日口服 400 国际单位。70 岁以上可每日口服 600 国际单位；活性的阿法骨化醇口服后吸收迅速，种类较多，市场销售的药物商品名有：阿法迪三、萌格旺、立庆、盖诺真、霜叶红、法能等，可根据需要选用；罗盖全骨化三醇胶囊，推荐剂量为 0.25 微克，每日 1 ～ 2 次。

目前多主张活性维生素 D 与其他防治骨质疏松药物联合应用，如与钙剂、雌激素、双膦酸盐类或降钙素等。一般联合用药指 2 ～ 3 种药物的配合使用，并不主张品种过多。

（八）绝经后骨质疏松治疗方案的选择

绝经后骨质疏松症是临床上最为常见的原发性骨质疏松症，是以骨矿物质含量减少、骨组织的微结构遭到破坏、骨强度下降并易于发生骨折的一种全身性骨骼疾病。它又可分为 I 型（绝经后70岁以内）和Ⅱ型（老年性，70岁以上）骨质疏松症。

绝经后骨质疏松症（又称Ⅰ型骨质疏松症）是由于女性绝经后卵巢功能急剧衰退，性激素水平快速下降所致，因而及时适量地补充性激素是十分重要且被临床实践证实确有疗效的防治措施，尤其是对同时伴有潮热、出汗、心悸、胸网、反复尿路感染、外阴干燥不适、张力性尿失禁、精神抑郁、情绪不稳定、记忆力减退、注意力不集中、失眠、头痛、膝关节疼痛、肩部、颈部、腰背部肌肉和关节酸痛等一系列更年期症状的女性，应用激素替代治疗可明显减轻甚至消除上述更年期症状，同时防治骨质疏松。其用药方案可有如下选择：

1．单纯使用雌激素　适用于已切除子宫无需再保护子宫内膜，同时不伴有乳腺小叶增生、乳腺纤维瘤、不明原因的乳腺小结节或乳腺密度增高的妇女，具体药物的选择已如前述。

2．单纯使用孕激素　需要单纯使用孕激素防治骨质疏松的情况比较少。第一种是用于围绝经期月经紊乱或无排卵性月经不调的患者，在周期的后半期或出血第1天算起的15天后，使用孕激素12～15天。此法既可调整月经周期，又可保护子宫内膜；第二种情况用于需要激素替代治疗但又存在应用雌激素的禁忌证者。临床常用的孕激素有醋酸甲羟孕酮（甲羟孕酮）每日4～10 mg，或醋酸环丙孕酮每日1 mg或炔诺酮每日0.7 mg，均为口服制剂。

3．雌孕激素联合治疗　适用于绝经10年以内的大多数女性。围绝经期月经紊乱及绝经3～5年内仍然希望有类似月经的周期性出血者，可以使用倍美盈，或使用其他雌孕激素序贯应用的方案。绝经后妇女不需要周期性出血者可选用雌孕激素复合制剂如倍美安等，其用法用量及注意事项已如前述。

4．选择性雌激素受体调节剂　对绝经时间较长（一般指5年以上），更年期症状不明显，或曾有乳腺增生或乳腺癌等乳腺疾病病史，或曾有子宫肌瘤、子宫内膜增殖或子宫内膜癌病史的患者，可选用三苯氧胺或雷洛昔芬等选择性雌激素受体调节剂。具体用法用量已如前述。

5．组织选择性雌激素活性调节剂　是目前适应证最广、应用最广的性激素类药物。因其兼有雌激素、孕激素及雄激素活性，对乳腺和子宫内膜没有刺激作用，所以对有明显更年期综合征，或因有乳腺疾病、子宫内膜疾病不适宜使用雌激素者无疑是防治骨质疏松的最佳选择，可应用至绝经后10年甚至更长时间。

6．老年性骨质疏松症　按照美国的分类方法，70岁以上的老年妇女所发生的骨质疏松症主要是因为衰老而不是因为性激素缺乏所引起，称为老年性骨质疏松症或Ⅱ型骨质疏松症，因而性激素的治疗可渐停止，而选用选择性雌激素受体调节剂（雷洛昔芬或三苯氧胺）、双酸盐类、甲状旁腺素、降钙素、含氟制剂和活性维生素D类药物。联合用药方法及用药原则已如前述。

7．根据患者病情选择治疗方案65～70岁以上的老年患者，已确诊为骨质疏松或严重骨质疏松，虽无明显临床症状亦应尽快开始治疗。此时性激素不是首选，应选用氟化物、甲状旁腺素、双膦酸盐等能迅速提高骨量的药物。老年骨质疏松患者伴有骨痛时，应选用降钙素和双膦酸盐药物。

8．骨质疏松性骨折的防治骨质疏松患者因骨密度降低，骨组织的结构遭到破坏、骨强度下降，脆性增加，在常人不足以引起损害的轻微外力作用下，甚至没有任何外力的作用而由自身动作诱发的骨折称为骨质疏松性骨折。此种骨折的特点是治疗棘手，骨折难以愈合，常导致患者长期卧床及生活质量显著下降，甚至因为各种并发症而导致死亡。因而，骨质疏松症防治的终极目标是预防骨折，尤其是注意降低椎体骨折的发生率。在女性骨质疏松性骨折的防治中，可选择雌激素、组织选择性雌激素活性调节剂、选择性雄激素受体调节剂、活性维生素D、双膦酸盐类药物、降钙素和甲状旁腺素等。而骨折一旦发生，除外科手术治疗外，用于新鲜骨折治疗的药物仅有降钙素和活性维生素D3。其他治疗骨质疏松的药物通常建议在骨折发生后2～3周开始，并在骨科医师的指导下使用。

对已确诊的骨质疏松患者，即使采取最积极的治疗方法，其骨密度或骨的增加都需要一个漫长的过程，绝非一蹴而就。因而骨质疏松性骨折在积极治疗后仍有再次骨折的可能。就骨质疏松性椎体骨折而言，80%的患者有再次骨折的可能，其中20%的患者将在1年内再次发生骨折。对此，无论是患者还是医生，均应引起高度重视。严重骨质疏松患者伴有反复骨折、多发性骨折者称为骨衰竭。对这类患者的治疗原则是迅速缓解骨痛，尽快提高骨量和生活质量。治疗上应采用联合用药，如活性维生素 D3 降钙素和氯化物或甲状旁腺素。这种用药通常是短时间的，患者下床活动后应对所用药物进行调整。

（九）骨质疏松的营养疗法

组成人体骨质的基本元素都是从饮食中摄取的，只有在食物中摄取不足时才给予药物补充，因而在骨质疏松的防治中不应忘记营养疗法。钙是组成人体骨骼的基本元素。钙的吸收率随着年龄的增长而下降。女性绝经后由于体内性激素水平的迅速降低而出现钙吸收能力的明显下降。婴儿期的钙吸收率为 60%。11 ～ 16 岁为 35% ～ 40%，成年人为 20% ～ 30%，绝经后迅速降低到 20% 以下，因而应更加注意膳食中钙的含量。奶和奶制品是钙的最好食物来源，其含量和吸收率都高。虾皮、鱼、海带、硬果类及芝麻酱含量也高。豆类和某些蔬菜如包心菜、花椰菜，含钙多而含草酸少，也是钙的较好食物来源。菠菜中草酸的含量较高，容易和食物中的钙质结合形成不易吸收的草酸钙，因而在食用前最好先在沸水中烫一下，除去部分草酸。尽管如此，某些老年妇女仍然可能存在钙摄入不足，此时应在医师的指导下选用补充钙制剂。对于消化和胃酸分浸正常者钙剂可在餐间服用。胃酸分泌减少的老人最好于进餐同时或餐后半小时内服用。补钙不能认为补的越多越好。过多服用钙剂会出现便秘、结石，并影响铁的吸收。

维生素 D 是钙吸收的主要调节因素。足够的钙和维生素 D 是防治骨质疏松的基础，也是其他抗骨质松药物达到最佳疗效的必要条件。维生素 D 可由食物中获得，也可由皮肤中的 7- 脱氢胆固醇经光照作用而转变为维生素 D_3，因而绝经后的中老年妇女应更加注意户外活动，尽可能多晒太阳，通过增加对皮肤的光照来增加自身维生素 D 的合成。维生素 D 含量丰富的食物有鱼肝油、海鱼、动物肝、蛋黄、奶油和奶酪等。高原及北部寒冷地区因气候原因难以保证皮肤的光照，食物中的摄取成为维生素 D 的最主要来源。如仍然摄入不足时可服用维生素 D 强化食品或在医师指导下采用维生素 D 制剂。目前市场上有不少复方钙制剂中含有活性维生素 D3，当属饮食补充的最佳选择。

人体骨组织的构成还需要、氟等其他微量元素，在防治骨质疏松时也应注意从食物中摄取。含磷丰富的食物有瘦肉、蛋、奶、动物的肝、肾以及海带、紫菜、芝麻酱、花生、于豆类、坚果、粗粮等。就氟含量而言，动物性食品中的氯高于植物性食品，海洋动物食品中氟含量高于淡水及陆地动物食品。鱼和茶叶的氟含量较高，适量饮茶有助于增加氟的摄入而预防骨质疏松。

大豆异黄酮是存在于大豆及大豆制品中的一类植物雌激素，其化学结构与雌激素有相似之处，可与成骨细胞及破骨细胞的雌激素受体结合而促进骨形成，抑制骨吸收。除增加食物中的豆制品外，目前市场上已有提纯的大豆异黄酮出售。关于大豆异黄酮的用法在植物雌激素一节中已有详述。

总之，骨质疏松的营养疗法包括适合中老年女性特点的平衡膳食，适量的蛋白质摄入，科学地补钙，清淡少盐，避免高磷、高钠和过多的膳食纤维，纠正不良生活习惯，不吸烟、不喝酒、少喝咖啡和可乐，多参加户外活动等。

参考文献

[1] 赵秀清，周英，董玉花，等．西宁地区围绝经期妇女中医证型分布规律及睡眠质量的调查分析 [J]．广州中医药大学学报，2019，36（08）：1164-1168．

[2] 郭金伟，张孝华，罗辑，等．硒元素与绝经后女性骨质疏松症相关性研究 [J/OL]．西南医科大学学报，2019（04）：351-354．

[3] 何烨棋，姚金兰，林梅．围绝经期妇女骨质疏松症的病因分析及防治 [J]．科技资讯，2016，14（19）：171-172．

[4] 张秀芳，任之强，何升华，等．城市外来人口围绝经期妇女骨质疏松预防知识、自我效能的调查分析 [J]．现代医药卫生，2019（15）：2361-2363．

[5] 朱汉民．老年骨质疏松症在我国的流行趋势 [J]．实用老年医学，2000（03）：115-118．

[6] 沈汝枫．北京市围产期妇女生殖道感染监测与分析 [A]．中华医学会妇产科分会．中华医学会第二次全国产科热点问题研讨会及第一届全国产科主任论坛学术会议论文汇编 [C]．中华医学会妇产科分会：中华医学会，2004：1．

[7] Feng-Hua Ellen Loh，Bruce Stuart，Amy Davidoff，Deborah Sturpe，Eberechukwu Onukwugha，Marc Hochberg．Differences in evidence-based osteoporosis

medication use between elderly men and women enrolled in Medicare Part D [J]. Journal of Pharmaceutical Health Services Research, 2019, 10 (2): 187-196.

[8] 刘芳，牛亚丹，李冬梅，等. 绝经后女性血清性激素结合蛋白水平与骨质疏松症的相关性研究 [J]. 宁波大学学报（理工版），2019，32（03）：99-103.

第二十章

高原女性生殖系统肿瘤

第一节　概　述

高原地区与平原相同，女性生殖器肿瘤可发生于女性生殖器的各个部位，高原地区女性则以子宫和卵巢肿瘤最为常见。良性肿瘤以子宫肌瘤和卵巢肿瘤为多发，恶性肿瘤以子宫颈癌、子宫内膜癌和卵巢癌为常见[1]。女性生殖器官肿瘤是高原妇女的常见病，发病率高，且严重威胁着广大高原女性的身心健康[2]。虽然大多数肿瘤发病的确切病因尚不十分清楚，但高原妇产科临床研究表明，女性生殖器官肿瘤的高发生率与以下因素有关。

1．女性生殖器位于体表或大部分与外界相通，使癌肿具有较早发现的条件，容易明确诊断。

2．女性生殖器官及组织，包括卵巢及生殖道各部位，都是性激素的靶器官，其生长、发育及功能发挥都受下丘脑、垂体、卵巢分泌的促性腺激素释放激素、促性腺激素、雌激素、孕激素和雄激素所统辖，并在这些激素的作用下进行着周期性的变化。当受内外因素的影响，使上述激素的量、相互比例或代谢发生异常变化，都有可能使靶器官生殖系统某些部位生长出现失控而成为肿瘤。

3．女性生殖器官易受外界细菌和病毒的侵袭，是肿瘤发生的诱发因素之一。例如高危型人乳头瘤病毒（HPV），就是女性宫颈癌发生的主要病因。

4．女性生殖器官起源比较复杂，从胚胎学中得知，女性生殖器官由胚胎中的副中肾管、中肾管及泌尿生殖窦等形成。两侧的卵巢则来自体腔上皮的生殖嵴，卵巢组织内含有各种胚胎残留组织及睾丸成分，而且在胚胎发育期卵巢与泌尿系统十分接近，部分中肾管组织可能迷走进入卵巢，这些情况均是肿瘤易发的因素。

5．妊娠胎盘的滋养细胞在某些内外因素的促进下可能会发生恶性突变，形成恶性滋养细胞肿瘤。

综上所述，高原女性生殖器官肿瘤发病的多种因素，在某些内外因子诱发下发病，这成为女性生殖系统肿瘤高发的原因所在。

女性生殖器官肿瘤的诊断依据是病理组织学检查。恶性肿瘤的分期，包括临床分期和手术分期，对制订治疗方案、判断患者预后有极为重要的指导意义。治疗方法主要有手术、放疗、化疗、免疫、传统医药和综合治疗。

第二节　外阴肿瘤

外阴肿瘤是指发生于女性外阴的肿瘤，在高原地区较为少见，可分为良性和恶性肿瘤。女性外阴肿瘤主要临床表现为外阴肿块，一般良性肿瘤生长缓慢，而恶性肿瘤发展常伴有局部出血和感染。诊断需要依据组织病理学结果，治疗方式常为个体化治疗，手术常根据肿瘤位置、大小、性质的不同而制订手术方案，综合治疗常取得良好效果。

一、外阴良性肿瘤

根据肿瘤的来源，一般将外阴良性肿瘤划分为四大类[3]，一是上皮来源性肿瘤；二是上皮附件来源性肿瘤；三是中胚叶来源性肿瘤；四是神经源性肿瘤。

（一）上皮来源性肿瘤

1．外阴乳头状瘤　在高原地区外阴部鳞状上皮的乳头状瘤发病率低。乳头状瘤多发生于阴唇，有少数见于阴阜、阴蒂和肛周，往往是单个性，且发生缓慢，以中老年妇女多见，发病年龄在 40 ～ 70 岁。

（1）临床表现　患者常无明显症状，部分患者有外阴瘙痒；如果肿瘤大，因反复的摩擦，肿瘤表面可溃破、出血、感染。妇科检查时，发现外阴部有单发或多发的软或质略硬疣状增生物，表面有油脂性物质。

（2）病理特点

①大体所见：单发或多发的菜花样或乳头状突起，质略硬于周围皮肤，大小可由数毫米至数厘米直径不等。

②显微镜下所见：上皮细胞排列整齐，细胞无异型性，可见复层鳞状上皮中的棘细胞层增生肥厚，上皮表面突出形成乳头状结构，底部变粗向真皮伸展。

（3）诊断和鉴别诊断 根据临床表现，发现外阴疣状物，但确定则需要活检后的病理结果。常需要与外阴尖锐湿疣进行鉴别诊断，外阴湿疣系 HPV 病毒感染，在显微镜下可见到典型的挖空细胞。

（4）治疗 以局部切除为主要手段的治疗方法，手术时需注意在病灶外侧 0.5 ~ 1 cm 处切除整个疣状肿物，并送病理组织学检查。

2．软垂疣 软垂疣又称为软纤维瘤、纤维上皮性息肉或皮垂，多见于大阴唇，常常较小而且软硬与外阴皮肤相同。

（1）临床表现 通常无明显不适症状，有时肿物受摩擦而有不适感，当肿物破溃时出现症状，表现为疼痛、溃烂、出血和感染。妇科检查时见外阴部有质地软的肿物。

（2）病理特点

①大体所见：瘤体呈球形，表面有皱襞，直径 1 ~ 2 cm，可有蒂，肿瘤质地柔软。

②显微镜下所见：由纤维结缔组织构成，表面覆盖有较薄的鳞状细胞上皮层，无细胞增生现象。

（3）诊断和鉴别诊断 根据临床表现一般诊断无困难，但如果肿瘤表面皱襞较多，需要与外阴乳头瘤鉴别，而显微镜下可以区别。

（4）治疗 如果直径超过 1 ~ 2 cm，或有不适症状，则手术切除。

3．痣 由于痣可以生长在全身各部位，若生长于外阴，尤其是生长在经常被刺激的部位，则有发生恶变的可能。

（1）临床表现 通常无症状，往往在妇科检查时被发现，外阴部位生长的痣一般较小，其颜色由淡褐色到黑色，位于皮肤表面，可呈平坦或呈隆起状。

（2）病理特点

①大体所见：痣呈黑色，有时表面可见毛发，可呈表面平坦，有的则隆出皮肤表面。

②显微镜下所见：可见痣细胞呈黑色，细胞膜清晰可辨，细胞质内为黑棕色细颗粒状。按痣生长层次部位不同，可分为皮内痣、交界痣、复合痣等。皮内痣是指痣细胞团脱离上皮基底层完全进入真皮层内。交界痣是指痣细胞团位于表皮基底层和真皮乳头层交界处。复合痣是指交界痣的一部分进入真皮层内。

（3）诊断 需行病理组织学检查。

（4）治疗 由于外阴部位的痣处在常被刺激的部位，若妇科检查发现，应尽早切除，切除时可先做冷冻切片病理检查，如果恶性变则需要扩大手术范围。

（二）上皮附件来源性肿瘤

1．皮脂腺腺瘤 皮脂腺腺瘤在高原地区少见，一般为黄豆大小，呈圆形或卵圆形肿块，单发或多发，略隆起皮肤。

（1）临床表现 通常无症状，往往在妇科检查时被发现，好发部位多在小阴唇，多呈单个，扪之质偏硬。

（2）病理特点

①大体所见：包块呈黄色，有包膜，表面光滑，直径 1 ~ 3 cm 大小，质地偏硬。

②显微镜下所见：可见皮脂腺腺瘤由未完全分化的皮脂腺小叶构成。小叶形状和大小不一。一般腺瘤细胞分三种，一是成熟的皮脂腺细胞，细胞大而多边形状，胞质透亮空泡。二是边缘的皮脂腺细胞，细胞较小而色深的鳞状细胞。三是介于两者之间者为过渡细胞。

（3）诊断 根据临床表现可做出诊断，有不适症状切除术后，需病理检查确诊。

（4）治疗 有不适症状者可手术切除。

2．汗腺瘤 由于汗腺在性发育成熟后才有功能，因此汗腺瘤的发生是在成年以后。生长部位主要在大阴唇，由汗腺上皮增生而形成的良性瘤体，极少数发生恶变。

（1）临床表现 一般情况下生长缓慢，有些汗腺瘤可生长 10 余年无变化。通常无症状，往往在妇科检查时被发现或患者自己偶然发现外阴有肿块，妇科检查可见肿块为囊性、或实质性、或破溃而成为溃疡型。少部分患者有局部灼热、痒、痛等不适症状。如果继发感染，则局部有明显疼痛、出血或溢脓等表现。

（2）病理特点

①大体所见：肿块直径大多小于 1 cm，结节质地软硬不一，有时囊内的乳头状生长物可突出囊肿的壁外。

②显微镜下所见：囊内为乳头状结构的腺体和腺管，腺体内有纤维状小梁所分隔。乳头部分有两层，近腔面为立方形或低柱状上皮组成，胞质淡伊红色，核圆形位于底部；外层面为梭形或圆形肌上皮细胞组成，胞质透明。

（3）诊断　确诊常常需要病理组织学诊断，汗腺瘤易与皮脂腺囊肿、外阴癌、乳头状腺瘤等混淆，必须活组织病理学检查确诊。

（4）治疗　汗腺瘤多为良性，治疗大多先做活检，明确诊断后局部手术治疗。

（三）中胚叶来源性肿瘤

1．平滑肌瘤　平滑肌瘤可发生于外阴的平滑肌、毛囊立毛肌或血管的平滑肌组织中，好发于发育期女性，肌瘤小时一般无不适症状。

（1）临床表现　当肌瘤生长到一定大小时，会感到外阴不适，甚至有下坠感，或自己发现外阴无痛性肿块而到医院就诊。外阴平滑肌瘤常发生在大阴唇，少部分可发生在小阴唇或阴蒂部位。妇科检查时可见外阴部实质性、无痛性、活动性肿瘤，边界清楚。

（2）病理特点

①大体所见：肿块为实质性，表面光滑；切面呈灰白且有光泽。

②显微镜下所见：平滑肌细胞排列呈束状，内含胶原纤维，平滑肌束有时呈旋涡状结构；有时可见肌瘤变性。

（3）诊断　根据临床表现外阴平滑肌瘤的诊断并不困难。

（4）治疗　一般发现后以手术切除为原则，浅表性肌瘤可行局部切除，部位深者，可打开肌瘤包膜，行肌瘤剔除术。切除组织均送组织病理学检查。

2．血管瘤　临床上所见外阴血管瘤均系先天性血管结构异常所致，并非真正意义上的肿瘤。多见于新生儿或婴幼儿。

（1）临床表现　婴幼儿外阴部出现大小数毫米至数厘米直径、色泽鲜红或暗红、质软无压痛，常常高处皮肤的肿物。个别会因摩擦而有出血表现。

（2）病理特点

①大体所见：肿块呈红色或暗红色，质地柔软。

②显微镜下所见：呈现有两种结构，一是毛细血管瘤，由无数毛细血管挤在一起，血管腔不清楚，内皮细胞呈聚积状。二是海绵状血管瘤，由壁厚薄不一的海绵样血管组成，其管腔不规则扩大，管壁衬以单层扁平内皮细胞，管腔内常有小血栓形成。

（3）诊断　根据临床表现可做出初步诊断。

（4）治疗　小型血管瘤可行局部手术切除术。若血管瘤面积大或生长部位不适合手术，可用激光、冷冻等治疗。

3．粒细胞成肌细胞瘤　由于此类肿瘤可发生于身体多个部位，发生于外阴仅占 7%，而发生于舌者为 35%，发生于皮肤为 30%，其余包括在上呼吸道、消化道和骨骼肌等其他部位。

（1）临床表现　常发生于大阴唇，由于生长缓慢且无特异性表现，常常是患者自己偶然发现外阴无痛性肿物。妇科检查时可见外阴部有质地中等、无痛性肿块，常为单个，有时为多个。

（2）病理特点

①大体所见：淡黄的、质地中等性包块，一般直径为 0.5 ～ 3 cm 大小。

②显微镜下所见：瘤细胞呈粗条状或巢状聚合，细胞呈纤维分隔状，细胞较大，胞质丰富，内含细伊红色颗粒，核仁清晰，位于中央，或大或小。

（3）诊断　一般情况下依靠病理检查后确诊。

（4）治疗　以手术治疗为原则，但要有足够的手术切除范围，术后病理标本的切缘需进行仔细的检查，若切缘有病变存在，仍需再次手术扩大手术切除范围。一般预后良好。

（四）神经源性肿瘤

1．神经纤维瘤　外阴神经纤维瘤常发生于大阴唇，为孤立性肿块。此瘤也来源于中胚层，由神经囊衣、神经内衣和神经鞘细胞组成。

（1）临床表现　一般没有不适症状，患者常在无意中发现或在妇科检查时发现质地偏实、无痛性、边界不清楚的肿块。

（2）病理特点

①大体所见：肿瘤无包膜，边界不清。

②显微镜下所见：呈平行或交错排列的细纤维，其中有鞘细胞和轴索的断面，尚可见到胶原纤维。

（3）诊断　确诊需病理组织学检查结果。

（4）治疗　以手术切除为原则，切除物需病理组织学检查。

二、外阴恶性肿瘤

在高原地区，外阴恶性肿瘤占女性生殖系统恶性肿瘤的3% ~ 5%。主要发生于老年妇女，多见于60岁以上者，而且高原少数民族地区外阴肿瘤常被延误，多数患者确诊时间在出现症状9个月以后。外阴恶性肿瘤是指来源于外阴部位的皮肤黏膜及其附属器的上皮性肿瘤，平滑肌等组织的间叶性肿瘤，以及由原发于其他部位的肿瘤转移至外阴的转移性肿瘤，其中外阴鳞状细胞癌是最常见的外阴恶性肿瘤。上皮性肿瘤包括外阴最常见的恶性肿瘤：外阴鳞状细胞癌，以及腺癌、汗腺癌、基底细胞癌、前庭大腺癌、恶性黑色素瘤等。间叶性肿瘤包括平滑肌肉瘤、血管性肉瘤和淋巴管肉瘤、脂肪肉瘤等。外阴转移性肿瘤包括宫颈癌的外阴转移，肛门直肠癌的外阴转移或远处原发灶的外阴转移等。

（一）外阴上皮内瘤变

外阴上皮内瘤变（vulvar epithelial neoplasia，VIN）是指外阴皮肤黏膜上皮内发生肿瘤性病变，病变局限于上皮层内，尚没有穿破基底膜。

1．临床表现　一般表现为外阴部皮肤黏膜微隆起呈斑片状、丘疹等病变。皮色较正常皮肤黏膜深或浅或同色，也可表现为异常的白色、浅红色、深红色。病变多出现在两侧大小阴唇处，在阴唇内侧的阴道口、尿道口附近黏膜也可出现。60%患者主要症状为已有数年或数月的外阴瘙痒史，其他还可有外阴疼痛、外阴溃疡、排尿困难等。严重时病变累及阴道，宫颈及肛门。局部病变多累及小阴唇、大阴唇或后联合等处皮肤，呈有隆起的白色或红色斑块，与周围组织分界清晰。

2．病理　病理组织学改变为表面角化及上皮层增厚，颗粒层显示明显，基底至棘细胞层出现异型细胞，细胞形态大小不等，核膜尚清晰、核大、染色质多、粗糙并深染。核分裂象多，有异形性。

外阴上皮瘤变分为三级：病理检查病变细胞占据上皮层下1/3为VIN Ⅰ级，占据1/3 ~ 2/3为VIN Ⅱ级，占据2/3或以上者为VIN Ⅲ级（包括原位癌）。

3．诊断与鉴别诊断　根据外阴部长期瘙痒并妇科外阴部检查发现的皮肤黏膜病变，即可做出初步诊断，确诊则需要对病变部位组织的活检确定。

4．治疗　可包括手术切除、药物治疗和物理疗法等。

手术治疗：原则是切除病灶，可以直接切除，或用于药物或物理治疗无效或复发的患者，要求切口在病灶边缘外1 cm，深度要达到皮下。手术中应行快速病理检查，以确定有无深部浸润或边缘是否切净[4]。对于切除面积较大者可以进行转移皮瓣覆盖或植皮。对病变范围小者，在高原地区可用LEEP切除，也能取得良好效果。

（二）外阴鳞状上皮癌

外阴癌中最常见的为鳞状细胞癌，占80% ~ 90%。在高原多民族地区，浸润型鳞状细胞癌存在两种类型。一是与高危型人乳头瘤病毒感染相关、病变呈多灶性的、经典的、疣状病变或呈间变的，多发生在年轻患者。二是与高危型人乳头瘤病毒感染无关，病变往往为单灶，并且很大一部分与萎缩性病变相关，如苔藓硬化症恶变引起者。

1．临床表现　包括外阴瘙痒和外阴肿块以及腹股沟肿块等。瘙痒是外阴鳞状细胞癌最常见的症状，但在高原地区，尤其是少数民族中的大多数妇女，并不积极去医院检查。因此，在外阴出现明显肿块前，外阴瘙痒一般多持续存在5年以上。瘙痒常表现为白天轻晚上重。而当患者在医院就诊时，往往医生会给予类固醇软膏等药物治疗，而大大延误疾病的诊断与治疗。外阴部大的病灶肿块，常有下坠感及行动坐立不便，尤其在肿块溃破或合并感染时有疼痛及发热等表现。若侵犯尿道或肛门直肠时，可出现排尿不畅、血尿以及排便不畅或血便等表现。

在体征表现上，典型为外阴部的肿块，70%位于两侧的大小阴唇部，其他可出现在阴蒂部、后联合及会阴部等。位于后联合和阴蒂部的外阴癌又称中线癌，位于两侧阴唇等处者称为边线癌。

外阴癌早期表现为外阴局部皮肤呈丘疹样结

节改变，局部皮肤增厚、粗糙。随肿块的逐渐长大，肿块质地变硬，呈圆形、长方形或不规则形等形状，肿块若向内生长侵犯耻骨盆底组织，则使肿块固定。肿块外观可呈现与周围皮肤色泽相同，也可呈灰白色或紫红深色改变。若肿瘤表面有溃疡或合并感染，局部呈充血肿块，表面有脓性分泌物，患者可有发热、白细胞升高等表现。

患者出现腹股沟肿块，为外阴癌腹股沟淋巴结转移的表现，早期为可触及的活动性皮下结节，逐渐成为多发性结节并逐渐增大，晚期可以相互融合，皮肤可出现溃疡，若合并感染则有脓性分泌物及恶臭。早期外阴癌一般在病灶（边线癌）的同侧腹股沟区发生淋巴转移，晚期外阴癌（边线癌）也因左右两侧腹股沟淋巴结之间的淋巴交通网，可以转移到对侧腹股沟淋巴结阴蒂或后联合外阴癌（中线癌），也可以在发病时即可表现为双侧腹股沟淋巴结肿大。

2．病理　外阴癌在镜下可分为高分化、中分化和低分化，在高原地区外阴癌大多数为高分化和中分化。高分化癌以癌灶出现大小的不等鳞状细胞巢为特点，细胞巢中常有角化珠。外阴癌中分化的细胞巢的角化细胞较少，细胞分化不成熟。外阴癌低分化肿瘤的细胞呈现小的癌巢或实性条索状细胞分布，而且异型细胞明显，多无明显的细胞角化。

3．外阴癌的手术病理分期　现仍然应用2009年FIGO的分期方法（表20-1），最基本的分期为：病灶局限于外阴为Ⅰ期，侵犯邻近器官为Ⅱ期，有淋巴结转移为Ⅲ期，有远处转移的为Ⅳ期。

4．诊断及鉴别诊断　根据外阴部的临床表现，如瘙痒、出现肿块，可做出初步诊断，明确诊断则需要对外阴部的肿瘤组织进行病理检查，以确定肿瘤的性质，活检时尽量避开肿瘤表面的感染坏死组织，并对较大的病变实行多处活检。在手术中可实施快速病理检查，以确定肿瘤基底部切缘是否切净。

5．影像学检查　为了确定外阴癌的分期和制订治疗方案，需要了解外阴癌对周围组织器官的侵犯以及盆腔和远处转移情况，必须进行包括腹股沟和盆腔在内的全腹CT检查或MRI检查或全身性的ECT或PET-CT等影像学检查。

6．治疗　治疗包括手术切除、放射治疗和化学治疗以及免疫、中医学治疗等。手术治疗是外阴癌的主要治疗手段，包括外阴部原发灶的根治性切除以及可能转移部位腹股沟淋巴结的清扫术。

（1）手术治疗　应首先考虑针对患者个体化的治疗手段，虽然传统手术方式是广泛的全外阴切除及腹股沟淋巴结清扫术，有时还加盆腔淋巴结清扫术。但这种广泛切除创伤大，伤口不能一期愈合，伤口瘢痕大使外阴严重变形，对患者生活质量和心理影响较大。因此，近年来高原妇科临床研究发现，手术范围趋于缩小的改良手术方

表20-1　外阴癌的手术病理分期（FIGO，2009）

FIGO分期	临床病理表现
Ⅰ期	肿瘤局限于外阴，无淋巴结转移
ⅠA	肿瘤局限于外阴或会阴，最大径线≤ 2 cm，间质浸润≤ 1 mm
ⅠB	肿瘤局限于外阴或会阴，最大径线＞ 2 cm，或带有间质浸润＞ 1 mm
Ⅱ期	任何大小的肿瘤侵犯了下1/3尿道、下1/3阴道、肛门，无淋巴结转移
Ⅲ期	任何大小的肿瘤有腹股沟-股淋巴结转移，无论是否侵犯了下1/3尿道、下1/3阴道、肛门
ⅢA	1个淋巴结转移（≥ 5 mm），或1～2个淋巴结转移（＜ 5 mm）
ⅢB	≥ 2个淋巴结转移（≥ 5 mm），或≥ 3个淋巴结转移（＜ 5 mm）
ⅢC	阳性淋巴结伴囊外扩散
Ⅳ期	肿瘤侵犯了上2/3尿道、上2/3阴道，或远处转移
ⅣA	肿瘤侵犯了下列任何部位：上尿道和（或）阴道黏膜、膀胱黏膜、直肠黏膜或固定在骨盆壁，或腹股沟＋股淋巴结出现固定或溃疡形成
ⅣB	任何部位（包括盆腔淋巴结）的远处转移

式并不影响早期患者的预后，对中晚期患者应重视与放疗、化疗相结合的综合治疗。

（2）放射治疗 因外阴组织对放射线耐受性差，不作为外阴癌的首选治疗，但可作为有效的辅助治疗，尤其是对淋巴结转移患者，进行术后腹股沟区及盆腔放射治疗可改善生存，减少复发。若肿瘤侵及尿道、肛门或肿瘤较大者，术前放疗可减小肿瘤体积、降低肿瘤细胞活性、增加手术切除率，并对保留肛门和尿道括约肌功能有良好作用。对少数患者并发较为严重的心、肝、肾功能不全而不宜手术治疗者，可首先选择放射治疗。

（3）药物治疗 由于化疗对外阴癌的作用缺乏高级别循证医学证据，所以在外阴癌治疗中的地位尚有一定争议，但可以在以下几个方面使用：

①作为术前的新辅助治疗，目的是缩小肿瘤体积，以利于后续手术治疗；

②对无法手术患者，与放疗联合应用，增强放射治疗的效果；

③作为术后的补充治疗；

④用于复发患者的治疗。

（三）外阴恶性黑色素瘤

外阴黑色素瘤发生率在高原地区仅次于外阴鳞状细胞癌，最常见的发生部位是小阴唇或阴蒂部。恶性程度较高，可早期出现远处转移，且极易复发。

1．临床表现 一般以外阴瘙痒为主，以往存在的色素痣增大，呈现破溃出血，周围又出现小的色素痣。体征则显示病灶稍隆起，结节状或表面有破溃，呈黑色或褐色。

2．临床分期 外阴黑色素瘤的分期不用FIGO外阴癌分期，采用外阴恶性黑色素瘤的镜下分期，是参考Clark分期、Chung分期和Breslow分期，见表20-2。

3．诊断 根据临床表现及病理检查可明确诊断。

4．治疗 外阴恶性黑色素瘤的治疗均采用综合治疗方法。由于肿瘤病灶较小，多行局部切除，切除边缘需离病灶1 cm以上，若肿瘤侵犯深度超过1～2 mm，应行腹股沟淋巴结清扫术。中晚期肿瘤要考虑免疫治疗。免疫治疗作为辅助治疗有重要地位，根治性手术后的辅助治疗首先免疫治疗，一般用α-干扰素，术后每天2000万单位/毫升，静脉注射；4周后改用每天1000万单位/毫升，皮下注射，3次/周，共48周。由于黑色素瘤对化疗不敏感，不建议化疗。

（四）外阴前庭大腺癌

在高原地区外阴前庭大腺癌发病较少见，常见于老年妇女。肿瘤可以是移行细胞癌或鳞状细胞癌，也可以发生在导管或腺体本身的腺癌、囊腺癌、腺鳞癌。

1．临床表现 患者自己可扪及肿块而就诊，早期无明显症状，晚期肿瘤可发生局部感染和出血。体征显示在外阴后方前庭大腺的位置常扪及肿块，早期边界清晰，晚期边界不清。

2．诊断 早期需要与前庭大腺囊肿进行鉴别，在已经有较长病史的前庭大腺囊肿切除后送病理检查确诊。晚期肿瘤可根据肿瘤发生的部位及临床表现，经肿瘤活检而做出诊断。

3．治疗 治疗原则为外阴广泛切除术及双侧腹股沟淋巴清扫术。早期病灶可采用一侧外阴的根治性切除术和同侧腹股沟淋巴切除。对癌瘤体较大者，术后放疗辅助治疗可以减少局部复发。若同侧腹股沟淋巴结阳性，双侧腹股沟和盆腔淋巴结区域的放射治疗，可减少区域性复发。

表20-2 外阴恶性黑色素瘤的镜下分期

	Clark分期	Chung分期	Breslow分期
Ⅰ	局限于表皮基底膜内	局限于表皮内（原位癌）	＜0.76 mm
Ⅱ	侵犯真皮乳头	距颗粒层≤1 mm	0.76～1.50 mm
Ⅲ	充满真皮乳头至交界处	距颗粒层1.1～2 mm	1.51～2.25 mm
Ⅳ	侵犯真皮网状组织	距颗粒层＞2 mm	2.26～3.0 mm
Ⅴ	侵犯皮下组织	侵犯皮下脂肪	＞3 mm

（五）外阴湿疹样癌

外阴湿疹样癌为一种上皮内癌，又称为外阴佩吉特病（Paget），在高原地区少见，常发生于老年妇女。病变常发生于大阴唇及肛周，有时病变侵犯或扩散到尿道或肛门时，处理非常困难。病理组织学显示：癌灶表皮深处有典型的Paget细胞，表现为细胞体积大，呈圆形或卵圆形或多边形，细胞透亮，核大，单个或小群的位于表皮层内，周围的鳞状细胞正常。

1. 临床表现　大多数患者主诉外阴不适和瘙痒或灼烧感，体检常呈湿疹样外观，见外阴部病灶呈湿疹样变化，表面有渗出，边界可辨认，周围组织可见皮肤色素缺失，表面有溃疡。

2. 诊断　根据肿瘤发生的部位及临床表现，肿瘤活检后病理检查发现Paget细胞而做出诊断。

3. 治疗　仍以手术切除为主要手段，可进行局部广泛切除术，一般不需要行腹股沟淋巴结切除。若手术后病理报告显示切缘累积，可等待临床可见病灶出现或有症状时再次手术切除。激光治疗对尿道、肛周的肿瘤是一种好的选择。

（六）外阴癌的民族医药治疗

中回医认为外阴癌的病因病机主要是湿、热外邪所侵，同时肝、肾、脾功能失调，侵扰阴部，阴部肌肤失养所致。治疗以着重去湿清热毒，以及调养肝、脾、肾功能，采用内服与外治相结合，整体与局部相结合施治。

方药可用：牡蛎30 g，苏子30 g，夏枯草30 g，王不留行30 g，白英30 g，白花蛇舌草80 g，柴胡15 g，黄芩15 g，党参30 g，川椒10 g，土茯苓30 g，萆薢30 g，当归15 g，龙胆草15 g，山豆根10 g，甘草6 g，黄芪60 g，仙鹤草30 g，鸡血藤30 g。

第三节　宫颈上皮内瘤变及宫颈癌

宫颈癌是高原地区常见的妇科恶性肿瘤之一，发病率占女性生殖道恶性肿瘤的第一位。近60年来，以宫颈脱落细胞涂片为主的宫颈癌筛查的普及，使宫颈癌的发病率和死亡率在世界范围内普遍下降了近70%，但近20年来宫颈癌发病稳居不降，高原地区发病又有增高趋势，发病年轻化十分明显[5]，与沿海发达城市相比，高原地区开展有效筛查不足，宫颈癌仍是一种严重危害高原各民族妇女健康的恶性肿瘤。

一、宫颈癌的病因

宫颈癌的病因主要包括了两个方面：其一是行为危险因素，尤其是高原地区妇女性生活过早、多个性伴侣、多孕多产，以及社会经济地位低下、营养不良、性混乱等；其二是生物学因素，包括病毒、细菌和衣原体等各种微生物的感染。现在已经确定，人乳头瘤病毒（HPV）是宫颈癌发生的必要条件。

（一）宫颈HPV感染

1974年德国杰出的病毒学家Zur Hausen首次提出人乳头瘤病毒（HPV）与宫颈肿瘤密切相关。1995年国际癌症研究中心（IARC）专门讨论有关性传播HPV在宫颈癌发生中的作用，认为HPV16和18亚型与宫颈癌发病有关。目前，众多国内外学者及研究机构就HPV感染与子宫颈癌的关系进行了大量的研究，流行病学资料结合实验室的证据都强有力地支持HPV感染与宫颈癌发生的因果关系，表明了HPV感染是宫颈癌发生的必要条件。2004年，IARC发布声明：HPV感染是宫颈上皮内瘤变及宫颈癌发生的必要因素，甚至可以说，没有HPV感染的妇女几乎没有患宫颈癌的危险。在高原地区，常见的高危型HPV包括16，18，33，45，52，53，58等。HPV主要通过性生活传播。

（二）宫颈癌发生的共刺激因子

在高原地区妇科临床研究发现，性活跃的妇女一生感染HPV的机会大于70%，但大多数妇女感染是一过性的，一般在感染的数月至两年内消退，仅 15% 左右呈持续感染状态。已经有研究证实，只有高危 HPV 持续感染，才能导致宫颈癌及前期病变，虽然高危 HPV 感染是宫颈癌发生的必要条件，但最终仅有极少数发展为宫颈癌。这是因为宫颈癌的发生还需要其他致病因素协同刺激。现认为一些共刺激因子有：①吸烟；②生殖道其他微生物的感染，如衣原体、真菌、淋球菌、单纯疱疹病毒（HSV）等，可提高生殖道对 HPV 感染的敏感性；③内源性和外源性因素引起的免疫功能低下；④性激素的影响，如激素替代和口服避孕药等。

宫颈癌的发生，如同“种子—土壤”学说，高危 HPV 感染如同种子，共刺激因子为营养，宫颈移行带为土壤。

二、宫颈上皮内瘤变

（一）宫颈上皮内瘤变的诊断

宫颈上皮内瘤变（cervical intraepithelial neoplasia，CIN），是病理组织学诊断，是浸润性宫颈癌的前驱病变。在组织学上，CIN 的诊断根据不典型细胞累及上皮的程度分为三级。诊断程序是采用三阶梯诊断流程，包括：①子宫颈 / 阴道细胞病理学和（或）HPV DNA 分子检测；②阴道镜检查；③组织病理学诊断。

1．子宫颈 / 阴道细胞学　可采用传统的巴氏制片和液基薄层制片，使用子宫颈 / 阴道细胞病理学诊断的 TBS 报告系统。

（1）细胞学诊断分类　未见上皮内病变细胞或恶性细胞，其他细胞和上皮细胞异常。上皮细胞异常包括鳞状上皮细胞异常和腺上皮细胞异常。其中鳞状上皮细胞异常包括：①非典型鳞状细胞（ASC）：包括无明确诊断意义的非典型鳞状细胞（ASC-US）和非典型鳞状细胞，不除外高度鳞状上皮内瘤变（ASC-H）；②鳞状上皮内低度病变（LSIL），包括核中挖空细胞或 CIN1；③鳞状上皮内高度病变（HSIL），包括 CIN2 和 CIN3；④鳞状细胞癌（SCC）。

腺细胞异常：①非典型腺细胞（AGC）：包括非典型颈管腺细胞和非典型宫内膜腺细胞以及无其他具体指定；②非典型腺细胞倾向瘤变（AGC-FN）；③颈管原位癌；④腺癌（子宫内膜、颈管、子宫以外、其他）。

（2）细胞学异常的处理　①对 ASC-US 患者，可直接行阴道镜检查，或 6 ～ 12 个月后复查细胞学，或采取 HPV DNA 检测后进行分层处理，如高危型 HPV DNA 阳性者的 ASC-US，建议行阴道镜检查，阴性者的 ASC-US 可 6 ～ 12 个月后复查细胞学；② ASC-H 及 LSIL 的病例，及时行阴道镜检查并行可疑病灶处活检；③对于 HSIL 的患者，必须行阴道镜检查并行可疑病灶处活检，也可直接做诊断性子宫颈锥切；④对非典型腺细胞病例，所有病例都应做 HPV DNA 检测、阴道镜和颈管检查及子宫内膜检查。

（3）HPV DNA 检测　① 30 岁以上女性（已婚或未婚但有性生活）者行高危型 HPV 检测。或细胞学和 HPV 联合检测；②如果为 HPV 16/18 型阳性者，无论细胞学检测结果如何，均行阴道镜检查。

2．阴道镜检查　在阴道镜下，对所有可疑癌前期病变区取活检组织学标本。CIN 最常见的异常阴道镜“三联症”图像有：宫颈醋白上皮、点状血管和镶嵌。

3．组织病理学诊断

（1）宫颈活检及颈管内膜刮取术（ECC）　在细胞学异常而阴道镜检查阴性，或为不满意的阴道镜检查，需要做颈管内膜刮取术。或绝经前后的妇女宫颈萎缩或光滑时，ECC 更有临床诊断意义。

（2）宫颈环行电切术（LEEP）或宫颈锥切术的适应证

①宫颈细胞学多次诊断 HSIL，阴道镜检查阴性或不满意或镜下活检阴性，颈管刮除术阴性。

②宫颈细胞学诊断较活检诊断病变级别高，或提示可疑浸润癌。

③ CIN2 或 3 级病变。

④宫颈细胞学检查提示腺上皮异常倾向瘤变，或更高级别诊断者，无论 ECC 结果如何。

⑤阴道镜检查或活检怀疑早期浸润癌或怀疑宫颈原位癌。

（二）宫颈上皮内瘤变的处理

1．高危型 HPV 感染不伴宫颈病变者，于 6 个月后复查细胞学，1 年以后复查 HPV 和细胞学。

2．CIN1 的处理　因为 CIN1 有较高的转为正常率，在 CIN1 处理上提倡保守。

（1）CIN1 需要处理的指征　CIN1 并细胞学结果为 HSIL/AGC 或以上病例，或 CIN1 病变持续2年以上。

（2）处理方法　可用涂抹、电灼、激光、微波等物理治疗；阴道镜下不满意者可采用LEEP或锥切治疗。

（3）随访　6个月后复查细胞学，如无异常可在1年以后复查HPV和细胞学。如果细胞学结果为ASC-VS或以上病变，或高危HPV阳性，均需阴道镜检查。

3．CIN2/3的处理

（1）观察　仅妊娠期的CIN2或CIN3可暂时观察，并且每3个月进行一次细胞学和阴道镜联合检查，产后6～8周再进行评估，按新评估后情况处理。其他病例均需要积极治疗。

（2）治疗　在外除宫颈管内病变（ECC检查）后，CIN2可选择LEEP治疗。CIN3则应行宫颈锥切术，子宫切除术一般不作为CIN2/3治疗的首选。

（3）随访　每3～6个月常规进行宫颈细胞学和HPV检测，连续3次正常后，可选择每年1次的细胞学和HPV联合检查，若随访时有任何一项阳性，建议行阴道镜检查。CIN2/3病例要坚持随访20年。CIN2/3全子宫切除术后18个月内定期进行细胞学的随访及阴道镜检查2次，若均为阴性，可每年进行1次的阴道细胞学检查。

三、宫颈癌病理

1．肿瘤的病理　早期浸润癌的诊断基于锥切的病理标本：①肿瘤大小；②宫颈间质浸润的深度；③淋巴血管间隙是否受累（LVSI）；④淋巴结转移；⑤手术切缘情况；⑥宫旁浸润。

2．宫颈癌的组织病理学类型及分级　①鳞状细胞癌；②腺癌；③腺鳞癌；④宫颈内膜腺癌；⑤透明细胞腺癌；⑥小细胞癌；⑦未分化癌；⑧其他类型：恶性黑色素瘤、肉瘤等。组织病理学分级（G）：GX-分级无法评估；G1-高分化；G2-中分化；G3-低分化或未分化。

3．宫颈癌分期　目前宫颈癌分期是根据FIGO 2018（表20-3）对子宫颈癌分期进行的调整而制定，在此之前一直应用FIGO2009版的临床分期标准来指导临床诊治。分期根据盆腔检查和临床评估进行。肥胖患者最好在麻醉下由两位或两位以上妇科肿瘤医师进行双合诊及三合诊检查。分期应在治疗前确定，已经确定的临床分期不能以后来的新发现而改变，必要时可进行其他辅助检查，如CT、MRI、超声等作为治疗前的参考，但不能作为改变分期的依据。

手术治疗的病例，手术病理结果也不能改变术前确定的临床分期，但可以在病历上注明。若手术前没有明确诊断为浸润性宫颈癌，而仅做了单纯的子宫切除术，则这些病例不能进行临床分期。

FIGO2018版新版修订后可根据影响及术后病理，再对临床分期进行修正，具体调整内容如下：

（1）ⅠA期取消了对浸润宽度的要求。

（2）ⅠA期中浸润型深度等于3 mm者为ⅠA2期。

（3）ⅠB期由之前的IB1中癌灶等于4 cm者及所有ⅠB2-ⅠB3三个亚类。

（4）旧版的ⅠB1中癌灶小于4 cm者及所有ⅠB2期在新版中都归为ⅠB3期。

（5）旧版的ⅠB1期癌灶小于4 cm的部分被分为了ⅠB1（癌灶最大径小于2 cm）和ⅠB2（癌灶最大径线等于大于2 cm，且小于4 cm）。

（6）ⅡA期中临床检查癌灶等于4 cm者由旧版的ⅡAⅠ期变更为ⅡA2期。

（7）根据影响或术后病理结果增加了ⅢC期（盆腔和/或腹主动脉旁淋巴结受累，无论肿瘤大小与范围），只有盆腔淋巴结转移为ⅢC1期，腹主动脉旁淋巴结转移为ⅢC2期。需要特别注意的是，新版增加使用符号r（影像学）和p（病理学），标明用于划分ⅢC期病例的结果。例如影像学显示盆腔淋巴结转移，分期归为ⅢC1r。如果经病理结果证实，分期为ⅢC1p。所使用的影像学方法及病理学技术类型，应记录。

四、宫颈癌的临床诊断

（一）病史

有无CIN的病史，是否治疗过，治疗方法及效果如何；有无性传播性疾病，但高原地区部分宫颈癌患者缺乏以上病史。病史中追问性伴侣也有一定困难，性生活开始的年龄（结婚前性生活）也难以落实时间；孕产次和时间以及吸烟史较容易明确。

（二）临床表现

1．早期无症状　无论是CIN还是早期宫颈癌患者，一般无明显症状。

表20-3　FIGO2018宫颈癌分期

分期	描述
Ⅰ	癌性病灶严格局限在宫颈（扩散至宫体，应不考虑）
ⅠA	只是在显微镜下诊断，所测量的最大浸润深度＜5.0 mm的浸润癌
ⅠA1	所测量间质浸润深度＜3.0 mm
ⅠA2	所测量间质浸润深度≥3.0 mm而＜5.0 mm
ⅠB	所测量最大浸润深度≥5.0 mm的浸润癌（病变范围比IA期大，病变局限在子宫颈）
ⅠB1	间质浸润深度≥5.0 mm而最大径线＜2.0 cm的浸润癌
ⅠB2	最大径线≥2.0 cm而＜4.0 cm浸润癌
ⅠB3	最大径线≥4.0 cm浸润癌
Ⅱ	宫颈癌侵犯超出子宫，但未扩散到阴道1/3或骨盆
ⅡA	累及阴道上2/3，无宫旁浸润
ⅡA1	浸润癌最大径线＜4.0 cm
ⅡA2	浸润癌最大径线≥4.0 cm
ⅡB	宫颈浸润，但未达骨盆壁
Ⅲ	癌累及阴道下1/3，和（或）扩散到骨盆壁，和（或）导致肾积水或无功能肾，和（或）累及盆腔和（或）腹主动脉淋巴结
ⅢA	累及阴道下1/3，未扩散到骨盆壁
ⅢB	扩散到骨盆壁，和（或）肾积水或无功能肾（除外明确其他因素）
ⅢC	盆腔和（或）腹主动脉旁淋巴结受累，无论肿瘤的大小与范围（采用r与p标记）
ⅢC1	只有盆腔淋巴转移
ⅢC2	腹主动脉旁淋巴结转移
Ⅳ	癌已扩散超出真盆腔或已累及膀胱或直肠黏膜（活检证实）
ⅣA	扩散至邻近的盆腔器官
ⅣB	转移至远处器官

注：分期翻译转自中国妇产科网

2．阴道出血　高原地区宫颈癌患者最常见的症状为接触性出血，多于性交后出血或妇科双合诊时出血，早期出血量少，中晚期由于病灶大，有时表现为大出血。绝经后妇女表现为绝经后出血。生育期妇女也有表现为月经紊乱或不调表现。

3．白带增多　白带带有血性，或呈稀薄似水样，米汤水样等，伴有腥臭味。晚期常可继发性感染，白带可呈脓性伴恶臭。

4．晚期症状　根据患者病灶范围，累及的脏器而出现的一系列症状，包括腰骶部疼痛、尿频、尿急、尿血、肛门坠胀、大便秘结、里急后重、便血、下肢水肿或疼痛等。严重的晚期患者可导致输尿管梗阻，肾盂积水，最后导致尿毒症等。

5．晚期恶病质　疾病后期患者往往出现明显消瘦、贫血、发热（低热多见）和全身各脏器功能衰竭等表现。

（三）检查

1．盆腔检查　帮助临床诊断，同时决定患者临床分期。

（1）阴道检查　用窥阴器检查以暴露宫颈及阴道穹及阴道壁时，应缓慢扩张并深入暴露宫颈和阴道，以免损伤病灶而导致大出血。主要观察宫颈外形和病灶的位置、形态、大小、有无溃疡等。阴道指诊时应用手指触摸全部阴道壁至穹部及宫颈外口，进一步了解病灶的质地、性状、波及范围等，并注意有无接触性出血。

阴道和阴道穹部，肉眼可见所侵犯部位阴道穹变浅或消失，触之癌灶组织增厚、质脆硬、缺少弹性、易接触性出血等。

宫颈癌的子宫颈表现：呈增生性糜烂状。有些癌灶呈菜花状，组织质脆，触之极易出血，可表现为结节状、溃疡或火山口样空洞形成，子宫颈腺癌时子宫颈长大，但外观可呈光滑的桶状，质地坚硬。

（2）双合诊　主要了解子宫的位置、活动度、形状大小和质地，以及双附件区域，宫旁组织有无包块或结节状增厚等。一般情况下子宫体大小正常。子宫旁组织：癌组织沿宫颈旁组织浸润至主韧带，子宫骶骨韧带，随着病变的进展可使其增厚、挛缩、呈结节状、质硬、不规则，形成团块状向盆壁延伸，或到达盆壁并固定。

（3）三合诊　主要是为了明确宫颈癌临床分期，要了解阴道后壁有无肿瘤病灶浸润，宫颈大小及形态，进一步明确宫颈旁组织情况。

2．全身检查　注意患者的营养状况，有无贫血或低蛋白血症，以及全身表浅淋巴结肿大或肝脾肿大等。

3．实验室检查和诊断方法　由于极早期的宫颈癌大多无临床症状，需经特异性强的宫颈癌筛查后最后根据病理学组织检查以确诊。其他检查包括：全血细胞计数、血红蛋白、血小板计数、肝肾功能检查以及胸部 X 线检查。必要时进行静脉肾盂造影，膀胱镜及直肠镜检查。视病情进行超声、MRI、CT、PET-CT 等检查。

（1）宫颈细胞学检查　是宫颈癌筛查的主要手段，取材需要在宫颈的移行带处，此为宫颈鳞状上皮交界处。

（2）阴道镜检查　主要观察宫颈阴道病变上皮血管及组织变化，适应于宫颈细胞学异常者。通过阴道镜的放大作用，对肉眼病灶不明显者，可协助发现宫颈鳞 - 柱交界部位有无异型上皮变化，并根据检查结果进行定位活检进行组织细胞学检查，使活检准确率大幅度提高。

（3）宫颈活组织病理检查　这是诊断宫颈癌最可靠的依据。活检适用于阴道镜检查可疑或阳性，临床表现可疑宫颈癌或宫颈其他疾病不易与宫颈癌鉴别时，宫颈活检的注意事项，重要的是要靠近宫颈鳞 - 柱交界的区域和（或）未成熟化生的鳞状上皮区取活检；溃疡的活检则必须包括溃疡周边的异常上皮，以防只取到溃疡中心的坏死组织；取活检的数量取决于病变面积的大小和严重程度，取 2 ~ 4 个活检标本，称之为多点活检；宫颈活检深度仅需 2 ~ 3 mm，约绿豆大小，当怀疑浸润癌时，活检应更深些。

（4）宫颈锥切术　宫颈锥切术在宫颈病变的诊治中占重要地位，既是明确诊断，同时亦达到了治疗目的。其指征如下。

①当子宫颈脱落细胞学多次检查为大于等于 H-SIL，而子宫颈阴道镜多点活检为阴性；

②活检为 CIN，但临床不能排除浸润癌时；

③早期浸润癌但不能确定浸润范围。锥切术的范围应根据病变的大小和累及的部位决定，原则上锥切顶端达宫颈管内口水平稍下方，锥切底视子宫阴道部病变的范围而定，应达宫颈病灶外 0.5 cm。在保证全部完整切除宫颈病变前提下，应尽可能多地保留宫颈管组织，尤其对尚未生育而又有强烈生育愿望的年轻患者。

④术后标本的处理十分重要，需注意以下几个方面：

A．锥切的宫颈标本应做解剖位点标记，可在宫颈 12 点处剪开或缝线做标记，并标明内外口；

B．锥切标本必须充分取材，对可疑部位做亚连续或连续切片，全面评价宫颈病变以免漏诊；

C．病理细胞学报告需注明标本切缘是否受累，病变距离切缘多少毫米，宫颈腺体是否受累及深度和病变是否为多中心等，均有助于宫颈病变的进一步诊治。

（5）宫颈管搔刮术　适用于确定宫颈管内有无病变或癌灶是否侵犯宫颈管的一种方法，常常与宫颈活检术同时进行。

五、宫颈癌的治疗

（一）宫颈癌的手术治疗

1．手术范围　宫颈癌的临床分期是以宫颈原发癌灶对宫旁主、骶韧带和阴道的侵犯而确定的，因此宫颈癌根治性手术按切除宫旁主、骶韧带和阴道的宽度来分类。

宫颈癌根治性子宫切除术的手术范围包括：子宫、宫颈及骶、主韧带、部分阴道和盆腔淋巴结，及选择性主动脉旁淋巴结清扫或取样等。

盆腔淋巴结切除的手术范围：包括双侧髂总淋巴结、髂外、髂内淋巴结、闭孔淋巴结和腹股沟深淋巴结。如果髂总淋巴结阳性或IB2期以及以上病例，需进行腹主动脉旁淋巴结清扫或取样。

2．宫颈癌子宫切除术的手术类型

Ⅰ型：筋膜外子宫切除术。

Ⅱ型：改良根治性子宫切除术，切除1/2骶、主韧带和1/3阴道。

Ⅲ型：根治性子宫切除术：靠盆壁切除骶、主韧带和上1/3阴道，长3～4 cm。

Ⅳ型：扩大根治性子宫切除术，即超过广泛子宫切除术，从骶韧带根部切除骶韧带，在侧脐韧带外侧切除主韧带，切除阴道3/4。

Ⅴ型：盆腔脏器官廓清术，包括前盆腔廓清术：切除生殖道和膀胱、尿道；后盆腔廓清术：切除生殖道和部分乙状结肠和直肠；全盆腔廓清术：切除生殖道和膀胱、直肠、尿道、部分乙状结肠。

3．根治性子宫切除三组三维解剖结构分型 主要考虑腹腔镜手术，以及保留盆腔内脏神经的新手术分型方式。

A类：宫旁组织在输尿管内侧、宫颈外部横断，子宫膀胱韧带和骶韧带在近子宫段切除，切除阴道及阴道旁组织尽量少，一般在1 cm以内，不切除阴道旁组织。输尿管不游离，直视或触诊方式确定其位置及走形。适应于早期宫颈癌化疗后，补充切除子宫，淋巴结（-）者。

B类：宫旁组织在输尿管隧道切除，切除部分宫骶韧带和部分子宫膀胱韧带，阴道切除距肿瘤至少1 cm，切开输尿管隧道，暴露输尿管，向外牵拉。B1只切除闭孔神经内侧的宫旁淋巴结；B2则要切除包括闭孔神经外侧的盆腔淋巴结。

C类：宫旁组织切除至输尿管外侧，于直肠旁切除宫骶韧带，于膀胱旁切断子宫膀胱韧带，切除距肿瘤1.5～2.0 cm的阴道及阴道旁组织，手术中应完全游离输尿管。C1需要保留子宫深静脉下盆腔内脏神经；C2则不考虑保留神经。

D类：宫旁组织向盆壁延伸切除范围，宫骶韧带全部切除，必要时切除部分肠段，全部切除子宫膀胱韧带，必要时切断输尿管远端，再植入膀胱，对阴道和阴道旁组织切除范围，则根据病变累及阴道情况，保证切缘阴性，并完全游离输尿管。D1需要结扎髂内系统分出的所有血管，暴露至坐骨神经根部；D2相关于扩大的盆腔廓清术（LEER），切除需要的肌肉和筋膜。

4．手术治疗原则 早期病例（ⅡB及ⅡB期以上）可行放射治疗及同步化疗。对绝经前的早期患者，如卵巢正常，可保留双侧卵巢。估计手术后需要放射治疗的患者，应将保留的卵巢移位至结肠旁沟并用银夹标记，使卵巢远离放射治疗照射野，以保护卵巢功能。估计术后无需放射治疗者，卵巢可固定在盆腔的生理位置，已减少移位对卵巢血供及功能的影响。如果阴道切除在3 cm以上，可根据患者具体情况做阴道延长术。

（二）宫颈癌各期的治疗方案

1．微小浸润癌

（1）ⅠA1期 行Ⅰ型子宫切除手术，适应于没有生育要求者，可行筋膜外全子宫切除术，若患者有生育要求，可行子宫颈锥切术。术后3个月、6个月随访追踪宫颈细胞学检查。或结合宫颈HPV DNA检测随访，如果淋巴管、脉管受癌细胞侵犯，可行B类子宫广泛切除术（即次广泛子宫切除术）和盆腔淋巴清扫术。

（2）ⅠA2期 由于ⅠA2期宫颈癌有潜在的淋巴结转移率，可行根治性子宫切除术（Ⅱ型或Ⅲ型）加盆腔淋巴清扫术。术后3个月和6个月复查细胞学检查，两侧均正常后，每半年1次，两年后每1年1次复查，并结合HPV DNA检测随访。不宜手术者，可行腔内和体外放射治疗。要求保留生育功能者，可选择根治性宫颈切除术加盆腔淋巴清扫术。

2．宫颈浸润癌

（1）ⅠB1和ⅡA1期 ①采用手术或放疗，预期效果（预后）均良好。②行标准的手术治疗方法是根治性子宫切除术（Ⅲ型子宫切除术）和盆腔淋巴结清扫术。如果髂总淋巴结阳性，或腹主动脉旁淋巴结增大或阳性，需要行腹主动脉旁淋巴结切除术。绝经前如果双侧卵巢正常，可保留双侧卵巢。ⅠB1期肿瘤≤2 cm并希望保留生育者，可行根治性宫颈切除术，同时盆腔淋巴结清扫术或腹主动脉旁淋巴取样。手术方法和途径，包括开腹手术、经阴道加腹腔镜和全部步骤经腹腔镜手术或机器人辅助下手术。③手术后辅助治疗：术后有复发高危因素者可采用辅助放疗或同步放化疗。④放射治疗：标准放射治疗方案是盆腔外照射加腹内近距离放疗及同步化疗。

（2）由于近些年来大数据相关报道，腹腔镜或机器人手术与开腹手术相比，早期宫颈癌的微创手术具有更高的复发率和死亡率[1-2]。因此，在指导临床决策时，为相应的患者提供合适的建议至关重要。基于国际多中心随机Ⅲ期试验研究（探究微创根治性子宫切除术，包括完全腹腔镜或机器人辅助下的根治性子宫切除术，对于开腹根治性子宫切除术的非劣性），结论认为，开腹根治性子宫切除术应作为ⅠA2 期和ⅠB1 期宫颈癌的标准治疗方式，如果患者仍坚持行微创根治性子宫切除术，应与患者共同协商和作出决定。

ⅠB2 和ⅡA2 期：标准方案为：①盆腔放疗＋盆腔顺铂的同步化疗＋近距离放疗（A 点剂量 ≥ 85 Gy）。②根治性子宫切除术＋盆腔淋巴结清扫术＋腹主动脉旁淋巴结切除术。③盆腔放疗＋盆腔顺铂的同步化疗＋近距离放疗＋根治性子宫切除术＋盆腔及腹主动脉旁淋巴结切除术。但结论尚有待验证。

同步放化疗，即在放疗的同时应用以铂类为基础的化疗。较常应用的药物有顺铂（DDP）或 DDP + 5-FU 等。最常用是盆腔外照射＋腔内近距离放疗，联合顺铂（DDP）周疗。髂总或主动脉旁淋巴结阳性者，需扩大放疗野。

（三）宫颈癌治疗的几种特殊情况

1．年轻患者保留生育功能　对于年轻未生育患者，早期宫颈癌（肿瘤 ≤ 2 cm）可采用保留生育功能的手术。手术的方法有宫颈锥切术和根治性宫颈切除术＋盆腔淋巴结清扫术[6]。

子宫颈锥切术的适应证是原位癌和ⅠA1 期。

根治性子宫颈切除术的适应证是ⅠA2 期和ⅠB1 期，并符合下列条件：①宫颈鳞癌、腺癌、腺鳞癌；②ⅠA1 期伴淋巴管间隙受累（LVSI），ⅠA2 期和ⅠB1 期；③局限于宫颈无外转移证据；④年龄小于 45 岁；⑤有保留生育功能期望。

宫颈锥切术时应注意切除标本的完整性，切缘至少距病变 3 mm 以上，如果切缘阳性，可重复锥切活检或行宫颈切除术。完成生育后，如果患者持续高危 HPV 感染或持续宫颈细胞学异常，需进一步诊治。以上手术需重视功能重建问题。手术途径可选择经腹、经阴道加腹腔镜；或全腹腔镜下完成。

2．意外发现宫颈癌　指在术前诊断为子宫良性病变而只做了简单的子宫切除术，术后病理报告为宫颈癌，更多的情况是术前宫颈活检诊断为 CIN3，没有经锥切确诊而直接做了单纯子宫切除术，术后病理诊断为宫颈浸润癌。先做盆腔和腹部 CT 或 MRI 扫描和胸部 X 线检查，必要时行 PET-CT 进行全身检查，以进一步评估疾病的范围及程度。若无其他部位的转移，可按肿瘤浸润深度和扩散范围进行相应处理：①ⅠA1 期：无淋巴脉管浸润，在严密观察下随诊，无须处理。②ⅠA1 期有淋巴埋管浸润、ⅠA2 期及ⅠA2 期以上：如切缘阴性且影像学检查未见残留肿瘤组织，可选择盆腔体外及腔内放疗 ± 同步化疗，或行广泛宫旁组织切除＋阴道上段切除术＋盆腔淋巴结清扫术 ± 腹主动脉旁淋巴结取样术。

第四节　子宫内膜癌

子宫内膜癌是发生于子宫内膜的一组上皮性恶性肿瘤，也称子宫体癌，以来源于子宫内膜腺体的腺癌为常见。子宫内膜癌发病率仅次于宫颈癌的，是女性生殖道三大恶性肿瘤之一，通常发生于 50 岁左右或以上的女性。我国发病率为 63.4/10 万，死亡率为 21.8/10 万，占女性生殖道恶性肿瘤 20% ~ 30%。近年来高原地区有年轻化和发病率呈上升趋势。

一、发病相关因素

1．雌激素长期持续增高　当子宫内膜受高水平的雌激素长期持续性刺激而无孕酮拮抗，有导致内膜癌的可能。

内源性雌激素水平增高的因素多见于：无排卵性月经异常、无排卵性不孕、多囊卵巢综合征（PCOS）、功能性卵巢瘤等。由于无周期性排卵，子宫内膜缺乏孕激素拮抗，长期单一高水平雌激素作用，导致子宫内膜发生增生，甚至癌变。

外源性雌激素水平增高的因素多见于：雌激素替代疗法致体内雌激素长期高水平，随着选用雌激素剂量的增加和使用时间的延长，而使其危险性增加。

2．肥胖、高血压、糖尿病，又称为子宫内膜癌三联征　高原地区妇女，有肥胖或体重超标现象者近年来有增加趋势，妇科临床研究表明，体重指数（BMI）每增加1个单位（kg/m^2），子宫内膜发生的相对危险会增加9%。BMI在30～35，子宫内膜发生风险增加1.6倍，而BMI＞35的女性发生子宫内膜癌的风险会增加3.7倍。患有糖尿病或糖耐量不正常者风险比正常人增加2.8倍，患有高血压者增加1.8倍。

3．初潮早、绝经晚　晚绝经的高原地区妇女在后几年大多为无排卵月经，使无孕激素协同作用的雌激素刺激时间有所延长。而随着高原气候的向暖转变，以及营养的增加，高原少女初潮时间也已较20年前提前2～3岁。增加了无孕激素保护的雌激素对子宫内膜的刺激时间。

4．不孕不育　高原地区与沿海平原地区相同，不孕不育女性有所增加。而不孕不育会增加子宫内膜癌的风险，同时高原地区妇女平均生育子女数也在减少。临床观察证实，每次妊娠均可在一定程度上降低子宫内膜癌的发病风险。尤其是末次妊娠年龄越高，患子宫内膜癌的风险也越低。

5．外源性雌激素　有专家共识认为，单一的外源性雌激素治疗，尤其是5年以上者，发生子宫内膜癌的风险会增加10～30倍。而采用雌激素联合替代治疗则不会增加子宫内膜癌的风险。

6．遗传因素　高原地区妇科临床研究发现，约有20%内膜癌患者有家族史，尤其是一级亲属患子宫内膜癌的女性发生子宫内膜癌的风险比对照组高1.5倍。

7．生活方式　目前已知有些生活方式因素，与高原地区妇女子宫内膜癌发生相关，包括高原地区饮食习惯、饮酒、吸烟和运动量少等。

8．卵巢肿瘤　由于卵巢颗粒细胞瘤、卵泡膜细胞瘤等，能产生较高水平的雌激素，可引起月经不调、绝经后出血、子宫内膜增生等，若未及时治疗，最终可发生子宫内膜癌。

9．其他因素　三苯氧胺是乳腺癌内分泌治疗药物，因为其与不同的靶器官可表现出类雌激素作用，也可表现为抗雌激素作用，长期服用可导致内膜增生者发生子宫内膜癌的风险。

目前为止，尚没有统一可靠的针对子宫内膜癌进行常规筛查的手段，应对以上有危险因素人群应进行科普知识宣教，以减少子宫内膜癌的发生，包括规范生活习惯，对有长期口服三苯氧胺者和有遗传性家族史者，应用激素替代疗法（HRT）者等坚持定期检查，主要以经阴道或经腹超声，监测子宫内膜厚度及异常情况。而血液学方面尚没有特异性血清标志物。

二、临床表现

1．发病年龄　在高原地区70%～75%的患者为绝经后妇女，平均年龄为55岁。近年来，有年轻化趋势。

2．症状　极早期无明显临床症状，以后出现阴道出血、阴道排液、疼痛等症状。

（1）阴道出血　高原地区患者主要表现为绝经后阴道出血，少数早期子宫内膜癌患者可无任何症状，但90%子宫内膜癌以阴道异常出血为表现。

①绝经后阴道出血：90%以上的绝经后患者因阴道出血而就诊，成为子宫内膜癌患者的主诉。阴道出血于肿瘤早期即可出现，高原地区妇科临床研究发现，初次就诊的子宫内膜癌患者中，早期患者可达70%左右。

②月经紊乱：在高原地区，25%～30%的子宫内膜癌为围绝经期妇女，或40岁以下年轻妇女，患者可表现为月经周期紊乱，月经淋漓不尽，阴道少量出血。

（2）阴道异常排液　高原地区以阴道排液异常而就诊者约1/4，多为血性液体或浆液性分泌物，晚期因肿瘤体积增大而发生局部感染，坏死合并感染者常有脓血性液，伴恶臭异味。

（3）疼痛　若癌肿累及宫颈内口，可引起宫腔积脓或积液，出现下腹胀痛不适或痉挛样疼痛。晚期则因病变浸润周围组织或扩散至宫旁组织韧带，甚至压迫神经，可引起下腹部、腰骶部及下肢的疼痛。晚期可出现贫血、消瘦及恶病质等全身衰竭表现。

3．体征　早期子宫内膜癌妇科检查无异常发现，多数患者因合并糖尿病、高血压或心血管疾病，需要关注相关系统体征。在查体时，需要注意是否因长期失血导致贫血而出现贫血貌。

经妇科三合诊检查，早期患者盆腔检查大多正常，晚期患者可有明显增大的子宫，若合并宫腔积脓时可有明显触痛，宫颈管内偶有癌组织脱出，触之出血。晚期病变侵及宫颈、宫旁组织韧带、附件或淋巴结显著增大者，三合诊检查可触及宫颈或宫颈管质地变硬或增大，主韧带或骶韧带增厚并弹性降低，附件可发现肿物，以及盆壁可扪及肿大而固定的淋巴结。

三、辅助诊断

子宫内膜癌的辅助诊断技术包括经腹或经阴道超声检查，MRI、CT 以及 PET-CT 检查等。实验室血清肿瘤标志物检查也有助于良恶性病变的鉴别。但最终确诊需要依赖组织病理学检查。

(一)辅助诊断技术

1. 实验室检查　因多数高原地区子宫内膜患者以牛羊肉为主食并可能合并糖尿病、高血压或心血管疾病，检查时需要重视血糖、血脂等方面的结果，同时进行对肝肾功的检查和血常规的检查，有出血史者可以出现血红蛋白的下降。

由于子宫内膜癌无特异性敏感的标志物，但部分患者的组织学类型、肌层浸润深度以及子宫外受侵等因素的相关性不同，患者可出现 CA125 或 CA199。CA153 或 HE4 的异常，对疾病诊断及术后病情预测有一定的参考作用。

2. 影像学检查　有超声、MRI、CT、PET-CT。

(1) 超声检查　在高原地区对绝经后妇女阴道出血者应首先进行超声检查。经阴道超声 (TVS) 检查可了解子宫大小、宫腔内有无赘生物、子宫内膜厚度、肌层有无浸润、子宫附件大小及性质等，为最简便而常用的无创辅助检查方法。高原地区绝经后妇女子宫内膜厚度应 < 5 mm，若子宫内膜 > 5 mm 时，则应对患者进行子宫内膜活检。

(2) 盆腔磁共振成像 (MRI)　由于 MRI 能够清晰显示子宫内膜及肌层结构，是子宫内膜癌首选的影像学检查方法，用于明确病变的大小、位置、肌层有无侵犯、侵犯深度、宫颈和阴道是否侵犯、有无侵犯子宫体外、膀胱及直肠，以及盆腔内的肿瘤播散，对观察盆腔、腹膜后区域及腹股沟区域的淋巴结转移情况进行了解。有助于与黏膜下肌瘤、内膜息肉、子宫肉瘤等肿瘤的鉴别诊断，评价化疗的疗效及综合治疗后的随诊。

(3) 电子计算机断层成像 (CT)　CT 的优势在于显示中晚期病变，尤其是评价病变侵犯子宫外、膀胱、直肠情况，显示腹盆腔、腹膜后及双侧腹股沟区域淋巴结转移，以及腹盆腔其他脏器及腹膜转移情况。而对早期病变的诊断价值较低。

子宫内膜癌患者应常规进行胸部 X 线摄片检查，必要时进行胸部 CT 检查。对有 MRI 检查禁忌证者可选择 CT 扫描检查。

(4) 正电子发射计算机断层成像 (PET-CT)　在高原地区较少用于子宫内膜癌的初诊患者。使用 PET-CT 的条件是：①患者已经有可疑存在的非常见部位的肿瘤转移，如骨骼或中枢神经系统；②活检病理提示为高级别肿瘤，包括低分化子宫内膜癌、乳头状浆液性癌、透明细胞癌和癌肉瘤；③患者已有临床合并症不适合进行手术治疗。因此，PET-CT 仅适应于可疑出现复发转移患者的确诊，而不应推荐用于子宫内膜癌治疗后的随访。

(二)明确诊断技术

1. 子宫内膜活检　获取子宫内膜的方法主要为分段诊断性刮宫（诊刮）和宫腔镜下子宫内膜活检，分段诊刮是高原地区最常用最可靠的诊断方法，其优点能鉴别子宫内膜癌和宫颈管腺癌，也可明确子宫内膜癌是否累及宫颈管，为制订治疗方案提供依据，同时组织病理学检查也是诊断的最后依据。

随着宫腔镜在高原地区妇科临床的普及，宫腔镜直视下的内膜活检日益受到高原地区妇产科医生的青睐，宫腔镜可直接观察宫内及宫颈管内病灶的外观形态、位置和范围，对可疑病灶进行直视下定位活检或切除，能显著降低早期患者的漏诊率。但膨宫液可能导致部分肿瘤细胞经输卵管进入腹腔，能否导致腹盆腔的种植尚有争议。

宫腔镜下子宫内膜活检的指征：①绝经后或绝经前不规则阴道出血或出现血性分泌物，排除宫颈病变者；②持续阴道排液者；③影像学检查发现子宫内膜异常增厚或宫腔赘生物者；④无排卵性不孕症多年的患者；⑤能产生较高水平雌激素的卵巢肿瘤患者（如卵泡膜细胞瘤和颗粒细胞瘤）等。

2．细胞学检查 常用子宫内膜细胞采集器结合液基细胞学制片技术，有较高在准确性。阴道脱落细胞学检查则阳性率很低，价值不高[7]。

四、鉴别诊断

1．异常子宫出血 以经期延长、经量增多或阴道不规则出血为特点，与子宫内膜癌的出血症状相似。因此，无论是肥胖、合并不孕、月经稀发或 PCOS 的年轻患者，还是围绝经期或绝经后患者，即使妇科检查无阳性发现，亦应获取子宫内膜进行组织病理学检查，以排除子宫内膜癌变。

2．子宫内膜息肉或子宫黏膜下肌瘤 仍然表现为月经量过多或经期延长，或阴道出血同时伴有阴道排液或血性分泌物，与子宫内膜癌的出血症状相似。超声或 MRI 检查可见宫腔内赘生物，行宫腔镜检查内膜活检及赘生物切除后可明确组织病理诊断。

3．子宫颈癌、子宫肉瘤及输卵管癌 均以异常子宫不规则出血和排液与子宫内膜癌的出血症状相似。子宫颈管型子宫颈癌经三合诊可触及宫颈管增粗、质硬呈桶状，经分段刮诊组织病理学检查及免疫组化有助于诊断。若术前无法与上述疾病鉴别，可行人乳头瘤状病毒（HPV）DNA 检测，有 HPV 阳性者应倾向为宫颈癌。子宫肉瘤在短期内增大、变软、经超声及 MRI 可见肿瘤大多位于子宫肌层，有助于初步诊断。在高原地区输卵管癌极为少见，本病以阴道排液、阴道出血、腹痛为主要症状，查体可触及附件区包块，影像学检查子宫内膜多呈正常表现。

4．老年性阴道炎 常见于绝经后妇女，表现为血性白带，阴道分泌物增加，妇科检查可发现阴道黏膜萎缩变薄，呈点状充血和出血点，经雌激素局部治疗后症状好转。对此类患者，先行超声、宫颈细胞学检查，必要时可先抗感染治疗后再做诊刮、内膜赘生物活检等组织病理学检查。

五、组织病理学诊断

组织病理学是子宫内膜癌诊断金标准。

1．癌前病变 以子宫内膜增生为主，可分为非典型增生和不伴有非典型性增生两种类型。

无非典型性的子宫内膜增生是指腺体和内膜间质的比例失调，内膜腺体增多，腺体形状不规则，但没有细胞学的非典型性改变。高原地区约有 1% ~ 3% 的无非典型性子宫内膜增生可以进展为分化良好的子宫内膜腺癌。

非典型性增生子宫内膜是指腺体上皮细胞具有细胞学上的非典型性（AH）以及子宫内膜上皮内瘤（EIN）。在高原地区活检标本中 AH/EIN 中约 1/4 ~ 1/3 的患者在快速病理中即可见到内膜样癌。高原地区的长期危险因素评估显示，从 AH 发生癌变的概率为 14 倍，EIN 发生癌变的概率则为 45 倍左右。

2．子宫内膜癌 在高原地区病理诊断时，应明确以下几种主要组织病理类型。

（1）子宫内膜样癌 是高原地区最常见的子宫内膜癌的组织病理学类型（占子宫内膜癌 60% ~ 65%）。子宫内膜样癌组织病理学通常表现有腺性或绒毛膜管状结构，伴有拥挤复杂的分支结构。核非典型性一般为轻度至中度，核仁不明显，但分化差的内膜癌除外。子宫内膜样癌的核分裂指数变化很大。间质浸润是区分高分化子宫内膜样癌与 AH/EIN 的关键。表现为缺乏分隔间质，成为腺体融合或筛状结构，子宫内膜间质促结缔组织反应改变，或呈乳头状绒毛腺性结构改变。

子宫内膜样癌伴鳞状分化：鳞状分化灶可位于间质交界处，或呈桑葚状，桥接相邻腺体。高原地区 10% ~ 25% 的子宫内膜样癌可见到灶性鳞状分化。识别鳞状分化非常重要，需要与子宫内膜样癌分级时所描述的实性生长区域相鉴别。

子宫内膜样癌伴分泌性改变：多数见于绝经后且未接受孕激素治疗者，典型的伴有分泌改变的子宫内膜样癌几乎总是高分化癌。

子宫内膜样癌分级：主要依据肿瘤的实性范围来分级，以帮助判断预后并选择合理的治疗方案。标准为：1 级，实性生长区 ≤ 5%；2 级，实性生长区占 6% ~ 50%；3 级，实性生长区 > 50%。高原地区妇科临床研究发现表现为 3 级的区域超过瘤体 50% 者更具侵袭性。

（2）黏液性癌 子宫内膜黏液性癌组织病理学表现为衬覆一致的黏液柱状上皮，复层排列轻微。黏液表现为嗜碱性小球，或为稍淡染的颗粒状胞质，黏液卡红和 CEA 阳性（CEA 是一种酸性糖蛋白，结构复杂，具有人类胚胎抗原特异性决定簇，属于非器官特异性肿瘤相抗原），有丝分裂活性低。肌层浸润一般仅限于内 1/2。免疫组化学检查有助于鉴别子宫颈管内膜癌。在高原地区，绝经或围绝经期妇女的子宫内膜活检标本中，由于缺乏相应的子宫内膜间质，增生的黏液性病变常难以与非典型性区分，也应考虑癌的诊断。

（3）浆液性癌　又称子宫乳头状浆液性癌（UPSG），占 1% ～ 9%，恶性程度高。癌细胞异型性明显，多为不规则复层排列，呈乳头状或簇状生长，1/3 可伴砂粒体。恶性程度高，易有深肌层浸润和腹腔、淋巴及远处转移，预后极差。一部分子宫内膜样癌肿可以伴有浆液性癌，称为混合性浆液性子宫内膜样癌，其预后取决于其中的浆液性癌成分。子宫内膜浆液性上皮内癌（SEIC）常直接发生于息肉表面或萎缩性子宫内膜中，但不出现子宫肌层及间质侵犯，这些异型肿瘤对 TP53 呈强阳性表达，这种癌细胞也可脱落并发生于子宫外广泛转移。患者预后取决于手术后的临床分期，临床需要按浆液性癌来处理。

（4）透明细胞癌　占子宫内膜样癌的 1% ～ 9%，属高度恶性，易早期转移。透明细胞的特征是出现多角形或鞋钉样细胞，胞质透明，少数为嗜酸性胞质，这些细胞排列成管囊状、乳头状或实性结构。约有 2/3 的病例可见胞外致密的嗜酸性小球或透明小体。组织学上很难再分级，诊断时常处于晚期病变。

（5）混合细胞腺癌　是指混合有 2 种或 2 种以上病理类型的内膜癌，并且第二种成分至少要达到 5%，至少有 1 种是Ⅱ型子宫内膜癌，此类型的子宫内膜癌的预后取决于混合成分中的高级别癌成分，即使只有 5% 的浆液性癌混合在普通型的子宫内膜样腺癌中，其恶性程度仍然很高，预后仍然较差。因此，在病理报告中，应详细说明各类型肿瘤的组织类型以及所占的比例。

（6）未分化癌和去分化癌　子宫内膜未分化癌是一种没有分化方向的上皮性恶性肿瘤。其细胞缺乏黏附性、大小相对一致，成片排列，无任何明显的巢状或小梁状结构，无腺样结构。大多数病例核分裂象＞25 个 /10 HPF，且偶可见到多性核。

去分化癌由未分化和 FIGO1 级或 2 级子宫内膜样癌混合构成。正常的分化型子宫内膜样成分一般衬覆于子宫腔面，而未分化癌成分在其下方生长。

（7）神经内分泌肿瘤　是指具有神经内分泌形态学表现的一组异质性肿瘤。分为高级别和低级别两组：低级别神经内分泌肿瘤组织学表现为类癌，形态同胃等器官发生的肿瘤；高级别神经内分泌癌又分为两种类型：即小细胞神经内分泌癌和大细胞神经内分泌癌，前者类似于肺小细胞，后者细胞大，呈多角形，核空泡状或深染，单个显著核仁，有丝分裂活性高，可见到广泛的地图状坏死。

六、子宫内膜癌的分类及分期

1．子宫内膜癌的组织学分类，见表 20-4。

2．子宫内膜癌的分期

医学经验告诉我们，手术—病理分期能较全面准确地反映子宫内膜癌的转移浸润状况，并由此制订正确的术后治疗方案。目前仍采用国际妇产科联盟（FIGO）2019 年发布的手术病历分期标准（表 20-5）。

七、治疗

子宫内膜癌治疗原则：以手术治疗为主，辅以化疗、放疗和激素、民族医药等综合治疗。治疗方案应根据年龄、全身情况、病理诊断、癌变累及范围及组织学类型、有无生育要求、有无手术禁忌证、有无内科合并症等综合评估而制定。强调有计划的、合理的综合治疗，并重视个体化治疗。

（一）手术治疗

手术治疗是子宫内膜癌的主要治疗手段，除不能耐受手术或晚期无法手术的患者外，都应进行全面的分期手术。手术目的：一是进行手术—病理分期、确定病变的范围及预后相关的重要因素；二是切除癌变的子宫及其他可能存在的癌性转移病灶。术中首先进行全面探查，对可疑病变部位取样做冰冻切片检查；并取腹水或盆腔积液或冲洗液进行细胞学检查。子宫切除后，剖视切除的子宫标本，判断有无肌层浸润。手术切除的标本应全部常规进行病理学检查，癌组织还应进行雌、孕激素受体检测，作为术后选用辅助治疗的依据。子宫内膜癌临床分期见（表 20-6）。

表20-4　子宫内膜癌及癌前病变组织学分类（WHO，2014）

上皮肿瘤及其前驱病变		
前驱病变	无非典型性子宫内膜增生	
	非典型增生 / 子宫内膜样上皮内瘤变	
子宫内膜癌		
子宫内膜样癌	伴鳞状分化	
	绒毛腺管型	
	分泌性	
黏液性癌		
浆液性子宫内膜上皮内瘤		
浆液性癌		
透明细胞癌		
混合细胞腺癌		
未分化癌		
去分化癌		
神经内分泌肿瘤	低级别神经内分泌肿瘤	类癌
	高级别神经内分泌肿瘤	
		小细胞神经内分泌癌
		大细胞神经内分泌癌

表20-5　子宫内膜样癌（FIGO2019）分期

Ⅰa	肿瘤局限于子宫体
ⅠAa	肿瘤浸润肌层深度＜ 1/2
ⅠBa	肿瘤浸润肌层深度≥ 1/2
Ⅱa	肿瘤侵犯宫颈间质，但无宫体外蔓延 b
Ⅲ	肿瘤局部和（或）区域扩散
ⅢAa	肿瘤侵犯浆膜层和（或）附件 c
ⅢBa	阴道或宫旁受累 c
ⅢCa	盆腔淋巴结和（或）腹主动脉旁淋巴结转移 c
ⅢC1a	盆腔淋巴结阳性
ⅢC2a	主动脉旁淋巴结阳性和（或）盆腔淋巴结阳性
Ⅳa	肿瘤侵犯膀胱和（或）直肠黏膜，和（或）远处转移
ⅣAa	肿瘤侵犯膀胱和（或）直肠黏膜 a
ⅣBa	远处转移，包括腹腔内和（或）腹股沟淋巴结转移

注：a：任何 G1，G2，G3。b：宫颈管腺体累及因素考虑为Ⅰ期，超过此范围则为Ⅱ期。c：细胞学阳性必须单独报告，但不改变分期。

表20-6　子宫内膜癌临床分期（FIGO1971）

期别	肿瘤范围
Ⅰ期	癌局限于宫体
ⅠA	子宫腔深度≤ 8 cm
ⅠB	子宫腔深度＞ 8 cm
Ⅱ期	肿瘤累及子宫颈
Ⅲ期	肿瘤侵及宫体以外，但未超出真骨盆。盆腔内（阴道、宫旁组织可能受累，但未累及膀胱、直肠）
Ⅳ期	癌扩散至真骨盆外，或明显侵犯膀胱、直肠黏膜。泡样水肿不属于Ⅳ期

1．临床Ⅰ期（子宫内膜癌局限于子宫体）　一是进入盆腹腔后首先进行腹腔冲洗液细胞学检查；二是采用的术式：筋膜外全子宫双附件切除术是盆腔及腹主动脉旁淋巴结切除术；三是根据术后病理明确手术病理分期及辅助治疗的应用。

2．临床Ⅱ期（子宫内膜癌侵犯宫颈间质）　一是进入盆腔后首先进行腹腔冲洗液细胞学检查；二是采用的术式：广泛性/改良广泛子宫切除术＋双侧附件切除术＋盆腔及腹主动脉旁淋巴结切除术；三是根据术后病理明确手术病理分期及辅助治疗的应用。

3．临床Ⅲ期（肿瘤侵及宫体以外，但未超出真骨盆）　以综合治疗为主。病灶在腹腔内，建议行包括腹水、大网膜、淋巴结、子宫＋双附件切除在内的最大限度肿瘤细胞减灭术。手术目标是尽可能达到没有肉眼可测量的病灶；也可以考虑先行辅助化疗后再手术。

对病变超出子宫但局限在盆腔内，包括转移至阴道、膀胱、肠/直肠、宫旁、淋巴结等无法手术切除者，可行外照射放疗和（或）阴道近距离放疗＋全身治疗，也可以单纯化疗后再次评传是否可以手术治疗，或根据治疗效果选择放疗。若病变超出腹腔或转移到肝者，可行化疗和（或）外照射放疗和（或）激素治疗，民族医药对症治疗等。也可考虑姑息性子宫＋双附件切除术。

4．Ⅱ型子宫内膜癌　包括浆液性腺癌、透明细胞癌及癌肉瘤。治疗是遵循卵巢癌的手术原则和方式。包括腹水细胞学检查、全子宫双附件切除术及盆腔淋巴结和腹主动脉旁淋巴结切除术，还包括大网膜切除术及腹膜多点活检。如为晚期，应肿瘤细胞灭减术。

5．分期手术中需行全面探查　高原地区妇科临床推荐入腹后行腹水采集或腹腔冲洗液细胞学检查并单独报道；电凝或缝扎或钳夹双侧子宫角处输卵管峡部，避免术中操作造成宫腔内肿瘤细胞沿输卵管扩散至盆腔；进行全腹腔至盆腔的全面探查，评估腹膜、膈肌及浆膜层有无病灶，在任何可疑部位取活检，以排除子宫外病变；在切除子宫后，肉眼剖视子宫内膜情况，必要时行冰冻切片病理检查，手术记录应明确癌瘤大小、部位（宫底部或子宫下段及宫颈）、肌层浸润深度及占肌层的比例，宫颈峡部及双侧附件有无侵犯等。

6．子宫内膜癌手术治疗的几个特殊问题。

全子宫双附件切除术是治疗局限于子宫体之内的子宫内膜癌的主要方式，术式可采用开腹、经阴道、腹腔镜、机器人腹腔镜等均可。但绝对避免在腹腔内使用粉碎器和分块取出子宫。因为子宫在医源性破碎时可导致肿瘤溢出，从而有增加局部和腹腔种植播散的风险。

年轻子宫内膜癌患者是否保留卵巢：高原地区子宫内膜癌发病呈年轻化趋势，对于年轻患者，如果要求保留卵巢，则须符合以下条件：①年龄小于40岁的患者；②ⅠA期呈高分化癌；③腹腔冲洗液细胞学阴性；④术前和术中评估无可疑淋巴结转移；⑤具备随访条件。

淋巴结切除术和前哨淋巴结活检评估淋巴结状态，是全面分期手术的重要组成。在临床Ⅰ期中，多数转移为组织学转移而非肉眼转移，因此建议进行系统性规范化淋巴清扫术。对手术前全面评估病灶局限于子宫内膜层或浅肌层，且为高、中分化的子宫内膜癌患者，其淋巴结转移概率低，是否需要进行淋巴结切除术尚有争议。

具备下列条件之一者，需进行淋巴结系统性规范化清扫术：①盆腔淋巴结阳性；②深肌层浸润；

③ G3；④浆液性腺癌、透明细胞腺癌或癌肉瘤需评估盆腔淋巴结及至少肠系膜下动脉水平（最好至肾血管水平）的腹主动脉旁淋巴结。若腹膜后淋巴结有明显增大，疑有转移者可行术中冰冻病理，以明确诊断，确定淋巴结手术方式。有时可根据患者情况进行选择性分区域淋巴结取样或前哨淋巴结定位。

高原地区前瞻性随机研究发现，早期子宫内膜癌淋巴结切除的程度与生存期长短无关。但由于淋巴结切除的范围、手术方式、切除的数目及辅助治疗的方法不同，高原地区有 8% ～ 50% 子宫内膜癌淋巴结清扫后患者会出现下肢淋巴结水肿。因此，前哨淋巴结定位逐渐成为手术分期的一种方法，前哨淋巴结活检，有可能替代系统性淋巴结切除术。

7．手术并发症及处理　在高原地区妇科临床发现，经腹全子宫切除或广泛子宫切除术的主要并发症为周围脏器如输尿管、膀胱、直肠等损伤。腹腔镜手术并发症主要为肠管、血管及膀胱损伤和皮下气肿，偶有穿刺孔疝。其他并发症包括出血（腹腔出血、阴道残端出血）、感染（盆腹腔、泌尿系统、淋巴囊肿感染等）、肠梗阻、切口裂开、血栓及栓塞等，少数可能出现肿瘤种植转移。

术中仔细解剖，充分暴露清楚术野，同时术中严格无菌及无瘤操作；注意缝合、结扎有效而牢固。术后预防性应用抗菌药物，注意术后生命体征及术后护理，纠正贫血和营养不良。

（二）放射治疗

放射治疗是子宫内膜癌的有效治疗方法之一，对于不能手术的子宫内膜癌可行根治性放疗，包括体外照射和腔内照射两种，或体外照射放疗联合近距离放疗。腔内照射多用后装腔内照射，高能放射源为 ^{60}Co 或 ^{137}Cs。体外照射常用 ^{60}Co 或直线加速器。

单纯放疗：仅用于有手术禁忌证或无法手术切除的晚期内膜癌患者。腔内总剂量为 45 ～ 50 Gy。体外照射总剂量 40 ～ 45 Gy。对Ⅰ期 G1，不能接受手术治疗者可选用单纯腔内照射外，其他各期均应采用腔内腔外联合照射治疗。

术前放疗：可缩小癌灶，为手术顺利创造条件。对Ⅱ、Ⅲ期患者，可根据病灶大小，可在术前加用腔内照射或腔外照射。在放疗结束后 1 ～ 2 周进行手术。

术后放疗：是子宫内膜癌最主要的术后辅助治疗，可明显降低局部复发，提高生存率。只要阴道残端愈合就可以开始近距离放疗，一般在术后 12 周以内进行。尤其对已有深肌层浸润、淋巴结转移、盆腔及阴道残留病灶的患者术后均需加用放疗。据高原地区妇产科临床观察发现，单纯阴道近距离放疗对控制子宫内膜癌阴道转移非常有效，而且以体外放疗的胃肠道副作用更小。

（三）全身化疗和激素治疗

化疗是作为晚期或复发子宫内膜癌综合治疗措施之一。高原地区妇产科临床观察发现，对具有高危因素的早期患者实施术后辅助治疗，即便行辅助放疗后，仍有一部分出现远处转移。因此，有学者认为应加用化疗辅助治疗。常用方案为紫杉醇 + 卡铂。

1．多药联合化疗方案　经综合评估，若患者能够耐受，推荐以下方案及药物：卡铂 / 紫杉醇；顺铂 / 多柔比星；卡铂 / 多西他赛；顺铂 / 多柔比星 / 紫杉醇；异环磷酰胺 / 紫杉醇（用于癌肉瘤）；顺铂 / 异环磷酰胺（用于癌肉瘤）；依维莫司 / 来曲唑。单药尚有脂质体阿霉素、白蛋白紫杉醇、拓扑替康、贝伐单抗、多烯紫杉醇等。也可以与孕激素联合应用。

2．新型靶向治疗　随着个性化肿瘤治疗和靶向治疗研究的热度不断升温，几种新型疗法已应用于子宫内膜癌的治疗，尤其是对Ⅰ型子宫内膜癌的治疗。雷帕霉素类似物依维莫司、西罗莫司，已获批为子宫内膜癌Ⅱ期临床试验的单药治疗药物，目前在联合治疗方案中使用并评估中。

贝伐单抗是一种针对血管内皮生长因子（VEGF）的单克隆抗体，而 VEGF 的过度表达可导致血管增生和给肿瘤供养增多。因此，复发子宫内膜癌患者可作为应用药物之一。索拉非尼和舒尼替尼是两种阻断 VEGF 的化合物。舒尼替尼已被证明部分缓解率为 15%。表皮生长因子受体（EGFR）和人表皮生长因子受体 2（HERZ）的抑制剂完成了复发或转移性子宫内膜癌的Ⅱ期临床试验。

3．抗刺激素治疗　也称激素治疗，包括甲地孕酮和他莫昔芬（两者可交替使用）、孕激素、芳香化酶抑制剂等。激素治疗仅用于子宫内膜样腺癌，主要用孕激素，用于早期子宫内膜癌需要保留生育功能的年轻患者，以及用于晚期、复发性或已经无法手术的患者。在高原地区妇产科临床研究发现以高效的孕激素大剂量、长疗程的方法，可在4～6周有显著疗效。总有效率在25%～30%。本方法适用于对肿瘤分化良好、孕激素受体阳性疗效好，对远处复发者优于盆腔复发者。治疗至少应保持在1年以上。

常用的孕激素：①醋酸甲羟孕酮（MPA），每日口服剂量为500～1000 mg；②醋酸甲地孕酮（MA），每日口服剂量为160 mg；③己酸羟孕酮（HPC），每日口服剂量为250～500 mg。不推荐早期患者术后常规应用孕激素治疗。

他莫昔芬（TAM）为非甾体类抗雌激素药物，亦有弱雄激素作用。他莫昔芬与雌激素竞争受体，抑制雌激素对内膜增生作用；还可提高孕激素受体水平；大剂量时还可抑制癌细胞有丝分裂。常用剂量为每天口服剂量20～40 mg，可先用他莫昔芬2周，使孕激素受体含量上升后再用孕激素治疗，或与孕激素同时应用。有一定副作用，表现为潮热、急躁等类似绝经期综合征表现等。

（四）特殊类型子宫内膜癌（浆液性癌、透明细胞癌）的综合治疗

1．子宫浆液性腺癌与子宫内膜透明细胞癌均为子宫内膜癌的特殊类型：子宫浆液性腺癌在高原地区十分少见。其病理形态与卵巢浆液性乳头状癌相同，以恶性程度高，分化低，早期可发生脉管浸润、深肌层受累、盆腹腔淋巴结转移，预后差为特征，Ⅰ期复发性转移率达31%～50%；早期5年存活率40%～50%，晚期则低于15%[8]。子宫内膜透明细胞癌预后差。

治疗原则：特殊类型子宫内膜癌，又称为Ⅱ型子宫内膜癌，无论临床诊断期别早晚，均应进行同卵巢癌细胞减灭缩瘤术的全面手术分期，包括盆腹腔冲洗液细胞学检查，全子宫双附件切除术、盆腔淋巴结及腹主动脉旁淋巴结清扫术、大网膜切除术及腹膜多点活检术。术后则以化疗为主，除局限于内膜的部分ⅠA期患者可以观察随访外，其余有肌层受侵的ⅠA～Ⅳ期患者均应化疗+盆腔外照射。高原地区妇产科临床观察发现，子宫浆液性腺癌、透明细胞癌与子宫内膜样癌比较对化疗的反应，结果无显著性差异。因此，化疗方案相同。对晚期患者，可先采用术前行辅助化疗，再行肿瘤细胞灭减术，之后再行化疗。放疗多选用盆腔外照射+阴道腔内照射控制局部复发。

2．子宫癌肉瘤 由于病理学家认为子宫癌肉瘤属于化生癌，应属于上皮癌范畴，因此在2010年NCCN病理分类中，将癌肉瘤列入子宫内膜癌Ⅱ型。其恶性程度高，早期即可发生腹腔、淋巴、血循环转移。

治疗原则：手术治疗及辅助治疗基本与子宫浆液性腺癌相同。化疗推荐应用紫杉醇+异环磷酰胺。如果患者无法耐受，可单药异环磷酰胺化疗。异环磷酰胺是子宫内膜癌肉瘤最有效的药物，缓解率可达26%～36%。联合方案还可采用异环磷酰胺+铂类的化疗方案。术后联合盆腔照射可有效控制复发，提高生存率。

（五）保留生育功能的指征和方法

在高原地区约5%的子宫内膜癌患者在40岁之前明确诊断。由于多数年轻的子宫内膜病变患者在诊断时尚未生育，对于有保留生育功能意愿的患者，进行子宫内膜病理检查是非常必要的，而宫腔镜检查更可靠，对肌层浸润深度的评估应采用MRI增强法。保留生育功能只适用于子宫内膜样腺癌，并且要符合下列标准。

1．分段诊刮组织学病理类型为子宫内膜样腺癌，G1级（高分化）。

2．早（IA）期磁共振成像（MRI）检查或经阴道超声检查发现病灶局限于子宫内膜，无肌层浸润或无宫颈受累，无子宫外病灶。

3．影像学检查未发现可疑的转移病灶。

4．肝肾功能检查正常，血清CA125水平正常（＜35 kU/L）。

5．免疫组化检查孕激素受体（PR）阳性。

6．无药物治疗或妊娠的禁忌证。

7．经充分解释，患者及家属了解保留生育功能并非子宫内膜癌的标准治疗方式，并在治疗前咨询生殖专家。

8．对合适的患者进行遗传咨询或基因检测。

9．选择甲地孕酮、醋酸甲羟孕酮和左炔诺孕酮宫内缓释系统治疗。最常用的口服孕激素包括醋酸甲羟孕酮每日口服400～800 mg，或醋酸甲地孕酮每天口服160 mg。

10．治疗期间每3～6个月进行分段刮宫或取

子宫内膜活检，若子宫内膜癌持续存在6～12个月，则放弃保守治疗，转手术治疗，术前行MRI检查；若6个月后病变完全缓解，鼓励患者受孕，孕前持续每3～6个月行子宫内膜取样病理检查；若患者暂无生育计划，给予孕激素维持治疗并定期检测。

完成生育后或内膜取样病理检查发现疾病进展，即行转手术治疗。

在高原地区妇科临床发现，许多子宫内膜样癌的年轻患者还有其他影响生育功能的因素，包括多囊卵巢综合征（PCOS）和肥胖、输卵管性病变等。强烈建议患者减肥。在患者孕激素治疗后可能需要应用一些辅助生殖技术，包括枸橼酸氯米芬（克罗米芬）促排卵、人工授精和体外受精。因此，咨询不孕不育专家可能对成功妊娠非常重要。

（六）保留内分泌功能

年轻子宫内膜样癌患者保留卵巢内分泌功能的治疗，主要是保守性手术联合大剂量孕激素治疗以保留卵巢功能。需要符合以下条件：

1．年龄小于40岁；

2．高分化ⅠA期子宫内膜样腺癌；

3．腹腔冲洗液细胞学检查阴性；

4．手术探查未发现可疑的腹膜后淋巴结转移；

5．雌、孕激素受体均为阳性；

6．患者有保留卵巢功能的强烈愿望，并且有较好的随访条件。

对于以上条件全部能够满足的子宫内膜样癌患者，可行筋膜外全子宫切除术，保留其一侧或双侧卵巢，术后给予大剂量孕激素治疗并密切随访。随访内容包括：妇科检查、阴道残端细胞学检查、盆腔超声、胸片、血清CA125检测等。

（七）复发和转移子宫内膜癌的治疗

1．局部复发的治疗：

（1）若复发部位先期未治疗，首选复发部位外照射±近距离放疗，放疗剂量≥60 Gy。

（2）复发部位先期已经进行过放疗，先期仅近距离放疗者，可选择进行手术探查切除。①病变局限在阴道或者盆腔淋巴结阳性，术后给予盆腔外照射+阴道近距离放疗±化疗。②病变超出阴道，腹主动脉旁淋巴结或者髂总淋巴结阳性，行盆腔+腹主动脉旁淋巴引流区外照射±化疗。③上腹部转移有残留病灶，给予化疗+外照射，再考虑手术探查切除±化疗。先期行盆腔外照射，手术探查切除肿瘤后化疗+中医药治疗。

2．远处转移

（1）孤立病灶 考虑手术探查切除和（或）外照射或消融治疗+化疗±激素治疗。如果局部治疗无效，同广泛转移的治疗。

（2）广泛转移 低级别肿瘤或者无症状或者ER/PR阳性，可考虑孕激素治疗，病情进展建议化疗或姑息治疗或中医药治疗。若有症状，或G2、G3，或者肿瘤较大，或者ER/PR阴性，建议化疗+姑息放疗+中医药治疗。

（八）传统医学治疗

传统医学尤其是汉医学认为，子宫内膜癌主要是下焦湿毒炽盛，以热毒为患所致，常重用清热解毒类药物。回医药认为多数患者为寒瘀结毒所致，均为阻塞经脉，损任脉，日久成积，暗耗气血，败损脏腑。晚期则多见肾阴阳两虚。常用现代中药制剂有：复方斑蝥胶囊、大黄䗪虫丸、西黄丸等。根据患者病情可选用：猪苓、桑寄生、红豆蔻、桑白皮、杜仲、降香、茯苓、白术、知母、片姜黄、制南星、山萸肉、制半夏、补骨脂、薏苡仁、地榆、白前、大蓟、山柰、枸杞、党参、金银花、制鳖甲、石菖蒲、紫草、三七、桃仁等。这些中药配合治疗效果比较确切，有良好作用。

第五节 卵巢肿瘤和输卵管癌

高原地区卵巢或输卵管的异常可能来自生理改变、感染或良恶性肿瘤。患者可能出现盆腔包块，伴有或不伴有其他症状和体征，由于这些异常可发生在任何年龄，患者可因年龄不同而其生理或病理表现和意义也不相同。若是十几岁女性发现盆腔包块，可常见为生殖细胞肿瘤或上皮性肿瘤，而绝经期妇女则多见于上皮性卵巢癌。

卵巢肿瘤与输卵管癌可发生于任何年龄，是高原地区女性常见的生殖器官肿瘤，组织学类型复杂。卵巢恶性肿瘤是妇科三大恶性肿瘤之一，因缺乏特异性症状和有效实用的早期诊断方法，78% 以上患者确诊时已成为晚期。卵巢癌总体预后不良。卵巢上皮性癌病死率位居妇科恶性肿瘤首位，卵巢生殖细胞肿瘤因为其对化疗相对敏感，预后明显不同。

一、卵巢生殖细胞肿瘤

卵巢生殖细胞肿瘤是一组起源于卵巢生殖细胞，含有从未分化状态、胚外结构一直到未成熟和（或）成熟的各种组织的卵巢肿瘤。高原地区常见于较年轻的妇女和少女，约占青春期女性肿瘤的 90%，高原妇科临床研究发现，20 岁以下女性肿瘤的 60% 为卵巢生殖细胞肿瘤，但绝大部分，即约 95% 为成熟性畸胎瘤，而恶性生殖细胞肿瘤占全部卵巢恶性肿瘤的 18.2%。卵巢生殖细胞肿瘤来源于胚胎时期性腺的原始细胞。患者通常主诉为腹部疼痛和相关的盆腔包块，有卵巢破裂、出血或扭转时会发生急性腹痛，有时甚至会误诊为阑尾炎。

（一）成熟性囊性畸胎瘤

成熟型囊性畸胎瘤，又被称为皮样囊肿，是高原地区妇女最常见的良性卵巢肿瘤，由于畸胎瘤起源于胚胎时期，因此可以被认为是先天性肿瘤，直到童年或成年以后才被诊断出来，尤其在年龄 20 ~ 40 岁时高发，偶可见婴幼儿或绝经后妇女。成熟性囊性畸胎瘤起源于原始生殖细胞，由分化好的外、中、内三个胚层来源的细胞以各种比例构成，高原地区患者通常以外胚层细胞占多数。虽然大多数为良性，但少数可以恶性变，也可以起始即为恶性。最为多见的组织类型是鳞状细胞癌。因此，卵巢畸胎瘤可分为未成熟性畸胎瘤和成熟性畸胎瘤。按胚层分类又可分为①两胚层或三胚层畸胎瘤；②单胚层畸胎瘤。

成熟性畸胎瘤是从三个胚层（外胚层、中胚层和内胚层）中，至少两个胚层分化良好的囊性肿瘤，多为圆形或卵圆形，表面光滑，包膜完整，切面多为囊性。直径大多为 5 ~ 10 cm，高原地区 8% ~ 15% 发生于两侧，通常为单囊，但有时也有多囊，内容物常见为毛发或脂类物质。实性部分多位于囊的一极，突向囊内，被称为隆突，是三种胚层组织所在的位置。有时内容物可按胚层的不同而不同，内胚层主要为呼吸、胃肠结构和甲状腺等；中胚层有骨、软骨、肌肉和脂肪；外胚层成分主要为皮肤、毛发、神经，包括脑、小脑和脉络丛组织等。这些组织在囊肿中常形成器官样结构。少数可伴随未成熟畸胎瘤或恶性原始生殖细胞肿瘤发生。

肿瘤的并发症常以蒂扭转为表现，有时也可以发生破裂、感染和恶变，若肿瘤体积较大，可与周围有粘连或含有实质性结节、附壁增厚结节或出血坏死。肿瘤的任何成分均可发生恶变，以鳞状细胞癌多见，依次为腺癌、腺鳞癌、未分化癌、恶性黑色素瘤等。畸胎瘤亦可发生肉瘤变，主要是平滑肌肉瘤、血管肉瘤和骨肉瘤，年龄较鳞癌变者略年轻。

对于成熟性畸胎瘤的诊断，通常是患者有急腹症的症状，或体检时发现盆腔包块，并且经腹部的影像学检查发现盆腔内有骨性组织或牙齿。超声检查可协助盆腔或腹部肿瘤的定位，准确率可高达 90% 以上，能区分囊性或实性肿瘤。最常见的三种超声表现形式和 CT 表现：

①最常见的表现是强回声结节的囊性病变，且突入囊腔。

②其次为弥漫性或局部实质性等回声肿块，回声区由于囊腔内的皮腺和毛发等而有所衰减。

③由于囊内毛发而形成的多发、薄的回声带。

④ CT 表现为：囊内脂肪密度灶，伴或不伴囊内壁钙化。

（二）单胚层畸胎瘤

肿瘤仅由一个胚层的某种单一组织发育而构成，主要包括甲状腺肿瘤、类癌、神经外胚层肿瘤、皮脂腺肿瘤、黑色素细胞瘤等。

1．卵巢甲状腺肿瘤　是最常见的一种单胚层的畸胎瘤，也是成熟性囊性畸胎瘤的一个亚型，甲状腺组织可见于大约 20% 的畸胎瘤，这种肿瘤完全或大部分都是甲状腺组织，多数切面呈红色或深褐色的胶状物质，显微镜下可见成熟的甲状腺组织。在高原地区卵巢甲状腺肿瘤占成熟性畸胎瘤不足 3%，年龄分布与临床特点也与成熟畸胎瘤相同，然而，有时可发现患者有甲状腺增大，极少数人会出现甲状腺功能亢进。卵巢甲状腺肿瘤恶变率很低，肿瘤多是良性病程，局限于卵巢，但也可见于与良性成分混合存在的甲状腺乳头状癌或滤泡癌。如果肿瘤侵透卵巢浆膜并与周围组织紧密粘连，则术中不易清除干净，并可见局部扩散并经淋巴、血液转移，临床呈恶性病程。

2．类癌 是一种少见的畸胎瘤类型，以类似于胃肠道的类癌为主，是一组由多种分化好的神经内分泌细胞构成的肿瘤，肿瘤大体上为单侧棕黄结节，质韧，多与黏液肿瘤、畸胎瘤等伴随，也可独立存在。在高原地区多见于中老年妇女，在大于 4 cm 的卵巢癌中，约有一半会出现类癌综合征（肿瘤经常会分泌激素样物质而产生生物学作用，如 5- 羟色胺、缓激肽和其他肽类激素，因直接进入血液循环，不经过肝首过效应灭活），患者出现包括皮肤潮红、腹泻和支气管哮喘等。在治疗上，根治术和随诊是主要治疗方式。

3．神经外胚层肿瘤 在高原地区极为罕见，以原始神经外胚层为主要成分。主要包括室管膜瘤、原始神经外胚层肿瘤、多行性恶性胶质细胞瘤、髓上皮瘤等。病理多见鳞状上皮、皮脂腺、毛发、软骨或骨的成分，有的合并皮样囊肿。

4．黑色素细胞肿瘤在高原地区虽然不多见，但也有时发生，肿瘤包括伴随表皮样囊肿的各类型黑色素细胞痣，诊断时则需要排除转移性恶性黑色素瘤。

5．其他 包括皮脂腺肿瘤、肉瘤类、癌类、垂体型肿瘤、视网膜始基肿瘤等。

二、恶性生殖细胞肿瘤

在高原地区，卵巢恶性生殖细胞肿瘤占所有卵巢癌的比例不到 5%，恶性生殖细胞肿瘤的分类及标志物见表 20-7 和表 20-8。

高原地区恶性生殖细胞肿瘤的临床特点为：①主要发生在小女孩、青少年和年轻女性；②主要临床表现：腹痛、腹部包块、阴道异常出血；③诊断时多为 I 期，多为单侧；④有敏感的肿瘤标志物：AFP，HCG，LDH；⑤对化疗较为敏感；⑥预后相对良好，在规范化治疗后，5 年生存率可大于 85%。

（一）无性细胞瘤

由于此类肿瘤来源于尚未有性分化之前的原始生殖细胞，故命名为无性细胞瘤。在高原地区，无性细胞瘤占所有恶性生殖细胞肿瘤的 25%，50% 的无性细胞瘤患者小于 20 岁，发病率最高峰为 15 ～ 19 岁，80% 小于 30 岁。临床上多表现为性早熟或原发性闭经。血清乳酸脱氢酶（LDH）水平升高，可在治疗和随访过程中作为肿瘤标记物。

无性细胞瘤多为单侧，且右侧多见，但有 10% ～ 20% 为双侧，肿瘤通常为灰白色、光滑，有肉样感，圆形或卵圆形，常为实性，呈结节状或脑回状。切面呈灰白、灰黄或灰红色，质地为海绵状，可见有出血、坏死，偶有钙化。镜下组织学表现与男性的睾丸精原细胞瘤相似，聚集的肿瘤细胞被结缔组织间质所环绕，间质内或肿瘤细胞团内常有散在或灶状淋巴样细胞浸润。不足

表20-7 恶性生殖细胞肿瘤分类

无性细胞瘤	占 90%	胚胎瘤	占 5% ～ 10%
未成熟性畸胎瘤		非妊娠性绒毛膜癌	
卵黄囊瘤（内胚窦瘤）		混合性生殖细胞肿瘤	

表20-8 恶性生殖细胞肿瘤标志物

无性细胞瘤：LDH，β-HCG	胚胎瘤：AFP，β-HCG，LDH
未成熟畸胎瘤：AFP，NSE	非妊娠性绒毛膜癌：β-HCG
卵黄囊瘤：AFP，LDH	混合性生殖细胞肿瘤：AFP，β-HCG

10% 的患者组织内可见合体滋养层细胞，可合成人绒毛膜促性腺激素（β-HCG），血清内可检测到 β-HCG 水平升高，但一般对预后无关。而血清 β-HCG 水平可用来检测患者对治疗的反应及随访。

治疗方法取决于患者年龄，由于大多数患者处于生育年龄，要充分考虑其生育功能。对于保留生育功能的患者，应做保留生育功能的全面分期手术，切除患者患侧附件，需仔细检查对侧卵巢无异常后保留对侧附件及子宫。由于无性细胞瘤容易发病于双侧卵巢，而且有些转移尚处在亚临床阶段，故有必要剖检对侧卵巢，对可疑部位进行活检。对于强烈要求保留生育功能者，即使对侧卵巢发生小的转移，也可以切除肿瘤而保留部分正常卵巢组织。但假如患者染色体核型有 Y 染色体，则必须切除双侧卵巢，子宫可以保留，将来再作胚胎移植。如果病变分期较晚，应在妇科肿瘤医师指导下，彻底切除全部内生殖器官。

无性细胞癌对放疗及化疗均敏感，术后化疗是最佳措施，ⅠA 期以上的患者都应行化疗。对经选择的ⅠB ~ Ⅲ期无性细胞瘤患者，为减少化疗毒性反应，可以用 3 个周期的依托泊苷 / 卡铂化疗。

卡铂，剂量为曲线下面积（AUC）5.0 ~ 6.0/天。依托泊苷，剂量 120 mg/m^2，1 ~ 3 天，每 4 周为 1 周期，共 3 个周期。

对复发性无性细胞瘤可应用 PVE 方案 [9]，具体如下：顺铂（P）20 mg/m^2，1 ~ 5 天，静滴；长春新碱（V）1 ~ 1.5 mg/m^2，1 ~ 2 天，静滴；依托泊苷（E）100 mg/m^2，1 ~ 5 天，静滴。

（二）未成熟囊性畸胎瘤

与成熟囊性畸胎瘤相似，未成熟囊性畸胎瘤由来自三个胚层的各种组织组成，但却还含有胚胎组织。发病率在卵巢恶性生殖细胞肿瘤中居第三位，约占恶性生殖细胞肿瘤的 20.3%，仅次于卵黄囊瘤（内胚窦瘤）和无性细胞瘤。

本病好发于儿童和年轻妇女，在 < 15 岁发病的卵巢恶性肿瘤中，未成熟畸胎瘤可占 1/4。肿瘤生长很快，穿破瘤壁，与周围组织形成粘连，并种植在腹腔内，且有复发转移的潜能，这种潜能与所含神经上皮的数量和未成熟程度直接相关。转移的方式多沿腹膜扩散，所以最常见的转移部位是盆腔及腹膜，可进一步转移至远处淋巴结和器官。转移或腹腔种植灶可以有与原发灶一样的未成熟成分，也可以完全成熟化。根据高原地区妇科肿瘤病理研究发现，有 1/3 病理可发生自发或化疗后治疗，能够使恶性肿瘤逆转为良性的可能。

肿瘤一般为单侧，肿瘤体积较大，9 ~ 28 cm，约 10% 对侧卵巢可伴有成熟直径畸胎瘤。肿瘤大部分为实性，也伴有囊性囊内充满浆液性或黏液性或脂类物质，切面柔软，呈灰色、粉色或褐色，常有出血、坏死。镜下可见源于内中外三个胚层的成熟和不成熟胚胎型组织，典型特征为出现幼稚的神经外胚层成分，包括菊心团和神经管上皮、富于细胞和核分裂活跃的神经胶质、胶质母细胞或神经母细胞。基于成熟和未成熟神经上皮组织的含量、有丝分裂活性和分化程度，作出组织学分级：0 级：仅含有成熟组织。Ⅰ级：少量未成熟神经上皮组织和有丝分裂活性，在任何一张切片中占据面积小于一个 40 低倍视野。Ⅱ级：中等量未成熟神经上皮组织和有丝分裂活性，在任何一张切片中，占据 1 ~ 3 个 40 低倍视野。Ⅲ级：大量未成熟神经上皮组织和有丝分裂活性，在任意一张切片中超过 3 个 40 低倍视野。该分级可以预后并指导治疗。

手术治疗对ⅠA 期 / Ⅰ级的患者，仅行手术治疗，包括腹腔镜探查、切除患侧附件，并全面分期即可，更高期别和级别患者，手术后必须辅以化疗。手术范围则根据肿瘤侵犯范围决定是否保留对侧卵巢和子宫。

（三）卵黄囊瘤（内胚窦瘤）

恶性程度高，预后差。是第二位最常见的生殖细胞恶性肿瘤，在高原地区占卵巢生殖细胞肿瘤首位，有 27% ~ 41%，占卵巢恶性肿瘤的 1%。WTO 对卵巢肿瘤分类将过去通用各内胚窦瘤改为卵黄囊瘤。因为卵黄囊瘤指在形态上为各种内胚层样结构（包括原肠和胚体外分化，如卵黄囊泡以及胚体内胚层如肝、小肠），分化的畸胎瘤样原始内胚层肿瘤。相比之下，内胚窦瘤意味着的病理形态比较局限，但仍保留内胚窦瘤名词为卵黄囊瘤的同义词。发病年龄较年轻，发病中位年龄为 16 ~ 18 岁，约 1/3 患者诊断时在月经初潮前。

临床表现与临床其他实体瘤相似，由于此种肿瘤生长速度快，发病迅速，出现症状时间短，约 75% 患者主诉盆腔疼痛，偶有表现为急腹症，但也有 10% 患者以无症状性盆腔包块或腹部增大就诊。在诊断上，绝大部分卵黄囊肿瘤患者分泌AFP，均能从血清检测和病理标本的免疫组化中检测出来，常常AFP浓度很高，术前可达14 000～200 000 μg/L，彻底手术后一般5～7天可降到正常，肿瘤复发时又可上升。所以，AFP浓度是诊断、治疗效果、监护时的重要标志。

肿瘤大体观为灰黄色，几乎全为单侧性，双侧提示转移性。肿瘤体为圆形，直径偏大，可以3～40 cm，病灶中央可见出血坏死和胶样改变。瘤体外有包膜，但可因肿瘤生长过大而造成包膜破裂。镜下结构呈多样性改变，常见的特征是微囊性结构呈小管和空隙形成的疏松网状蜂窝，多种组织学形态混合存在，包括内胚窦样、黏液瘤样、实性、腺泡、腺管、肝样、多囊泡、巨囊、乳头状、原始内胚层型（肠型）等，多以一种或两种为主。内胚窦样型由血管袖套结构（S-D小体）构成，是鼠胎盘的胚胎性结构，人类无此结构。卵黄囊瘤的特征结构包括S-D小体，疏网状腺样结构，嗜酸性透明小球体。

手术治疗以保守性盆腔手术和分期手术相结合，术后辅助化疗，化疗方案与未成熟畸胎瘤相同，应用BEP方案对于治疗晚期肿瘤患者有大于95%的有效率。对于二次剖腹探查术，不应成为恶性生殖细胞肿瘤治疗后检测疗效的方法。

（四）胚胎癌

胚胎癌在高原地区罕见，占卵巢生殖细胞肿瘤不足0.5%。是生殖细胞肿瘤中分化最差却具有多种分化潜能的类型，多与其他生殖细胞肿瘤共存。主要发生于少儿，中位数发病年龄为15岁，恶性程度高，与睾丸肿瘤相似。由于该肿瘤多是混合性生殖细胞肿瘤的一部分，可能分泌雌激素，故会有内分泌症状，常出现早熟、不规则阴道出血等。AFP和HCG水平常升高，是肿瘤检测和诊断治疗时的标志物。

本病临床特征及大体病理与卵黄囊瘤相似，镜下肿瘤由成片或团块状较原始的多行细胞组成。瘤细胞可排列成腺样、小管样、乳头状或实性等形式，常形成合胞体细胞团块伴中心坏死。本病恶性程度高，侵袭性很强，可盆腔广泛转移和早期转移，预后差。

（五）多胚瘤

多胚瘤是一种少见的胚胎原始分化状态的肿瘤，也可以认为是一种最不成熟的畸胎瘤。发病年龄小，常伴性早熟，发病中位数为15岁。肿瘤通常为单侧，直径可从10 cm到整个盆腹腔，切面大部分为实性，有出血和坏死。镜下瘤组织由大量早期胚胎样的胚样小体组成。这种小体多认为起源于多潜能的恶性胚胎性细胞。肿瘤恶性程度高，多数伴有局部浸润和扩散，预后较差。血清AFP和β-HCG可检测病情变化。

（六）非妊娠性绒毛膜癌

在高原地区单纯性非妊娠性绒毛膜癌很少见，一般为混合性生殖细胞肿瘤的一部分，发病年龄一般小于20岁，初潮前发病患者约有50%出现性早熟。非妊娠性绒毛膜癌形态组织学及表现与妊娠性绒癌相同，镜下可见合体滋养细胞和细胞滋养细胞。本病恶性程度高，发现时往往已经有腹腔内播散性转移，可经血行转移至全身脏器，以肺、脑、肝、肾、胃肠等脏器为主，也可经淋巴转移。血清和尿中β-HCG可检测病情变化，预后差。治疗与其他生殖细胞恶性肿瘤相似。

（七）性腺母细胞瘤

性腺母细胞瘤由生殖细胞与不成熟支持细胞、粒层细胞的性索细胞混合而构成，间质常出血黄素化，可以被认为是原位恶性的生殖细胞肿瘤。临床特征，一是主要见于性腺发育不全和核型不正常的患者，90%的患者含有Y染色体，肿瘤也可发生在外观正常的卵巢，伴有46×Y核型。二是性腺母细胞瘤可以发生于女性的任何年龄，青少年多见，发病中位数为18岁。三是常伴有第二性征异常，约半数为女性表型伴有轻度男性化，也有男性表型伴不同程度女性化的病例。患者就诊原因多为原发性或继发性闭经和外生殖器畸形。个别患者为偶然发现或影像学检查时发现附件区有钙化灶而就诊。

肿瘤约40%发生于双侧，纯性腺母细胞瘤体积较小，常为直径2～3 cm，少数肿瘤在显微镜下才能看到。当合并其他生殖细胞肿瘤时体积较大。肿瘤表面光滑，略呈结节状，切面实性，灰白或灰黄色或棕色，可见钙化颗粒与斑点。镜下肿瘤细胞呈巢状或岛状排列，往往由两种类型细胞混合构成，间质可见钙化。一种是与无性细胞瘤相似的生殖细胞；另一种是性索的衍生物，类似未成熟的睾丸支持细胞（Steroli 细胞）和粒细胞。巢内可见玻璃样体和钙化。50% 病例中可见无性细胞癌成分取代大部分性腺母细胞瘤成分，将细胞巢挤到周边。

治疗性腺发育障碍需要切除双侧性腺，因为其有发展成为生殖细胞肿瘤的可能性，尤其发生性腺母细胞瘤的危险性大，对单纯性性腺母细胞瘤在切除肿瘤和另一侧卵巢之后预后良好，若伴有非成性腺细胞瘤成分的成性腺细胞瘤，即使发生转移，术后预后也较好。如果性腺母细胞瘤含有其他生殖细胞恶性肿瘤，例如卵黄囊瘤、胚胎癌或绒癌而不经规范治疗，预后则较差。治疗用 BEP 方案化疗可使预后有较大的改善。

三、卵巢性索间质细胞肿瘤

卵巢性索间质细胞肿瘤是由卵巢颗粒细胞、卵泡膜细胞、支持细胞、睾丸间质细胞和间质起源的成纤维细胞构成的肿瘤，可以是单一成分，也可以是不同成分的组合[10]。该类肿瘤占卵巢肿瘤的 8%，占所有卵巢恶性肿瘤的 5% ~ 8.5%。由于颗粒细胞分泌雌激素，支持细胞分泌雄激素，卵泡膜细胞分泌雄激素、雌激素和孕激素，睾丸间质细胞分泌雄激素，纤维细胞偶尔分泌甾体类激素，因此，这些激素可导致不同肿瘤性质的患者伴有各种不同的内分泌症状。

（一）卵泡膜细胞瘤

卵泡膜细胞瘤由含脂质的，类似于内层卵泡膜细胞的细胞及多少不等的成纤维细胞所构成。有内分泌功能卵泡膜细胞瘤多为良性肿瘤，个别黄素化卵泡膜瘤可为恶性。卵泡膜细胞瘤是颗粒细胞瘤的 1/3，大部分患者（84%）发生于绝经后，发病中位数为 59 岁。但也有 20% 左右的病例发生于 30 岁以前。

最常见的临床症状是雌激素增多引起的绝经后阴道出血或月经不规律。在高原地区，异常子宫出血占 60%，绝经后子宫内膜癌占 20%，偶然发现有恶性米勒管混合瘤及子宫内膜间质肉瘤。少数患者伴有雄激素表现，可出现男性化表现。黄素化的卵泡膜瘤伴硬化性腹膜炎表现为腹胀腹痛，腹水及不全肠梗阻。

肿瘤大部分为单侧性，约有 3% 为双侧性，无包膜，但与残端卵巢组织界线清楚。肿瘤大小从无法触及较小的肿块到直径 15 ~ 20 cm 的实性肿物不等。外表面光滑，切面呈实性黄色、分叶，有时呈囊性变，偶有出血、坏死。黄素化的卵泡膜瘤伴硬化性腹膜炎者常为双侧性。镜下细胞形态一致，可见椭圆形或圆形细胞团，细胞核分裂很少见，细胞核可较大或有明显异型性，细胞质丰富淡染，有空泡，并富含脂质等，成为典型的卵泡膜瘤的特征。黄素化的卵泡膜瘤含呈单个散在或成巢分布的黄体细胞，背景中纤维瘤成分更显著，水肿和微囊变性较为明显。免疫组化瘤细胞表达 vimentin 和 α- 抑制素阳性。

卵泡膜细胞瘤的治疗取决于患者的年龄，对于围绝经期或绝经后妇女可行全子宫切除术加双附件切除术，对于有生育要求者可行单侧输卵管卵巢切除术。

（二）纤维瘤

纤维瘤为由梭形、卵圆形及圆形细胞所构成的可产生胶原纤维的间质肿瘤，约占卵巢性索间质细胞肿瘤的 76.5%，占卵巢所有肿瘤的 4%，肿瘤属于良性细胞。

纤维瘤可以发生于任何年龄，但多为中老年人，发病中位数为 48 岁。纤维瘤不分泌激素，但有时会发生盆腔肿物伴胸腔积液、腹水，尤其是肿瘤直径大于 10 cm 者。约有 10% 的病例可发生腹水和浆膜腔渗出，称为 Meigs 综合征，严重者可出现大腿、腹壁和外阴水肿，在将纤维瘤切除后腹水和渗出即消退。肿瘤标志物 CA125 升高，切除后可恢复正常。

纤维瘤常为单侧发生，有 4% ~ 8% 为双侧性，大小也是从无法触及的较小肿物到直径 15 ~ 20 cm 的实性肿物不等。肿瘤呈圆形、肾形或分叶结节状。质地韧或较硬，切面呈灰白色，呈旋涡状或螺纹状。若发生退行性变或扭转出血，可呈现不同色泽并有大小不等的囊性变区，也可由钙化区。镜下可见产胶原的梭形细胞束编织样排列，可见玻璃样变和细胞间质水肿，或黏液样改变，肿瘤细胞胞浆内含少量胶质，从而与泡沫细胞癌难以区别。免疫组化瘤细胞表达 Vimentin 和 α- 抑制素阳性。

纤维瘤的治疗方法与卵泡膜细胞瘤相同，对于有 Meigs 综合征患者，在切除肿瘤之后，胸腔积液和腹水可随之消退。

（三）幼年型颗粒细胞瘤

约占所有颗粒细胞瘤的 5%，发病年龄从新生儿至 67 岁不等，发病中位数为 13 岁，其中 87% 为 20 岁以下。儿童幼年型颗粒细胞瘤（JGCT）中约有 80% 出现女性性早熟，占女性性早熟综合征病例的 10%，出现初潮提前，合并乳腺增大，外阴丰满、阴毛腋毛生长等，也可出现身高与骨龄的过度超前发育，并由此就诊。较年长患者可有腹痛腹胀，有时出现月经过多或闭经，若有肿瘤自发破裂而导致急腹症。另有约 10% 患者可伴有腹水。生病可伴有 Ollier 综合征（内生软骨瘤病）和 Maffucci 综合征（内生骨疣和血管瘤），或性腺发育异常。

大体观，幼年型颗粒细胞瘤体积较大，平均直径约 12 cm，绝大多数为单侧性，灰色或黄色，囊实性肿物，有出血坏死现象。镜下典型的瘤细胞质丰富，嗜酸性或有空泡，细胞核缺乏核沟，核分裂象多见。常有颗粒细胞和卵泡膜细胞的黄素化。肿瘤的间质为纤维卵泡膜细胞伴有黄素化及水肿。

幼年型颗粒细胞瘤总体说预后较好，ⅠA 期患者的死亡率为 1.5%，仅约 5% 的患者肿瘤呈浸润性生长，且常于发病后 3 年内发生，Ⅱ期及Ⅲ期以上的患者预后较差。治疗上，要针对年轻患者尤其需要保留生育功能且肿瘤主要发生于单侧卵巢者，主要行单侧输卵管切除术，同时全面分期手术。同时根据病情，选择适当术后化疗和传统医药治疗。

（四）成人型颗粒细胞瘤

为低度恶性肿瘤，在高原地区发病高峰年龄为 50 ～ 55 岁，约有 50% 发生在绝经后，多数患者以性激素紊乱为首发症状，包括绝经后妇女出现阴道出血；生育期妇女月经不规则或痛经。月经周期延长或乳房胀痛；青春期前患者出现性早熟等。由于肿瘤所致使雌激素分泌增多，有 25% ～ 50% 患者伴有子宫内膜增生增厚，有 5% ～ 13% 患者发生子宫内膜癌。也有少数患者孕激素分泌过度，也有患者出现男性化临床表现，包括闭经、多毛、痤疮、体重增加及乳房萎缩等，但在切除肿瘤后症状可完全缓解消失。无内分泌症状患者可表现有腹胀腹痛，甚至出现急腹症，通常见于孕妇或年轻妇女。

大体观肿瘤常为单侧性（95%），平均直径约 12.5 cm，表面光滑有薄膜，呈实性，肿瘤切面呈灰白或黄色，有分叶状，有囊性区和出血，坏死少见。镜下见颗粒细胞增生，间质成纤维细胞、卵泡膜细胞及黄素化细胞的成分。颗粒细胞可为圆形、多角形或梭形，胞质稀少，细胞核呈圆形或卵圆形，有纵沟，典型的特征性的纵沟呈咖啡豆形状。当细胞发生黄素化时，细胞质丰富，嗜酸性，有空泡形成，细胞核圆，会失去特征性的核沟。瘤细胞最常见的排列方式为微囊型，也可有巨滤泡型、岛型、实体管型、弥漫型和波纹型等。颗粒细胞周围常有纤维卵泡膜间质围绕。免疫组化学瘤细胞表达 CD99、α- 抑制素、Vimentin、CK、S-100、SMA 阳性。瘤细胞表达 CK_7 及 EMA 阴性。

颗粒细胞瘤虽为低度恶性肿瘤，且 90% 处于Ⅰa 期，但仍具有潜在的浸润性，在高原地区有 10% ～ 50% 的患者有复发，有个别患者呈晚复发表现，可在诊断确诊后的 20 ～ 30 年后才复发。因此，长期随访仍然很重要。患者年龄大于 40 岁者，伴有卵巢双侧肿瘤、核分裂较多、瘤细胞呈异型者，或肿瘤包膜不完整而破裂者，其预后较差。

在治疗上，有生育要求且肿瘤仅限于一侧卵巢的年轻患者，可行保守性手术和全面标准手术分期。对年龄偏大，无生育要求，以及绝经后患者除了全面手术分期外，还应行全子宫切除术和双附件切除术。术后化疗以铂类为基础，如 VBP 和 BEP 方案是最有效的，可使晚期患者 5 年生存率达到一半以上，但 BEP 方案较紫杉醇为基础的化疗方案耐受性差，毒性强而副作用大。因此，建议采用以紫杉醇为基础的与铂类结合的化疗为宜。同时应用传统医药配合治疗。

（五）支持细胞瘤（男性母细胞瘤）和支持间质细胞瘤

本类肿瘤由分化程度不等的支持细胞、类成纤维细胞、类卵巢上皮细胞及莱迪细胞中一种或几种成分，按不同比例混合而成。其中网状型类似睾丸网，多数与其他类型支持-间质细胞瘤混合存在。大约有20%的肿瘤内含有异源性成分，包括平滑肌、骨、软骨、胃肠道黏液上皮、类癌、脂肪等。

1．门细胞瘤（间质细胞瘤）属于良性，起源于卵巢门，故称门细胞瘤，是间质细胞瘤的亚型。患者平均年龄为58岁，大多数出现内分泌紊乱症状，大约80%受雄激素影响，表现为男性化，10%受雌激素影响，表现为子宫内膜发生增生性病变，呈现月经过多或绝经后出血，其余为无功能性或雌、雄激素均有升高表现。

盆腔症状：肿瘤生长缓慢，肿瘤直径绝大多数小于5 cm，平均2.4 cm，个别可增至15 cm。临床上盆腔检查难以发现，所以很少有盆腔压迫症状。肿瘤大体观可见瘤体有边界、分叶、实性、质软，呈黄色或红色，经常为其他原因而行卵巢病理切片时意外发现门细胞瘤。镜下显示肿瘤包膜是由类固醇细胞组成，胞质内含有大量嗜酸成分，可见到脂褐素。在肿瘤组织中找到长形嗜酸性类晶体，是诊断间质细胞瘤（门细胞瘤）的明确证据。

治疗：因几乎说有的门细胞瘤均为良性肿瘤，可行单侧附件切除，若有生育要求的年轻患者，可行肿瘤剥除术。术后再用民族医药对症配合康复。

2．支持-间质细胞瘤　又称Sertyoli-Leydig细胞肿瘤，可分为多个亚型。肿瘤产生的激素可以导致男性化或女性化，患者的预后取决于肿瘤的期别和肿瘤分化程度。占卵巢肿瘤的0.5%以下，常见于年轻妇女，发病中位数为25岁。虽然支持-间质细胞瘤大多数产生雄激素，但仅有50%的患者表现男性化，这与雄激素的敏感度相关。患者的典型症状为月经量减少，甚至闭经，乳房缩小，伴有痤疮和多毛，一过性秃顶、声音变粗，阴蒂增大，而后两种症状则不会因肿瘤切除而消失，会持续存在。没有内分泌紊乱者，可能会表现为腹部胀痛。少数患者可见雌激素过多的反应，这取决于支持细胞的成分，或由雌激素转化，可能会出现月经过多、阴道不规则出血、子宫内膜增生等。血清AFP水平升高，可作为此类肿瘤的标志物。

支持-间质细胞瘤的大体表现多样，多数情况下，肿瘤平均直径为12 ~ 15 cm，切面呈棕色或黄色，有囊性变，分化差者可有出血和坏死。镜下见由支持细胞、间质细胞和未分化的性腺间质细胞组成，伴有或不伴有不同比例及分化程度的异源成分。在21% ~ 25%这类肿瘤中，可见到软骨、黏液细胞上皮、骨骼肌等异源成分。当分化差的肿瘤组织中见异源成分时，为临床恶性肿瘤。

3．治疗方案取决于患者年龄、肿瘤期别、分化程度及肿瘤是否有异源成分。影响预后的主要因素是分期。ⅠA期肿瘤，有生育要求的年轻妇女，肿瘤分化好，可行单侧附件切除术并行分期手术[11]。若为绝经后妇女，或期别较晚应行严格的肿瘤减灭术，包括全子宫双附件及肿瘤切除术和分期手术。对ⅠA期分化差者，或肿瘤组织内有异源成分或肿瘤有转移的患者，应给予辅助治疗。铂类化疗生存率达50%左右，方案有VAC、VBP、BEP等。部分患者给予放疗，也具有良好效果。配合传统医药，可进一步提高疗效。类固醇细胞肿瘤：由类似黄体细胞、肾上腺皮质细胞、睾丸间质细胞组成，分三型。虽然此类肿瘤的细胞与典型的类固醇分泌细胞相似，但却不完全具备类固醇分泌细胞的特征。有资料表明，凡瘤细胞有显著异型性或核分裂象众多，肿瘤直径大于8 cm者，有恶性变可能，若瘤细胞有典型的林克结晶者，多属良性肿瘤。

（1）间质黄体瘤　约占本类肿瘤的25%，肿瘤来源于黄素化间质细胞。发病机制可认为是卵巢受垂体释放的黄体生成素的持续刺激，促使间质黄素细胞增殖，并随着年龄的增长而越发明显，呈瘤样增生结节而形成的卵巢间质黄体瘤。

在高原地区患者以老年妇女为主，由于肿瘤分泌雌激素、雄激素和少量孕酮，故60%患者有高雌激素表现：绝经后阴道出血，阴道不规则异常出血、子宫内膜增生增厚、子宫内膜息肉、子宫内膜高分化腺癌等。也有12%患者呈男性化表现。

肿瘤多为单侧良性肿瘤，肿瘤周围由卵巢间质包绕为其组织学特征。肿瘤大体观可见无明显的外包膜，直径只有0.25 ~ 2.90 cm，切面呈灰白色或黄棕色结节状，镜下可见瘤细胞呈圆形或多边形，细胞核多小而圆，居中央或略偏位，有单个明显核仁，胞质丰富，半数以上患者的胞质内含有不等量脂色素颗粒。90%以上患者同侧或对侧卵巢的间质卵泡膜细胞增生伴黄素化。

（2）间质细胞瘤　又称Leydig细胞瘤，占本类肿瘤的25%，经研究认为，几乎全部卵巢间质细胞来自卵巢门细胞，为卵巢门细胞瘤亚型。此类肿瘤在高原地区常见于绝经期妇女，肿瘤细胞内含有林克结晶为特征，因高雄激素血症，62%患者表现有男性化症状，包括面部多毛、痤疮、阴蒂肥大、月经稀发或闭经、年轻者不孕等。生化检测血睾酮水平明显升高。无林克结晶者则表现为高雌激素症状，包括月经过多、绝经后阴道出血、子宫内膜增生过长等。

肿瘤大体观可见肿瘤无包膜，全部为单侧实性结节，直径 1 ~ 1.5 cm，绝大多数小于 5 cm。切面呈棕色或粉红色，可伴有出血而形成的囊腔。镜下可见肿瘤细胞呈不均性分布，伴有“富于细胞核”和“缺少细胞核”两种区域。瘤细胞大，呈圆形或多角形，半数以上病例肿瘤细胞的胞质或胞核中可找到“横切为六角形，纵切为针状结构的林克结晶”，瘤细胞排列成片、巢或索状。

（3）非特异性类固醇细胞瘤：本类肿瘤的瘤细胞形态呈非特异状，即不能归入间质黄素细胞及间质细胞，又具有本类肿瘤共性（如黄体细胞、间质细胞、肾上腺皮质细胞等），称为非特异性类固醇细胞瘤，又称类脂细胞瘤或脂质细胞瘤，约占类固醇细胞瘤的 60%，占卵巢肿瘤的 0.1%，中位发病年龄为 43 ~ 60 岁，在高原地区 75% ~ 90% 的患者有男性化表现，8% 有高雌激素表现，也有部分患者无内分泌症状，在妇科查体或其他手术时发现。

肿瘤大体观发现肿瘤为实性瘤，边界清楚，部分有完整的包膜，呈分叶或结节状，黄色或橙褐色，直径为 5 ~ 8.5 cm，绝大多数为单侧。镜下可见瘤细胞大，呈圆形或多边形，胞质丰富嗜伊红，因富含脂质而呈空泡状，疏松如海绵状。细胞核仅 25% 有中重度典型，伴核分裂象。瘤细胞排列成巢状或索状，有丰富的血管分隔为其特征。本类肿瘤少数为恶性，有 10% 或 15% 肿瘤复发或转移[11]。

治疗时，对ⅠA 期有生育要求的年轻患者，实施单侧附件切除术即可，对于无生育要求或晚期患者，行子宫全切、双侧附件切除术及分期手术，并切除卵巢外所有病灶[12]。

四、卵巢上皮性肿瘤

在高原地区，卵巢上皮性肿瘤是最常见的卵巢肿瘤，占卵巢良性肿瘤的 50%，占卵巢原发性恶性肿瘤的 85% ~ 90%。发病率大约为 57/10 万。诊断时的中位年龄为 63 岁，约 70% 患者就诊时已是晚期[13]。在高原地区浸润型卵巢上皮癌的高发年龄为 56 ~ 60 岁，绝经后妇女卵巢肿瘤约有 30% 为恶性，而绝经前只有 7% 为恶性。

（一）良性肿瘤

1．浆液性囊腺瘤　浆液性囊腺瘤占卵巢良性肿瘤 25%，发病年龄为 20 ~ 50 岁。临床表现呈多样性，大多是由常规盆腔检查时发现。由于浆液性囊腺瘤呈囊性，有单囊性和多囊性，有乳头状突起或无乳头状，因此有以下几种病理形态。

（1）单房性浆液性囊腺瘤　又称单纯性囊肿，只表现为单房壁薄的囊肿，直径 5 ~ 15 cm，呈球形，外表光滑。切面为单个囊腔，有时可见散在的扁平乳头，囊壁薄，仅有单层能分泌黏液的柱状或立方上皮细胞构成，部分细胞带有纤毛，类似输卵管上皮。

（2）多房性浆液性囊腺瘤　肿瘤呈球形并多房性囊性，直径数厘米至数十厘米不等，外表光滑。囊内充满淡黄色浆液，内壁光滑，镜下瘤壁内衬单层立方或矮柱状上皮，细胞排列整齐而较一致，核膜规则，染色均匀，无核分裂象。

（3）卵巢浆液性乳头状囊腺瘤　可为单房、也可为多房，特征是有乳头生长。切面呈单房或多房，多房者表面呈结节状或分叶状，囊腔由纤维组织分割而成，内壁可见到乳头状生长，乳头分支较粗，乳头突起之间或乳头内有小钙化体，又称砂粒体，乳头表面大部分为输卵管上皮，细胞均匀一致，几乎没有核分裂象。

（4）腺纤维瘤和囊性腺纤维瘤　两者均来自卵巢间质，腺纤维瘤以纤维间质为主，多呈实性，可有散在的小囊腔。囊性腺纤维瘤以实性为主，可形成较大囊腔。两者多为单侧性，镜下囊壁和腔隙的上皮主要为浆液性单层立方或柱状上皮细胞，排列整齐，无明显的不典型状表现。

浆液性囊腺瘤的手术范围，取决于患者的年龄及恶性程度。本类良性肿瘤，对于已生育者，行单侧附件切除术；对有生育要求的患者，可单纯行肿瘤剔除术；对部分患者有双侧肿瘤的，可行双侧附件切除术并切除子宫，先尽量保留子宫。浆液性囊腺瘤发生恶性转化风险不明确。

2．黏液性囊腺瘤 黏液性囊腺瘤以良性为主，恶性少见，占卵巢良性肿瘤的25%，发病年龄为20 ~ 50岁。肿瘤起源于卵巢上皮表面，肿瘤的上皮形态与结构与正常子宫颈内膜腺体或肠黏膜上皮类似。由于肿瘤体积较大，患者常以盆腔或腹部包块为就诊原因，常伴有疼痛。

肿瘤大体观，黏液性囊腺瘤多为单侧呈多囊状，且体积较浆液性囊腺瘤大，直径可达50cm或以上。外表光滑，乳头很少见，灰粉红色，有时分叶状。内部的囊腔较小，内容物为稠厚的黏稠物质。镜下可见囊壁被覆盖单层高柱状黏液上皮，细胞核位于基底部，有宫颈管黏膜上皮或肠黏膜上皮，囊壁和房间隔为纤维结缔组织。

治疗同浆液性囊腺瘤，患者可伴有阑尾的黏液瘤，所以任何可疑卵巢黏液性囊腺瘤应行阑尾切除术，外观正常的阑尾也要切除。

3．移行细胞瘤 又称Brenner瘤，占所有原发卵巢肿瘤的2%左右，本类肿瘤绝大部分为良性，极少数转为恶性。发病年龄在30 ~ 70岁，中位年龄为50岁。肿瘤是由卵巢上皮细胞化生为泌尿道上皮细胞，与尿道上皮细胞类似。患者可同时伴有黏液性囊腺瘤。

本类肿瘤表现多样，可无临床症状，也可表现为明显的肿块和疼痛。偶有因雌激素分泌过多而致阴道不规则出血。

肿瘤的大体观，可见肿瘤为单侧实性，少数约有6% ~ 7%为双侧性。肿瘤的大小可变性极大，小至仅镜下可见，大至直径30 cm左右，常呈白色、灰色或黄色，切面可见分叶状。镜下可见上皮细胞在大量纤维间质中，为其特征性结构，上皮细胞为圆形或多边形，胞质嗜红染色或透明，有时细胞呈“咖啡豆”样。治疗需切除肿瘤，或切除附件，是否切除子宫根据患者年龄及有无生育要求决定。

（二）交界性肿瘤（低变恶性潜能肿瘤或不典型增生性肿瘤，LMP）

此类肿瘤系一组上皮增生比良性浆液性囊腺瘤活跃，但无浸润生长的肿瘤。此类肿瘤在高原地区占所有卵巢上皮肿瘤的15%，中位发病年龄为40岁。临床研究发现，多次妊娠、分娩、哺乳、口服避孕药等对交界性肿瘤患者有保护作用，而不孕或应用促排卵药物可能会增加发生卵巢交界性肿瘤的危险性。

交界性肿瘤的临床特征：患者可无任何症状，通常以发现盆腔包块或出现腹痛、盆腔痛以及腹围增加或异常子宫出血而就诊。超声、CT等影像学检查常有助于发现和诊断卵巢肿物。此类肿瘤目前尚无特异性肿瘤标记物诊断。

所有上皮性卵巢肿瘤均可发生交界性肿瘤，但最常见为浆液性和黏液性囊腺瘤，肿瘤无间质性浸润是诊断交界性肿瘤的绝对指标。约10%卵巢浆液性交界性肿瘤伴有卵巢外种植，组织学分类有浸润型种植和非浸润型种植。浸润型种植病灶更像分化好的浆液性囊腺癌，可见不典型细胞形成边界清楚的不规则腺体。非浸润型种植的特点为非典型细胞的乳头状增生累及腹膜表面，形成光滑的内陷。腹膜表面有浸润性种植表现的患者预后相对较差，交界性黏液瘤约占卵巢黏液性肿瘤的12%，肿瘤体积较黏液性肿瘤大，平均直径17 ~ 20 cm，多为多房，囊壁较厚，囊壁内可平滑，但多乳头，乳头呈息肉状。镜下肿瘤内壁为上皮性高柱状分泌黏液的细胞，与宫颈壁上皮和肠黏膜上皮相类似，多层的上皮细胞可出现异形，核深染及有丝分裂相，但无间质浸润。

交界性肿瘤的治疗，对于已经完成生育的交界性肿瘤（LMP）患者，手术治疗方案与浸润性卵巢癌相同，包括全子宫切除术、双附件切除术、肿块切除和全面分期。对于黏液性LMP肿瘤患者，需要同时切除阑尾。

对于年轻有生育要求的早期患者，可行保守性手术，包括保留子宫，对侧卵巢，甚至部分病例保留同侧卵巢，只行单纯性囊肿切除术。妇科肿瘤医生、病理科医生、生殖科医生共同多学科会诊，共同协商确定患者的治疗方案，以及能否实行保守性手术。对于妊娠合并卵巢LMP，通常进行保守性手术，而且妊娠并不会影响患者的预后。多数患者能够足月分娩而无并发症。

手术后的治疗，目前没有循证医学证据显示辅助化疗能够提高早期患者和行满意的细胞减灭术的晚期交界性肿瘤患者的生存率。对于微乳头和浸润种植浆液性LMP肿瘤患者，因其复发率高，可行铂类药物为基础的化疗。

（三）恶性肿瘤

卵巢恶性肿瘤是高原地区女性生殖器官常见

的恶性肿瘤之一。由于卵巢属于个体比较小的器官，又位于盆腔的深部，早期病变不易发现，一旦出现症状，多属于肿瘤晚期。随着化疗药物紫杉醇的问世，以及与铂类联合应用，卵巢癌的5年生存率已超过50%，但仍然是妇科恶性肿瘤死亡率的首位[14]。在高原地区，70%的卵巢恶性肿瘤在就诊时已为晚期，治疗后70%的患者将会复发，难以治愈。因此，卵巢恶性肿瘤已成为严重威胁高原地区妇女生命与健康的主要肿瘤之一，对其早期诊断、手术、化疗、放疗和民族医药等综合治疗，目前仍有较多的问题尚未解决，正是当今高原妇科肿瘤界面临的重要挑战。

1．卵巢癌的危险因素及发病机制　通过流行病学研究发现，高原地区卵巢恶性肿瘤的危险因素包括年龄大于60岁、初潮早、绝经延迟、未经产、不育、乳腺瘤或结肠癌病史，以及有卵巢癌、乳腺癌或结肠癌的家族史。高原妇科临床观察发现：口服避孕药、双侧输卵管结扎、子宫切除对卵巢恶性肿瘤有显著的保护作用。

理论推断认为：妇女持续每月排卵，是卵巢上皮反复损伤、修复、再损伤、再修复的过程，瘢痕反复破损修复而增生，导致细胞突变而发生卵巢恶性肿瘤。卵巢表面的修复促进与增殖相关的DNA发生损伤。因此，经过大量的临床研究发现，排卵周期的增加更多的是与卵巢恶性肿瘤患者基因改变有关，而抑制排卵可以预防卵巢恶性肿瘤，尤其是口服避孕药，对卵巢恶性肿瘤具有预防性保护作用，这主要是通过抑制排卵和孕激素直接抑制卵巢上皮的增生变异。

2．诊断

（1）病史　由于卵巢恶性肿瘤的病因未明，在高原地区临床上可发现某些高危因素，如年龄的增长、未生育或排卵年增加，多次使用促排卵药物等，以及有乳腺癌、结肠癌或子宫内膜癌的个人史及卵巢癌家族史等。有遗传卵巢癌综合征（HOCS）的基因表达阴性者，其患者危险性高达50%，且随着年龄的增长而危险增加。同时也要注意“卵巢癌三联征”：年龄40～60岁，卵巢功能障碍，胃肠道症状，可提高对卵巢恶性肿瘤的警惕性。

（2）症状　卵巢恶性肿瘤早期常无症状，有部分患者可在规范的专业妇科检查中被发现。晚期肿瘤患者主要临床表现为腹胀、腹部肿块及腹水，症状的轻重取决于：①肿瘤的大小、位置、侵犯邻近器官的程度；②肿瘤的组织学类型；③有无并发症。

晚期肿瘤患者的症状有：①由于肿瘤生长较大或浸润邻近组织所致的压迫症状。②由于腹膜种植引起的腹水，以及肠道转移引起的消化道播撒及转移症状。③由于某些卵巢肿瘤所分泌的雌激素、睾酮的刺激，可发生早熟、男性化、闭经、月经紊乱及绝经后子宫异常出血等内分泌症状。④由于肿瘤破裂、扭转等所致的急腹症症状。

（3）体征　①全身检查：特别注意乳腺、区域淋巴结、腹部膨隆、肿块、腹水及肝、脾、直肠检查。②盆腔检查：双合诊和三合诊检查子宫及附件，注意附件肿块的位置、侧别、大小、形状、边界、质地、表面状况，以及活动度、有无压触痛，有无子宫直肠窝结节等。

若有以下情况应考虑为恶性：肿块为实性；波及双侧卵巢；卵巢表面不规则或有结节；肿瘤与周围组织有粘连、活动度差、有固定；有腹水形成，尤其是血性腹水；子宫直肠窝触摸到结节；肿瘤生长速度快；出现恶病质；晚期可有大网膜肿块，肝脾大及消化道梗阻现象，包括不全肠梗阻。

（4）实验室检查

①腹水或腹腔冲洗液细胞学检查：对腹水明显患者，可直接从腹部穿刺，若腹水少或不明显，可经超声引导下腹穿，也可直接从后穹穿刺。所得腹水经离心浓缩，固定涂片，再进行细胞学检查。

②肿瘤标志物检查：

a．CA125、CA199和CEA：80%的卵巢上皮性癌患者的CA125水平高于35 kU/L，90%以上的晚期卵巢癌患者CA125水平的消长与病情缓解或恶化相一致，而浆液性囊腺癌更具特异性。CA199和癌胚抗原（CEA）等肿瘤标志物，在卵巢上皮癌患者中也会升高，尤其对卵巢黏液性癌的诊断价值较高。

b．HE4（人附睾蛋白4)：是一种新的卵巢恶性肿瘤标志物，可用于卵巢癌的早期监测、鉴别诊断、治疗监测及预后评估。与CA125相比，HE4与CA125两者联合应用，诊断卵巢癌的敏感度可增加到92%，减少假阴性结果，显著增加卵巢癌诊断的准确性。

c．AFP（甲胎蛋白)：对卵巢卵黄囊（内胚窦瘤）有特异性价值，或者对未成熟畸胎瘤、混合型无性细胞瘤中含卵黄囊成分者均有诊断意义，其正常值为< 25 μg/L。

d．性激素：颗粒细胞瘤、泡膜细胞瘤可产生较高水平的雌激素。黄素化时，亦可分泌睾酮。浆液性、黏液性或纤维上皮瘤有时也可分泌雌激素。

e．HCG（绒毛膜促性腺激素）：对原发性卵巢绒癌有特异性。

（5）影像学检查

1）超声诊断：对盆腔肿块的检测有重要意义，良恶性的判断依经验而定，可达 80% ~ 90%，可描述肿物的大小、部位、质地等，以及显示腹水，还能测定卵巢及新生组织血流变化。

2）盆腔和腹部 CT、MRI：对判断肿瘤对卵巢周围脏器的浸润，有无淋巴转移，有无肝脾转移和确定手术方式有较大的参考价值。

3）胸部、腹部 X 线摄片：对判断有无胸腔积液、肺转移和肠梗阻有诊断意义。

（6）必要时选择以下检查

1）胃镜或乙状结肠镜：提供是否有卵巢癌转移或胃肠道原发性癌瘤的证据。

2）静脉肾盂造影、肾图、肾血流图或 CT 泌尿系统重建：以检查了解泌尿系统受肿瘤压迫或梗阻情况，以及观察肾分泌及排泄功能。

3）PET-CT 检查：有助于对卵巢恶性肿瘤进行定性和定位的诊断。

4）腹腔镜检查：对盆腔有肿块、腹水、腹胀等可疑卵巢恶性肿瘤患者，进行腹腔镜检查可明确诊断。腹腔镜检查可达到以下作用：一是明确诊断，作初步临床分期；二是取得腹水或腹腔冲洗液进行细胞学检查；三是取得活体组织进行组织病理学诊断；四是可术前放腹水或腹腔化疗，进行术前准备。

综上，在高原地区对恶性肿瘤的诊断，应详细采集患者病史以确定患者有无危险因素，其他肿瘤病史以及家族性肿瘤史。进行全面的体格检查，包括全身体检、乳腺、盆腔及直肠检查。术前评估应行胸部影像学检查以排除胸腔积液，进行盆腹腔 CT 显示腹腔内病变的扩散范围。但是影像学检查不能替代腹腔镜或用开腹手术探查及手术分期。进行肿瘤标志物的检测，如 CA125、癌胚抗原（CEA）、人附睾蛋白 4（HE4）、甲胎蛋白（AFP）、绒毛膜促性腺激素（HCG）等。原发胃癌或结肠癌转移至卵巢时有类似卵巢癌的表现，当 CEA 升高时，应先考虑胃肠转移癌，如果症状提示肠道肿瘤，应考虑行结肠镜检查[15]。在乳腺癌高发年龄组，应先考虑行乳腺钼钯 X 线扫描。

临床上鉴别盆腔包块性质时，若有以下特点常提示卵巢恶性肿瘤：

①患者年龄，年轻女性以生殖细胞肿瘤常见，年老女性以上皮性恶性肿瘤多见。

②卵巢肿物为双侧性。

③临床体检发现肿物粘连固定。

④发现腹水。

⑤超声提示卵巢有混合型包块，尤其是有实性部分。

⑥ CT 发现有淋巴结转移。

⑦伴有肿瘤标志物升高。

3．分期 采用 FIGO2014 年卵巢癌、输卵管癌和原发性腹膜癌合并的手术 - 病理分期（表 20-9）。

手术分期在卵巢恶性肿瘤的处理过程中是关键（在手术探查中进行分期），也是绝对必要的，尤其是对预后和手术后的治疗方案有很大的指导作用。在高原妇科临床观察中发现，有 30% 患者在手术开始时认为是Ⅰ期或Ⅱ期，而进行全面的再分期手术后，期别是升高的。

五、卵巢恶性肿瘤的处理原则

一经发现卵巢肿瘤，应进行手术。手术的目的：一是明确诊断；二是切除肿瘤；三是恶性肿瘤进行手术病理分期。在手术时，如果术前没有明确病理诊断，就应该在术中将切下的卵巢肿瘤送快速冷冻组织病理学检查，进行明确病理诊断。最后根据卵巢肿瘤的性质、组织学类型、手术病理分期和患者的年龄等因素来决定治疗目的和是否进行手术后的辅助治疗。

治疗的目的和原则：

①对卵巢上皮癌治疗的目标是早期争取治愈，晚期控制复发，延长患者生产期和提高患者生活质量。主要的治疗方式为手术加紫杉醇、铂类药物联合化疗以及配合传统民族医药的综合治疗。

②对卵巢生殖细胞恶性肿瘤的治疗目的是治愈，主要治疗方式为手术和以 FEB/PVB 为主要化疗方案，同时配合传统民族医药的综合治疗，保留生育功能是该类肿瘤治疗的原则。

表20-9 卵巢癌、输卵管癌和原发性腹膜癌FIGO 2014手术-病理分期

Ⅰ	肿瘤局限于卵巢或输卵管
ⅠA	肿瘤局限于单侧卵巢（包膜完整）或输卵管；卵巢和输卵管表面无肿瘤；腹水或腹腔冲洗液中未找到肿瘤细胞
ⅠB	肿瘤局限于双侧卵巢（包膜完整）或输卵管；卵巢和输卵管表面无肿瘤；腹水或腹腔冲洗液中未找到肿瘤细胞
ⅠC	肿瘤局限于单侧或双侧卵巢或输卵管，同时存在以下任意一种情况
ⅠC1	手术时导致肿瘤破裂
ⅠC2	手术前包膜破裂或卵巢、输卵管表面存在肿瘤
ⅠC3	腹水或腹腔冲洗液中发现癌细胞
Ⅱ	肿瘤累及一侧或双侧卵巢或输卵管并有盆腔扩散，或为原发性腹膜癌
ⅡA	肿瘤蔓延至或种植到子宫和（或）输卵管和（或）卵巢
ⅡB	肿瘤蔓延至其他盆腔内器官组织
Ⅲ	肿瘤累及单侧或双侧卵巢，输卵管或原发性腹膜癌，伴有细胞学或组织学证实的盆腔外腹膜转移或证实存在的腹膜后淋巴结转移
ⅢA1	仅有腹膜后淋巴结阳性（细胞学或病理组织学证实）
ⅢA1（i）	转移灶最大直径≤ 10 mm
ⅢA1（ii）	转移灶最大直径＞ 10 mm
ⅢA2	镜下发现盆腔外腹膜受累，伴有或不伴有腹膜后阳性淋巴结
ⅢB	肉眼可见的盆腔外腹膜转移，最大直径≤ 2 cm，伴有或不伴有腹膜后阳性淋巴结
ⅢC	肉眼可见的盆腔外腹膜转移，最大直径＞ 2 cm，伴有或不伴有腹膜后阳性淋巴结（包括肿瘤蔓延至肝包膜和脾，但无脏器实质受累）
Ⅳ	除腹膜以外的远处转移
ⅣA	胸腔积液中发现癌细胞
ⅣB	腹腔外器官发生实质转移（包括腹股沟淋巴结和腹腔外淋巴结）

③对性索间质性肿瘤的目标也是治愈，手术是主要治疗手段及手术后传统民族医药配合治疗，对年轻的早期患者可实施单侧卵巢切除术，保留生育功能。

④对发生转移的患者，目前国内外还没确定最佳治疗方案。

（一）手术治疗

1．全面分期手术　①腹部足够大的纵切口；②全面探查腹盆腔；③腹腔细胞学检查（腹水或盆腔、结肠侧沟、横膈冲洗液）；④大网膜切除；⑤全子宫和双附件切除；⑥仔细的盆腔腹腔探查及活检（对粘连、可疑病灶、盆腔侧壁、肠浆膜、肠系膜、横膈等）；⑦盆腔及腹主动脉旁淋巴结切除术（至少达到肠系膜下动脉水平，最好达到肾血管水平）。

2．再分期手术　是指首次手术未明确手术病理分期，也未用化疗，而施行的全面探查和分期手术。

3．肿瘤细胞减灭术　是以最大的努力切除原发病灶及一切转移瘤的手术，使残余肿瘤直径＜ 1 cm。手术内容包括：①手术需要一个足够大的纵切口；②腹水及腹腔冲洗液的细胞学检查，但是对于腹腔已经明确受累，细胞学检查并不改变分期而意义不大；③全子宫双附件及盆腔肿瘤肿块切除，卵巢动静脉高位结扎；④切除大网膜，尤其是已经受累的网膜尽量切除干净，若小网膜受累，也应切除；⑤腹主动脉旁及盆腔淋巴结清

除术（至少达到肠系膜下淋巴结，最好达到肾血管水平），对可疑受累或增大的淋巴结都应该给予切除；对于盆腔以外受累且不超过 2 cm 的肿瘤转移灶，也应实施双侧盆腔及腹主动脉旁淋巴结切除；⑥切除阑尾和肠道转移病灶；⑦为了达到肿瘤细胞减灭术的最佳效果，有时根据病情可采取以下特殊手术：包括肠切除、胃部分切除、膀胱部分切除、输尿管膀胱种植、胰尾切除。盆腔廓清术（根治性盆腔脏器切除术）等。

4．再次肿瘤细胞减灭术　是指对残余瘤或复发瘤的手术，如果没有更有效的二线化疗药物，这种手术后的价值是很有限的。

5．间歇性（中间性或间隔）肿瘤细胞减灭术　对于先行化疗的患者进行的肿瘤细胞减灭术，包括对某些晚期卵巢癌患者，术前评估或术中评估或腹腔镜下评估难以达到满意的肿瘤细胞减灭术，则可先用 3 个疗程（最多不超过 6 个疗程）的化疗，称先期化疗，或称新辅助化疗；首次手术未进行明确分期就施行不规范的化疗，再进行的肿瘤细胞减灭术。这种方法可以明显提高手术质量和减少手术并发症发生，同时也降低了手术操作的难度，但循证医学证据表明这种策略未影响最终的治疗效果。

6．二次探查术　是指经过满意的肿瘤细胞减灭术 1 年内，又施行了规范的至少 6 个疗程的化疗，经过临床物理检查及辅助或实验室检测（包括 CA125 等肿瘤标志物）均无肿瘤复发迹象，而再次实施的剖腹探查术。其目的是了解腹盆腔癌灶有无复发，为日后制订治疗方案提供依据。对交界性肿瘤、Ⅰ期上皮性癌、恶性生殖细胞肿瘤、性索间质肿瘤不行二次探查术。且在高原地区妇科临床研究表明，二次探查术并不改善患者的生存时间和预后，尤其是患者很难接受，目前已很少应用。

（二）化疗

1．术后辅助化疗　是对晚期卵巢癌的重要治疗措施，要求要及时、足量和规范。卵巢上皮癌的一线化疗方案主要包括 TP（紫杉醇 + 顺铂）腹腔静脉联合化疗、TC（紫杉醇 + 卡铂）静脉化疗、DC（多西他赛 + 卡铂）静脉化疗、剂量密集型 TC 静脉化疗（dd-TC）、TC 静脉化疗联合贝伐珠单抗等。二线化疗药物目前发展较快，但尚未形成首选的化疗方案。有较好的循证医学证据的药物有：脂质体多柔比星、吉西他滨、拓扑替康联合铂类等。对恶性生殖细胞肿瘤及性索间质肿瘤可用 PEB（顺铂、依托泊苷、平阳霉素）、PVB（顺铂、长春新碱、平阳霉素）、VAC（长春新碱、放线菌素 D、环磷酰胺）方案作为一线化疗方案。

在高原地区妇科临床研究发现，腹腔与静脉联合化疗可显著降低卵巢癌患者复发风险和死亡风险，两者分别降低了 20% 和 25%。具体方案如下：紫杉醇 135 mg/L iv 1 天 + 顺铂 75 mg/m^2 ip 2 天 + 紫杉醇 60 mg/m^2 ip 8 天。对已经接受了满意的肿瘤细胞减灭术的患者，建议使用腹腔化疗，但由于此方案的毒副作用较大，也需要患者充分知情。

2．先期化疗　又称新辅助化疗，是指在明确的卵巢癌诊断后，先选择相应有效的化疗方案给予患者有限疗程的化疗后，再行肿瘤细胞减灭术新辅助化疗一般用 2 ～ 3 个疗程。

（1）目的　一是减少肿瘤负荷；二是提高手术治疗；三是改善患者预后。

（2）先决条件　一是有明确的病理诊断；二是有明确的病变程度和范围。

（3）方法　一是腹腔化疗；二是动脉化疗；三是静脉化疗。

（4）临床意义　可以明显改善手术质量，提高手术彻底性。其他尚待进一步临床研究。

3．卵巢癌的巩固化疗　虽然目的是加强初活效果、延缓复发、提高患者生存率；但化疗的毒性很大，尚无循证医学证据，目前不作为临床常规治疗。

4．化疗期限　根据肿瘤的类别和期别而定。

5．个体化原则　应重视患者自身情况的评估，科学评估化疗的效果和毒副作用，及时调整药物的剂量和方案。

（三）放疗

卵巢恶性肿瘤中，某些肿瘤对放疗极为敏感（如无性细胞瘤），对于残余瘤或淋巴结转移可行标记放疗，还可选用的有移动式带形照射，放射性核素（^{32}P）则适用于腹腔内灌注。

（四）传统民族医药治疗

中国古代的众多医家（包括汉医、藏医、蒙

医、回医等）已经对肿瘤这种疾病有了深入的研究。卵巢癌类属积聚范畴，其病因病机可通过积聚类分析得出。总结古今传统民族医家对于卵巢癌病因病机的认识，以本虚标实为主，全身为真元阳气虚，局部为阴实，由于真元阳之正气不足，寒热干湿之邪内侵，导致脏腑功能失常，无力祛邪外出，日久气机阻之带，阴寒湿浊等有形之邪凝结不散，停聚下元胞宫，日久发为本病。

综合高原地区近年来传统民族医药配合手术、化疗、放疗综合治疗妇科恶性肿瘤的疗效来看，其病灶稳定率、患者生活质量、中位生存期等，均高于同期单纯放、化疗对照组。结果显示传统民族医药结合放疗化疗及手术治疗，使患者生存期延长、生活质量提高以及使放化疗顺利通过率高等，成为综合治疗的特点。针对卵巢癌本虚标实的病因病机，在临床治疗上以扶正培本、驱邪攻毒为主。

传统民族医药治疗卵巢癌的优势有：①可以缓解症状，改善精神状态，尤其是增强脾胃功能，可提升抗病能力；②可以调节机体免疫功能，恢复患者体力，增强抗病信心；③可以减毒增效，让化疗放疗容易通过；④提高患者生活治疗；⑤减轻放化疗毒副作用，减少对机体的伤害；⑥延长患者生存期。

促进卵巢恶性肿瘤围术期康复原则：

1．术前中药扶正治疗　多选用补气养血、健脾补肾的方药，如八珍汤、十全大补汤、四君子汤等。术前中药抗癌制剂有：鸦胆子乳剂、秋水仙酰胺等，可控制癌肿的发展。西黄丸、复方斑蝥胶囊、华蟾素口服液能杀灭卵巢细胞，缩小肿瘤，提高免疫力，疗效可靠。

2．术后中药治疗　以升清降浊、调理脾胃、益气固本、补肾固元为原则，可选用香砂六君子汤、玉屏风散、归脾汤等，以扶正祛邪相结合，有利于术后康复，为化放疗创造条件。

3．减轻放化疗毒副作用

（1）防止不良反应　传统医学认为，放化疗损伤机体气血寒热正气，治疗应以补气养血、健脾健胃，滋肝补肾为主。选用益气、养血、解毒的中药。在化疗期间加用和胃降逆之药：砂仁、陈皮、法半夏、姜竹茹以缓解恶心呕吐。化疗结束后以缓解放化疗药物毒副作用，恢复患者体力，可在补肾健脾、益气养血的同时，加用白花蛇舌草、七叶一枝花、大黄等。

（2）对化疗的增效作用　传统医药中的扶正药物，与化疗药配合，可显著增强其疗效：如猪苓多糖对化疗有显著的增效作用。

4．辨证施治　对湿热瘀毒型，选用半枝莲、龙葵、白英、土茯苓等。对气血瘀滞型，选用理气活血的同时加软坚散结药物：鸡血藤、白英、生黄芪、皂刺、穿山甲、桃仁、土元等。对痰湿凝滞型，选用健脾利湿、化痰散结药：党参、车前子、夏枯草、内金、海藻、猪甲等。对气血两虚型，在益气养阴同时，选用柴胡、五味子、炙甘草、丹皮、生地黄等。

传统医药治疗卵巢癌关键是选对药，对于晚期卵巢癌患者更禁不起时间的耽搁，应根据患者病情，选择合适而高效的治疗药物是积极控制病情，改善生活质量的关键。

5．随访与监测

（1）病情监测　卵巢恶性肿瘤易于复发，需要长期按慢病管理，给予长期随访和监测。①临床表现（症状与体征）。全身及盆腔检查，尤其强调每次随访盆腔检查的重要性。②肿瘤标志物：CA125、AFP、HE4。③影像检查：B超、CT、MRI。④有条件者查PET-CT。⑤类固醇激素测定：雌激素、孕激素、雄激素。⑥术后随访时间：术后1年，每月1次；术后2年，每3月1次；术后3年，每半年1次；术后3年以上，每年1次。

（2）疗效评定　复发象征：①盆腔检查发现肿物；②腹部检查发现肿物；③腹水出现并找到肿瘤细胞；④肺部出现阴影；⑤淋巴结有转移；⑥影像学检查（包括X线、CT、MRI、B超等）以及核素显像有阳性发现；⑦腹腔镜检查或二次探查术发现复发灶，并经病理学检查证实，腹腔冲洗液肿瘤细胞阳性；⑧CA125、AFP、HE4、HCG转阳性。

（3）评价标准

①手术切净肿物，临床已无可测量的观察指标，有两种情况：一是缓解：临穿上未发现上述复发标准。二是复发：符合复发的诊断标准。

②手术未切净肿块，临床上仍可有可测量观察指标，也有两种情况：一是缓解：肿瘤完全消失，标志物恢复正常3个月以上。二是进展：残留肿瘤生长超过原来肿瘤体积的50%。

综上，卵巢癌的随访是卵巢癌患者长期抗癌

路上的重要一环，只有规范治疗和随访，了解随访频率和内容，才能够早期发现并扑灭“癌苗复发的星星之火”，避免其发展成为“燎原之势”！

参考文献

[1] 张秀珍，王平，邹红燕．2096例女性生殖器肿瘤住院病例构成变化趋势 [J]．陕西肿瘤医学，2002，(04)：272-273．

[2] 贺红英，阳志军，曾定元，等．广西三甲医院妇科恶性肿瘤住院患者调查分析 [J]．中国肿瘤，2019，28 (09)：672-679．

[3] 王昀，马亚琪，刘爱军，Kurman RJ，Carcangiu ML，Herrington CS．WHO (2014) 阴道、外阴肿瘤组织学分类 [J]．诊断病理学杂志，2014，21 (12)：787-788．

[4] 张士泰，李博，欧阳玲．不同手术方式治疗外阴肿瘤的疗效及预后分析 [J]．中国医学工程，2013，21 (04)：74-75．

[5] 孔艳青，汤红平．11995例子宫颈上皮内瘤变患者年龄及活检部位病理情况分析 [J]．中国热带医学，2018，18 (11)：1091-1094．

[6] 王秀峰．子宫颈上皮内瘤变的临床诊断治疗相关进展 [J]．医学信息，2018，31 (06)：55-57．

[7] Margul DJ，Yang J，Seagle BL，et al．Outcomes and costs of open，robotic，and laparoscopic radical hysterectomy for stage IB_1 cervical cancer [J]．J Clin Oncol，2018：36 (suppl)：5502．

[8] Uppal S，Rebecca Liu J，Reynolds RK，et al．Trends and comparatireeffectiveness of inpatient radical hysterectomy for cervical cancer in the United States (2012 ～ 2015) [J]．Gynecol，2018，10 (9)：27．

[9] 黄惠芬，沈铿，杨佳欣．妇科肿瘤化疗方案及选择 // 沈铿，郎景和．妇科肿瘤临床决策．北京：人民卫生出版社，2007：171-238．

[10] Kim J．Coffey DM，Creighton CJ，et al．High-grade Serous Ovatian Cancer arises from fallopian tabe in a mouse model．proc Natl Acad Sci USA．2012，109 (10) 3921-3926．

[11] KimA，Ueda Y，Nake T，et al．Therapeutic strategies in epithelial orarian cancer．J Exp Clin Cancer Res，2012，31 (1)：14．

[12] 相丽，李杰，王立杰，等．卵巢癌上皮性涵体的起源与低级别卵巢浆液性癌的发病机制．中华妇产科杂志，2011，46：729-735．

[13] 王新宇，谢幸．卵巢上皮性交接性肿瘤的新概念及诊疗现状 [J]．中国实用妇科与产科杂志，2015，31 (11)：977-980．

[14] Cosenyino F．Turco LC．Cianci S．et al．Manageement．prognosis and reproductive outcomes of bonlerline ovarian tumor relapse during pregnancy：from diagnosis to potential tneatment options [J]．J Prenal Med，2016，10 (1-2)：8-14．

[15] 李艺，崔恒．卵巢交界性肿瘤术后生育时机妊娠率及分娩后处理 [J]．中国实用妇科与产科杂志，2015，31 (11)：999-1001．

中英文专业词汇索引

R

S

T

W

X

Y

Z